国家卫生健康委员会"十四五"规划教材

全国高等中医药教育教材

供中医骨伤科学等专业用

中医骨病学

第 2 版

主　编　张　俐　黄俊卿

副主编　陈卫衡　卢建华　李振华　梁倩倩

编　委（按姓氏笔画排序）

于　杰（中国中医科学院）　　陈卫衡（北京中医药大学）

卢建华（浙江中医药大学）　　陈雷雷（广州中医药大学）

李华南（江西中医药大学）　　孟宪宇（黑龙江中医药大学）

李振华（长春中医药大学）　　郭　杨（南京中医药大学）

宋　敏（甘肃中医药大学）　　黄俊卿（河南中医药大学）

张　俐（厦门医学院）　　　　梁倩倩（上海中医药大学）

秘　书（兼）　李华南

人民卫生出版社

·北京·

图书在版编目（CIP）数据

中医骨病学 / 张俐，黄俊卿主编 . —2 版 . —北京：
人民卫生出版社，2021.6
ISBN 978-7-117-31521-0

Ⅰ.①中⋯ Ⅱ.①张⋯ ②黄⋯ Ⅲ.①中医伤科学 –
中医学院 – 教材 Ⅳ.①R274

中国版本图书馆 CIP 数据核字（2021）第 118304 号

| 人卫智网 | www.ipmph.com | 医学教育、学术、考试、健康，购书智慧智能综合服务平台 |
| 人卫官网 | www.pmph.com | 人卫官方资讯发布平台 |

中医骨病学
Zhongyi Gubingxue
第 2 版

主　　编：张　俐　黄俊卿
出版发行：人民卫生出版社（中继线 010-59780011）
地　　址：北京市朝阳区潘家园南里 19 号
邮　　编：100021
E - mail：pmph @ pmph.com
购书热线：010-59787592　010-59787584　010-65264830
印　　刷：中农印务有限公司
经　　销：新华书店
开　　本：850×1168　1/16　印张：19
字　　数：474 千字
版　　次：2012 年 7 月第 1 版　2021 年 6 月第 2 版
印　　次：2021 年 7 月第 1 次印刷
标准书号：ISBN 978-7-117-31521-0
定　　价：68.00 元
打击盗版举报电话：010-59787491　E-mail：WQ @ pmph.com
质量问题联系电话：010-59787234　E-mail：zhiliang @ pmph.com

3

◇◇◇ 修 订 说 明 ◇◇◇

为了更好地贯彻落实《中医药发展战略规划纲要(2016—2030年)》《中共中央国务院关于促进中医药传承创新发展的意见》《教育部 国家卫生健康委 国家中医药管理局关于深化医教协同进一步推动中医药教育改革与高质量发展的实施意见》《关于加快中医药特色发展的若干政策措施》和新时代全国高等学校本科教育工作会议精神,做好第四轮全国高等中医药教育教材建设工作,人民卫生出版社在教育部、国家卫生健康委员会、国家中医药管理局的领导下,在上一轮教材建设的基础上,组织和规划了全国高等中医药教育本科国家卫生健康委员会"十四五"规划教材的编写和修订工作。

为做好新一轮教材的出版工作,人民卫生出版社在教育部高等学校中医学类专业教学指导委员会、中药学类专业教学指导委员会和第三届全国高等中医药教育教材建设指导委员会的大力支持下,先后成立了第四届全国高等中医药教育教材建设指导委员会和相应的教材评审委员会,以指导和组织教材的遴选、评审和修订工作,确保教材编写质量。

根据"十四五"期间高等中医药教育教学改革和高等中医药人才培养目标,在上述工作的基础上,人民卫生出版社规划、确定了第一批中医学、针灸推拿学、中医骨伤科学、中药学、护理学5个专业100种国家卫生健康委员会"十四五"规划教材。教材主编、副主编和编委的遴选按照公开、公平、公正的原则进行。在全国50余所高等院校2 400余位专家和学者申报的基础上,2 000余位申报者经教材建设指导委员会、教材评审委员会审定批准,聘任为主编、副主编、编委。

本套教材的主要特色如下:

1. **立德树人,思政教育** 坚持以文化人,以文载道,以德育人,以德为先。将立德树人深化到各学科、各领域,加强学生理想信念教育,厚植爱国主义情怀,把社会主义核心价值观融入教育教学全过程。根据不同专业人才培养特点和专业能力素质要求,科学合理地设计思政教育内容。教材中有机融入中医药文化元素和思想政治教育元素,形成专业课教学与思政理论教育、课程思政与专业思政紧密结合的教材建设格局。

2. **准确定位,联系实际** 教材的深度和广度符合各专业教学大纲的要求和特定学制、特定对象、特定层次的培养目标,紧扣教学活动和知识结构。以解决目前各院校教材使用中的突出问题为出发点和落脚点,对人才培养体系、课程体系、教材体系进行充分调研和论证,使之更加符合教改实际、适应中医药人才培养要求和社会需求。

3. **夯实基础,整体优化** 以科学严谨的治学态度,对教材体系进行科学设计、整体优化,体现中医药基本理论、基本知识、基本思维、基本技能;教材编写综合考虑学科的分化、交叉,既充分体现不同学科自身特点,又注意各学科之间有机衔接;确保理论体系完善,知识点结合完备,内容精练、完整,概念准确,切合教学实际。

4. **注重衔接,合理区分** 严格界定本科教材与职业教育教材、研究生教材、毕业后教育教材的知识范畴,认真总结、详细讨论现阶段中医药本科各课程的知识和理论框架,使其在教材中得以凸显,既要相互联系,又要在编写思路、框架设计、内容取舍等方面有一定的区分度。

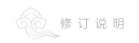

5. **体现传承,突出特色** 本套教材是培养复合型、创新型中医药人才的重要工具,是中医药文明传承的重要载体。传统的中医药文化是国家软实力的重要体现。因此,教材必须遵循中医药传承发展规律,既要反映原汁原味的中医药知识,培养学生的中医思维,又要使学生中西医学融会贯通,既要传承经典,又要创新发挥,体现新版教材"传承精华、守正创新"的特点。

6. **与时俱进,纸数融合** 本套教材新增中医抗疫知识,培养学生的探索精神、创新精神,强化中医药防疫人才培养。同时,教材编写充分体现与时代融合、与现代科技融合、与现代医学融合的特色和理念,将移动互联、网络增值、慕课、翻转课堂等新的教学理念和教学技术、学习方式融入教材建设之中。书中设有随文二维码,通过扫码,学生可对教材的数字增值服务内容进行自主学习。

7. **创新形式,提高效用** 教材在形式上仍将传承上版模块化编写的设计思路,图文并茂、版式精美;内容方面注重提高效用,同时应用问题导入、案例教学、探究教学等教材编写理念,以提高学生的学习兴趣和学习效果。

8. **突出实用,注重技能** 增设技能教材、实验实训内容及相关栏目,适当增加实践教学学时数,增强学生综合运用所学知识的能力和动手能力,体现医学生早临床、多临床、反复临床的特点,使学生好学、临床好用、教师好教。

9. **立足精品,树立标准** 始终坚持具有中国特色的教材建设机制和模式,编委会精心编写,出版社精心审校,全程全员坚持质量控制体系,把打造精品教材作为崇高的历史使命,严把各个环节质量关,力保教材的精品属性,使精品和金课互相促进,通过教材建设推动和深化高等中医药教育教学改革,力争打造国内外高等中医药教育标准化教材。

10. **三点兼顾,有机结合** 以基本知识点作为主体内容,适度增加新进展、新技术、新方法,并与相关部门制订的职业技能鉴定规范和国家执业医师(药师)资格考试有效衔接,使知识点、创新点、执业点三点结合;紧密联系临床和科研实际情况,避免理论与实践脱节、教学与临床脱节。

本轮教材的修订编写,教育部、国家卫生健康委员会、国家中医药管理局有关领导和教育部高等学校中医学类专业教学指导委员会、中药学类专业教学指导委员会等相关专家给予了大力支持和指导,得到了全国各医药卫生院校和部分医院、科研机构领导、专家和教师的积极支持和参与,在此,对有关单位和个人表示衷心的感谢!希望各院校在教学使用中,以及在探索课程体系、课程标准和教材建设与改革的进程中,及时提出宝贵意见或建议,以便不断修订和完善,为下一轮教材的修订工作奠定坚实的基础。

人民卫生出版社
2021 年 3 月

◇◇◇ 前　言 ◇◇◇

中医骨病学是中医骨伤科学专业的必修课程。本教材系统介绍了骨与关节常见病的病因病机、临床表现与诊断、鉴别诊断、治疗、预防与调护等,在保持传统中医特色的基础上,吸收了现代中医防治骨病的主要进展和先进技术。

骨病是骨伤科临床常见疾患,其发病率呈逐年上升的趋势,且病因病理复杂,随着医学的不断发展,新理论、新方法不断出现。因此,为适应中医骨伤科学专业发展的需要,在人民卫生出版社的组织规划下,我们依据国家卫生健康委员会"十四五"规划教材的编写要求修订本教材。

本教材在编写过程中,注重本科教学的"三基""五性""三特定"要求,结合中医骨伤科学专业的培养目标、课程体系结构,我们确定了编写的具体内容。教材共分10章,包括总论、骨关节的结构与功能、非化脓性关节炎、骨与关节化脓性感染、骨关节结核、骨坏死、代谢性骨病、骨肿瘤、骨与关节畸形和其他病症。教材的每一章均设有学习目标和复习思考题,方便学生自学;书中还设有思政元素、知识链接、病案分析等模块,以利于拓展学生的知识面,锻炼学生的临床思维能力,使教材更加贴近临床。同时,书中设有二维码,学生通过扫描二维码,即可观看数字增值服务内容,进行自主学习。

本书第一章、第二章由李振华执笔,第三章由张俐、郭杨执笔,第四章由宋敏执笔,第五章由于杰执笔,第六章由陈卫衡执笔,第七章由黄俊卿执笔,第八章由卢建华、孟宪宇执笔,第九章由陈雷雷、李华南执笔,第十章由梁倩倩执笔,方剂汇编由李华南执笔。

本教材在编写过程中得到参编院校各级领导的大力支持,在此深表谢意! 随着科学技术的不断进步,加之编者经验、水平和时间有限,疏漏和不足之处在所难免,望各院校师生和读者在使用过程中提出宝贵意见,以便进一步修订提高。

编者
2021 年 3 月

◇◇◇ 目　　录 ◇◇◇

第一章

总　论

📖 学习目标

　　通过对中医骨病学的起源、发展历程及当前防治骨病存在的问题等的学习,使学生认识到中医药在骨病发展中的地位和作用,激发学生对中医骨病学的学习兴趣。

　　1. 学科特点　中医骨病学是中医骨伤科学的重要组成部分,是以中医理论为指导,结合现代医学知识和方法研究肌肉骨骼系统疾病的发生、发展及其防治规律的一门临床学科。

　　医学的发展离不开生活生产,中医骨病学亦是如此。随着科技进步和生活环境的变迁,我们可以看到中医药治疗骨病的理论方法在不断演变,其治疗的病种也有着鲜明的时代性。正如扁鹊随俗为变,过邯郸则为带下医,过洛阳则为耳目痹医,入咸阳即为小儿医。战争年代,创伤后遗症为骨病的主要特点;中华人民共和国成立初期,一些先后天感染性疾病为大家所关注;而现在,随着社会老龄化的进展,慢性劳损退变性骨科疾病的患者不断增加,尤其是骨关节炎、股骨头缺血性坏死、脊柱退行性疾病及骨质疏松症等发病率的增高,给中医骨病学的发展提出了新任务、新挑战。因此,同学们在学习这门课程时,需要注意以下几个方面:建立开放的知识架构;掌握相关文献查询的技能;在实践中总结完善知识体系。

　　2. 中医传承　中医骨病历史悠久,内容丰富,范围广泛,是中医学宝库中的重要组成部分。从古至今,各个时代的文献资料和考古发现为我们记录了古人对疾病的宝贵认识和实践成果。

　　上古时期是骨科萌芽时期,这一阶段人们开始初步认识骨病、接触骨病。考古学发现,在旧石器晚期的"山顶洞人"遗址中,发现了石斧、石锤及骨针、骨锥等器具,仰韶文化时期已有石镰,可以砭刺、切割,《帝王世纪》曰:"伏羲尝百药,制九针,以拯夭枉。"说明当时的原始人类已将药物、石针用于治病。商代早期的甲骨文记载有 22 种疾病,包括疾手、疾肘、疾胫、疾止(即趾)等骨关节疾患。西周首先建立我国医学的医政制度和分科,《周礼·天官》记载疡医是当时的四大医之一:"疡医上工八人,掌肿疡、溃疡、金疡、折疡之祝药劀杀之齐。"采用注药、切开刮搜脓血和用药追蚀死骨腐肉的方法治疗外科、骨科疾病。

　　战国、秦汉时期是中医骨病学基础理论逐步形成的时代,不少医学著作问世,如《黄帝内经》《难经》《神农本草经》《伤寒杂病论》等,均为中医学的经典著作。

　　《黄帝内经》对中医骨病学的形成和发展奠定了理论基础,书中阐述的整体观、辨证论治、内外兼治、治未病、形不动则精不流、肾主骨等观点,以及气血学说、经络学说等,至今仍是骨病诊断、治疗的主要理论基础。书中对痹、痿、骨痹、疽、肿瘤等均有专篇论述,如《素问·痹论》曰:"风寒湿三气杂至,合而为痹也。"《素问·痿论》曰:"治痿独取阳明。"至今对痹

笔记栏

证、痿证的辨证治疗仍具有指导意义。1973年,长沙马王堆汉墓发掘一批这个时期的医学佚书,其中《五十二病方》载有痈、骨疽等病名,并有治痈疽方22首,运用了多种治疗方法。汉代张仲景对痹证有较深入研究,创立了"历节"这一病名,它以多个关节为患,以疼痛为主症,以疼痛游走不定为特点,这些症状与现代医学的类风湿关节炎相类似。东汉末三国时期医学家华佗发明麻醉法,施行了众多外科手术;另外,他创立的五禽戏对后世骨病的导引康复产生很大影响。

两晋南北朝时期,骨病的治疗实践进一步发展,尤为突出的是对骨痈疽和骨肿瘤的认识有了很大提高。《医心方》将附骨疽分为急、缓两种。"附骨急疽"症见"其痛处壮热,体中乍寒乍热",而"附骨疽久者则肿见结脓",这与西医学急性化脓性骨髓炎、慢性化脓性骨髓炎的表现相似。《小品方》称骨肿瘤为"石痈",曰:"有石痈者,始微坚,皮核相亲,著而不赤,头不甚尖,微热,热渐自歇,便极坚如石,故谓石痈。难消,又不自熟,熟皆可百日中也。"这些症状与西医学的恶性肿瘤(如骨肉瘤)十分相似,并指出其预后险恶,一旦"成熟"则生命在百日之内。姚僧垣《集验方》将石痈与瘰疬进行了鉴别诊断,曰"又发痈坚如石,走皮中无根,瘰疬也……又发痈至坚而有根者,名为石痈"。对痈和瘤的鉴别,《集验方》指出:"发肿以渐知,长引日月,亦不大热,时时牵痛,瘤也非痈……发肿都软,血瘤也。"指出了肿瘤与一般外科感染的痈的鉴别,即肿瘤一般是慢性肿物,局部及全身无发热症状,只有牵涉痛。以上这些鉴别方法基本正确地阐述了类似疾病的辨证要点。在治疗方面,痈疽首先强调排脓要彻底,引流要通畅,分别运用外消、内托、排脓、追蚀和灭瘢的疗法。对石痈,已明确指出不能用针刺。南齐龚庆宣编著的《刘涓子鬼遗方》是我国现存最早的外科专著。全书以对痈疽的辨证治疗为主,详细论述了痈疽的鉴别和辨证治疗经验。该书载内治法,且讲究辨证论治,为后世外科"消、托、补"三大治疗法则奠定基础。书中介绍了诊断痈疽的辨脓法,治疗痈疽的针烙排脓法,以及将活血化瘀法用于创伤外科。

隋唐时期,是中医骨病学全面总结提高的时期,在病因病机理论、筋骨痹和骨痈疽等方面均有发展。隋末巢元方所著《诸病源候论》,是我国第一部病因症状学专著,也是第一部内容较丰富的骨病病因症状学著作,如对腰痛记载了8种证候,对"背偻候""骨注候""指筋挛不得屈伸候""瘤候""石痈候""石疽候""附骨痈肿候""附骨疽候"和"骨疽偻候"等均列专题论述。唐代孙思邈《备急千金要方》载有按摩、导引治疗各种筋骨痹、偻痿病证,书中还记载了多种对于恶疮、恶肉和石痈等病用外治方药的治疗方法。这一时期对筋骨痹、腰痛等的论治已逐渐趋向辨证论治。王焘《外台秘要》辑录了自张仲景以后治疗痹证的方剂,并特别推崇以补血活血、祛风止痛为主的四物汤加附子,治疗"风湿百节疼痛,不可屈伸"等病证,对后世痹证的治疗产生较大影响。唐代蔺道人所著的《仙授理伤续断秘方》是我国现存最早的一部伤科专著,书中介绍了骨折的固定及中药外敷和煎服方法,对损伤后因风寒湿侵袭形成的痹证,主张用汤药熏洗。

宋金元时期,科学技术的进步推动了医学的发展,出现了以金元四大家刘完素、张从正、李东垣、朱丹溪为代表的一批著名医学家,并有《卫济宝书》《外科精要》《集验背疽方》《外科精义》等外科名著问世,对骨关节痹痿证、骨痈疽、骨肿瘤的认识均有所发展。如李东垣《脾胃论·脾胃胜衰论》认为痿证多责之"脾胃虚弱","形体劳役则脾病……脾病则下流乘肾……则骨乏无力,是为骨痿,令人骨髓空虚,足不能履也"。元代齐德之《外科精义》阐明了骨髓炎、骨结核的瘘管形成机制和早期诊断。东轩居士增注的《卫济宝书》将痈疽归为"癌、瘰、疽、瘤、痈"五大证,并附以图样描绘局部表现。其中的"癌"字,则是现存文献中最早的记载。

明、前清时期,中医骨病学得到进一步发展。这一时期认识骨痈疽、骨肿瘤的临床症状已趋细微,如明代杨清叟编述、赵宜真集《仙传外科集验方》对骨痈疽病理过程的描述非常详细。描写了类似急性骨髓炎转变成慢性骨髓炎的整个病理过程。在治疗方法上,提倡采用针灸法、药法,取出朽骨、追蚀、生肌等方法。清代王维德《外科证治全生集》对恶性骨肿瘤的诊治方法和预后作了较详细的介绍:"初起如恶核,渐大如拳,急以阳和汤、犀黄丸,每日轮服可消。如迟至大如升斗,仍如石硬不痛,又日,久患现红筋则不治。再久患生斑片,自溃在即之证也,溃即放血,三日内毙。"这些描述较西方早了一个多世纪。清代高秉钧《疡科心得集》逐步明确地将骨痨从"骨疽""阴疽"中区分出来,后称之为"流痰";在治疗上,尤其对骨疽的治疗,其取死骨的追蚀疗法和从肾论治的内治法,对现代治疗慢性化脓性骨髓炎、骨结核产生很大影响。

晚清至民国期间,随着西方文化的侵入,中医受到了歧视,中医骨病学的发展基本停滞。直到中华人民共和国成立以后,随着党和政府对中医工作的重视,以及中医与现代科学及西医学的不断结合,中医骨病学得到了快速发展。如中西医结合治疗慢性化脓性骨髓炎、骨结核,生肌象皮膏在感染创面的应用,中医药治疗类风湿关节炎、风湿性关节炎,针刺、推拿治疗脊髓灰质炎后遗症,针刺、点穴治疗脑瘫后遗症,中药治疗骨缺血性坏死、骨质疏松症,中医药治疗骨肿瘤等方面都取得较大成绩。

3. 现状与发展　目前中医正在被世界上越来越多的国家和地区认可,世界卫生组织(WHO)制定的《世卫组织2014—2023年传统医学战略》中占主要部分的就是中医。决议敦促各成员国根据本国的实际情况将传统医学纳入卫生服务体系,支持各国制定国家政策、标准、法规,加强传统医学服务的能力建设,发展传统医学。在我国,党和政府高度重视中医药学的发展,坚持"中西医并重""扶持中医药和民族医药事业发展"。我国中医药在常见病、多发病、重大疫情防治和突发公共事件医疗救治中也发挥了重要作用。2016年12月6日,国务院新闻办发表《中国的中医药》白皮书,白皮书系统介绍了中医药的发展脉络及其特点,充分介绍了中国发展中医药的国家政策和主要措施,展示了中医药的科学价值和文化特点。

中华中医药学会骨伤科分会于1986年成立。2005年在北京成立了世界中医药学会联合会骨伤科专业委员会,现有十几个国家和地区的会员参与。后又陆续成立了世界中医药学会联合会骨质疏松专业委员会及骨关节疾病专业委员会等。这些机构的成立促进了全国中医骨伤科同道的团结和队伍壮大,加强了学术交流,提升了学科水平。

在中医骨病学的临床研究方面,不断提高临床疗效是中医骨病学存在与发展的根本。在国家中医药管理局的协调和领导下,全国开展了附骨疽(慢性化脓性骨髓炎)、骨蚀(股骨头缺血性坏死)、膝痹病(膝骨关节炎)、腰痛病(腰椎间盘突出症)等多个协作组、多中心的临床验证工作,探索建立适合中医药的临床路径管理制度、工作模式、运行机制以及质量评估和持续改进体系,为在全国范围内推广中医临床路径管理积累经验并提供实践依据,对已颁布实施的中医临床路径的科学性、规范性、先进性和可操作性进行论证和进一步完善,使之能够更好地推广并为临床服务。临床研究的另一个重要方向是中医药理论的传承与创新。从20世纪80年代开始,中医骨伤科的中医特色有逐步淡化的趋势,取而代之的是西医骨科的理念和手术技术。为此,全国老中医药专家学术经验继承工作正在分批次积极开展。对骨伤学科名老中医特色方法技术和重大疾病防治经验进行研究,通过临床诊疗案例进行系统收集,在统一规范术语、统一数据临床科研设计、衡量、评价、循证医学以及数据挖掘、人工智能等方法与技术的支持下,对每位名老中医的学术观点、辨证施治方法、诊疗技术、用药特点、核心方药以及临床疗效等进行系统研究;并针对现代难治病,对不同名老中医的诊疗经验、治疗方法、方药等进行系统的比较分析研究。这些研究使中医骨伤科的特色和精髓得到了有效的保护、传承与发展。

基础研究方面,许多中医骨伤学者利用现代科学手段发掘中医经典验方,阐释中医药疗效作用机制,研究出大量新型药物造福大众。同时,随着我国人口老龄化时代的到来,运用中医学手段防治骨质疏松症成为我国重大的公共卫生问题,具有非常广阔的发展前景。

4. 未来与展望 中医骨病学在继承中医学优秀遗产的同时,努力吸取现代科学的先进理论和先进技术,不断发展、完善,为我国骨病的防治作出新的贡献。数字化、信息化、智能化是当今科学技术的发展方向,随着生物信息学、系统生物学等研究的兴起,有研究者尝试以信息系统的视角研究同样是系统的、复杂的中医药理论体系,在整合、利用各种数据资源的基础上,进行科学分析、特征提取和规律探索,这些探索已经有了初步结果。临床和科研工作者结合现代分子生物学、生物力学、信息技术等方法,使得中医骨病学近年发展迅速,令人振奋鼓舞。同时我们也要清醒地认识到,发展中医骨病学任重而道远,既要紧紧抓住传统理论、积极发展传统技术,保持中医骨病学的优势与核心竞争力;又要注重把传统医学与现代科学有机结合,为传统中医骨病学不断注入新的活力,推动中医骨病学与时俱进,创新发展。

（李振华）

复习思考题

1. 历代骨病防治的主要成就及学术著作有哪些?
2. 中医骨病学的发展现状及存在的问题有哪些?

◆◆◆ 第二章 ◆◆◆

骨关节的结构与功能

📑 **学习目标**

　　通过对人体正常骨关节的结构与功能的学习,为研究骨关节的生理病理变化、对骨关节疾病作出正确诊断及合理的治疗奠定基础。

　　掌握正常人体骨关节的结构和功能,是正确诊断和治疗骨关节疾病的重要基础。中医学非常重视结构与功能之间的相互关系,清代吴谦《医宗金鉴·正骨心法要旨》指出:"盖一身之骨体,既非一致,而十二经筋之罗列序属,又各不同,故必素知其体相,识其部位,一旦临证,机触于外,巧生于内,手随心转,法从手出。"

第一节　骨的形态与功能

　　骨关节是骨骼系统的简称,由骨、(关节)软骨、关节三部分组成。下面我们分述其组织形态。

一、骨的组织形态

(一)骨的组织结构

骨组织是一种复杂的结缔组织,由骨细胞和细胞间质组成。

　　1. 骨细胞的来源和功能　骨组织中的细胞来源于 3 种不同的胚原细胞谱系:①神经脊细胞(形成颅面部骨);②生骨节细胞(形成中轴骨);③中胚层细胞(形成骨的附件)。骨组织中的细胞主要有 4 种:骨原细胞、成骨细胞、破骨细胞、骨细胞。其中骨细胞最多,位于骨质内,其余细胞则位于骨质边缘。骨原细胞是一种分化程度很低的干细胞,当骨组织生长、改建时,骨原细胞能分化为成骨细胞。成骨细胞具有产生类骨质及碱性磷酸酶的作用,其产生类骨质钙化后,成骨细胞自身被包埋在其中,即为骨细胞。骨细胞位于骨陷窝内,为扁椭圆形,呈多突起状,突起伸入骨小管内,相邻细胞的突起以缝隙连接、彼此相互接触。骨小管则彼此相连,与细胞的营养有关。骨细胞受血液中甲状旁腺激素的影响,参与溶骨与成骨过程,调节血钙浓度。破骨细胞的主要功能是溶解和吸收骨组织,参与骨改建,调节血钙浓度。

　　2. 骨的细胞间质　骨的细胞间质中含有机质和无机质两种成分,两者的比例随年龄的增长而发生变化,年龄越大,无机质越多。

　　(1)无机质:占成人骨的干重的 65%,又称骨盐,主要是钙和磷复合物构成的结晶,其大部分以羟基磷灰石结晶的形式存在于胶原纤维内,使骨强度增加。羟基磷灰石结晶呈细针、棒状,表面常有 Na^+、K^+ 等多种离子附着。这些离子很容易从结晶表面脱落,有时也可置换晶体中的主要离子,所以骨的无机物有很活跃的代谢作用。

(2)骨胶原:约占有机成分的 90% 左右,是一种结晶纤维蛋白原,包埋在基质中。有机成分占成人骨的干重的 35%,主要成分是氨基己酸、脯氨酸等氨基酸。骨胶原分子是由三股左旋的氨基酸链组成,胶原分子在排列时相互平行而相连,相邻分子互相重叠,重叠部分约为其长度的 1/4,即 64~67nm。这种重叠排列形成胶原纤维的横带周期。胶原具有很强的弹性和韧性,其主要作用是使骨组织具有强度结构完整性。

(3)无定形有机物:占有机物的 10%,主要是碳水化合物和蛋白质的络合物——蛋白多糖及非胶原蛋白等。

(二)骨的结构

骨的基本组织结构包括骨膜、骨质和骨髓(图 2-1)。

1. 骨膜 骨膜由骨外膜和骨内膜构成。被覆于骨表面、由致密结缔组织所组成的纤维膜称为骨外膜,附着于髓腔内面的则称为骨内膜。骨膜富含血管、神经,对骨的营养、再生和感觉起重要作用。

骨外膜由纤维层和新生层构成。纤维层为最外的一层薄的、致密、排列不规则的结缔组织,内含较粗大的胶原纤维束,有血管和神经束在其中穿行。有些粗大的胶原纤维束向内穿进外环层骨板,称为穿通纤维,亦称 Sharpey 纤维,起固定骨膜和韧带的作用。新生层亦称成骨层,为骨外膜内层,与骨质紧密相连,粗大的胶原纤维很少,代之以较多的弹性纤维,形成薄的弹性纤维网,含有骨原细胞和成骨细胞。在骨的生长期,骨外膜很容易剥离,

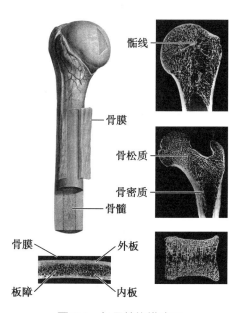

图 2-1 长骨结构模式图

但成年人的骨膜与骨附着牢固,不易剥离。内层细胞在胚胎或幼年期直接参与骨的形成,至成年后则保持潜在的成骨功能。

骨内膜附着于骨髓腔内面、骨小梁的表面、中央管(哈弗斯管)及穿通管的内面,其细胞也具有成骨和造血功能,成年后呈不活跃状态,一旦骨有损伤,则恢复成骨功能。

2. 骨质 由骨组织构成,分为骨密质和骨松质。成熟骨排列成板状而分层,每层厚度为 4~12μm,由细胞间质构成。骨细胞位于每层的表面,每层之间的纤维错综交叉,以加强耐受外力。骨板的形成和排列在骨密质和骨松质中有所不同。

长骨的骨密质由外到内依次为外环骨板、骨单位(Haversian system,哈弗斯系统)和内环骨板(图 2-2)。外环骨板由表面数层骨板环绕骨干排列而成,与骨外膜紧密相连,其中有与骨干垂直的孔道横行穿过骨板,称为穿通管,又称为 Volkmann 管。穿通管与纵向排列的骨单位中央管相通,营养血管由此进入骨内。

内环骨板由近髓腔面的数层骨板环绕骨干排列而成,最内层为骨内膜附着面,亦可见垂直穿行的穿通管。

骨单位为骨密质的基本结构单位,介于内环骨板与外环骨板之间,为骨干骨密质的主

体。骨单位在由继发性板状骨代替原始编织骨的同时发育形成。骨单位为厚壁圆筒状结构,与骨干的长轴平行排列,中央有一条细管,称为中央管,也称为哈弗斯管,直径为 20~100μm。骨细胞位于骨陷窝内。骨小管系统把中央管与相邻骨陷窝连接起来,供骨细胞摄取营养物质,排出代谢废物。中央管内有小血管和细的神经纤维。中央管内的小血管如仅有单条,则大多为毛细血管;如同时有两条血管,其一为厚壁,另一条为薄壁,分别为小动脉、小静脉。中央管与穿通管互相呈垂直走向,并彼此相通,血管亦相交通,保持骨髓与骨膜和哈弗斯管的联系。两个哈弗斯系统之间的间隙中也有骨板,称为间骨板,系部分被破坏

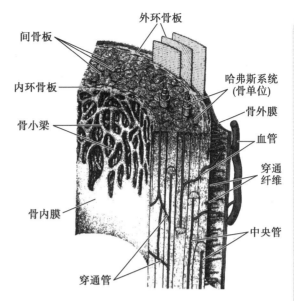

图 2-2 长骨骨干微观结构模式图

的哈弗斯系统或周围骨板的残余(骨生长时于骨表面产生新的骨板,谓周围骨板)。

骨松质的骨小梁也由骨板构成,但结构简单,层次较薄;骨板为棒状、管状或板状,厚薄不等,长短不一,互相连接构成网状,一般不见骨单位。有时仅可见到小而不完整的骨单位,血管较细或阙如,骨板之间也无血管。骨细胞的营养依靠骨小梁表面的骨髓腔血管供给。

3. 骨髓 充填于骨髓腔及松质间隙内。在胚胎时期和婴儿时期,所有骨髓均有造血功能,肉眼观呈红色,故名红骨髓。约 5 岁以后,长骨骨髓腔内的红骨髓逐渐被脂肪组织所代替,呈黄色,叫做黄骨髓,失去造血功能。但在慢性失血过多或重度贫血时,黄骨髓可转化为红骨髓,恢复造血功能。而在椎骨、髂骨、肋骨、胸骨及肱骨和股骨的近侧端骨松质内,终生都是红骨髓。

（三）骨的血液供应

1. 骨的动脉 供应骨的动脉有滋养动脉和骨膜深层及其关节周围的动脉网。滋养动脉是营养骨的主要动脉,起自各骨邻近的动脉干,并常在骨的一定部位经滋养孔或滋养管进入松质骨或髓腔。滋养管是滋养动脉所经过的骨质管道。在长骨中,滋养动脉多在骨干中部斜行穿过滋养管,进入髓腔,在髓腔内分成升支和降支,向两端分布于骨髓、干骺端和骨密质内层,并与骨骺和干骺端的血管形成吻合。骨膜深层的动脉网发出无数细小的动脉,经穿通管进入骨密质,并与滋养动脉的分支相吻合,主要分布于骨密质外层。从关节动脉网发出的小动脉分布于干骺及干骺端处。

2. 骨的静脉 骨的静脉常与动脉伴行,但靠近长骨的两端,多有较大的静脉单独穿出。长骨具有一个较大的中央静脉窦,接受横向分布的静脉管道的血液,这些血液来自骨髓的毛细血管床(即血管窦)。横向管道内含有进入骨内膜的小动脉。这些静脉管可将血液直接引流入中央静脉窦,也可先引流至大的静脉分支内,然后再汇入中央静脉窦。中央静脉窦进入骨干滋养孔,作为滋养静脉将静脉血引流出骨。长骨的静脉血,主要经骨膜静脉丛回流,仅有 5%~10% 的静脉血经滋养静脉回流。许多静脉血经骨端的干骺端血管回流,骨端血管是骨膜静脉系统的一部分。尽管近来有人认为,皮质骨血液很少回流至内骨膜静脉,但体内研究表明,毛细血管离开哈弗斯管后有分支进入骨髓,并进入骨髓血管窦。

（四）骨的表面形态

骨的表面形态各有不同,这些形态显示出其与机体其他组织和器官的相互关系。这些结构就是一些隆起和凹陷。隆起包括嵴、不规则的粗糙面、边界清楚的结节或突起。这样一些结构可使骨变得坚固,使其与邻接的骨形成关节或供纤维膜、韧带或骨骼肌附着。凹陷有深有浅,具有同样的功能。骨上还有一些孔道,供血管和神经通过,都发挥着各自不同的功能。

二、软骨的组织形态

软骨组织由软骨细胞、纤维和基质构成。软骨的基质为固体。软骨中的纤维则随各处而有不同。根据软骨中纤维的种类和数量,软骨可分为3类,即透明软骨、弹性软骨及纤维软骨。

（一）透明软骨

透明软骨新鲜时呈深蓝色半透明状,分布较广,包括肋软骨、关节软骨、呼吸道软骨等。透明软骨具有较强的抗压性,并有一定的弹性和韧性。在光镜下,软骨细胞均匀分布于基质之中。软骨细胞在固体基质中所占的位置称为软骨陷窝。软骨中央部分的软骨细胞多为圆形,靠近软骨膜者呈扁平形。软骨中央部分的细胞常聚集,每一细胞群四周的基质着色较深,称为软骨囊。

软骨的基质是一种呈固体状态的硫化黏多糖,有弹性,能承受较大的压力。软骨基质的主要成分为水、胶原和糖蛋白。透明软骨中无血管,软骨细胞的营养全由软骨膜上的血管经基质扩散而来。每块透明软骨,除关节软骨外,均盖有软骨膜。软骨膜是一种以胶原纤维为主要成分的致密结缔组织,由于纤维很细,且折光率与基质接近,故在HE染色切片上不能分辨(图2-3)。

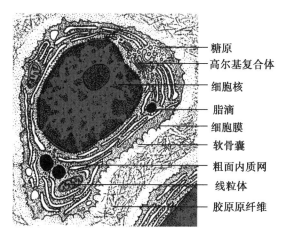

图2-3 透明软骨细胞超微结构模式图

右侧标注:糖原、高尔基复合体、细胞核、脂滴、细胞膜、软骨囊、粗面内质网、线粒体、胶原原纤维

（二）弹性软骨

弹性软骨新鲜时呈不透明的黄色,具有明显弹性和可屈性,分布于耳郭、咽喉及会厌等处。软骨细胞形态与透明软骨相似。老年人的弹性软骨始终不骨化,也不钙化。其结构特点为有大量交织分布的弹性纤维,且在软骨中部更为密集。

（三）纤维软骨

纤维软骨呈不透明的乳白色,分布于椎间盘、关节盘及耻骨联合等处。老年后有的透明软骨可变性成为纤维软骨。其结构特点是含有大量平行或交叉排列的胶原纤维束,故韧性强大。软骨细胞较小而少,成行分布于纤维束之间,基质较少,呈弱嗜碱性。

三、骨的生理功能

人体的骨分布于机体的软组织中,是一种能动的、有生长适应和再生能力的结构。人体骨的主要功能有以下几方面。

（一）支架与承重作用

骨可以为绝大部分的骨骼肌提供直接的附着点,并且共同使机体获得基本外形。骨也是运动的基础。骨以关节作为其运动的支点,通过骨骼肌的收缩而产生运动。构成关节的骨,其形态和相互关系是决定运动的种类和范围的条件。

（二）组织器官的保护作用

许多重要器官都是由骨加以保护的。如脑被安全地藏于颅骨的颅腔内,脊髓则藏于一个由椎骨所形成的椎管内,心、肺和大血管位于胸廓内,而膀胱、子宫和相邻的器官则得到骨盆的保护。

（三）容纳造血系统的作用

血细胞的形成（造血）发生在肱骨和股骨近端,以及椎骨、胸骨、肋骨和颅骨板障的红骨髓中。红骨髓不仅可以生成各种血细胞,而且是各种血细胞的发源地。成人长骨骨干中的黄骨髓虽已不造血,但仍保持造血的潜能,一旦机体需要（如某些严重的贫血）时,还可以转变成红骨髓,进行造血。红骨髓的主要功能除造血外,还可以清除衰老伤亡的血细胞和异物,并参与免疫反应。

（四）储存矿物质的作用

骨还是体内矿物质的储存所。骨中的矿物质结晶与体液之间有迅速的离子交换作用。所以骨可以看作是矿物质和碱性离子的储存处。当机体体液中的电解质因丢失而失去平衡时,即可由骨内动员出所储存的物质来调节其不平衡状态。所以骨能起到一定的缓冲作用,可以改变细胞外液中离子的组成成分。

第二节　骨的生长代谢

一、骨的发育与生长

骨来源于胚胎时期的间充质（在胚胎8周左右）,其发生过程有两种方式,即膜内成骨和软骨内成骨。膜内成骨是在间充质分化成的原始结缔组织膜内发生,因而称为膜内成骨。软骨内成骨是由间充质先分化成软骨,再把软骨组织逐渐破坏,然后形成骨组织,故称为软骨内成骨。值得注意的是,虽然骨的生长有两种不同的方式,但其骨组织形成的基本过程是一样的,都是由成骨细胞生成的;此外,在骨的发育生长过程中,不仅有骨组织形成,同时也有骨组织的吸收与改造。所以我们先介绍骨组织的形成与吸收,然后再介绍骨发育及生长的方式。

（一）骨组织的形成与吸收

1. 骨组织的形成　骨组织的形成经过两个步骤,首先是形成类骨质,即骨原细胞增殖分化成为成骨细胞,成骨细胞产生类骨质。成骨细胞被类骨质包埋后转变为骨细胞,然后类骨质钙化为骨质,从而形成了骨组织。在形成的骨组织表面又有新的成骨细胞继续形成类骨质,然后矿化,如此不断地进行。

2. 骨组织的吸收　在骨组织发生和生长过程中,不仅有骨组织的形成,同时也有骨组织的吸收。参与骨组织吸收过程的细胞是破骨细胞。破骨细胞贴附在骨组织吸收的部位,胞膜形成许多排列紧密的皱褶,称为皱褶缘;细胞从皱褶缘释放某些溶酶体酶,分解骨组织中的有机成分,并能促使局部产生一些酸来溶解骨盐,于是骨组织被溶解吸收。这一过程称为破骨细胞性溶骨作用（图2-4）。

骨组织不断形成、增多,使骨不断长大,同时,已形成的骨组织又不断地吸收和改建,以致骨的外形和内部结构不断发生变化。

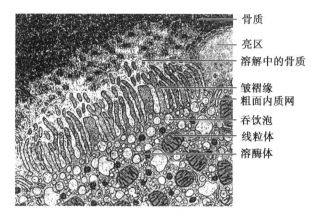

图 2-4 破骨细胞局部超微结构模式图

（二）骨的发育

1. 软骨内成骨 以长骨为例说明软骨内成骨的过程(图 2-5)。

(1) 软骨雏形的形成:首先是间充质细胞增生密集并分化出骨原细胞,后者继而分化为成软骨细胞,分泌基质并将自身包埋而变为软骨组织,周围的间充质分化形成软骨膜,如此形成的透明软骨与即将形成的长骨外形近似,故称软骨雏形。骨化开始以后软骨生长速度和骨化速度是相适应的,否则将导致骨发育异常。

(2) 骨领的形成:在软骨雏形中段由于血管长入,软骨膜深层的骨原细胞分裂并分化为成骨细胞,并在一定的条件下以膜内成骨的方式形成原始骨组织,这层组织呈领圈状围绕在软骨雏形中段,故称骨领。骨领形成后,其表面的软骨膜改称为骨外膜。

(3) 初级骨化中心的形成:软骨雏形中央是骨干最先骨化的部位,所以称为初级骨化中心。由于钙化的软骨基质使软骨细胞营养供应障碍变性死亡,从而诱导骨外膜由外侵入软骨雏形内部,骨外膜中的血管及骨原细胞随之深入软骨内,在营养和氧气供应充足的前提下,骨原细胞不断地分化为成骨细胞。成骨细胞附着在钙化的软骨基质残片上成骨,构成原始骨小梁。

(4) 骨髓腔的形成:软骨雏形因软骨基质钙化,肥大而死亡形成间隙,破骨细胞侵入后形成大小不等不规则的空腔,称为初级骨髓腔。许多初级骨髓腔逐渐融合形成大腔而成为

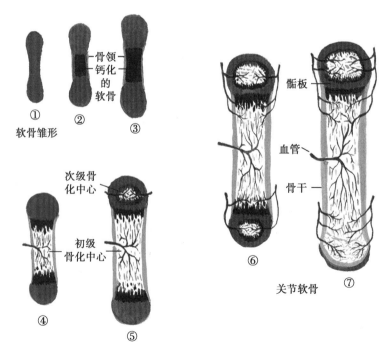

图 2-5 软骨内成骨发生示意图

骨髓腔;腔内充满血管及髓样组织,两端成为骨骺端;两端骨骺继续生长,长骨因之而不断加长。

(5) 骺骨化中心出现及骺板的形成:出生时,骨干大部分已骨化,只在骨的两端仍然保留着软骨。出生后不久,骨的两端即开始出现骨化中心,称为骺骨化中心,因其发生比骨干的初级骨化中心晚,通常又称为次级骨化中心。此中心同样经过软骨细胞分裂、软骨基质钙化、软骨细胞变性退化、血管及骨外膜芽长入4个基本程序。骺骨化中心出现后,骨骺和干骺端间出现骨骺板,或称生长板。此骺板到成年后才完全骨化。

2. 膜内成骨 以颅骨为例说明膜内成骨过程(图2-6)。

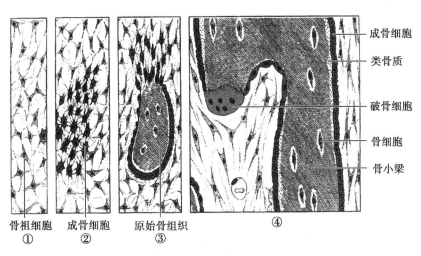

图2-6 膜内成骨过程示意图

骨祖细胞 ①　成骨细胞 ②　原始骨组织 ③　④

成骨细胞
类骨质
破骨细胞
骨细胞
骨小梁

(1) 原始结缔组织膜及初级骨化中心的出现,形成富含血管网的原始结缔组织膜:膜内间充质细胞首先分化骨原细胞,骨原细胞再分化形成许多成骨细胞群,即最早的成骨部位,这些部位不断向四周骨化,因而称为骨化中心。每个颅顶骨均有两个骨化中心,骨化中心的成骨细胞分泌细胞间质,形成类骨组织,最后钙质沉积成为新生骨。

(2) 原始骨松质及骨膜的形成:类骨组织钙化后即形成原始骨组织,原始的骨组织由细针状、薄片状的骨针或骨小梁组成,为原始骨松质。松质网眼内有毛细血管及原始结缔组织,结缔组织膜的细胞不断繁殖分裂产生更多的成骨细胞,使骨化中心不断扩大生长,最后融合起来,替代了原来的结缔组织膜。在骨外面未进行骨化的原始结缔组织包围在骨的四周,形成骨膜;在骨小梁之间的血管网及未分化的间充质则形成骨髓组织及骨髓细胞。在骨膜中的间充质细胞形成骨原细胞,分裂增殖成为成骨细胞,并不断生长成新的骨组织。

(3) 成熟骨组织的形成及扁骨外形的改变:在颅顶骨外形基本建立后,由于骨小梁表面不断增添新骨,使小梁网的网眼越来越小,每块顶骨的骨组织已不是原来的海绵状原始骨组织,而是由原来稀疏的小梁骨组织变成十分致密的小梁网和大量骨组织形成的原始骨密质。

(三)骨的生长

1. 横向生长 骨外膜内层骨原细胞分化为成骨细胞,以膜内成骨的方式,在骨干表面生成骨组织,使骨干变粗。而在骨干的内表面,破骨细胞吸收骨小梁,使骨髓腔横向扩大。骨干外表面的新骨形成速度略快于骨干的吸收速度,这样骨干可以不断增粗。到30岁左右,长骨不再增粗。

2. 纵向生长　骨两端的干骺端,以一层软骨板与骨骺相隔,此软骨板称为骺板。长骨的纵向生长主要通过骺板的成骨作用。此处的软骨细胞分裂增殖,并从骨骺侧不断进行软骨内成骨过程,使骨的长度增加,故骺板又称为生长板。骺板依次分为 4 个区,即软骨储备区、软骨增生区、软骨钙化区、成骨区;这 4 区在软骨的增生、退化及成骨的速率上保持平衡,在保证骨干长度增加的同时,骺板能保持一定的厚度。到 17~20 岁时,骺板增生减缓并最终停止,骺软骨完全被骨组织取代,骨将不会纵向生长。

（四）影响骨生长和发育的因素

1. 遗传因素　骨的生长和发育受种族和遗传的影响。遗传影响孩子生长发育的潜力很大,在良好的环境下成长,其身高 75% 取决于遗传因素,只有 25% 取决于后天生活条件。

2. 激素的影响　骨的生长与代谢受多种激素的调节与控制,主要有生长激素、甲状腺激素、降钙素、性激素、甲状旁腺激素等。

（1）生长激素:生长激素促进软骨生长,使软骨骨化和软骨细胞分裂,从而促进骨的生长。在成年之前,若生长激素分泌过盛,则骺板生长加速,形成巨人症。反之,童年如生长激素分泌不足,骺板软骨细胞的增生停滞,成骨迟缓,以致肢体短小,形成侏儒症。

（2）甲状腺激素:甲状腺激素能使骺板软骨细胞肥大和退化死亡,还能促进骨中钙的代谢。甲状腺激素的缺乏将影响骨的纵向生长,减慢骨的发育,造成骨化中心发育不全,骨骺愈合延迟,长骨生长停滞,导致身材矮小。

（3）降钙素:由甲状腺滤泡旁细胞所分泌,可刺激成骨细胞的活动,大量使用后骨量会增加。它的作用主要是抑制破骨细胞的活动,从而减少骨吸收,减少从骨内释出钙和磷。

（4）性激素:生长期性激素分泌过多可促进骨成熟,促使骨骺提前闭合,骨骼停止发育。雌激素分泌过少,将使软骨内化骨和膜内化骨迟缓,骨化中心出现推迟,骨骺闭合延迟,但对纵向生长无影响。性腺发育不全,也可影响骨纵向生长。

（5）甲状旁腺激素:甲状旁腺激素分泌减少将增加成骨细胞活动,同时抑制破骨细胞活动。骨的纵向生长将减少,特别是小的管状骨。甲状旁腺的功能亢进将增加破骨细胞活动,在骨内造成吸收,发生纤维囊性变。

3. 维生素的影响　骨的生长与代谢也受多种维生素的影响。其中与维生素 A、维生素 C、维生素 D 的关系最为密切。

（1）维生素 A:对骨细胞和破骨细胞的功能状态具有协调作用。在骨的生长发育过程中,保持成骨和改建的正常进行。维生素 A 严重缺乏时,骨的生长与改建失调,导致骨畸形生长。如颅骨不能适应脑的发育,椎管过细而影响脊髓的生长,可造成中枢神经系统损害。此外,还影响骺板软骨细胞的发育,使骨生长迟缓。反之,如维生素 A 过多,骺板软骨的破坏过程快于增生过程,以致骺板提前消失,长骨生长停止。

（2）维生素 C:维生素 C 与成纤维细胞、成骨细胞和软骨细胞生成有机的细胞间质有关,但不影响软骨基质钙化及骨盐沉着。严重缺乏维生素 C 时,软骨、骨和骨膜的纤维和黏蛋白的形成受到阻碍,可致骨的生长停滞,所形成的骨质脆弱易折,且骨折后愈合缓慢。

（3）维生素 D:维生素 D 与软骨基质钙化和骨组织的骨盐沉着有关。它能促进肠道对钙、磷的吸收,提高血钙和血磷的水平,从而利于钙化和骨盐沉着。当其缺乏时,体内的钙和磷减少,成骨细胞虽然生成纤维和有机基质,但停留于类骨质阶段,骨盐不能沉着而不能成为骨组织。在儿童期即为佝偻病。此时骺板生成大量未钙化的软骨,成骨细胞生成大量未钙化的类骨质;二者聚集在干骺端,形成环状增粗。成年时期严重缺乏维生素 D,新形成的类骨质也不能钙化,称为骨软化症。这些钙化不足的骨又可因负重而变形。

4. 运动因素的影响 骨骼按照遗传基因的调控建造骨的雏形,但在骨的生长发育过程中,骨根据所承受的载荷需要对自身不断进行改建和重塑,以实现最小骨量达到最大的骨强度。人出生后骨骼所受的外力,即使骨产生形变的外源性机械力,可概括为内源性肌肉收缩力与外源性反作用力,在骨生理学活动中起着"方向盘"的作用,它决定着骨形成、骨吸收的发生部位,也决定着骨重建的形式,尤其是在达到峰值骨量之前,更能有效改善骨的形态结构。施加于骨的机械作用方式主要有弯曲、压缩、拉伸和扭转,它们所产生的张力、压力、剪切力等对骨的影响是不同的。如果应变水平相同,不同负荷的成骨能力从大到小的顺序为压缩、弯曲、扭转。这些机械作用力一部分来自机体内部,如骨骼肌的收缩产生的张力,一部分来自外部,如地面的反作用力。

运动对骨量的影响,和年龄有密切关系。从出生后到青春期前,骨量一直低速缓慢增长。青春期是生长发育的第二高峰期。青春期前开始,各部位骨量增速大大提高,并持续3~4年。运动增加骨量存在年龄的差异,青春生长加速期是运动对骨发挥作用的最有效时期,这时候如果增加运动,可促进青少年骨质量的提高。

运动类型多种多样,不同的体育运动类型产生的运动负荷不同,对骨量的影响也不一样。动力性负荷对骨的刺激大于静力性负荷。另外,运动对骨的作用具有明显的部位特异性。

二、骨的代谢

骨主要由有机质和无机质两种成分组成,现分述其代谢情况。

(一) 有机成分的代谢

骨经过酸处理后余下的部分,即为有机成分。它是不改变原有形状,柔软有弹性的模型物质,其中的主要成分是胶原纤维及与蛋白质结合的多糖。

1. 胶原纤维的代谢 在骨的生长和修复时期,胶原的代谢活力表现很明显。生长期比老年骨中可溶性胶原含量大。组织中可溶性胶原增加的结果是部分分解后由尿中排泄。骨质破坏吸收时,胶原分解代谢增加,胶原分解的特有产物——羟脯氨酸释放入血,而使血中此种氨基酸的浓度增高,并随尿排出。通常将尿中羟脯氨酸的排泄量作为检测骨胶原物质代谢周转的有效指标。

2. 黏多糖的代谢 黏多糖是骨化过程中必要的部分,在生长发育和骨的修复再生过程中明显增加,其合成作用受甲状腺激素、促甲状腺激素、胰岛素等激素的影响。如果缺乏这些激素,黏多糖合成代谢降低。反之,肾上腺皮质激素、糖皮质激素则抑制其合成。

(二) 无机质的代谢

在骨的无机成分中,钙和磷是最主要的部分。人体内钙、磷代谢是既具有相互作用,又能保持相互平衡的两个系统。

1. 钙在骨代谢中的作用 钙是人体内重要的元素之一。体内的钙含量随年龄增长而逐渐增加。成人体内钙含量约为1kg,其中细胞外液与肌肉中的钙量不超过10g,其余均以磷酸盐、碳酸盐和氢氧化物的形式存在于骨组织中。

(1) 钙的吸收:钙的吸收部位在小肠上段。钙在骨中的含量占人体重的1.5%。钙的吸收受到维生素D、甲状旁腺激素和降钙素等的影响。当缺乏维生素D或任何原因影响活性维生素D形成时,钙吸收降低;钙的吸收又受肠道pH的影响,钙盐在酸性溶液中易于溶解。食物中钙磷的比例对钙的吸收亦有一定影响,低磷膳食可增加对钙的吸收;钙的吸收还随人体对钙的需要而变化,如婴幼儿、孕妇和乳母对钙的需要量较大,钙的吸收亦增强;如血中钙磷浓度增高时,小肠对钙磷的吸收减弱,反之,小肠对钙磷的吸收增强。

(2) 钙的排泄:人体每日排出的钙,约有 80% 经肠道、20% 经肾排出。肠道排出的钙包括食物中未吸收的钙和消化液中未被重吸收的钙,其排出量随食物含钙量及吸收状况的不同而有较大波动。尿中钙的排泄受甲状旁腺激素和维生素 D 调节,且与血钙水平密切相关。血钙水平升高,尿钙增多;反之,尿钙减少。当血钙的浓度低于 1.87mmol/L 时,尿中无钙排出。正常成人每日进出体内的钙量大致相等,多吃多排,少吃少排,保持着动态平衡。但由于体内骨的不断更新和消化液的不断分泌,所以不吃也排。每日分泌的消化液中含有大量的钙,如果肠道钙的吸收发生障碍,消化液中的钙就大量随粪便排出,以致超过食入的钙量导致负钙平衡。

2. 磷在骨代谢中的作用　全身磷含量的 88%~90% 存在于骨中,余下的主要在细胞内,作用于细胞的代谢及能量的转化。骨内磷酸盐和血中离子状磷酸盐保持着动态平衡。正常成人每天磷最低需要量是 0.88g,每日摄入 1.25g 的磷最合适,生长期儿童和孕妇应摄入稍多。奶、蛋、肉类和谷类食物是磷的主要来源。磷全部在小肠吸收,吸收过程受维生素 D 控制。血清磷以无机磷酸盐离子的形式存在,约 60% 的摄入量经尿排出。正常情况下,每天磷排泄量为 350~1 000mg,平均为 800mg。血清钙磷比值保持一种动态平衡,摄入钙过多,会使磷酸盐在小肠内变为不可溶性,从而使磷的摄入减少,导致低磷性佝偻病或骨软化;摄入钙量少,血清磷水平增加,会引起代偿性甲状旁腺激素增多,出现骨吸收、尿磷酸盐排泄增加。在甲状腺激素作用下,肾小管磷的重吸收减少,钙的重吸收增加,使血钙水平趋于正常。

第三节　关节的形态与功能

在人体中,骨骼系统给人体提供了一个坚固而稳定的支架。全身各骨之间借结缔组织、软骨组织或骨组织相连,称为关节。关节有广义和狭义两种。广义的关节是指骨与骨之间的连接,包括直接连接和间接连接两大类。狭义的关节,则仅指骨与骨之间的间接连接。关节是人体运动的枢纽。骨与骨骼肌在神经系统的支配下,以关节为支点,可进行不同方式的运动。

在人体中,大多数的关节为活动关节,具有几乎无磨损、活动范围较广的特点。活动关节由关节囊相连接,因囊内有滑膜相衬,故又名滑膜关节。活动关节主要由关节面、关节腔和关节囊 3 个部分组成。相连两骨端之间的腔隙,称关节腔。腔内含有少量的滑液。相连的骨端表面称为关节面。关节面表面被覆关节软骨,两关节软骨之间的活动使关节运动更为灵活。同时,在关节周围的韧带、关节盘、关节唇等的共同作用下,关节的稳定性得到维持。骨骼肌既能维持关节的稳定性,又是关节得以运动的动力。各个关节既有相同的结构,又有独特的结构与功能,其形态结构与功能相一致。根据关节面的形态及运动方式的不同,可分为球窝关节、椭圆关节、鞍状关节、平面关节等。如肩关节属球窝关节,关节头大,关节窝小而浅,头、窝的接触面积小,这种结构可做外展、内收、旋内、旋外、屈伸等方向的运动,从而使肩关节具有较大的灵活性,以满足上肢运动较大灵活性的需要。髋关节亦属球窝关节,因关节窝深,稳定性较肩关节更强,但运动幅度不及肩关节,这也符合髋关节是负荷人体重量、维持直立行走的特性。

一、关节囊与韧带

关节囊分为内、外两层，外层为纤维层，内层为滑膜层。纤维层由致密结缔组织构成，与骨端相连接的骨膜外层相接。在某些关节中，纤维层被韧带和/或肌腱所加强或取代，对保证关节的稳定性有一定作用。滑膜层由疏松结缔组织构成，衬贴于纤维膜内面，富含血管、淋巴管和神经，可产生滑液。滑膜层覆盖于除关节软骨、关节唇和关节盘以外的关节内，且边缘附着于关节软骨的周边。

韧带是连于相邻两骨之间的致密纤维结缔组织束，分布在关节周围，是稳定关节的重要力量，对关节起加固作用。韧带按其分布位置不同，可分为囊外韧带和囊内韧带两种。囊外韧带位于关节囊外，如髋关节的髂股韧带、膝关节的腓侧副韧带。囊内韧带位于关节囊内，有滑膜包绕，如膝关节内的交叉韧带、腕关节内的舟月韧带。韧带具有一定的弹性，抗拉力强，其主要功能有二：一是可加强关节的稳定性，防止脱位的发生，如肩关节的稳定是通过其关节囊、周围的韧带、肌腱等支持结构而实现的；二是可限制、引导关节运动，防止关节的异常活动，如髋关节的髂股韧带、膝关节的侧副韧带。

二、关节软骨

关节软骨作为人体关节承重的接触面，覆盖在构成活动关节的两相对骨面。绝大多数的关节软骨为透明软骨，仅有个别关节（如颞下颌关节、胸锁关节）的关节软骨为纤维软骨。

正常成年关节软骨厚1~5mm，外观呈白色或淡蓝色，半透明，表面光滑，柔软而富有弹性，并随年龄增长而颜色渐趋于淡黄色。关节软骨内没有血管、神经和淋巴管，营养主要来自滑液和软骨下血管。其主要生理功能为：均匀地传递载荷、扩大关节负重面、减少接触应力、缓冲震荡，以及为关节活动提供低摩擦、低磨损的光滑界面。

关节软骨由少量的软骨细胞和大量的软骨基质组成。

1. **软骨细胞** 自浅入深可分为5层（图2-7）。

（1）切线层（浅层）：该层最薄，占关节软骨厚度的5%~10%。层内的软骨细胞较小，细胞扁平呈盘状，与胶原纤维呈水平排列，长轴与关节软骨表面相平行，每个细胞被周围基质包绕。

（2）移行层（中间层）：该层占关节软骨厚度的40%~45%。该层的形态和基质构成介于切线层和深层之间，体积通常是切线层的数倍。细胞较大，呈圆形或卵圆形，分布均匀，胶原纤维呈网状分布，可以抵抗关节表面的剪切力。

（3）辐射层（深层）：该层为关节软

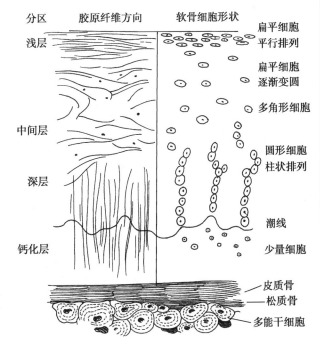

图2-7 关节软骨结构模式图

骨最厚的部分,细胞直径大、数量多,呈圆形或卵圆形,呈柱状排列,细胞柱与关节面垂直,层内胶原纤维直径最粗。

(4)钙化层:该层较薄,位于深层与软骨下骨之间。大量钙盐沉积,钙化层深面与软骨下骨终板结合。在辐射层与钙化层之间,有一条波浪状的带称为"潮线"。在潮线基底部,钙化物围绕着纤维。潮线是透明软骨与钙化软骨之间的分界线,是软骨钙化的标志,作用是限制软骨钙化;也可能是胶原纤维改变了结构,以增强对剪切力的抵抗。

(5)软骨下骨:是一薄层致密骨,位于软骨与骨连接的交界处,是软骨与骨的缓冲部位,起着固定与支持关节软骨的作用。软骨下骨的细胞对异常刺激有反应,可产生反应性的骨组织,形成骨关节炎的软骨下骨硬化;在该区也易形成软骨下囊变或囊肿。软骨下骨的下面为松质骨,其骨小梁呈拱形排列,受力时有一定的压缩,可吸收、缓冲压力,并对关节软骨起一定的保护作用。

2. 软骨基质　由软骨细胞产生和分泌,主要成分为蛋白多糖、胶原纤维和水分。

(1)蛋白多糖:单体以一条核心蛋白为主链,链上有透明质酸接点,还有硫酸角质素、硫酸软骨素连接区。许多长度相等的硫酸角质素、硫酸软骨素链共价结合于蛋白链上构成糖侧链,呈放射状排列,形成蛋白聚糖单体。许多蛋白聚糖单体由连接蛋白连接到透明质酸分子上,构成蛋白多糖聚集体。糖侧链带有大量负电荷,它们之间互相排斥,使蛋白聚糖分子在空间保持伸展状态,这种结构形成的功能为:保持关节软骨的弹性,抵抗压力;便于吸附正电荷与水分子,而水分对关节的润滑及抗磨损有重要作用。

(2)胶原纤维:是细胞间质中的主要成分,占干重的 50% 以上。现已知成年关节软骨中的胶原主要是Ⅱ型胶原,使关节软骨具有张力特性。Ⅱ型胶原具有免疫原性。由炎症损伤形成的变性Ⅱ型胶原,可作为自身抗原引起自身免疫反应。在类风湿关节炎、强直性脊柱炎等患者的血清中可检出抗Ⅱ型胶原的抗体。

(3)水分:水分是正常关节软骨中最丰富的成分,占湿重的 65%~80%。少量水分位于细胞间隙,其中 30% 位于胶原中的纤维间隙,剩余位于基质中的分子间隙。当固体基质受到挤压或存在压力梯度时,水分可以在基质中流动,从而促进输送营养物质,润滑关节。软骨中的含水量因年龄而异,出生时最多,随着年龄的增长而减少。

三、滑膜和滑液

滑膜是从间充质细胞衍化而来,是一层薄而柔软的疏松结缔组织,衬于关节囊内面并附于关节软骨周缘,包裹整个关节和关节软骨板。滑膜有内、外两层,内层为被覆于关节腔的滑膜细胞,直接与外层相连,形成不连续的单层扁平细胞或一层到多层的梭形、椭圆形或立方形细胞层;外层为富有血管和淋巴管的疏松结缔组织。两者之间无基膜,有利于滑液和血管、淋巴管之间的物质渗透和交换;炎症时也容易造成病变扩散蔓延。滑膜在正常情况下平滑,可形成皱襞,充填在关节内的空隙。

按超微结构和细胞化学特性的不同,滑膜细胞可分为 A、B、C3 型。A 型细胞和 B 型细胞均有吞噬能力和分泌功能,可将关节腔内的碎屑吞噬、降解、排出关节,起到清除作用,还可合成透明质酸、胶原蛋白、蛋白聚糖、纤维蛋白、降解酶如胶原酶及其他各种酶。滑膜细胞再生能力强,受损后易于修复,且可过度增生,形成各种形状的绒毛甚至结节(如类风湿关节炎、绒毛结节性滑膜炎);偶尔可化生形成软骨或骨化小灶(如滑膜软骨瘤病)。

正常关节腔内含有少量滑液。正常的滑液是清亮、微黄、黏性液体,人体的膝关节中仅有 1~4ml,小关节中则更少。滑液来源于滑膜表面血管的血浆渗出、细胞游走,以及关节软骨、滑膜细胞的合成分泌,而滑液的黏滞性与透明质酸的浓度、关节运动的速度及温度等有关。其主要功能为:一是可以营养关节软骨、关节盘等结构;二是可以对关节的运动起润滑作用,对保持关节滑动和避免关节磨损有重要意义。

四、关节盘

关节盘是位于关节面之间的纤维软骨板,形态各异,有圆形、三角形、半月形及不规则形。半月形关节盘又称半月板,关节盘周缘较厚,常附着于关节囊或邻近骨组织上,一般只存在于颞下颌关节、胸锁关节、桡尺远侧关节及膝关节。

关节盘同关节软骨一样,大部分无血管,仅在关节盘周围与骨附着处有血运,组织中既无淋巴管,也无神经,从滑液及其周围骨附着处的血管丛渗液中获取营养。关节盘纤维软骨的生化成分与关节软骨不同,有 70%~78% 的水,其余是有机物,其中绝大多数是 I 型胶原。

关节盘纤维软骨的代谢与透明软骨相比较慢,而且其损伤后的修复仅靠其周围骨附着部位的血管区。

关节盘的主要功能为加强关节的稳固性,减少关节所受的冲击和震荡。此外,通过关节盘使关节腔分为两个腔,可产生不同的运动,从而增加了运动的形式和范围。

五、椎间盘

椎间盘是连接相邻两个椎体的纤维软骨盘。位于相邻椎体间,是椎体之间的重要连接组织。构成整个脊柱高度的 20%~33%。成人椎间盘总数为 23 个,由于不同部位的椎骨形态各有不同,所以椎间盘在横断面上与其所连接的椎体形状一致。椎间盘的形状、大小与所连接的椎体上下面相适应。其厚薄根据其在脊柱中的部位不同而异,胸椎中段椎间盘最薄,由此向上、向下均逐渐增厚。

椎间盘的功能:作为一个负重结构,抵御长轴方向的负荷,以保持脊柱的高度,并具有一定的缓冲作用。当承受压力时,纤维环及髓核均被压缩,长度变短,宽度增加,以抵抗及缓冲压力;当压力移去,由于胶原网的伸展,又回弹复原。椎间盘通过连接其上下两个椎体,使脊柱的运动幅度增加,以及维持椎间连接的完整协调,以保证脊柱的稳定性。

椎间盘由纤维环、髓核、软骨终板 3 部分组成。纤维环是由一层层的纤维软骨板按同心圆排列,包绕髓核,并牢固地连接于上、下椎体的软骨终板中,构成椎体之间的纤维连接。纤维环的纤维主要是胶原纤维,环内侧 1/3 为 II 型胶原,环外侧 2/3 为 I 型胶原。这些胶原纤维彼此平行排列,相邻的纤维软骨板则呈交叉走向,按一定的角度排列。这种排列有利于椎间回转运动。在纤维环的胶原纤维之间,弹性纤维呈网格状排列,使纤维环具有柔韧性。纤维环是椎间盘维持负重的最主要组织,其与上下软骨板和脊柱前、后韧带紧密相连,最内层纤维与髓核的细胞间基质相融合,无明显界限。纤维环连接相邻椎体很牢固,既能保持脊柱相对稳定成一个整体,又允许椎体间有微量运动。只有强大的力量才能引起纤维环广泛撕裂,造成相邻椎体间脱位。纤维环包绕髓核,使其维持一定的位置及形状。受到压力时,力量平均分散于纤维环,故纤维环又具有吸收震荡的作用。

髓核为富有弹韧性半液体透明的胶状物,约占椎间盘切面的 50%~60%,是胚胎脊索的遗迹。髓核一般位于纤维环的中部偏后,并不在绝对中心位置。髓核在不同的脊椎位置有所不同,其位置及形状随外界的压力而改变。椎间盘的弹性和厚度与髓核的含水量和所受压力相关。正常人的椎间盘高度在一天内也有变化。

髓核由黏多糖和胶原纤维组成,其软骨样细胞分散于细胞间基质,其中有分化较差且不大致密的胶原纤维网,覆以多糖蛋白质复合物,该多糖(硫酸软骨素)的羟基使髓核与水分结合,使细胞基质形成三维乳胶体系统。髓核被纤维环包绕,水分含量较高。髓核的密度随年龄增长而增大,髓核的形状由周围的纤维环及上下软骨板固定。

六、软骨终板

软骨终板即椎体的上下软骨面,覆盖纤维环和髓核,成为髓核的上下界,与相邻椎体分开,软骨板很薄,平均厚度为 1mm,中央区域最薄并伴有大量孔隙。同一椎体上下软骨终板的面积是不同的。在椎骨发育过程中,软骨板覆在椎体上、下面,10~13 岁时其内出现次级骨化中心,其周围成骨,形成类似长骨两端骺板的骺环;16~21 岁骺板开始消失,软骨下骨板形成,但其中心仍一直保留为软骨遗留的软骨盘,称为软骨终板。5 岁以前,椎体上下的骨骺和骨体相融合。软骨板的大小和形状与上下椎体相当。软骨终板由软骨细胞和细胞外基质组成。细胞排列与胶原纤维走行一致。细胞和基质无明显分层,且与内层纤维环和髓核相连接。软骨终板还可视作半透膜,在渗透压下,水分可以扩散至无血管的椎间盘。

（李振华）

复习思考题

1. 试述骨与软骨的组织形态特点与其功能之间的关系。
2. 骨的生长发育主要受到哪些因素的影响?

第三章

非化脓性关节炎

学习目标

　　非化脓性关节炎为临床常见的骨关节病变,以关节疼痛、功能障碍为主要特征,严重影响患者肢体功能。通过本章的学习,掌握该类疾病的病因病理、临床表现与诊断、辨证论治方法,为临床诊治非化脓性关节炎奠定理论基础。

第一节　概　　述

　　非化脓性关节炎是指除由致病菌引起的感染性关节炎以外的慢性炎性关节病,属中医"痹证"范畴。痹证是指外邪稽留经络、关节而发生的肌肉、关节疼痛、肿大、重着的一种慢性疾病。

　　有关痹证的记载,首见于《黄帝内经》。《素问·痹论》首次提出"痹"之病名,指出"风寒湿三气杂至,合而为痹也。其风气胜者为行痹,寒气胜者为痛痹,湿气胜者为着痹也",认为由于三气感受有所偏胜,表现的症状也不一致,因此有行痹、痛痹、着痹之分。汉代张仲景《金匮要略》提出"历节病",《金匮要略·中风历节病脉证并治》进一步阐述了其病因病机,并提出诸多有效方剂。因受以上观点影响,后世医家讨论骨关节痹证,或包括在"痹""风湿""身痛"门中,或单列为"历节""白虎历节病""骨节痛"等。除三痹外,还谈到"痹热",后世称为热痹。西医学的骨关节炎、类风湿关节炎、风湿性关节炎、强直性脊柱炎、痛风等均可归于此类疾病。

【病因病机】

　　痹证的发生,主要是由于正气不足、卫外不固等内在因素存在下,复感风、寒、湿、热之邪所致。邪气乘虚侵袭人体骨节,引起气血运行不畅,阻滞于骨节、经络,发为本病。

　　1. 体虚为本　由于患者禀赋虚弱,或年老、病后、产后,正气不足,腠理不固,骨节失密,故外邪易于侵袭人体;既病之后,又无力驱邪外出,邪困骨节、经脉,而成骨关节痹证。因此,"本虚"是本病重要的内在因素。阳虚者,被邪所伤,多从寒化,证为风寒湿痹;阴虚者,阳气相对处于偏盛状态,被邪所伤,多从热化,证为风湿热痹。痹证多以肾虚为主。

　　2. 风寒湿热之邪侵袭人体　由于居处潮湿、涉水冒雨、气候剧变、冷热交错等原因,以致风寒湿热之邪乘虚侵袭人体,流注经络,滞留于关节,使气血瘀阻而为痹证。由于感邪偏胜不同,临床表现各有其特点:风性善行而数变,故疼痛游走不定而成行痹;寒性凝涩,使气血凝滞不通,故疼痛剧烈而成痛痹;湿性黏滞,致使肌肤关节麻木、重着,痛有定处而成着痹;

感受热邪或郁久化热,与湿相并,而致风湿热合邪为患。素体阳盛或阴虚有热者,感受外邪之后易从热化,或因风寒湿痹日久不愈,邪留经络关节,郁而化热,以致出现关节红肿疼痛、发热等症,而形成热痹。

3. 瘀血痰浊、局部骨节因外力损伤 由于瘀血蓄积,或病久气血运行不畅而致血瘀痰凝,瘀痰互结,或与外邪相结合,闭阻骨节、经脉,而成骨关节痹证。

由于人体是一个有机整体,故骨关节痹证患者尚可见皮肉筋脉及全身症状,甚则可以内舍脏腑。

骨关节痹证多呈渐进性或不规则性发作。痹证日久,容易出现下述 3 种病理变化:①风寒湿痹或热痹日久不愈,气血运行不畅,瘀血痰浊瘀阻经络,以致出现皮肤瘀斑、结节、关节肿大、屈伸不利甚至畸形等症状;②病久气血伤耗,引起不同程度的气血亏虚、肝肾不足的证候;③痹证日久不愈,病邪由浅入深,由经络及脏腑,使病情更为顽固而凶险。

西医学对此类疾病发生的确切病因及病理机制仍未完全明确,一般认为是多种致病因素造成,与感染、外伤、内分泌失调、家族遗传、免疫紊乱等有关,详见本章各节。

【临床表现与诊断】

骨关节痹证以骨节疼痛、肿胀、重着、屈伸不利,甚则畸形、失用等为主要表现。不同程度的疼痛伴随着屈伸不利是各种骨关节痹证的共同特点。痹证大体可分为风寒湿痹、风湿热痹和痰瘀痹阻三大类型,而风寒湿痹又因病邪性质不同而病情各异,在临床上又有行痹、痛痹、着痹之别。

(一)风寒湿痹

1. 行痹 肢体关节、肌肉疼痛酸楚,痛无定处,游走不定,关节屈伸不利,或有恶寒发热,舌苔薄腻,脉浮或浮缓。

2. 痛痹 肢体关节疼痛较剧,痛有定处,得热痛减,遇寒痛增,局部皮色不红,触之不热,舌苔白,脉多弦紧。

3. 着痹 肢体关节、肌肉酸楚、重着、疼痛、肿胀散漫,关节活动不利,肌肤麻木不仁,舌质淡,舌苔白腻,脉多濡缓。

(二)风湿热痹

多见关节红肿疼痛、得冷则舒,或发热恶风,脉滑数。甚则发热口渴,烦闷不安,关节红肿灼热、痛不可近,苔黄燥,脉滑数。热痹发病较急,全身症状明显,且邪气极易内窜,以致病情多变。

(三)痰瘀痹阻

痹证日久,肌肉关节刺痛、肿胀,按之较硬,肢体麻木、重着,或关节僵硬变形、屈伸不利,有硬结、瘀斑,面色黧黑,舌质紫暗或有瘀斑,舌苔白腻,脉弦涩。

【治疗】

痹证多由风、寒、湿、热、痰、瘀所致,故治疗应遵循祛风、散寒、除湿、清热、祛痰、舒筋通络的基本原则,后期应适当配伍补益正气及滋养肝肾之品。但由于各种痹证感邪偏胜及病理特点各有不同,辨证论治时还要灵活变通。

(一)内治法

1. 风寒湿痹

(1)行痹

治则:祛风通络,散寒除湿。

方药:防风汤加减。

(2) 痛痹

治则:温经散寒,祛风除湿。

方药:乌头汤加减。

(3) 着痹

治则:除湿通络,祛风散寒。

方药:薏苡仁汤加减。

2. 风湿热痹

治则:清热通络,祛风除湿。

方药:白虎桂枝汤加味或宣痹汤施治。

3. 痰瘀痹阻

治则:化瘀行痰,蠲痹通络。

方药:双合汤加减。

痹证日久,除风寒湿邪闭阻经络关节的症状外,还常出现气血不足及肝肾亏虚的症状,在祛风散寒除湿的同时,应祛邪扶正,攻补兼施,加入补益气血、滋养肝肾之品,可选用独活寄生汤加减。如痹久内舍于心,症见心悸、气短、动则尤甚、面色无华、舌淡、脉虚数或结代者,治宜益气养心、温阳复脉,可选用炙甘草汤加减;痹久所致抽掣疼痛、肢体拘挛者,常配伍地龙、全蝎、蜈蚣、穿山甲、金钱白花蛇、露蜂房等,以加强搜风通络、祛风除湿止痛之功。

痹证常缠绵难愈,需长期治疗,可将药物制成膏剂、丸剂、散剂、冲剂、胶囊等,以便长期服用。另附子、川乌及虫类药物大多性偏辛温,故用量宜由小量开始,逐渐增加,病情好转即停用,不宜久服,严防中毒。

(二) 外治法

1. 中药　可应用风湿膏、祖师麻膏、狗皮膏、万应膏等敷贴患处,或用骨科熏洗剂熏洗患处。

2. 针灸治疗　以局部取穴为主。颞下颌关节取下关、合谷、风池;脊柱关节取相应夹脊、委中、大椎;肩关节取肩髃、肩髎、合谷;肘关节取阳池、中泉、大陵、八邪;膝关节取阳陵泉、梁丘、鹤顶;踝关节取解溪、丘墟、太溪;趾骨间关节取八风。此外,还可应用皮肤针轻叩、拔火罐、艾灸等方法治疗。

3. 推拿按摩　伴有明显关节功能障碍者,可在躯干、上下肢关节行屈伸、旋转及捋顺等手法;有轻微关节功能障碍者,可采用按摩乳、茴香油等按揉局部,或配合应用舒筋法。

(三) 手术治疗

主要适用于痹证伴有骨关节畸形或功能明显受限者,具体内容参考以下各节。

【预防与调护】

首先要注意防寒、防潮,避免感冒,注意生活起居调摄。保持室内温暖,光线充足,空气新鲜;饮食宜清淡富有营养。急性期注意休息,缓解期应加强功能锻炼。功能障碍者,应做好康复锻炼,鼓励患者树立战胜疾病的信心,以提高生活质量。

第二节 骨关节炎

骨关节炎(osteoarthritis,OA)是以中年后可动关节的关节软骨退行性变和继发性骨质增生为特征的慢性关节疾病,以关节疼痛、活动受限和关节畸形为主要症状,又称退行性关节炎、增生性关节炎、肥大性关节炎、老年性关节炎、骨关节病等,多见于50岁以上的中老年人,女性发病率高于男性。本病好发于负重大、活动多的关节,如膝关节、髋关节、指骨间关节等处,以膝关节最常见。脊柱骨关节炎因有椎间盘改变、椎管狭窄、椎体滑脱等其他因素影响,不在此节讨论。

本病因主症为疼痛,多归属于中医学"痹证"范畴。《黄帝内经》有"肾主骨""肝主筋""风寒湿三气杂至,合而为痹"等记载。《素问·长刺节论》曰:"病在骨,骨重不可举,骨髓酸痛,寒气至,名曰骨痹。"《素问·逆调论》曰:"骨痹,是人当挛节也。"《景岳全书》亦曰:"痹者,闭也,以气血为邪所闭,不得通行而病也。"而就其病理而言,肝肾不足、筋骨痿弱是其基础,风、寒、湿、痰、瘀参与其中。因病至后期,关节痿弱少力,故也有"痿证"的内涵。

【病因病机】

(一)中医病因病机

本病与年老肝肾亏虚、肢体筋脉失养,长期劳损、筋骨受累,外感风寒湿邪等有关。

1. 肝肾亏虚 肝主筋,肾主骨。肝藏血,血养筋,故肝之合筋也。肾主储藏精气,故肾之合骨也。诸筋者,皆属于节,筋能约束骨节。由于中年以后肝肾亏损,肝虚则血不养筋,筋不能维持骨节之张弛,关节失滑利,肾虚而髓减,致使筋骨均失所养而发为本病。

2. 瘀血阻滞 《素问·宣明五气》曰:"五劳所伤……久立伤骨,久行伤筋。"长期劳损或外伤直接损伤筋骨,血瘀气滞不通,经脉痹阻,不通则痛,形成本病。此外,年老体衰,筋骨懈惰,气血运迟,亦可停而为瘀。

3. 痰瘀互结 肥胖患者容易发病,因肥人多痰,痰阻则气滞,痰瘀互结于筋骨。

4. 风寒湿邪侵袭 素体亏虚,筋骨失养,风寒湿乘虚而入,阻于经络,致使本病发作和加重。

综上所述,本病的病机特点概括为"本虚标实",以肝肾亏虚为本。

(二)西医病因病理

西医学对本病发生的确切病因及病理机制仍未完全明确。一般认为是多种致病因素包括机械性和生物性因素的相互作用造成软骨破坏所致,其中年龄被认为是最重要的危险因素,其他因素包括外伤、体力劳动、肥胖、生化、遗传、炎症、代谢等。这些因素可导致软骨可聚蛋白聚糖、透明质酸和胶原的降解,另外氧自由基代谢、细胞因子、生长因子、免疫因素等都与之有关。其病理学特点为关节软骨的变性、龟裂、软骨下骨硬化和囊性变,以及边缘性骨赘形成。生物化学上的特征为构成软骨基质的可聚蛋白聚糖浓度减少及其分子大小和聚集性改变,胶原纤维的减少和排列异常,以及基质中大分子物质的合成和降解增加。

【临床表现与诊断】

(一)症状与体征

疼痛伴关节活动受限为本病的主要临床症状。初期为轻微钝痛,以后逐渐加重。活动后疼痛加剧,休息后好转,亦有休息痛者。随病情发展,疼痛持续时间延长,难以自然缓解。

发病于膝关节者,屈伸关节时有明显的摩擦感,压痛多在髌骨下极及侧后面。有时可在腘窝一侧或两侧扪及压痛的腱索。病程日久,部分患者呈现股四头肌萎缩。少数患者则呈现明显的关节肿胀积液,屈伸活动明显障碍。年龄在60岁以上者,可见关节骨端增大,髌下两侧局部脂肪纤维组织积聚而呈隆起,或有膝内翻畸形。本病后期,则疼痛持续,难以负重,肌肉萎缩,关节畸形,屈伸受限并可扪及明显的碾轧音。

发病于髋关节者,疼痛部位在关节前后两侧,亦有疼痛在膝部内侧者。检查可发现患髋呈轻度内收位,屈髋做被动旋转时有不同程度的活动障碍。

指骨间关节可表现为多个手指的晨僵,活动后能改善,或指骨间关节(多为远侧)背侧呈现偏于一侧的骨性结节隆突,疼痛可并不明显,日久关节可呈侧偏畸形。

（二）实验室检查

实验室检查无特殊表现。关节液检查可见白细胞计数增高,偶见红细胞。血液与关节液的检查对排除其他原因引起的关节疼痛有鉴别诊断价值。

（三）影像学检查

X线检查在早期无任何变化,随着病情进展,可见软组织肿胀,关节缘增生骨赘,关节间隙变窄。膝关节表现为内、外两侧间隙不均等,或胫股间隙改变不多而髌股间隙明显变窄,软骨下骨硬化或囊性变(图3-1)。MRI则可显示关节软骨面的情况,骨端是否水肿和硬化及半月板、韧带的状态。影像学的表现必须与临床结合才能确切评价其意义,若与临床症状并不一致时,以临床症状为主。

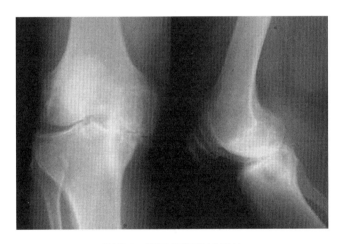

图 3-1　膝骨关节炎 X 线片

（四）诊断标准

以膝骨关节炎为例,目前多参考中华医学会骨科学分会制定的骨关节炎诊疗指南(2018年版):

1. 近1个月反复的膝关节疼痛;

2. X线片(站立位或负重位)示关节间隙变窄、软骨下骨硬化和/或囊性变、关节边缘骨赘形成;

3. 年龄≥50岁;

4. 晨僵时间≤30分钟;

5. 活动时有骨摩擦音(感)。

综合临床、实验室及 X 线检查,符合 1、2 或 1、4、5 或 1、3、4、5 条可诊断膝关节 OA。

【鉴别诊断】

引起关节疼痛的疾病很多,需与骨关节炎鉴别的有:

1. 类风湿关节炎　发病以 30~50 岁为多。仅见于膝关节者少见。多呈急性疼痛、肿胀、活动受限。发生在手指者多累及多个近侧指骨间关节,而骨关节炎则以远侧指骨间关节为主。实验室检查类风湿因子为阳性,病情进展期红细胞沉降率(简称血沉)、C 反应蛋白水平均升高。X 线检查也有相应改变。

2. 骨关节结核　已较少见,但仍有发生。起病缓慢,常伴有低热、盗汗等全身症状。病变关节有脓肿,血沉多升高。在膝关节,早期 X 线片改变多为关节骨端圆凿状小缺损。

3. 反应性关节炎　多见于青年男性,发病前 2~4 周或有以咽喉部症状为主的上呼吸道感染或感冒,或有腹泻。实验室检查类风湿因子阴性。

【治疗】

骨关节炎目前尚缺乏治愈的方法。本病治疗的目的主要是缓解疼痛,减轻症状,延缓关节退变,最大限度地保持和恢复患者的日常生活。疼痛明显时应适当休息,限制关节活动,因膝关节、髋关节负重大,可用手杖助行。总的治疗原则是非药物与药物治疗相结合,必要时手术治疗。治疗应个体化,结合患者自身情况(如年龄、性别、体重)、自身危险因素、病变部位及程度等选择合适的治疗方案。

(一) 内治法

1. 辨证治疗

(1) 肝肾亏虚:多见于中老年人,腰脊或关节隐隐作痛,时作时止,不能久立远行,久则痛不已,遇劳痛甚,休息后疼痛减轻,腰膝酸软,神疲乏力,舌淡,苔薄白,脉沉细无力。

治则:补益肝肾,通络止痛。

方药:补肾壮筋汤加减。

(2) 风寒湿痹:腰脊或骨节冷痛,或重着,或兼有风寒,活动受限,关节肿胀或积液,舌淡,苔薄白腻,脉浮缓或濡细。

治则:祛风散寒除湿,温经通络止痛。

方药:蠲痹汤或独活寄生汤加减。

(3) 瘀血阻滞:腰脊或骨节疼痛固定不移,痛如锥刺,局部压痛明显而拒按,俯仰转侧困难,关节活动不利,舌紫暗或有瘀斑,苔薄,脉弦涩。

治则:活血化瘀,消肿止痛。

方药:身痛逐瘀汤加减。

2. 中成药　可选用壮骨关节丸、壮骨伸筋胶囊、骨质增生丸等。

3. 西药　治疗骨关节炎的西药主要分为控制症状的药物和改善病情的药物。控制症状的药物主要有非甾体抗炎药,如对乙酰氨基酚主要用于缓解轻度疼痛,布洛芬等用于缓解中重度疼痛。激素类药可以快速缓解症状。但上述药物在使用过程中要注意不良反应,根据患者的病情合理应用。硫酸软骨素、硫酸氨基葡萄糖等软骨营养药物可以改善病情,缓解软骨的退变。

(二) 外治法

1. 中药外用　多用祛风散寒、活血通络药以缓解症状。可用海桐皮汤或五加皮汤局部热敷、熏洗;也可局部外贴狗皮膏、麝香壮骨膏等。

2. 针灸治疗 根据患者情况,采用就近取穴或循经取穴进行治疗。针刺能调和营卫,宣通经络;艾灸则温通经脉气血,降低病灶血管通透性。二者联合使用可有效祛除风、寒、湿邪,改善血液循环,祛痹止痛。

3. 理筋手法 用揉、推、拿、捏等手法在疼痛部位施术,能舒筋通络而减轻疼痛。

4. 物理治疗 可促进炎症吸收,消除肿胀,有镇痛、缓解症状的作用。通常选用直流电离子导入法、超短波电疗法、超声波疗法或磁疗等。

5. 关节腔注射 ①在口服药物治疗不显著时,可联合关节腔注射透明质酸钠类黏弹性补充剂。②对于口服非甾体抗炎药治疗4~6周无效的重症患者,或不能耐受此类药物治疗、持续疼痛、炎症明显者,可行关节腔内注射糖皮质激素类药物以消除滑膜水肿。但需注意若长期使用糖皮质激素可加重关节软骨损害。③使用关节腔注射富血小板血浆可有效调节炎症反应,促进损伤组织的修复,从而减轻疼痛,提高生活质量。

6. 缓解骨关节炎症状的慢性作用药物(SYSADOAs):现有研究发现SYSADOAs可有效缓解膝骨关节炎(KOA)患者症状,此类药物主要包括软骨素、氨基葡萄糖、双醋瑞因等,但其延缓疾病进程的作用和临床疗效存在争议。

(三)手术治疗

骨关节炎后期需行手术治疗才能缓解疼痛和恢复关节功能。手术的目的是:①进一步协助诊断;②减轻或缓解疼痛;③防止或矫正畸形;④防止关节破坏进一步加重;⑤改善关节功能;⑥手术治疗作为综合治疗的一部分。手术治疗适用于严重关节疼痛经各种治疗无效者,严重关节功能障碍影响日常生活者。常用的手术方法有:①游离体摘除术;②关节清理术;③截骨术;④关节融合术;⑤关节成形术(人工关节置换术等)。治疗途径主要通过关节镜手术和开放手术。

(四)其他

1. 患者教育 注意适量运动,减少或避免长时间跑、跳、蹲或爬坡运动。

2. 关节功能训练 如膝关节非负重情况下屈伸活动,以保持关节最大活动度;肌力训练,如股四头肌肌力训练,可以防止肌肉萎缩,维持关节稳定。

3. 支具疗法 主要减少受累关节负重,常用的支具有保温、增加稳定性的护膝及外侧楔状足底板、拐杖等,应根据年龄、生活习惯等加以选择。

【预防与调护】

1. 适度运动,控制体重 适度运动能使气血流畅,强筋健骨,有利于控制体重。超重已成当前较广泛的社会现象,负重关节负荷的增加,除易加快关节退变外,还会带来一系列的其他疾病。

2. 调节关节的负荷 适当负荷可使骨强筋健,有利于关节发挥正常功能;超过适度且较长时间的负荷则会增加关节磨损,导致退行性改变。因此,运动强度应结合患者体质状态、年龄、习惯等因素综合考虑。中年以后,不适当的运动会使已经趋于衰老的关节磨损加快,如打保龄球、爬山、过度频繁上下楼梯等,均会增加膝关节磨损,已有膝部不适者应当避免。年轻时关节轻度受损会很快修复,在中年之前可无明显不适;中年以后筋骨虚弱,调节关节负荷、注意保护则能尽量避免或推迟临床症状。

3. 避免过凉受寒 夏日使用空调的温度偏低易致关节受凉而发病,空调温度以不低于26℃为宜;冬季注意保暖,尤其注意避免冬季腿部衣物穿着过少。

4. 让患者充分了解本病的性质与后果 关节的疼痛和功能障碍,经过治疗多能得到缓

笔记栏

解。最严重的后果是关节严重损坏,若患者身体状况许可,宜行人工关节置换术,可恢复一定活动范围和负重。

病案分析

患者,女,65岁,5年前一次旅游后出现右膝关节痛,无明显肿胀及活动受限,无全身发热,休息及服用非甾体抗炎药后症状减轻。此后症状反复发作,劳累后加重。2个月前因新居装修及搬家劳累,右膝痛加重,呈持续性,行走困难;伴有心烦失眠,口燥咽干,五心烦热,舌红苔少,脉细数等症状。查体右膝轻度肿胀,膝关节内翻,髌骨周围压痛,股四头肌萎缩,膝关节屈曲轻度受限。X线片显示胫骨平台边缘骨赘形成,髁间隆突高尖,内侧关节间隙变窄。

分析思路:患者为老年女性,症状以膝关节痛为主,休息及口服非甾体抗炎药后好转,劳累后加重。查体右膝轻度肿胀,髌骨周围压痛,股四头肌萎缩,膝关节屈曲轻度受限。X线片显示胫骨平台边缘骨赘形成,髁间隆突高尖,内侧关节间隙变窄,膝关节内翻,符合骨关节炎的临床表现,因此西医诊断可能是右膝骨关节炎。患者还伴有心烦失眠、口燥咽干、五心烦热等症状,舌红苔少,脉细数,故中医诊断为痹证,辨证分型属肝肾亏虚型。

治疗可采用:①内治宜滋补肝肾,方用左归丸加减。②外治用桃红四物汤加伸筋草、透骨草煎汤,用毛巾热敷或熏洗局部。③有局限性压痛者,可局部注射0.5%~1%普鲁卡因溶液5ml,加醋酸氢化可的松12.5mg,每周1次,3次为1个疗程;或口服非甾体抗炎药以缓解疼痛。如保守治疗一段时间无效,患者仍有明显疼痛,行走困难,影响日常生活,可考虑手术治疗。

第三节 类风湿关节炎

类风湿关节炎(rheumatoid arthritis,RA)是一种以关节和关节周围组织非化脓性炎症为主的慢性全身性自身免疫性疾病,又称类风湿病。好发于手、腕、膝、踝和足部等小关节,症状反复发作,呈对称性分布。我国患病率为0.32%~0.36%,略低于0.5%~1%的世界水平。该病多见于女性,男女之比约为1:(2~4);各个年龄段都可发病,30~50岁年龄组发病率最高。病情严重、累及重要脏器的血管或颈椎者,可危及生命。

该病属中医学"痹证"范畴。《素问·痹论》对其病因、病机、分类作了经典论述,认为"风寒湿三气杂至,合而为痹"。明代医家王肯堂所著《证治准绳》中记载:"两手十指,一指痛了一指痛……行则痛轻,肿则重。"对该病有了进一步认识。历代医家所提的"骨痹""历节风""鹤膝风""痹"等亦与之相符。本病病程长久,顽固难愈,病邪多深入骨骱,疼痛剧烈,缠绵日久,以致关节畸形、失用,故应与一般的痹证相区别。

【病因病机】

（一）中医病因病机

中医学认为本病以本虚标实为主要病机,多与素体虚弱、痰瘀互结、风寒湿热侵袭等因素有关。

1. 素体虚弱 人体气血亏虚,腠理疏松,或肝肾不足,筋骨失养,致使风寒湿邪乘虚袭入,阻塞经络,凝而为痹。

2. 痰瘀互结 痹久则血停而为瘀,湿聚为痰,痰瘀互结,深入筋骨,形成瘀血痹。

3. 风寒湿热侵袭 若久居湿地,感受风寒湿邪,或素体阳虚,卫阳不固,风寒湿邪入侵,发为风寒湿痹;若素体阴血不足,内有郁热或风寒湿邪郁久化热,发为风湿热痹。

(二)西医病因病理

西医学自 1958 年给本病命名以来,对本病的确切病因及病理机制仍未完全明确,一般认为感染、过敏、内分泌失调、家族遗传、免疫紊乱等因素都可能引起本病的发作,其他因素如环境、疲劳、外伤、吸烟、精神刺激等亦可侵犯关节滑膜、滑液、软骨、软骨下骨质、关节囊、韧带及肌腱。病情进一步发展常可出现关节以外的病理改变,如血管炎,皮下结节,心、肺和眼的病变。

【临床表现与诊断】

(一)症状与体征

临床表现随发作方式、受累部位、严重程度和进展速度而异。70% 的患者隐渐发病,但亦有急性发作(暴发型)者。初起时,全身可表现为低热、倦怠、乏力、肌肉酸痛、纳呆、消瘦、贫血等,患者仅感觉少数(1~2 个)关节疼痛。数周或数月后,渐发现少数关节肿胀及活动受限,并逐渐累及其他对称关节;受累关节以手关节、膝关节、趾骨间关节最常见,在手关节又以掌指关节及近侧指骨间关节最常见;其次为踝关节、肘关节、肩关节。每个患者的受累关节不等,病情轻重亦极不一致。

常见的局部症状为关节疼痛、肿胀、功能受限,此外,还有明显的晨僵及类似增生性关节病的关节僵硬现象。

(二)实验室检查

主要为血液和关节液检查。血液化验一般都有轻度至中度贫血。可见白细胞大多正常,偶见活动期嗜酸性粒细胞和血小板增多。血红蛋白减少,淋巴细胞计数增加,血沉加快,但缓解期可正常。约 70% 的病例可出现类风湿因子阳性。关节液较混浊,草黄色,黏稠度降低,黏蛋白凝固力差,糖含量降低。中性粒细胞计数可达 $(10\sim50)\times10^9$/L,细菌培养阴性,补体水平下降。

(三)影像学检查

1. X 线检查 早期可见关节周围软组织肿胀,骨质疏松,骨皮质密度减低,正常骨小梁排列消失,严重者呈栅栏样,关节间隙因积液而增宽。中期关节软骨面边缘骨质腐蚀,关节软骨下有囊腔形成,关节间隙因软骨面破坏而变狭窄。晚期,关节软骨面完全破坏消失后,关节即纤维性或骨性强直于畸形位置(图 3-2)。

2. CT 检查 一般只行 CT 平扫检查。软组织窗 CT 图像可清楚显示关节周围软组织肿胀,密度增高。骨窗 CT 图像表现

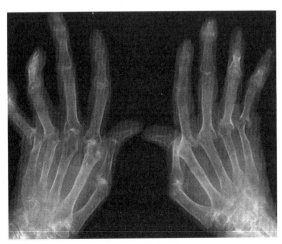

图 3-2 类风湿关节炎

为骨端关节面边缘小凹状骨质缺损,或骨内骨质破坏的低密度区,横断面图像或矢状面、冠状面重建图像上可显示关节间隙狭窄,病变至后期可显示骨质增生和关节脱位。

3. MRI 检查 类风湿关节炎的最早表现为软组织改变,MRI 显示关节滑膜增厚,尤其在 T_2 加权像上显示更为清楚。Gd-DTPA 增强可显示增厚的滑膜强化而早期发现病变。关节软骨破坏而出现软骨面毛糙和低信号区,甚至软骨下骨端骨质缺损而显示骨皮质不规则,骨髓内因充血而 T_2 加权像上显示信号增强。

(四)诊断标准

目前临床上常采用美国风湿病学会(ACR)1987 年提出的诊断标准以及美国风湿病学会和欧洲抗风湿病联盟(ACR/EULAR)2010 年联合提出的诊断标准,由于两者对 RA 的敏感度和特异度上各有优势,因此建议同时参考,并结合患者的临床表现、实验室和影像学检查做出诊断:

1. 美国风湿病学会 1987 年提出的诊断标准

(1)晨僵至少 1 小时(≥6 周)。

(2)至少 3 个关节区的关节炎:关节肿痛涉及双侧近侧指骨间关节、掌指关节、腕关节、肘关节、跖趾关节、踝关节、膝关节共 14 个关节区中至少 3 个区(≥6 周)。

(3)手关节炎:关节肿胀累及近端指骨间关节,或掌指关节,或腕关节(≥6 周)。

(4)对称性关节炎:同时出现左右两侧的对称性关节炎(近侧指骨间关节,或掌指关节及跖趾关节不要求完全对称)(≥6 周)。

(5)皮下结节。

(6)类风湿因子阳性(所用方法在正常人的检出率 <5%)。

(7)手和腕关节 X 线片显示受累关节侵蚀或骨质疏松。

符合以上 7 项条件中至少 4 项者,可诊断为类风湿关节炎。上述标准敏感性为 94%,特异性为 89%,对早期、不典型及非活动性类风湿关节炎患者容易漏诊。

2. 2010 年 ACR/EULAR 分类标准(表 3-1)

表 3-1 2010 年 ACR/EULAR 类风湿关节炎分类标准

项目	分类	得分
关节受累	1 个大关节	0
	2~10 个大关节	1
	1~3 个小关节	3
	>10 个关节(至少一个小关节受累)	5
急性时相反应物(至少需要 1 条)	CRP 和 ESR 均正常	0
	CRP 或 ESR 增高	1
血清学(至少需要 1 条)	RF 和 ACPA 均阴性	0
	RF 和 / 或 ACPA 低滴度阳性	2
	RF 和 / 或 ACPA 高滴度(超过正常值 3 倍以上)阳性	3
症状持续时间	<6 周	0
	≥6 周	1

注:总得分 6 分以上可确诊 RA。其中,CRP 为 C 反应蛋白,ESR 为红细胞沉降率,RF 为类风湿因子,ACPA 为抗环瓜氨酸肽抗体。

【鉴别诊断】

因类风湿关节炎常以多种形式出现,故需与之鉴别的疾病也甚多。

1. 骨关节炎 骨关节炎亦以关节病变为主,可出现关节肿痛和畸形。但骨关节炎多发生于中年以后,肥胖者尤其多见;多累及膝、髋、脊柱等负重关节,手关节病变则以远端指骨间关节为主;X 线检查可见软骨下骨骨质硬化、关节边缘唇样增生及骨赘形成,一般无侵蚀性病变;类风湿因子阴性。

2. 强直性脊柱炎 详见本章第五节。

3. 系统性红斑狼疮 少数系统性红斑狼疮患者以对称性手关节炎为首发症状,有腕关节、近端指骨间关节肿胀、疼痛及晨僵等,并可有类风湿因子阳性,酷似类风湿关节炎。但系统性红斑狼疮患者关节外表现较多,如发热、皮疹、血细胞减少、蛋白尿等,查抗核抗体、抗 dsDNA 抗体、抗 Sm 抗体阳性,补体水平降低等。

【治疗】

类风湿关节炎的治疗原则应强调早期治疗、联合用药、个体化治疗和关节的功能锻炼。以期达到增强患者信心、缓解疼痛、消除肿胀、防止畸形及纠正关节畸形,改善肢体功能的目的。

对于类风湿关节炎,目前尚不能有效治疗,应用中西医结合方法,可对该病起到一定作用。

(一) 内治法

1. 辨证治疗

(1) 行痹:肢体关节疼痛,游走不定,屈伸不利,可伴有恶风、发热等表证,舌苔薄白或薄白腻,脉浮。

治则:祛风除湿,通络止痛。

方药:防风汤加羌活、桂枝。若见关节肿大,苔薄黄,邪有化热之象者,宜寒热并用,以桂枝芍药知母汤加减。

(2) 痛痹:肢体关节疼痛剧烈,遇寒更甚,疼痛不游走,痛处皮色不红,触之不热,苔薄白,脉弦紧。

治则:散寒止痛,祛风活络。

方药:乌头汤加减。

(3) 着痹:肢体关节疼痛重滞,肿胀,疼痛固定,手足沉重,肌肤麻木,舌苔白腻,脉濡缓。

治则:除湿消肿,祛风散寒。

方药:薏苡仁汤、川芎茯苓汤或除湿蠲痛汤加减。

(4) 热痹:关节疼痛,局部灼热红肿,痛不可触,得冷则舒,疼痛可游走,涉及多个关节,或发热,口渴,烦躁等,舌苔黄燥,脉滑数。

治则:清热通络,疏风胜湿。

方药:白虎汤加桂枝汤合宣痹汤加减。

(5) 尪痹:病程日久,关节疼痛持续但不剧烈,关节变形、僵硬、屈伸不利,肌肉萎缩,严重者出现显著畸形,舌质淡,苔白,脉细弱。

治则:补肾祛寒,通经活络。

方药:桂枝汤、真武汤或补肾祛寒治尪汤加减。

2. 西药 根据药物性能,治疗类风湿关节炎的药物可分为 3 类,即非甾体抗炎药、改善

笔记栏

病情抗风湿药、糖皮质激素。

（1）非甾体抗炎药：发挥作用快，但须与改善病情抗风湿药同服。常用药物：①塞来昔布；②美洛昔康；③双氯芬酸；④吲哚美辛、舒林酸、阿西美辛等；⑤萘普生；⑥布洛芬等。上述药物使用时注意剂量应个体化，避免胃肠道不良反应的发生。

（2）改善病情抗风湿药：起效较慢，一般认为类风湿关节炎诊断明确都应使用改善病情抗风湿药。常用药物：①甲氨蝶呤；②柳氮磺吡啶；③来氟米特；④氯喹和羟氯喹；⑤生物制剂和免疫性治疗，如肿瘤坏死因子（TNF-α）拮抗剂、白细胞介素-1（IL-1）拮抗剂等；⑥其他改善病情抗风湿药，如金制剂、青霉胺、硫唑嘌呤、环孢素等。

（3）糖皮质激素：有较强的抗炎作用，起效快、易复发，不宜长期应用。在关节炎急性发作时可给予短效激素，剂量依病情严重程度而调整。泼尼松一般应不超过每日10mg。有系统症状，如伴有心、肺、眼等器官和神经系统受累的重症患者，可予泼尼松每日30~40mg，症状控制后递减，以每日10mg或低于10mg维持。关节腔注射激素有利于减轻关节炎症状，改善关节功能，但1年内不宜超过3次。

（4）基因疗法：近年来，随着载体、基因调控等技术的不断完善，RA的基因疗法发展迅速，如向RA患者的关节腔内注射人肿瘤坏死因子受体-Fc融合基因［AVV2-TNFR：Fc（tgAAC94）］，并成功获得有效表达，这为探索该病的治疗方法提供了新的思路。

（二）外治法

1. 中成药　可采用麝香壮骨膏、伤湿止痛膏等外用敷贴，或狗皮膏、宝珍膏等膏药烊化后温贴。此外，可应用骨科烫洗药、风伤洗剂等熏洗，祛风水、活络水等外擦。

2. 针灸治疗　一般采用皮肤针刺。选择针刺区的原则是按病取经，经穴相配，循经弹刺，远近结合，中、强刺激结合。每日1次，15次为1个疗程。

3. 理筋手法　局部肿痛者，可选用点穴镇痛及舒筋手法；关节活动不利、功能障碍者，可选用活节展筋手法。

4. 物理疗法　理疗可增加局部血液循环，达到消炎、退肿、镇痛的效果。功能锻炼的方法可保持和增进关节功能。但急性期间不宜热疗，须先用药物解除急性炎症后再进行。理疗可在患处用1%雷公藤溶液或3%乌头溶液直流电离子导入，中、短波电疗；此外，超声波直接移动法或水下辐射法，放射线及同位素疗法，激光疗法，热水浴，泥疗法及石蜡疗法等均能改善症状。

（三）手术治疗

四肢关节病变，应用上述综合治疗18个月以上，关节肿痛仍无明显改进者，可行关节滑膜切除术。病变已静止，关节尚有一定活动度，但明显畸形者，可行截骨矫形术。髋、膝的屈曲挛缩畸形可行关节囊剥离和肌腱延长术。对少数破坏严重的负重关节，如膝、踝、髋等关节，可行关节融合术。足趾严重畸形，影响穿鞋或行走者，可行跖趾关节切除术。多数关节强直或破坏，功能甚差，但肌力尚可者，可行关节成形术或人工关节置换术，可改善关节功能，提高生活质量。

🔍 **知识链接**

免疫抑制剂治疗类风湿关节炎的作用机制

目前临床治疗类风湿关节炎常用的免疫抑制剂主要从以下几个方面发挥作用：

①通过细胞毒或抑制淋巴细胞增殖的作用减少淋巴细胞的数量;②诱导 T 细胞分化,调节 Th1/Th2 细胞平衡;③拮抗或补充与类风湿关节炎密切相关的细胞因子,调节细胞因子网络的平衡;④阻断淋巴细胞活化的信号转导途径,抑制 T 细胞、B 细胞的活化。总之,免疫抑制剂可在免疫细胞、细胞亚群、细胞因子和核转录调节因子等多水平抑制自身免疫应答,从而发挥对类风湿关节炎的治疗作用。

【预防与调护】

1. 适量活动　缓解期可随意活动,配合按摩、练功、体操、适当疗养,以不感到疲倦为度。加强功能锻炼,防止肌肉萎缩和关节挛缩。急性期应适当休息。疼痛明显者,可以制动。

2. 注意保暖　本病的发作与寒冷有一定关系,故应注意季节、气温的变化,随时增减衣物,保温及避免接触冷水。改善潮湿、阴冷的工作环境。

3. 交代病情　向患者讲明本病的性质及病情,鼓励患者树立起与疾病作斗争的信心。

4. 饮食调节　包括富含蛋白质及维生素的饮食,针对贫血及骨质疏松可补充铁剂、维生素 D 和钙剂等。

第四节　风湿性关节炎

风湿性关节炎(rheumatic arthritis)是一种较为常见的急性或慢性结缔组织炎症,临床表现以关节和关节周围肌肉的游走性疼痛、酸楚、重着为主要特征,是风湿热的主要表现之一。常继发于 A 组乙型溶血性链球菌感染,寒冷、潮湿等因素亦可诱发本病,可反复发作并累及心脏。中医学中该病属于"痹证"范畴。

【病因病机】

(一)中医病因病机

中医学认为本病多与风寒湿热外袭或痰瘀内生、营卫气血失调等因素有关。

1. 外感风、寒、湿邪　风、寒、湿邪侵入人体,当以寒、湿为主,二者均为阴邪,寒性收引,湿性重着,易导致关节气血不畅,痹阻经络,不通则痛,表现为关节肌肉甚至肢体的疼痛;而风寒湿痹阻,经久不愈,蕴而化热,则出现关节肌肉的红肿热痛,并伴肢体屈伸不利,亦可见恶寒发热。

2. 风湿所致的全身病症　外感风、寒、湿邪虽袭体表,但久病入里,经络闭塞,病邪则蕴而化热,火极生毒,热毒交织于关节经络之中,从而侵蚀筋骨,甚至脏腑。引发关节肌肉的红、肿、热、痛,皮下结节、红斑,甚至累及心脏等其他部位。

3. 脏腑内伤　肾为先天之本,藏精生髓,肾虚则骨髓失养,骨质不坚;肝为筋之本,藏血生筋,肝虚则筋爪不荣,筋骨不韧;脾为后天之本,主肌肉,脾虚则肌肉不丰;肺通百脉,主气,肺虚则肌肤腠理失调,卫外不固。人体脏腑内伤导致血脉失畅,阴阳失衡则易感风寒湿邪,从而表现为风湿病的症状。

4. 痰浊瘀血内生　风湿病多为慢性病程,病久则邪由表入里,致脏腑功能紊乱,产生痰浊与瘀血。痰浊与瘀血既可以是病理产物,也可作为病因影响人体,均能痹阻经络关节,使经气不利,气血不荣,导致风湿病情加重,缠绵而难治。

5. 营气卫血失调　营行脉中,卫行脉外,使气血通畅,濡养全身经络。若营卫失和,则风寒湿邪乘虚而入,正气为邪所阻,气血不畅,因而凝涩,久则成痹。

（二）西医病因病理

不少学者根据风湿性关节炎的发病症状、流行病学及免疫学分析等,认为该病的发生与遗传因素、自身免疫反应有关,此外,研究发现 A 组乙型溶血性链球菌与风湿性关节炎有很大关联,并且感染途径也至关重要。风湿性关节炎活动期的病理表现主要为关节滑膜及其周围组织的改变,如水肿、黏液样变、纤维素样变及炎症细胞浸润等。活动期后,关节组织的渗出物逐渐被吸收,通常不发生组织的粘连,因此一般不导致关节畸形。

【临床表现与诊断】

（一）症状与体征

本病主要有两个特点:一是发病多在下肢的大关节处,导致关节的红、肿、热、痛,关节活动受限,其次是发生在上半身的肩、肘等大关节,少见于手足部位的小关节处;二是疼痛表现为游走性,通常在 2 周内消失,部分在几天内消退。风湿性关节炎在缓解后关节一般不留畸形,但易反复发作,部分患者可引发心脏病变。

1. 疼痛　关节以及周围肌肉疼痛是该病的常见症状。关节疼痛表现为典型的对称性和游走性,肢体和躯干部位的疼痛还可引起内脏及神经系统的病变。肌肉酸楚疼痛在病情发作时较为明显,可伴食欲减退,甚至出现肌无力等现象。

2. 不规律性发热　风湿性疾病发作之前会有不规则的发热现象,多表现为轻中度发热。

3. 皮肤黏膜症状　可出现皮下结节、口腔溃疡、皮肤红斑、眼部症状等。

4. 心脏症状　活动期的风湿热病不仅会损伤关节,亦会累及心脏,引发患者的心肌炎、心包炎、心内膜炎等,出现心悸、气促等症状。

（二）实验室检查

主要为血液检查和关节液检查。

1. 抗链球菌溶血素 O 升高　80% 的风湿性关节炎患者抗链球菌溶血素 O 增高,常在500U 以上,当病情恢复后,这种抗体可逐渐下降。

2. 外周血白细胞计数增高,中性粒细胞比例也明显上升,高达 80%~90%,甚至出现核左移现象。

3. 血沉加快和 C 反应蛋白升高　在急性期,患者血沉可增至 90mm/h 以上,C 反应蛋白则可升至 30mg/L 以上,当急性期过后(1~2 个月),指标逐渐恢复正常。

4. 关节液检查中,轻者白细胞数量接近正常,重者显著增多,且多数是中性粒细胞;细菌培养呈阴性。

5. 类风湿因子及抗核抗体均为阴性。

（三）影像学检查

风湿性关节炎的 X 线检查,早期无明显变化,随着病情发展,逐渐出现关节软骨变薄,间隙轻度变窄以及关节周围增生。中晚期,关节间隙进一步变窄,且后期关节软骨进一步破坏,关节间隙消失。当 X 线检查不能满足诊断的要求时,可选用 CT 或磁共振检查。

（四）诊断标准

本病一般通过临床表现及相关实验室检查和前期链球菌的感染情况进行诊断。通常在发病前 1~4 周有溶血性链球菌感染史,并出现急性游走性、多发性的四肢大关节炎,常伴有风湿热的其他表现,如心脏病变等,血清中抗链球菌溶血素 O 明显升高,血白细胞计数增多、血沉加快以及咽拭子(溶血性链球菌)培养阳性等。

【鉴别诊断】

1. 类风湿关节炎　发病以 30~50 岁为多。活动期多呈疼痛、肿胀、活动受限,指(趾)小关节常呈对称性肿胀,晚期关节出现畸形,类风湿因子为阳性,血沉、C 反应蛋白水平均升高,X 线检查也有相应变化。

2. 结核性关节炎　多见于单个关节受累,好发于经常活动或负重的关节。

3. 痛风　痛风的发病率近年有明显增多趋势,发作前通常有高嘌呤饮食史,好发于第一跖趾关节、踝关节等处,发作部位出现红肿、疼痛及活动受限等症状。而风湿性关节炎是由于链球菌感染引起的风寒湿热病,症状多表现为游走性、多发性的大关节疼痛,并且可发现抗链球菌溶血素 O、血沉以及 C 反应蛋白升高。

【治疗】

(一) 内治法

1. 辨证论治　中医学治疗本病以扶正祛邪、标本缓急、通络止痛为主,坚持治疗有一定疗效。

(1) 风寒湿阻:肢体关节或周围肌肉酸痛、重着、麻木以及肢体屈伸不利等,舌质淡红,苔薄白,脉浮。

治则:祛风除湿,散寒通络止痛。

方药:羌活胜湿汤加减。

(2) 湿热痹阻:关节或周围组织红、肿、热、痛,有重着感,痛不可触,可见发热、口渴不欲饮等,舌质红,苔黄腻,脉滑数。

治则:清热除湿,宣痹通络。

方药:苍术白虎汤加减。

(3) 瘀血痹阻:关节或周围组织刺痛,疼痛不移。局部可见肿胀、瘀斑或面部暗楚,或见肌肤甲错、干燥无光或口干不欲饮的现象,舌质暗紫或有瘀斑,脉涩。

治则:活血化瘀,舒筋通络。

方药:身痛逐瘀汤。

(4) 痰瘀痹阻:肌肉关节刺痛,痛处固定不移,影响肢体活动,或见周围组织局部紫暗、肿胀、硬结等,舌质紫暗,舌苔白腻,脉弦。

治则:活血行瘀,化痰通络。

方药:桃红四物汤加减。

(5) 气血失调:肌肉酸楚疼痛,动则加剧,少气无力,或有心悸,头晕目眩,面色少华,肢体麻木,严重者可见肌肉萎缩、关节畸形,舌淡苔薄白,脉细弱。

治则:益气养血,活络祛邪。

方药:独活寄生汤。

(6) 营卫不和:关节疼痛,周围肌肤麻木不仁,或见畏风恶寒,伴有汗出,头项强痛,发热咳嗽等,舌质淡,苔薄白,脉浮缓。

治则:调和营卫,解肌通络。

方药:桂枝汤(《伤寒论》)。

(7) 肝脾肺肾俱损:关节冷痛肿胀或骨蒸潮热,腰膝酸软,夜间疼痛加重,发早白或脱落,齿松早脱,舌质淡红少苔,脉沉而无力。

治则:补益肝肾,强筋壮骨通络。

方药:独活寄生汤加减或左归丸。

2. 西药　风湿性关节炎西医治疗的首要原则是消除链球菌感染灶,其次进行抗风湿治疗。

(1) 抗链球菌感染:使用抗生素根治风湿热是清除病灶必不可少的治疗措施。通常首选药物为青霉素,其次为红霉素或乙酰螺旋霉素。

(2) 抗风湿治疗:对控制病情发展,且对风湿热症状的迅速缓解有一定疗效。通常单纯关节受累首选非甾体抗炎药,如阿司匹林,疗程为6~8周,如出现消化道副作用可服用氢氧化铝缓解;若效果不佳,且患者出现心肌炎等病情加重时,可考虑使用肾上腺皮质激素,疗程至少12周,并结合临床及实验室检查判断病情的恢复情况。

(二) 外治法

1. 中成药　可采用伤湿止痛膏等外用敷贴,或狗皮膏、宝珍膏、止痛消炎软膏等膏药烊化后温贴。

2. 针灸治疗　一般采用皮肤针弹刺。选择弹刺区的原则是按病取经,经穴相配,循经弹刺,远近结合,中、轻度刺激结合。每日1次,15次为1个疗程。

3. 理筋手法　局部肿痛者,可选用点穴镇痛及舒筋手法;局部疼痛拒按者,手法不宜过重,可改用远红外线照射或其他物理疗法。

4. 物理疗法　可增加局部血液循环,发挥其消炎、退肿、镇痛的效果。但急性期间不宜热疗,须先用药物解除急性炎症后再进行。

5. 手术疗法　对于关节处病情严重或继发性疾病导致心肌炎等,可考虑手术疗法。

【预防与调护】

1. 适量活动　急性期关节及疼痛明显者应尽量制动,使其处于休息位;缓解期可随意活动,配合按摩、练功、体操、适当疗养,以不感到疲倦为度。

2. 预防和控制感染　在扁桃体炎、咽喉炎等感染性疾病发病时,这些病原体容易引起人体的免疫反应,从而引发本病。因此,增强预防感染意识十分重要。

3. 注重患肢的日常保健　①局部按摩:待患处疼痛减轻后,可自行推拿周围组织,力度应循序渐进,不宜过大;②温水浴:可用温水浸泡没有伤口的患肢,每次15~20分钟,每日1次;③艾灸:通过辨证取穴或取阿是穴进行艾灸,每次30分钟,每日1次;④药熏:配制祛风除湿、活血通络的药物给患肢进行熏洗,水温维持在50℃左右即可,每次15~30分钟,每日1次。

4. 让患者充分了解本病的性质与后果　向患者说明关节疼痛的性质及对功能的影响,使其了解自身病情,并鼓励患者树立与疾病作斗争的信心。

5. 饮食调节　一般宜进高蛋白、易消化的食物,对于辛辣刺激及生冷、油腻之物应尽量忌口,各类饮食应搭配合理。

第五节　强直性脊柱炎

强直性脊柱炎(ankylosing spondylitis,AS)是一种主要累及脊柱、中轴骨和四肢大关节,以椎间盘纤维环及其附近结缔组织纤维化、骨化和关节强直为病变特点的慢性炎症性疾病。

其特征是炎性病变从骶髂关节开始，逐步上行蔓延至脊柱关节，造成骨性强直。病损以躯干关节为主，也可波及近躯干的髋关节，但很少波及四肢小关节。好发于15~30岁青年人，其中又以16~25岁的年龄组发病率最高。男性多见，男女发病比例约为10∶1。除心、肺合并症以外，本病对患者的寿命并无明显影响。

本病属中医学"骨痹""肾痹""腰痹""竹节风""龟背风"等范畴。李中梓《医宗必读·痹证》描述本病后期出现"在骨则重不能举，尻以代踵，脊以代头"的严重功能障碍与畸形，形象地描述了强直性脊柱炎晚期脊柱强直畸形的状态。

【病因病机】

（一）中医病因病机

中医学认为本病多以素体阳气虚、肝肾阴精不足为内因，风寒湿热之邪为外因。

1. 素体虚弱　肝肾不足，邪恋经脉，痰瘀形成。经脉闭阻，气血不行，督脉虚弱，而致椎骨变松、变形，不能直立，弯腰、垂项、突背，身体羸瘦。

2. 外邪侵袭　肝肾亏虚所致营卫气血涩滞不行，则筋骨无以充养，风寒湿邪乘虚而入而发病。

（二）西医病因病理

西医学对该病病因及病理尚未明确，主要有以下几点：

1. 遗传学说　研究发现本病患者的一级亲属中HLA-B27阳性者占10%~20%，患病的风险比一般人群高20~40倍。尽管基因因素的重要性已被公认，但其遗传方式仍不清楚。一般认为，本病是一种多基因遗传病。

2. 环境学说　环境因素中，肠道及泌尿系统的肺炎克雷伯菌、致病性肠道细菌和衣原体等造成的感染与强直性脊柱炎的发病关系最为密切。HLA-B27和肺炎克雷伯菌之间存在分子模拟现象。

3. 免疫学异常　患者可有血清免疫球蛋白、循环免疫复合物等炎症细胞因子水平升高。此外，尚有研究发现，强直性脊柱炎患者血清中可以检测到抗果蝇唾液腺抗体。这些结果都表明免疫反应参与了本病的发生。

4. 其他因素　包括外伤、甲状旁腺疾病、肺结核、铅中毒、上呼吸道感染、淋病、局部化脓性感染、内分泌及代谢缺陷、过敏等，都曾被提出与本病有关，但都缺乏有力依据。

本病的病理学特征为脊柱及近脊柱大关节的滑膜炎，软骨变性、破坏，软骨下骨质破坏，血管翳形成以及炎症细胞浸润等。镜下可见滑膜增生肥厚，绒毛形成、浆细胞和淋巴细胞浸润，这些炎症细胞多聚集在滑膜小血管周围，呈巢状。炎症过程引起肌肉附着点侵蚀，附近骨髓炎症、水肿乃至造血细胞消失，进而肉芽组织形成，最后受累部位钙化、新骨形成。在此基础上又发生新的附着点炎症、修复，如此反复，出现椎体方形变、韧带钙化、脊柱"竹节样"变、胸廓活动受限等临床表现。

本病如累及心，以主动脉瓣的肥厚、纤维化为特点，主动脉环扩大伴主动脉窦膨隆。病变亦可延及腹中动脉，偶可见心肌炎及弥漫性心肌纤维化，二尖瓣很少受累。

【临床表现与诊断】

本病以隐渐发病者居多，约占80%，亦有少数患者急性发作。全身症状较轻，少数重症者可有低热、疲劳、厌食、贫血等。

（一）临床表现

主要以骶髂关节、脊柱及外周大关节最为显著。

1. 骶髂关节　早期表现为双侧骶髂关节及下腰部疼痛(腰僵),疼痛和腰僵逐渐为持续性,疼痛的性质亦变为深部钝痛、刺痛、酸痛或兼有疲劳感,甚至可使患者在凌晨痛醒。

2. 脊柱　疼痛和脊柱的活动受限可逐渐上行,扩展到胸椎及颈椎,只有少部分女性患者呈下行性发展。病变累及胸椎和肋椎关节时,患者可出现胸痛、胸部呼吸活动度减弱,或有肋间神经痛症状。随着病情发展,整个脊柱周围的软组织钙化、骨化,导致严重的驼背畸形。

3. 外周关节　亦有15%年龄较小的患者,始发症状可以是膝关节、踝关节以及大转子、坐骨结节、跟骨结节和耻骨联合等肌腱附着点出现疼痛或压痛。约有20%的患者呈急骤状态发病,发病时可有发热及明显的全身症状。

（二）主要体征

1. 脊柱僵硬及姿势改变　早期即可见到平腰(腰前凸减小或消失)及腰部后伸受限;晚期可见腰前凸反向、脊柱各方向活动均受限,脊柱侧弯时可见到弓弦征。当患者整个脊柱发展成纤维性或骨性强直时,脊柱活动完全丧失,脊背呈板状固定。驼背畸形的患者站立时面向地面只可下视。测量脊柱活动度有以下5种方法:①指尖位置测量法;②视诊估计法;③棘突间距测定法;④剑耻间距测定法;⑤颌柄间距测定法。

2. 胸廓扩张度减少　一般认为胸部的周径扩张度少于3cm者为阳性,表示其扩张受限。严重时甚至可消失。

3. 骶髂关节疼痛　挤压或旋转骶髂关节而引起的疼痛是骶髂关节炎的可靠体征。一般可用以下4种方法:①骨盆分离试验;②骨盆挤压试验;③骶骨下压试验;④床边试验。

4. 周围受累关节　早期可见受累关节肿胀、积液、局部皮肤发热,颇似类风湿关节炎的体征。晚期可见各种畸形,髋关节常出现屈曲挛缩、内收、外展、旋转畸形或骨性强直。膝关节可见屈曲挛缩畸形。

（三）实验室检查

无特异性表现。血液检查对诊断本病帮助不大。早期活动期,80%的患者血沉增快,C反应蛋白、免疫球蛋白(尤其是IgA)水平升高。90%以上的患者组织相容性抗原为阳性。

（四）X线检查

主要包括以下表现:

1. 骶髂关节改变　这是诊断本病的主要依据之一。典型的骶髂关节病变表现为关节面模糊、软骨性骨密度增高、骨质糜烂、囊性变,随病情进展,可出现关节间隙变窄甚至融合。根据X线片改变,可将骶髂关节病变分为0~Ⅳ级:0级为正常;Ⅰ级为可疑;Ⅱ级为轻度异常,表现为轻度的侵蚀、硬化,关节间隙无变化;Ⅲ级为中度骶髂关节炎,出现关节侵蚀、间隙变窄或部分融合;Ⅳ级为重度异常,关节间隙消失。

2. 脊柱改变　病变发展至中晚期可见到:①韧带骨赘(即椎间盘纤维环骨化)的形成,甚至呈竹节样脊柱融合;②方椎畸形;③普遍骨质疏松;④关节突关节的腐蚀、狭窄、骨性强直;⑤椎旁韧带钙化,以黄韧带、棘间韧带和椎间纤维环的钙化最常见;⑥脊柱畸形,包括腰椎及颈椎前凸消失或后凸,胸椎生理性后凸加大,驼背畸形多发生在腰段及下胸段;⑦寰枢椎半脱位(图3-3)。

3. 髋、膝关节的改变　早期可见骨质疏松、闭孔缩小及关节囊膨胀;中期可见关节间隙狭窄、关节面腐蚀破坏、髋臼外上缘韧带骨赘明显增生、髋臼内陷及骨盆变形;晚期可见关节间隙消失、骨小梁通过,骨性强直于各种畸形位。

（五）诊断标准

目前诊断常采用 1984 年修订的强直性脊柱炎纽约分类标准。

1. 下腰痛至少 3 个月,疼痛随活动改善,休息不减轻。

2. 腰椎在前后和侧屈方向活动受限。

3. 胸廓扩展范围小于同年龄和性别的正常值。

4. X 线检查提示双侧骶髂关节炎为 Ⅱ~Ⅳ 级或单侧骶髂关节炎为 Ⅲ~Ⅳ 级。

X 线片提示的 Ⅲ~Ⅳ 级单侧骶髂关节炎或 Ⅱ~Ⅳ 级双侧骶髂关节炎,并分别附加上述 1~3 条中任何 1 条,即符合强直性脊柱炎的诊断条件。

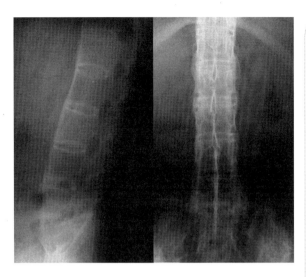

图 3-3　强直性脊柱炎

对于有些不符合上述标准的病例,可参考 2009 年国际脊柱关节炎评估协会(ASAS)制定的中轴型脊柱关节炎(SpA)分类标准,有助于 AS 早期确诊和后期治疗方案的选择:

起病年龄 <45 岁和腰背痛≥3 个月的患者,加上符合下述中的 1 种标准:①影像学提示骶髂关节炎加上≥1 个下述的 SpA 特征;②HLA-B27 阳性加上≥2 个下述的其他 SpA 特征。SpA 特征包括:炎性背痛;关节炎;起止点炎(跟腱);葡萄膜炎;指(趾)炎;银屑病;克罗恩病,溃疡性结肠炎;非甾体抗炎药治疗有效;SpA 家族史;HLA-B27 阳性;C 反应蛋白升高。

【鉴别诊断】

1. 类风湿关节炎和强直性脊柱炎鉴别要点(表 3-2)

表 3-2　类风湿关节炎和强直性脊柱炎鉴别要点

鉴别要点	类风湿关节炎	强直性脊柱炎
性别(男：女)	1：25	10：1
好发年龄	16~55 岁	16~30 岁
皮下结节	20%	少见
眼合并症	复发性巩膜炎	复发性巩膜炎
心脏合并症	二尖瓣	主动脉瓣
好发部位	腕及手足小关节	脊柱、骶髂及髋关节
病变特点	关节破坏多	骨性强直多
RF 阳性率	60%~80%	15%~20%
HLA-B27 抗原	与正常对照相同	90% 以上阳性
放射治疗	无效	有效

2. 外伤性腰痛　由于强直性脊柱炎发病隐匿,早期患者常不自觉或易忽视,而贻误治疗。运动和休息的效应最具鉴别诊断价值,强直性脊柱炎患者的腰部疼痛,往往夜间较重,活动后减轻;而外伤后腰痛则活动后加重,休息后减轻,且病程较短。

笔记栏

3. 赖特(Reiter)综合征和银屑病关节炎 两者都可发生脊柱炎和骶髂关节炎,但脊柱炎一般发生较晚、较轻。骶髂关节炎一般为单侧性或双侧非对称性,骨突关节病变少见,无普遍性骨质疏松。另外,Reiter 综合征有结膜炎、尿道炎、黏膜皮肤损害,银屑病关节炎则有皮肤银屑病损害。

【治疗】

(一) 内治法

1. 辨证治疗 中医学治疗本病以祛风、散寒、活血、通络、补肾、健骨为主,有一定疗效。

(1) 早期患者,体质相对较好,脊柱活动尚可,骨关节无明显破坏,应以祛邪为主,兼以扶正。

治则:祛风除湿,舒筋通络,活血定痛,滋补肝肾。

方药:强脊宁一号汤。

(2) 中、晚期患者,体质相对较差,脊柱活动功能差甚至强直变形,骨关节已明显破坏,应以扶正为主,兼以祛邪。

治则:补益肝肾,强筋壮骨,养血活血,祛风除湿,通络止痛。

方药:强脊宁二号汤。

2. 西药

(1) 非甾体抗炎药:主要用于缓解疼痛、晨僵,增加关节活动度。常用药物有双氯芬酸、萘丁美酮、美洛昔康、塞来昔布、吲哚美辛栓(肛入)。

(2) 改善病情抗风湿药:用于控制病情活动,抑制病变的发展。常用药物有柳氮磺吡啶、甲氨蝶呤、硫唑嘌呤、沙利度胺等。

(3) 糖皮质激素:临床上一般不全身应用糖皮质激素,但在合并急性虹膜睫状体炎等关节外表现者可考虑。对顽固性关节积液者,也可给予关节腔糖皮质激素注射治疗。

(4) 肿瘤坏死因子拮抗剂:包括可溶性重组人肿瘤坏死因子受体融合蛋白(如依那西普)、抗肿瘤坏死因子的单克隆抗体(如英夫利西单抗和阿达木单抗)。这些制剂在治疗强直性脊柱炎的晨僵、腰背痛和肌腱末端炎等方面有显著疗效。

(二) 外治法

中药外用及超短波、脉冲磁疗、中频脉冲等均对缓解关节及软组织疼痛有益,可选择使用。间断使用支具可预防和矫正各种畸形,有一定意义。

(三) 手术治疗

经保守治疗无效者,可配合手术治疗,以挽救、改善关节功能。早期可做滑膜切除术;中期可行关节清理术;晚期可根据病情选择关节松解术、关节融合术、关节成形术及人工关节置换术。对严重驼背畸形而影响平视者,可在腰椎行脊柱截骨成形术。

【预防与调护】

1. 适量活动 缓解期患者可随意活动,以不感到疲倦为度。急性期应适当休息。疼痛明显者,可以制动。

2. 注意姿势 本病呈渐进性,故日常生活中应注意姿势,特别是睡卧时应卧硬板床,仰卧位,以免驼背加重。

3. 防止外伤 本病椎骨或周围软组织外伤后病情会加重,故日常生活中应注意防止意外伤害的发生,以免加重病情。

4. 交代病情 向患者讲明本病的性质及其本人的病情,鼓励患者树立起同疾病做斗争的信心。

5. 饮食调节 日常饮食应富含蛋白质及维生素;针对贫血及骨质疏松患者,可补充铁剂、维生素 D 等。

第六节 痛风性关节炎

痛风(gout)是由于嘌呤代谢紊乱,致使尿酸盐沉积在关节囊、滑囊、软骨、骨质、肾、皮下及其他组织而引起病损及炎症反应的一种疾病。其临床特征为高尿酸血症伴急性痛风性关节炎反复发作,痛风石沉积,病程迁延则表现为慢性痛风性关节炎和关节畸形。常累及肾,引起慢性间质性肾炎和尿酸肾结石形成。痛风性关节炎(gouty arthritis,GA)是痛风的主要临床表现,常急性发作和缓解交替,好发于跖趾关节、踝关节等处,多见于中老年男性。随着生活水平的提高和饮食结构的改变,本病的发病率在我国逐年提高。

痛风性关节炎归属于中医"痹证""痛风"范畴。"痛风"之名最早见于梁代陶弘景的《名医别录》中:"百节痛风无久新者。"《丹溪心法》描述痛风的症状为"四肢百节走痛是也",还指出"他方谓白虎历节证"。《证治准绳》认为痛风是由"风湿客于肾经,血脉凝滞"所致。从传统的中医经典描述来看,其所述"痛风"包括本节的痛风性关节炎及其他一些疼痛性关节疾患。

【病因病机】

(一) 中医病因病机

中医学认为本病与正气虚弱,外感风寒湿邪,瘀血、痰湿阻滞等有关。

1. 血气虚劳 关节失养,致使经络空虚,腠理不密,风寒湿内侵与正气相搏而发病。

2. 瘀血阻滞 恶血在内,留而不去,腠理闭而不通,复遇风寒,则血气瘀滞,注入经络隧道而成痛风。

3. 风寒湿侵袭 正气虚弱,涉水冒雨,气候剧变,感受风寒湿,邪入肾经,血脉瘀滞,导致痛风。

4. 痰湿流注 患者肥胖,多食肥甘,致脏腑气化功能受障碍,三焦水道失于通调,形成痰湿,流注关节而发病。

综上所述,本病的病机特点为"本虚标实",以正气虚弱为本。

(二) 西医病因病理

西医学认为痛风是由于嘌呤代谢异常引起尿酸盐沉淀在组织中所造成的一种疾病,可分为原发性和继发性两种。原发者与家族遗传有关,有阳性家族史者约占 50%~80%;继发者可由肾病、心血管疾病、血液病等多种原因引起。

高尿酸血症是痛风的重要标志,当尿酸生成增多或尿酸排泄减少时,均可引起血中尿酸浓度的增高。尿酸是人体嘌呤代谢的终末产物。人体内尿酸的生成有外源性和内源性两种,其中从食物中核苷酸分解而来者属外源性,从体内氨基酸、磷酸核糖及核酸等分解而来者属内源性,内源性代谢紊乱比外源性因素更重要。痛风的发作除与机体嘌呤代谢异常及高尿酸血症有关外,可以由乙醇、某些药物(如维生素 B_1、维生素 B_{12}、胰岛素和青霉素等)、饮食、天气变化、外伤等多种因素引发。

痛风的主要病理变化是尿酸钠沉积在关节囊、滑囊、软骨、骨质、肾、皮下及其他组织所引起的组织反应。痛风性关节炎是尿酸钠在关节腔内形成微晶体沉淀,引起的非特异性关节炎症。这是个复杂过程,可能是多种因素综合作用的结果。血液或滑液中,尿酸钠浓度达到饱和状态,即出现结晶沉淀。故大多患者急性痛风性关节炎的发作严重程度,与高尿酸血症程度呈正相关。尿酸钠沉淀于关节软骨和骨质内,逐渐增多,突破关节面,刺激滑膜,即发生炎症。经治疗或休息后,炎症消退,但间歇一段时间后又复发。如此反复,使滑膜增厚,软骨面破坏,骨质缺损,关节边缘增生,周围组织纤维化,使关节功能明显受限。

在尿酸钠微晶体导致的急性关节炎发作中,多形核白细胞起到重要作用。痛风时滑膜组织和关节软骨释放的尿酸钠晶体被关节液的白细胞吞噬,白细胞又被破坏释放出蛋白酶和炎症因子进入滑液。酶和炎症因子使关节中的白细胞增多,于是有更多的吞噬了尿酸钠结晶的白细胞相继破裂释放出酶和炎性成分,形成恶性循环,进一步导致急性滑膜炎和关节软骨破坏。

【临床表现与诊断】

(一) 症状与体征

典型的急性痛风性关节炎的特点是起病急骤,有时甚至呈暴发性,通常第一次突然发作多在夜间,受累关节剧痛和肿胀,以第 1 跖趾关节最多,其次为踝、手、腕、膝、肘及足部其他关节等,受累关节及其周围软组织明显红肿、发热、压痛及活动受限,局部接触被单等物时疼痛加重。发作时常伴有全身无力、发热、头痛等。可持续 3~10 天,但亦可持续数周,然后逐渐减退,关节活动也完全恢复,缓解期关节局部不遗留任何不适。

随着急性发作次数的增多和病程的进展,尿酸盐在关节内外和其他组织中的沉积逐渐增多,受累关节逐渐增多,发作后肿痛等临床表现常不能完全消失,关节炎症也逐渐演变为慢性痛风性关节炎,以致形成关节畸形。受累关节呈非对称性不规则肿胀和进行性僵硬,致关节广泛破坏并有较大皮下结节形成,终致病变关节畸形而丧失功能,此时关节炎发作已不明显。从最初发病至慢性关节炎形成,平均为 10 年左右。也有少数病例没有急性发作,呈慢性病变。至晚期,部分患者可有肾损害的表现。

痛风石是尿酸钠结晶聚集物,以关节软骨及关节周围组织多见,形状为突出皮表、呈淡黄色或白色圆形或椭圆形的结节,小者如米粒,大者如鸡蛋,随体积增大,表皮变薄或损伤而破溃,可流出白色尿酸盐结晶。体表痛风石的好发部位是外耳,尤其以耳轮和对耳轮多见,其次为尺骨鹰嘴、膝关节囊和肌腱,少数见于手指、手掌、足、眼睑、鼻软骨、角膜或巩膜。

(二) 实验室检查

急性痛风性关节炎发作期绝大多数患者血清尿酸含量升高,男性 >420μmol/L(7mg/dl),女性 >360μmol/L(6mg/dl)可确诊,通常还见外周白细胞计数升高,为(10~20)×10^9/L,中性粒细胞百分比相应升高。肿胀关节腔内可有积液,抽取关节液检查具有极其重要的诊断意义,约 95% 以上急性痛风性关节炎患者滑液中可发现尿酸盐结晶,即使在缓解期,亦可在许多关节找到尿酸盐结晶。对于痛风石进行活检,查到特异性尿酸盐的阳性率极高。

(三) 影像学检查

X 线检查:痛风早期常无明显 X 线片改变,早期急性发作时仅表现为受累关节周围软组织肿胀。若痛风石有钙化,可在软组织内出现钙化影。病程较长者,在关节边缘可见偏心性半圆形骨质破坏,随着病情进展逐渐向中心扩展,形成穿凿样缺损,这是慢性痛风性关节炎较为特征性的改变之一。第 1 跖趾关节是痛风的好发部位,骨质缺损常见于第 1 跖骨头的远端内侧或背侧,其次是第 1 趾骨的近侧,常合并邻近软组织的肿胀、蹬趾外翻畸形,第 1 跖骨头增大(图 3-4)。

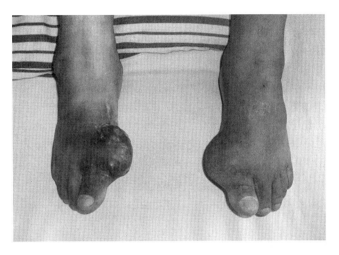

图 3-4 第 1 跖趾关节痛风石

(四)诊断标准

目前诊断痛风性关节炎多采用 2015 年美国风湿病学会和欧洲抗风湿病联盟痛风分类标准:

第一步,纳入标准(只在符合本条件情况下方采用下列评分体系):至少 1 次外周关节或滑囊发作性肿胀、疼痛或压痛。

第二步,充分标准(如果具备,可直接分类为痛风而无须下列其他"要素"):有症状关节或滑囊(即在滑液中)或痛风石中存在单钠尿酸盐晶体。

第三步,标准(见表 3-3,不符合充分标准的情况下使用,≥8 分可诊断痛风)。

表 3-3 痛风分类标准

项目	分类	评分
临床		
症状发作曾累及的关节 / 滑囊[a]	踝关节或中足(作为单关节或寡关节的一部分发作而未累及第一跖趾关节)	1
	累及第一跖趾关节(作为单关节或寡关节发作的一部分)	2
关节炎发作特点(包括以往的发作)		
受累关节发红(患者自诉或医生观察到)	符合左栏 1 个特点	1
受累关节不能忍受触摸、按压	符合左栏 2 个特点	2
受累关节严重影响行走或无法活动	符合左栏 3 个特点	3
发作或曾经发作的时序特征(无论是否抗炎治疗,符合下列 2 项或 2 项以上为 1 次典型发作)		
疼痛达峰 <24 小时	1 次典型的发作	1
症状缓解 ≤14 天	1 次典型的发作	1
发作间期完全缓解(恢复至基线水平)	反复典型症状发作	2
痛风石的临床证据		
皮下粉笔灰样结节,表面皮肤薄,常伴有表面血管覆盖,位于典型的部位:关节,耳郭,鹰嘴滑囊,指腹,肌腱(如跟腱)	存在	4

续表

项目	分类	评分
实验室检查		
血尿酸水平:通过尿酸酶方法测定。理想情况下,应在患者未接受降尿酸治疗和症状发作 4 周后(即在发作间期)进行测定;如果可行,在上述情况下进行复测。以最高的数值为准	<240μmol/L(<4mg/dl)	-4
	240~<360μmol/L(4~<6mg/dl)	0
	360~<480μmol/L(6~<8mg/dl)	2
	480~<600μmol/L(8~<10mg/dl)	3
	≥600μmol/L(≥10mg/dl)	4
有(曾有)症状的关节或滑囊进行滑液分析(应由有经验的检查者进行检测)	未做检测	0
	单钠尿酸盐阴性	-2
影像学特征		
(曾)有症状的关节或滑囊处尿酸盐晶体的影像学证据:超声显示双轨征[b],或双能 CT 证实尿酸盐沉积[c]	无影像学证据(两种检查方法)或未做检查	0
	存在(任一方式)	4
痛风相关关节破坏的影像学证据:手和/或足在传统影像学表现有至少一处骨侵蚀[d]	无影像学证据或未做检查	0
	存在	4

注:a. 症状发作是指包括外周关节(或滑囊)的肿胀,疼痛和/或压痛在内的有症状的时期。b. 双轨征:透明软骨表面的不规则回声增强,且与超声探头角度无关(注意事项:假阳性的双轨征可能出现在软骨表面,但改变超声探头角度时该征象会消失)。c. 在关节或关节周围的位置存在颜色标记的尿酸盐。使用双能 CT 扫描获取影像,在 80kV 和 140kV 扫描能量下获取数据,使用痛风特异性软件应用双物质分解算法分析颜色标记的尿酸盐。阳性结果定义为在关节或关节周围的位置存在颜色标记的尿酸盐。需排除甲床、亚毫米波、皮肤、运动、射束硬化和血管伪影造成的假阳性。d. 侵蚀定义为骨皮质的破坏伴边界硬化和边缘悬挂突出,不包括远端指间关节侵蚀性改变和鸥翼样表现。

【鉴别诊断】

(一)急性痛风性关节炎初发时应与以下疾病相鉴别

1. **化脓性关节炎** 多见于小儿和青少年,发生于髋、膝等负重大关节,多呈急性关节疼痛、肿胀、活动受限,并伴有高热、寒战等症状,关节穿刺液为脓性,可培养出金黄色葡萄球菌,滑液中无尿酸盐结晶,抗痛风药物治疗无效。

2. **急性风湿性关节炎** 多见于青少年,发病前常有咽炎、扁桃体炎等病史,典型表现为游走性、对称性的多关节炎,局部可出现红肿、热痛,皮肤可有环形红斑和皮下结节,实验室检查抗溶血性链球菌抗体水平升高,血尿酸值正常,炎症消退后关节功能恢复,不留关节强直畸形。

3. **假性痛风** 多见于老年人,有膝关节、肩关节、髋关节等急性炎症发作,常伴有关节软骨钙化,滑液中含焦磷酸钙或磷灰石结晶,血尿酸值正常,秋水仙碱治疗无效。

(二)慢性痛风性关节炎应与以下疾病相鉴别

1. **类风湿关节炎** 发病以 30~50 岁为多。活动期多呈疼痛、肿胀、活动受限,指(趾)小关节常呈对称性肿胀。实验室检查活动期类风湿因子为阳性,关节液无尿酸盐结晶,X 线检查也有相应变化,但骨皮质缺损性改变较少见。

2. **银屑病关节炎** 多见于 30~40 岁男性,发生于银屑病病史已有数年之后,手、足远侧或近侧指(趾)骨间关节及跖趾关节多见,可累及膝、踝、腕、髋等关节及脊柱。早期有关节的肿胀,皮肤发亮,类似痛风,发作时可出现关节的游走性疼痛,功能障碍加重,并可与皮肤病变的恶化程度同步,实验室检查无特异性,X 线检查可见严重的关节破坏、关节间隙增宽,晚期受累关节出现畸形。

【治疗】

痛风性关节炎目前难于根治。本病治疗的目的是:急性痛风性关节炎应尽早控制临床症状,慢性痛风性关节炎应降低尿酸水平、减缓关节病变的进展。总的治疗原则是以药物治疗为主,适当辅以非药物治疗,必要时手术治疗。患者应避免过劳、紧张、寒冷、外伤,忌饮酒,多饮水,低嘌呤饮食。

(一) 内治法

1. 辨证治疗

(1) 风湿热盛:关节疼痛剧烈,红肿明显,扪之发热,痛不可触,屈伸不利,得冷则舒,遇热则剧。风热偏胜者,兼见发热、口渴、汗出、咽喉肿痛,舌红,苔薄黄或黄燥,脉浮数。湿热偏胜者,兼见胸脘烦闷,身重,肿痛以下肢为甚,舌苔黄腻,脉滑数。

治则:祛风除湿,退热清痹。

方药:清痹汤加减。

(2) 风寒湿盛:肢体关节疼痛,屈伸不利,冬春阴雨天气尤易发作,局部皮色不红,触之不热,遇寒痛增,得热痛缓。风偏胜者,疼痛游走不定或呈放射性,涉及多个关节,以上肢居多,或兼有表证,舌苔薄白,脉浮缓。寒偏胜者,痛有定处,疼痛较风偏胜者剧烈,局部欠温,得热痛缓,舌苔薄白,脉弦紧。湿偏胜者,疼痛如坠如裹,重着不移,肿胀明显或兼有麻木感,腰及下肢关节多见,舌苔白腻,脉濡。

治则:祛风散寒,除湿通痹。

方药:通痹汤加减。

(3) 痰湿阻滞:关节肿胀,甚则关节周围漫肿,局部酸麻疼痛,或见硬结不红,伴有目眩,面浮足肿,胸脘痞闷,舌胖质暗,苔白腻,脉缓或弦滑。

治则:化痰除湿,舒筋通络。

方药:温胆汤加减。

(4) 瘀血阻络:关节疼痛呈针刺、刀割样,固定不移,压痛明显,局部皮肤紫暗,肌肤甲错,关节及其附近可触到瘀结,日久者关节畸形、僵硬,舌质紫暗,有瘀斑,脉弦涩。

治则:活血化瘀,通络除痹。

方药:化瘀通痹汤加减。

2. 中成药 可选用四妙丸、通滞苏润江胶囊、益肾蠲痹丸等。

3. 西药

(1) 急性痛风性关节炎的治疗:急性痛风性关节炎应尽早使用抗炎止痛药,禁用降尿酸及影响尿酸排泄的药物。秋水仙碱是本病的特效药,对于症状较重或难治性病例,具有快速控制疼痛和消炎的作用。

1) 秋水仙碱:首剂 0.5~1mg,其后每小时 0.5mg,直至症状缓解或出现不良反应,达到治疗量一般为 3~5mg,24 小时内不可超过 6mg。在症状缓解后 48 小时内不需服用,72 小时后改为维持量 0.5mg,每日 1~3 次。

2) 非甾体抗炎药:目前通常认为应尽早给予非甾体抗炎药,可选用 COX-2 抑制剂(如塞来昔布等)或 COX-1 抑制剂(如双氯酚酸等)。通常 1~2 天可起效,症状消失应停用。

3) 糖皮质激素:主要用于急性痛风的发作期且伴有全身症状,或当秋水仙碱和非甾体抗炎药治疗效果不佳,或有其他使用禁忌时考虑。可选用泼尼松,一般 5~10 天停药。若口服效果不佳或病情累及大关节者,可采用关节腔注射或肌注复方倍他米松或曲安奈德,但应避免感染及注意其不良反应。

（2）慢性痛风性关节炎的治疗：采用降尿酸治疗。降低尿酸水平的药物有两类，一类是促进尿酸排泄的药物，另一类是抑制尿酸生成的药物。

1）促进尿酸排泄的药物：主要有丙磺舒。丙磺舒初用 0.25g，每日 2 次，1 周内可增至每次 0.5~1g，每日 2 次。每日最大剂量不超过 2g。使用该类药物应注意：伴有活动性溃疡、磺胺药物过敏或肾功能低下及痛风性关节炎急性发作期的患者不宜使用，需大量饮水，加用碳酸氢钠或碱性药物。

2）抑制尿酸生成的药物：目前主要是别嘌醇，常用剂量是口服每次 100mg，每日 3 次；如病情需要剂量可加大至每次 200mg，每日 3 次，但应逐渐递增。

（二）外治法

1. 中药外用　可用如意金黄散、四黄消肿软膏、双柏膏等外敷。此外，活络水、风伤药水等舒筋活络、止痛消炎的药水均可用于外搽。

2. 针灸治疗　在痛风周围取穴及循经取穴。耳针取压痛点。

3. 理筋手法　选用点穴、舒筋、镇痛等手法，如有关节功能障碍者，运用活节展筋法，配用舒筋法。

4. 物理治疗　可用山慈菇 10g、生南星 10g 加 75% 乙醇溶液浸泡，做痛区离子导入。

（三）手术治疗

对于痛风石巨大、影响关节功能，或穿破皮肤并已形成窦道者，应考虑手术刮除痛风石。对于关节面严重破坏的关节，可行关节融合术或人工关节置换术。术前 3 日及术后 1 周内每日口服秋水仙碱，以防术后急性发作，同时应长期应用丙磺舒降低血尿酸水平。

【预防与调护】

1. 避免过劳、紧张、寒冷、外伤等诱发因素。

2. 忌饮酒，多喝水，低嘌呤饮食。少食高嘌呤食物，如动物的肝、肾、骨髓、大肠、菠菜、芹菜等蔬菜，龙虾、蟹、牡蛎等海鲜水产品。多食碱性食物，如油菜、白菜与瓜类，可喝碱性饮料，促进尿酸转化。

3. 肥胖患者应控制饮食，适当减轻体重，如有痛风相关疾病如高血脂、高血压、冠心病等应积极治疗。

4. 有痛风家族史的男性应经常检查血尿酸，如有可疑表现，即给予预防性治疗。

5. 发作期间应卧床休息，可适当固定患病关节。

6. 局部破溃者可按一般外科处理。

第七节　创伤性关节炎

创伤性关节炎（traumatic arthritis，TA）又称外伤性关节炎、损伤性骨关节炎，是由创伤引起的以关节软骨退行性改变和继发关节周围骨质增生为主要病理变化，以关节疼痛、活动功能障碍为主要临床表现的一种疾病。多发于创伤后、承重失衡及负重过度的关节，髋关节、膝关节、踝关节、肘关节、腕关节、第 1 跖趾关节、跗骨间关节等较为常见；以下肢关节发病较多，症状明显。患者有明确创伤史，可见于任何年龄组，但多见于青壮年。

创伤性关节炎在中医文献中并无与之相应的病名。但主要症状是关节疼痛，活动受限，故当属于"痹证"范畴。

【病因病机】

（一）中医病因病机

本病与跌仆损伤、气滞血瘀、运行失畅、体虚劳损及伤后外感风寒湿邪侵入骨等有关。

1. 损骨血凝　跌仆闪挫，伤及骨骼筋脉，轻者伤筋，重者则伤筋损骨，以致气血瘀滞，运行失畅，壅闭不通，久而成痹。

2. 体虚劳损　肝主筋，肾主骨，肝肾充盈，则筋骨强劲，关节滑利，运动灵活。患者体虚肝血肾精渐亏，气血不足或伤及肝肾，加之长期劳损致使筋骨失养而发病。

3. 风寒湿侵袭　外伤后起居不慎，冒风受寒，涉风冒雨或身劳汗出、衣着湿冷等皆可导致风寒湿邪入侵，经脉痹阻，气血不通，筋骨失养而发病。

综上所述，本病的病机特点为跌仆损伤或劳损引起的一系列变化。

（二）西医病因病理

西医学认为本病主要与各种暴力外伤、关节负重力线不正承重失衡、活动负重过度相关，包括关节内骨折、先后天畸形（如膝内外翻、踝穴不稳、足内外翻、骨骺损伤、肿瘤等）或骨干骨折成角畸形愈合、职业性运动频繁、特定的姿势、过度肥胖、长期单肢过度承重等因素。这些因素使得关节面失去原有的解剖关系，或使关节面长期处于承压状态，进而导致相应关节的关节面过度磨损和破坏。其主要的病理变化为关节软骨的变性和继发骨质增生，引起关节间隙进行性变窄，关节边缘有骨赘形成，软骨下骨硬化，有时可见关节内游离体。病变是由于长期关节软骨磨损而引起，并与创伤后关节内、外环境改变，软骨细胞与软骨基质之间的平衡破坏有关。

【临床表现与诊断】

（一）症状与体征

本病可发生在任何年龄段，有明确外伤史或手术史。主要表现为受损关节经治疗后疼痛消失，功能基本恢复，然而在后期逐渐出现相应关节疼痛和功能受限。临床表现为乍一活动时关节疼痛明显，稍后疼痛减轻，倘若负重或过度活动则疼痛加重，休息则疼痛缓解。但随着病情的加重，疼痛伴随整个关节的活动过程，甚至有些患者不能负重，不能站立、行走。关节僵硬和活动受限往往在早晨起床后或白天一段时间不活动后出现，但僵硬时间较短。随着病情的加重，关节出现明显畸形，关节活动逐渐受限，严重者出现关节功能基本丧失。

创伤性关节炎可出现抗痛性步态，即行走时，当患侧足着地后，因负重疼痛而迅速更换健侧足起步，以减少负重，故患肢迈步小，健肢迈步大。因负重力线的改变可出现下肢畸形，如膝关节内、外翻，临床以内翻畸形多见。另外病情较重者还可出现肢体肌肉萎缩，关节肿大、积液等。

（二）实验室检查

没有特异性，但相关检查能起到鉴别诊断作用。

（三）影像学检查

X线检查：早期可无明显改变，以后逐渐出现关节面不平整，关节间隙变窄，关节边缘有程度不等骨刺形成，软骨下骨硬化，骨端松质骨内出现囊性改变，甚至骨端变形，有时可见关节内游离体（图3-5）。

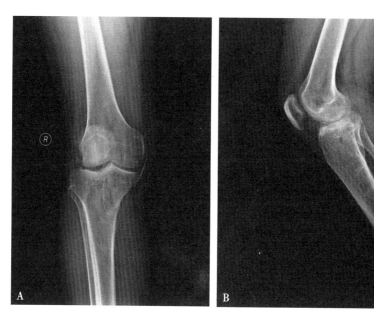

图 3-5 创伤性膝关节炎的 X 线表现:右胫骨平台略向外侧移位,右侧股骨下段及胫骨上段骨密度不均;胫骨平台外侧塌陷,局部骨质硬化,膝关节内可见条状韧带钙化影,外侧见片状高密度影,膝关节半脱位,右膝关节创伤性关节炎
A. 正面观;B. 侧面观

【鉴别诊断】

1. 类风湿关节炎　发病以 30~50 岁为多。活动期多呈疼痛、肿胀、活动受限,指(趾)小关节常呈对称性肿胀,实验室检查类风湿因子阳性,血沉、C 反应蛋白水平均升高,X 线检查也有相应变化。而创伤性关节炎实验室检查均在正常范围。

2. 骨关节炎　骨关节炎与创伤性关节炎的临床表现很相似,但在发病机制上有根本的区别,创伤性关节炎有明显的外伤史和累积伤病史。骨关节炎发病年龄多见于 40 岁以上,女性发病率高于男性,而创伤性关节炎可发生于任何年龄组。

【治疗】

创伤性关节炎治愈比较困难。本病治疗的目的主要是控制疼痛、改善关节功能和防止疾病的发展。总的治疗原则是药物与非药物治疗相结合,必要时手术治疗。本病贵在预防,关节内骨折均应严格解剖复位并辅助坚强内固定,尽量恢复关节面的原有形态,骨干骨折应达到功能复位要求。

(一)内治法

1. 辨证治疗

(1)损骨血凝:肢节伤折,骨骱疼痛,似同针刺,固定不移,动则加剧,活动受限,舌质暗或有瘀斑,脉涩。

治则:活血搜损,通络止痛。

方药:风伤丸加减。

(2)体虚劳损:关节畸形,承重失度,反复劳伤,隐痛酸重,活动受限,面色无华。偏于阴虚者,常伴心烦失眠,口燥咽干,手足心热,舌红少苔,脉弦细;偏于阳虚者,伴精神萎靡,神疲气短,手足不温,小便清利,舌淡,苔白,脉沉细无力。

治则:补肾壮骨,益气活血。

方药:左归丸或右归丸加减。

(3) 风寒湿痹:关节局部沉重,自觉发凉,得温则减,遇阴雨加剧,关节活动受限,舌淡红,苔白滑,脉沉缓。

治则:散寒祛湿,温经活络。

方药:独活寄生汤加减。

2. 西药　非甾体抗炎药可迅速有效地缓解症状,可选用 COX-2 抑制剂(如塞来昔布等)或 COX-1 抑制剂(如双氯芬酸等),具有镇痛及抗炎作用,症状缓解时应停止服用。硫酸软骨素、氨基葡萄糖等软骨营养药物,可以改善病情,缓解软骨的退变。

(二) 外治法

1. 中药外用　多用活血化瘀、祛风散寒、通络止痛药物以缓解症状,可用海桐皮汤等局部热敷、熏洗,还可用外贴膏药如狗皮膏等。

2. 针灸治疗　循经取穴及取阿是穴,根据寒热虚实,辨证与辨病相结合灵活运用。耳针可取压痛点。

3. 理筋手法　可用提、揉、拿、捏等手法,在关节部位反复操作数遍;手法由轻到重,直至患者有酸胀感为度,并做患肢各个方向被动活动。

4. 物理治疗　可采用直流电离子导入法、超短波电疗法、磁疗法、红外线疗法、超声波疗法,以促进创伤性关节炎的炎症吸收;采用手杖、助行器等辅助器具减少受累关节负重。

5. 关节腔注射　关节内注射皮质激素能迅速缓解症状,但长期使用会产生一系列并发症,并且能抑制关节软骨内蛋白多糖的合成,一般选择伴有明显滑膜炎症状时应用。透明质酸钠关节腔内注射是一种常用的治疗方法。透明质酸是滑液和关节软骨的主要组成部分。本病患者透明质酸的分子量和透明质酸的量都有减少,因此关节腔内注射透明质酸钠是一种很好的补充。

(三) 手术治疗

陈旧性骨折对位、对线不良者,应手术切开复位加内固定,以恢复肢体的正常力线或使关节面平整,消除造成创伤性关节炎的病因。当畸形愈合部位的骨质十分坚硬时,经骨折部切开复位十分困难,且容易造成延迟愈合。此时,可有选择性地在接近干骺端的部位施行截骨术,以矫正力线。

关节内有游离体,边缘骨刺比较明显,但关节负重面尚比较完整的患者可予关节清理术。关节面严重破坏,关节疼痛剧烈,影响工作与生活者,可考虑施行关节融合术或人工关节置换术。

【预防与调护】

1. 保证关节内骨折的解剖对位和肢体的正常生理轴线,是预防创伤性关节炎的两个基本条件。

2. 发病后受累关节应注意休息,尽量减少关节负重,过度锻炼会引起关节的进一步损伤,症状缓解期应进行适当的功能锻炼,对于创伤性关节炎的恢复有明显作用。病情严重者,可用拐杖等帮助行走。

3. 尽量控制体重增长,最好是减轻体重。

第八节　银屑病关节炎

银屑病关节炎(psoriatic arthritis,PA)是指银屑病患者同时合并有类风湿因子阴性的关节炎疾病,以银屑病与关节炎并见为主要症状。据统计,约5%以下的银屑病患者伴有关节炎,大多数患者皮肤病变发生在关节炎之前,发病年龄多在30~40岁,男性多于女性。

中医学文献中并无银屑病关节炎相应的描述,但根据银屑病关节炎的临床表现,本病当归属于中医学"痹证"范畴。

【病因病机】

(一)中医病因病机

本病与外感、饮食不节、情志内伤、久病气血肝肾亏虚等有关。

1. 风寒湿邪侵袭　由于感受风寒湿之邪,风寒湿三气相合与气血相搏而致气血瘀滞,闭阻经脉,而发为本病。

2. 风湿热邪留滞　外感风湿热邪,或感受风寒湿之邪后郁而化热,滞留于肢体筋脉、关节、肌肉,经脉闭阻导致气血瘀滞,而发为热痹。

3. 瘀血阻滞　因饮食不节,嗜食肥甘厚味,日久酿生湿热,或因情志内伤,气机郁滞,郁而化火,均可热壅成瘀;或病久肝肾逐渐亏虚,气血耗伤,而致气血运行受阻,以致经脉闭阻而发为本病。

综上所述,本病的病机特点概括为"虚实夹杂",早期、中期以实证为主,后期则气血肝肾亏虚,久病入络成瘀。

(二)西医病因病理

西医学对本病发生的病因及病理机制尚不完全清楚,目前多数认为银屑病关节炎的发生与遗传、免疫异常、感染、环境等因素有关,尤其是遗传、免疫异常被认为是重要因素。银屑病关节炎的基本病理变化是一种慢性炎症,首先是滑膜炎,受累关节滑膜有炎症细胞浸润,绒毛形成,并出现纤维变性。炎性组织溶蚀骨皮质和骨端软骨,并向中心发展,使关节破坏,关节松质骨裸露于关节腔内,肌腱附着处骨质增生,关节间隙由纤维组织充塞。

【临床表现与诊断】

(一)病史

有银屑病病史多年。

(二)症状与体征

本病起病隐匿,往往发生银屑病数年之后才出现关节炎症状,有的患者先波及指(趾)甲,然后再波及关节。以手、足远侧或近侧指(趾)骨间关节及跖趾关节多见,最早有关节的肿胀,皮肤发亮,常反复发作,时好时坏,发作时可出现关节的游走性疼痛,功能障碍加重,并可与皮肤病变的恶化程度同步。多次发作后,病变可波及膝关节、踝关节、腕关节、髋关节及脊柱等部位。

依据临床特点将本病分为以下5种:

1. 非对称性少关节炎型　此型最常见,约占70%,以手、足远侧或近侧指(趾)骨间关节及跖趾关节多见,膝关节、踝关节、腕关节、髋关节亦可受累,分布不对称,因伴发滑膜炎和腱鞘炎,受损指(趾)可呈现典型的腊肠指(趾),常伴有指(趾)甲病变。此型患者可有1/3~1/2

演变为比较对称的多关节炎类型。

2. 远侧指(趾)骨间关节型 约占5%,为典型的银屑病关节炎,病变累及远端指间关节,常与银屑病指(趾)甲病变相关。

3. 残毁性关节炎型 约占5%,为银屑病关节炎的最严重类型,好发年龄为20~30岁,女性多见。受累关节可有骨溶解,指节为望远镜式的套叠状,病变关节可发生强直,常伴有骶髂关节炎。常见于病程迁延的患者,为疾病晚期的表现。

4. 对称性多关节炎型 约占15%,主要累及手、足小关节,病变亦可累及腕关节、膝关节、踝关节、肘关节等大关节,多呈对称性分布,需与类风湿关节炎相鉴别。

5. 脊柱关节病型 约占5%,患者以脊柱关节病为主要表现,20%~40%的患者有脊柱等中轴关节的受累,骶髂关节病变常为单侧。个别患者颈椎受累,可引起寰枢关节半脱位。

皮肤病变:银屑病关节炎主要依靠存在银屑病皮损与其他炎性关节炎相区别。关节炎的严重程度与患者皮肤病变的严重性存在相关性。皮损好发于头皮及四肢伸侧,尤其肘、膝部位,部分皮损在隐藏部位,如头发、会阴、臀、脐等,表现为丘疹或斑块,圆形或不规则形,表面有丰富的银白色鳞屑,去除鳞屑后为发亮的薄膜,除去薄膜可见点状出血,这种现象被称为Auspitz征,对银屑病具有诊断意义。

指(趾)甲病变:约80%的银屑病关节炎患者有指(趾)甲病变,而无关节炎的银屑病患者指(趾)甲病变仅为20%。最常见的指(趾)甲病变是顶针样凹陷,其他表现有指(趾)甲脱离、甲下角化过度、增厚、横嵴及变色等。

关节外表现:①全身症状:表现为发热、体重减轻及贫血等。②系统性损害:部分患者有眼部病变,如结膜炎、葡萄膜炎、虹膜炎和干燥性角膜炎等;还可并发主动脉关闭不全、肺上叶纤维化、胃肠道炎性肠病和淀粉样变。③附着点炎:最常受累部位是跟腱和跖腱膜的附着点,也可见于股四头肌腱、髌韧带、髂嵴、肩胛带肌和肱骨外上髁的附着点。患者可出现上述部位的压痛与关节功能障碍。

(三)实验室检查

无特异性。病情活动时ESR加快,血清CRP、IgA、IgE以及补体水平可增高。有时可见尿酸水平增高、类风湿因子阳性及HLA-B27阳性,但类风湿因子的阳性率不超过正常人群,骶髂关节和脊柱受累的患者半数出现HLA-B27阳性。

(四)影像学检查

X线检查:①周围关节炎。表现为非对称性关节受累;指(趾)间关节受累;骨远端侵蚀破坏、吸收并存而形成"杯中铅笔"样畸形或鱼尾样畸形;关节间隙狭窄或附着点受累,伴有骨刺形成和骨膜炎(图3-6)。②中轴关节炎。表现为不对称骶髂关节炎,关节间隙模糊、变窄、融合。不对称性韧带骨赘形成,不对称分布的椎旁骨化。

【鉴别诊断】

1. 类风湿关节炎 发病以30~50岁为多。活动期多呈疼痛、肿胀、活动受限,指(趾)小关节常呈对称性肿胀,实验室检查活动期类风湿因子为阳性,血沉、C反应蛋白水平均升高,X线检查也有相应变化,但皮肤未见银屑病病损。

2. 强直性脊柱炎 好发于30岁以下男性,主要侵犯骶髂关节及脊柱,外周关节多以下肢关节受累为主,无皮肤及指甲病变,病变多由骶髂关节开始,HLA-B27阳性,类风湿因子阴性,晚期脊柱及受累关节逐渐变为强直。

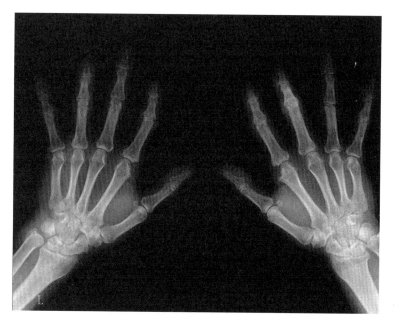

图 3-6　银屑病指间关节炎的 X 线表现：双手可见多发指间关节狭窄，部分融合，并见多发掌指骨质缺失

【治疗】

以往认为多数银屑病关节炎预后良好，仅少数发生残疾，无须积极治疗，但近来发现并非如此，关节破坏畸形并不少见，现主张积极早期治疗，尤其是存在不良预后因素者。本病的治疗目的在于缓解疼痛和延缓关节破坏，应兼顾银屑病皮损和关节炎两方面，总的治疗原则是以药物治疗为主，适当辅以非药物治疗，必要时手术治疗。

（一）内治法

1. 辨证治疗

（1）风寒湿痹：肢体关节疼痛，屈伸不利，局部皮色不红，触之不热，皮损色淡，多呈点滴状，表面鳞屑少，舌质淡，苔白或白腻，脉沉缓。

治则：祛风散寒，除湿通痹。

方药：蠲痹汤加减。

（2）风湿热痹：关节红肿热痛，屈伸不利，得冷则舒，遇热则剧，剥脱性皮损，揩之则出现露滴现象，皮色鲜红，口渴、小便色黄、便秘，舌质红，苔黄厚腻，脉滑。

治则：清热利湿解毒，活血通络。

方药：五味消毒饮加减。

（3）瘀血阻滞：关节肿大畸形，屈伸不利，皮损减小，剩余皮损暗红，鳞屑较厚，舌质暗红，可见瘀斑瘀点，脉沉细涩。

治则：补益肝肾气血，通络止痛。

方药：独活寄生汤合血府逐瘀汤加减。

2. 中成药　可用昆明山海棠片、雷公藤片等。

3. 西药

（1）非甾体抗炎药：这类药物消炎作用较强，对消除炎症性疼痛效果显著，但对皮损和关节破坏无效。目前常用的有吲哚美辛、氨糖美辛、双氯芬酸、布洛芬、萘丁美酮、塞来昔布、美洛昔康等。

（2）慢作用抗风湿药：具有防止病情恶化及延缓关节组织遭受破坏的作用，临床应用较多的有甲氨蝶呤、柳氮磺吡啶、抗疟药、环孢素、来氟米特、金制剂、青霉胺等。甲氨蝶呤是最常用的慢作用抗风湿药，对皮损和关节炎均有效，一般作为首选药。开始甲氨蝶呤 7.5mg 每周 1 次，可逐渐增加剂量至每周 15~25mg，病情控制后逐渐减量，维持量为每周 5~7.5mg，疗程 3~6 个月或更长。

（3）糖皮质激素：不推荐全身使用糖皮质激素控制病情。可口服小剂量皮质激素，仅用于等待改善病情的药物起效之前的过渡治疗。

（4）生物制剂：近年来，生物制剂的应用大大改善了银屑病关节炎的预后。肿瘤坏死因子 -α 抑制剂依那西普和英夫利西单抗已被大量临床试验证实能够改善银屑病皮疹、指（趾）甲和关节的损害，甚至能够改善关节的影像学变化。

（二）外治法

1. 物理治疗　光化学疗法即口服光敏感药物后再进行长波紫外线疗法，对周围型银屑病关节炎有效，但对中轴型关节炎无效。光化学法治疗后，血沉、疼痛、晨僵持续时间、握力、关节肿胀等均可有不同程度改善。

2. 关节腔注射　关节腔内注射糖皮质激素对少关节型或累及局部肌腱端（如足底筋膜炎）者有较好疗效，但不主张全身使用，有可能加重皮损病变。

（三）手术治疗

对部分已出现髋关节、膝关节畸形和功能障碍的患者可采用关节成形术或人工关节置换术，以恢复关节功能。

【预防与调护】

银屑病关节炎病情比较顽固，且容易复发，全身病变的预后通常较好，但出现关节变形的患者预后较差。在日常生活中，患者要注意以下几点：

1. 居住环境要干爽、通风，应根据季节的变化适时增减衣物，特别要注意对关节部位的保护。

2. 避免过于疲劳，注意休息，消除精神紧张，多食含维生素丰富的食品。

3. 适度进行体育运动，增强手脚的灵活性。

4. 规律用药。

第九节　血友病性关节炎

血友病性关节炎（hemophilic arthritis，HA）是由于遗传性血浆凝血因子缺乏而致自发性关节内出血及反复关节血肿，引起滑膜炎、骨质破坏、关节运动障碍的出血性关节病。本病是一种遗传性疾病，多发生于男性，而由女性遗传给男性后代。膝关节最为多见，其次为肘关节、踝关节等。根据血浆凝血因子缺乏的不同，可分为 A、B、C 3 型。血友病发病率为（5~10）/10 万人，其中以血友病 A 型最多见，约占 90%，其次为 B 型，血友病 C 型少见。

元代朱丹溪《丹溪心法》云："肢节肿痛，脉涩数者，此是瘀血。"明代王肯堂《证治准绳》云："痛痹者，一为血虚，二为瘀血。"中医学因其主症为关节内出血，活动受限，多归属于"痹证"范畴。

【病因病机】

（一）中医病因病机

本病与气不摄血、火盛动血、心肾阴虚等有关。

1. 气不摄血　气为血帅，血随气行，若劳倦过度，脾气损伤，则气失统摄，血无所归，血溢脉外而为瘀血。

2. 火盛动血　根据受累的脏腑不同，可分为肝火动血、肺火伤络及胃热迫血等。

3. 心肾阴虚　《丹溪心法》提出人体"阳常有余，阴常不足"的理论，认为血证亦可由阳盛阴虚引起。

综上所述，本病的病机特点概括为"本虚标实"，以正气亏虚为本。

（二）西医病因病理

西医学认为血友病是一种与性别相关的遗传性凝血机制障碍疾病，这种遗传性疾病主要是由于凝血因子Ⅷ、Ⅸ、Ⅺ缺乏所致。

按缺乏凝血因子的特点，本病可分为3型：

1. 血友病A型　这是典型的血友病，由缺乏凝血因子Ⅷ所致。该型都发生于男性，有关基因在X染色体内，由健康女性携带。此类型最多见。

2. 血友病B型　是由于缺乏凝血因子Ⅸ所致。遗传方式与临床症状类似血友病A型。

3. 血友病C型　为轻型血友病，由缺乏凝血因子Ⅺ所致。本型属常染色体显性遗传，男女均可发病。此型病例少见，出血较轻，发生血友病性关节炎少见。

血友病A型和B型由于缺乏凝血因子Ⅷ和Ⅸ因子，可影响内源性凝血系统中的凝血酶原转化为凝血酶，使纤维蛋白原无法形成纤维蛋白而致出血。血友病性关节炎原发的出血部位在滑膜，关节腔内反复出血后红细胞遭破坏，释放的含铁血黄素沉积在滑膜组织，导致滑膜增生、肥大，新生血管形成，直至滑膜被纤维和绒毛组织广泛替代，增生的滑膜可以产生炎症细胞因子及纤溶酶等物质，介导软骨损伤。关节软骨面上出现血管翳，关节边缘的软骨被吸收。随着软骨破坏，产生纵向裂隙，软骨下骨质变薄并被磨损。此外，可因出血使软骨下骨质内形成囊肿，骨质疏松。负重使软骨面塌陷、崩溃，骨质暴露，使关节受到严重的损毁。

【临床表现与诊断】

（一）症状与体征

血友病的出血症状多在2岁以内出现，但发病早者出生数周后即可开始，发病晚者可至童年甚至成年以后，一旦症状出现，便持续终生。体内各个关节均可发生出血，同时伴有肌肉及深部组织出血，也可见于胃肠道、泌尿系统、皮肤及黏膜出血等。各关节中发病率较高的关节依次是膝关节、肘关节和踝关节。关节内出血越早，症状越重，则预后越差，出血前往往有创伤或较多活动。血友病性关节炎根据关节血肿的进程可以分为以下3期：

1. 急性关节炎期　关节出血早期，出血关节局部发红、肿胀、热感，关节保持屈曲位，活动受限，检查关节局部出现波动感或浮髌试验阳性。如果处理及时而又不再发生出血，则关节症状消失，可以没有任何后遗症。

2. 慢性关节炎期　由于关节内反复出血，滑膜增厚，造成关节持续性肿胀，活动受限，活动时伴有摩擦音，但疼痛并不明显，临床表现可迁延数月或数年。可出现失用性肌萎缩，关节邻近骨质退变和疏松。

3. 关节畸形期　由于出血时间长，陈旧性关节积血、血块机化、滑膜逐渐增厚，关节出现进行性破坏，直至全部损毁，关节纤维化、挛缩和半脱位，但很少有骨性强直。

（二）实验室检查

急性关节出血引起炎症时,白细胞计数可增多,但本病的特征性实验室指标是活化部分凝血活酶时间延长、凝血时间延长,出血时间、血小板计数、凝血酶原时间、血块收缩时间及毛细血管脆性试验均属正常。活化部分凝血活酶时间延长,能被正常新鲜血浆或硫酸钡吸附血浆纠正者为血友病 A 型,能被正常血清纠正,但不被硫酸钡吸附血浆纠正者为血友病 B 型。凝血因子活性测定:因子Ⅷ促凝活性（Ⅷ:C）测定明显减少,为血友病 A 型;因子Ⅸ促凝活性（Ⅸ:C）测定减少,为血友病 B 型。

（三）影像学检查

X 线检查:主要表现是单纯关节囊积血和慢性增生性关节炎。早期可见关节囊膨隆,关节间隙加宽和不规则,以及骨膜下血肿钙化。晚期可见关节间隙狭窄,软骨下骨板致密,骨组织呈现粗线条状或软骨下骨质内囊肿形成,干骺端骨质疏松,儿童可见骨骺增大或骨骺板提前闭合。

根据 Arnold 分期,将血友病性关节炎分为 5 期:Ⅰ期为骨质正常,关节周围软组织肿胀影;Ⅱ期为出现骨质疏松,关节间隙正常,无骨囊肿改变;Ⅲ期为关节软骨完整,软骨间隙无明显狭窄,髁间窝及尺骨滑车切迹变宽,可见与关节相通的软骨下囊腔;Ⅳ期为关节软骨破坏,关节间隙变窄,较第Ⅲ期变化更为显著(图 3-7);Ⅴ期为关节间隙消失。前 3 期,如经积极治疗,仍有治愈可能;后 2 期,受累骨关节难以修复。

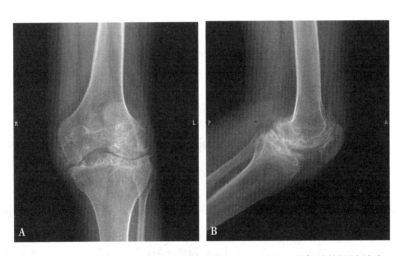

图 3-7 血友病性膝关节炎的 X 线表现(Arnold 分期Ⅳ期):关节间隙狭窄,
关节诸骨骨密度减低,骨端毛糙,内侧胫骨平台骨质破坏,局部骨质硬化
A. 正面观;B. 侧面观

【鉴别诊断】

1. 急性化脓性关节炎　发病时高热,局部出现红肿、热痛,关节穿刺抽出脓液,实验室检查白细胞计数升高,脓液细菌培养阳性,无出血倾向及凝血时间、活化部分凝血活酶时间正常,可与血友病性关节炎相鉴别。

2. 类风湿关节炎　发病以 30~50 岁多见,活动期多呈疼痛、肿胀、活动受限,指(趾)小关节常呈对称性肿胀,实验室检查活动期类风湿因子为阳性,无出血倾向等,可与血友病性关节炎相鉴别。

笔记栏

【治疗】

本病治愈困难。对患者而言,早期预防出血及延缓关节畸形的发展、晚期恢复关节活动功能是目前最主要的治疗目的。因此,应将治疗重点放在对血友病的治疗,而对血友病性关节炎症的局部治疗,必须在全身治疗的基础上进行。

（一）内治法

1. 辨证治疗

(1) 气不摄血:肢体关节疼痛,屈伸不利,面色萎黄,四肢倦怠,纳少脘胀,舌质淡嫩,苔薄白或白滑,脉细缓弱。

治则:补气健脾,固摄止血。

方药:归脾汤加减。

(2) 火盛动血:关节局部红肿热痛,屈伸不利,目眩,耳鸣,烦躁易怒,口苦咽干,目睛干涩,夜寐多梦,舌体红瘦,舌苔薄微黄,脉弦数。

治则:清热泻火,凉血止血。

方药:肝火动血者,可用龙胆泻肝汤加减;肺火伤络者,可用泻白散加减;胃火迫血者,可用玉女煎加减。

(3) 心肾阴虚:形体消瘦,腰膝酸软,眩晕耳鸣,健忘,少寐,咽干舌燥,五心烦热,舌质红,苔少而干,脉细数。

治则:补益肝肾,滋阴止血。

方药:左归丸加减。

2. 西药　急性关节内出血或大的组织出血应立即给予凝血因子替代治疗以控制出血,主要制剂有血浆、冷沉淀剂、浓缩剂等。补充缺失的凝血因子是治疗血友病最主要的措施。一般凝血因子Ⅷ应补充到正常值的 25%~50%,凝血因子Ⅸ也应补充到正常值的 15%~25%。氨基己酸、氨甲环酸等抗纤溶药物可与补充剂共用,阻止已形成的血凝块溶解。肾上腺皮质激素可减慢出血和炎症反应,亦可加速血肿的吸收;急性大出血时,可用泼尼松 80mg/d,但不宜长期应用。此外,关节疼痛和肿胀者,可选用非甾体抗炎药和青霉胺治疗。

（二）外治法

对血友病性关节炎出现的急性关节血肿,采取的措施主要是固定制动,可用夹板固定关节,弹力绷带加压包扎或用冰袋冷敷,抬高患肢等。有关节屈曲挛缩者,可慎重应用石膏托分期矫正。对关节穿刺应谨慎,需在补充缺失的凝血因子前提下,可在无菌条件下穿刺抽出关节腔内的积血,并用弹力绷带加压包扎。

（三）手术治疗

血友病性关节炎在考虑手术治疗时应小心慎重,只能在严重畸形和功能丧失而影响日常生活时考虑。术前应补充凝血因子,纠正凝血时间至正常,而且术后仍需维持直至伤口愈合。对于滑膜增厚的关节肿胀者,可考虑行关节镜下滑膜切除术,切除滑膜后可控制症状并减少出血次数。对于关节强直、畸形及功能障碍严重者,可考虑人工关节置换。

【预防与调护】

1. 应避免剧烈运动,注意预防外伤,对于易患本病的儿童,预防出血非常重要。

2. 禁服抑制血小板聚集的药物,如阿司匹林、保泰松、双嘧达莫和前列腺素 E 等。经常服用维生素 C 及曲克芦丁。

3. 关节出血后,患者应卧床休息,制止关节活动。

4. 注意心境平和,避免因精神刺激而诱发出血。

第十节　神经性关节病

神经性关节病(neuroarthropathy)是由不同类型的神经系统病变引起的关节病损,以感觉神经损害和关节损伤为主要症状,又称沙尔科关节、夏科特关节。本病好发部位各异,常见于 40~60 岁,男女之比为 3∶1。

明代王肯堂《证治准绳》云:"着痹者,不仁且不用。"中医学因其主症为关节本体感觉和痛觉丧失,多归属于"痹证"范畴。

【病因病机】

(一)中医病因病机

本病与荣卫俱虚、脾胃气虚、肾阴虚、肾阳虚等有关。

1. 荣卫俱虚　久病入络,营卫俱虚,脉络空虚,骨节、经脉失荣,故肢节麻木、活动受限。

2. 脾胃气虚　脾主四肢肌肉,脾胃气虚则运化失健,输布精微乏力,气血生化不足,四肢关节失去濡养而发病。

3. 肾阴虚　肾藏精,精生髓,髓生骨,久病伤肾,肾阴耗损,骨骼失养,髓减骨弱,肢节失用。

4. 肾阳虚　素体阳虚或年高肾亏,肾阳虚衰则不能温养骨骼,骨骼失养,关节活动受限。

(二)西医病因病理

西医学认为神经性关节病通常继发于各种可以引发神经营养障碍的疾病,常见的有脊髓痨、脊髓空洞症、脊髓脊膜膨出、糖尿病性神经病、先天性痛觉阙如、麻风等。由于支配关节的感觉神经,尤其是本体感觉和痛觉的丧失,关节失去正常的防御反应,加之局部软组织和骨的神经营养障碍,使骨质代谢发生紊乱,关节囊和韧带松弛,肩、肘、髋、膝、踝、足等部位关节由于没有保护机制而被过度使用,故关节软骨容易遭受严重的损伤和积累性损伤,很快导致退行性病变,关节软骨破坏和软骨下骨质硬化、碎裂。由于关节的本体感觉和痛觉丧失,已破坏的关节软骨在尚未修复的情况下继续受到损伤,可使软骨剥脱,继发关节畸形、脱位或半脱位,有的患者甚至发生关节内骨折。

【临床表现与诊断】

(一)症状与体征

本病病程较长且进展缓慢,与原发疾病密切相关,可累及任何关节。不同的神经疾病可使不同的关节受累。脊髓痨常累及髋关节、膝关节、踝关节和腰椎椎间关节,以膝关节最多见;脊髓空洞症的发病关节多在肩关节、肘关节、腕关节和颈椎椎间关节,以肩关节最多见;脊髓脊膜膨出常累及踝关节、跗骨间关节及跗跖关节;糖尿病患者以足踝部发病最多;先天性痛觉阙如受累关节常为膝关节、踝关节及跗骨间关节。

本病起病隐匿,常由一个大关节或数个小关节开始,受累关节肿胀明显、积液、乏力,以后出现关节不稳,并有半脱位、脱位及各种畸形。患者关节疼痛并不明显,无局部压痛和发热,关节活动受限也不严重,有时存在异常的关节活动。除上述共性表现外,由于原发性疾病不同,神经性关节病患者还可出现其他临床表现,如糖尿病夏科特关节病患者除关节畸形和不稳定外,还会出现足部溃疡、感染等。

（二）实验室检查

主要是原发神经系统疾患的实验室表现,如糖尿病性神经病可见有尿糖阳性、空腹血糖水平增高、酮尿、蛋白尿、高比重尿等。

（三）影像学检查

X 线检查:0 期:X 线片上一般无明显表现,可见显著的关节肿胀,关节间隙增宽;Ⅰ期:部分患者开始出现骨质破坏,关节边缘形状不规则的巨大骨赘,关节内可见大量游离体,韧带松弛,进而出现关节脱位;Ⅱ期:X 线检查可见大量新骨形成;Ⅲ期:X 线检查可见碎骨融合,出现明显的关节畸形(图 3-8)。

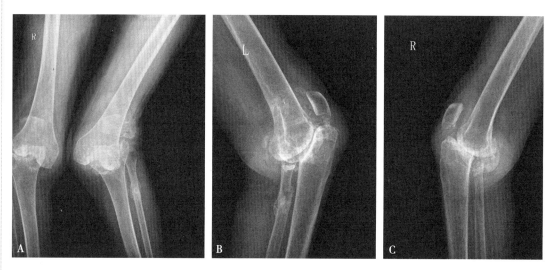

图 3-8 神经性膝关节病的 X 线表现:双膝关节变形,关节不稳,间隙狭窄,左右股骨向后下方移位,左右髌股关节间隙增宽,双侧胫股关节向内成角,关节诸骨骨密度减低,骨端毛糙,关节周围软组织内见多发钙化灶;左腓骨上段骨质扭曲,骨痂形成
A.正面观;B.左膝关节侧面观;C.右膝关节侧面观

【鉴别诊断】

本病主要与骨关节炎、创伤性关节炎等鉴别。由于神经性关节病由神经系统病变引起,又有疼痛轻、损害重的临床特点,鉴别并不困难。

【治疗】

及早诊断和进行预防治疗是本病治疗的关键。首先应仔细寻找原发病,积极治疗原发的神经系统疾患,对病变关节多行保守治疗,要尽量减轻受累关节的负担,保护和稳定受累关节。建议早期使用支具,减少关节承重,定期随访,行 X 线检查监测病程,并口服药物控制症状。对于保守治疗无效的患者,可以手术治疗。

（一）内治法

1. 辨证治疗

（1）荣卫俱虚:关节酸软乏力,全身倦怠,头晕目眩,少气懒言,自汗,活动时诸症加剧,舌质淡,脉虚无力。

治则:补益元气,固摄营卫。

方药:八珍汤加减。

（2）脾胃气虚：肢体倦怠，关节乏力，形体渐瘦，面色萎黄，食少纳呆，脘腹胀满，少气懒言，舌淡苔白，脉缓弱。

治则：益气健脾，养胃渗湿。

方药：六君子汤或参苓白术散加减。

（3）肾阴虚：关节肿胀、肌肤干瘪，尿频，腰酸膝软，口干舌红，脉沉细而数。

治则：滋补肾阴，养精益髓。

方药：六味地黄丸加减。

（4）肾阳虚：关节肿痛，肌肉瘦削，面色黧黑或苍白，尿频而清长，可能伴有浮肿、腹胀、阳痿、怯寒等，舌红苔白，脉沉细无力。

治则：益肾固摄，壮阳补骨。

方药：金匮肾气丸加减。

2. 西药 应针对原发病进行药物治疗。必要时可服用非甾体抗炎药，以缓解症状。

（二）外治法

1. 固定治疗 应注意休息，上肢避免用力工作，下肢尽量减轻负重，尽早使用支具或矫形器以稳定和保护关节，以防畸形和骨端破坏的发展。

2. 针灸治疗 以患处局部取穴为主，循经邻经配穴。可采用体针、温针，或电针，配合拔火罐治疗。

3. 物理治疗 可采用超短波等治疗，每日 1 次，每次 20~30 分钟，20 次为 1 个疗程。

（三）手术治疗

针对保守治疗无效、某些必须使用患肢工作或行走的青壮年患者，可考虑行关节融合术。因受累关节神经控制差，应尽量采用加压融合术，同时严格掌握手术适应证。对于某些足部病变严重、溃疡经久不愈的病例，可考虑截肢。当疾病处于非进展期时，可行全髋和膝关节置换术，但该法并发症较多，应谨慎进行。

【预防与调护】

1. 对于原发性神经疾患进行有效治疗，可减慢关节病变的进展速度。

2. 保护受累关节，上肢病变应尽量少用患手工作；下肢病变应尽量减少站立，少行走，行走时可使用拐杖。破坏较重的关节可用支具保护，以防止畸形和骨破坏发展。

3. 关节积液过多者，可行关节穿刺，抽出积液。

第十一节 滑 膜 炎

滑膜炎（synovitis）是临床常见的骨科疾病，为多种关节损伤造成的综合征，如关节软骨损伤、关节内骨折、关节脱位、韧带损伤、关节游离体等均可引起滑膜的损伤性炎症。一些疾病，如滑膜结核、滑膜瘤等亦可导致该病。在本节，我们讨论的主要是关节损伤引起的滑膜非感染性炎症病变。膝关节是人体滑膜最多的关节，滑膜面积占全身关节滑膜面积的一半左右，又由于膝关节滑膜广泛并位于肢体较表浅部位，遭受损伤和感染的机会较多。因此，将膝关节滑膜炎作为本节讨论的重点。

中医学因其主症为疼痛，故归属于"痹证"范畴，多由于急性外伤、劳损或外感风寒湿邪等引起。

【病因病机】

（一）中医病因病机

本病与急性外伤劳损、外感风寒湿邪等有关。

1. 外伤劳损　由于外伤、劳损致脉络受损，血不循经，溢于脉外，瘀血阻滞，使气血运行不畅，而致肢体关节肿胀、疼痛、屈伸不利。

2. 风寒湿侵袭　外感风寒湿邪，邪气与正气相搏，聚于关节，留连筋骨，凝滞经脉，则疼痛不已，不可屈伸或肢体沉重，活动失灵。

综上所述，本病的病机特点概括为"实证"，以外伤劳损、外感风寒湿邪为基础。

（二）西医病因病理

西医学认为膝关节遭受骨折、脱位、半月板损伤、韧带损伤等创伤后，都可使关节滑膜同时受损，形成急性滑膜炎，有时也可因单纯膝关节滑膜损伤所致。如受伤较轻，或长期慢性劳损，可使膝部逐渐出现肿胀，功能障碍，形成慢性滑膜炎。长期慢性劳损多见于老年人，常继发于膝骨关节炎，主要是因软骨退变与继发的骨质增生产生对滑膜的刺激而形成。本病的病理改变主要是关节滑膜层损伤，滑膜血管扩张、充血，产生大量渗出液，血浆和细胞外渗，渗液中含有红细胞、白细胞、浆细胞、巨噬细胞、胆红素、脂肪和纤维素等，同时滑膜细胞活跃，产生大量黏液素，严重者呈血性。大量渗出液可增加关节内压力，阻碍淋巴系统的循环。关节积液导致关节肿胀、关节活动受限。如不及时处理，关节滑膜在长期慢性刺激和炎症反应下逐渐增厚、纤维化，可发生滑膜粘连、肥厚、软骨萎缩等，进一步影响关节功能。

【临床表现与诊断】

（一）症状与体征

膝关节急性创伤性滑膜炎可单独发病，但多在各种膝关节损伤的情况下并发。伤初可见膝关节轻度肿胀、疼痛，伸屈功能受限，在伤后6~7小时出现积液，膝关节明显肿胀，不敢活动，此点有别于关节创伤性血肿的形成。检查发现膝关节活动受限，跛行，关节周围可有局限性压痛点，肤温可增高，浮髌试验阳性。

慢性滑膜炎较多见，由急性创伤性滑膜炎转化而来，或长期慢性劳损引起，后者多见于老年人。症见膝关节肿胀持续不退，疼痛较轻，但胀满不适，下蹲困难，休息后减轻，劳累后加重，关节活动受限，股四头肌可有轻度萎缩，肤温正常，浮髌试验阳性。病久者，滑膜囊壁增厚，扪之可有肥厚感。

（二）实验室检查

关节穿刺液检查，部分呈血性渗出液，细菌培养阴性，没有特异性，但能起到鉴别诊断作用。

（三）影像学检查

X线检查：各种膝关节损伤并发者、继发于膝骨关节炎者，有相应损伤或原发病的X线征象。单独发病者多无异常发现。

MRI检查：膝关节内可见积液、滑膜肥厚及结节状软组织影（图3-9）。

【鉴别诊断】

1. 关节内积血　在创伤后立即出现，疼痛明显，常伴有局部和全身温度增高，关节内积血可抽出淤积的血液。

2. 化脓性关节炎　起病急，全身中毒症状明显，受累关节疼痛、肿胀、活动受限均较明显，关节液多混浊，镜检可见炎症细胞，细菌培养阳性。

【治疗】

及早明确诊断,及时规范有效地治疗是滑膜炎治疗的关键。本病治疗的目的是及时有效地控制滑膜炎症,防止顽固性慢性滑膜炎的形成。急性创伤性滑膜炎早期应适当休息,避免负重,行关节周围肌肉收缩锻炼,后期加强关节功能锻炼。总的治疗原则是内外兼治,以保守治疗为主,必要时行手术治疗。

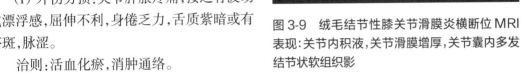

图 3-9 绒毛结节性膝关节滑膜炎横断位 MRI 表现:关节内积液,关节滑膜增厚,关节囊内多发结节状软组织影

(一)内治法

1. 辨证治疗

(1)外伤劳损:关节肿胀疼痛,按之有波动或漂浮感,屈伸不利,身倦乏力,舌质紫暗或有瘀斑,脉涩。

治则:活血化瘀,消肿通络。

方药:桃红四物汤加减。

(2)风寒湿侵袭:关节肿胀、疼痛,兼重着,触之有波动感,局部不温,或有凉感,畏风恶寒,舌质淡,苔白,脉紧或迟。

治则:祛风散寒除湿,通络止痛。

方药:羌活胜湿汤或乌头汤加减。

2. 中成药　可选用四妙丸、祛风止痛胶囊等。

3. 西药　常用药物为非甾体抗炎药,可选用 COX-2 抑制剂(如塞来昔布等)或 COX-1 抑制剂(如双氯酚酸)等。其主要作用是减轻或解除疼痛,从而使紧张或痉挛的肌肉松弛,有利于局部损伤病灶的修复。

(二)外治法

1. 中药外用　可用消肿化瘀的中药局部外敷,如金黄散、消肿散等,亦可用中药熏洗,如海桐皮汤等。

2. 针灸治疗　可采用远近取穴,行针刺、火针、温针灸、透灸法等治疗,根据辨证与辨病相结合灵活运用。

3. 理筋手法　慢性滑膜炎可在关节及其周围施行手法治疗,采用推、揉、拿、捏、点穴等手法,由轻到重,并做患肢各个方向的被动活动。

4. 物理疗法　慢性滑膜炎可予热敷、超短波、磁疗、低频及中频电疗等理疗,促进积液吸收。

5. 关节腔穿刺和注射　对关节积液较多者,可行关节穿刺,抽出积液后用弹力绷带加压包扎,可促进消肿。关节腔注射最常用的是透明质酸钠或长效激素。注射透明质酸钠有保护关节软骨,减轻疼痛,改善关节挛缩状态,增加关节活动度,改善退变关节的滑液等作用。长效激素只在急性滑膜炎时使用,且不宜多用。

6. 固定和练功　急性创伤性滑膜炎早期应卧床休息,抬高患肢,并禁止负重,但可行股四头肌收缩锻炼,后期加强膝关节屈伸锻炼。

(三)手术治疗

经正规非手术治疗 2 个月以上,仍不能有效控制的关节积液,可考虑手术治疗。主要的

笔记栏

手术方式为关节镜下镜检＋活检＋病灶清除术,能取得较好效果。

【预防与调护】

1. 长期、过度、剧烈的运动是诱发滑膜退变的原因之一。尤其对于负重关节,过度的运动使关节面受力加大,磨损加剧。所以应避免关节过度活动及劳损,注意劳逸结合,防止因过度用力造成组织损伤。

2. 过重的体重会加速关节软骨的磨损,造成滑膜炎症。因此,过于肥胖者,要适当控制饮食,注意调整饮食结构,将体重控制在适当的范围之内,减轻关节磨损程度。

3. 关节的骨质增生与滑膜炎的产生经常与关节内骨折有直接关系。由于骨折复位不完全,造成关节软骨面不平整,从而产生创伤性关节炎。当骨折发生时,要及时去医院诊治,尽可能使骨折达到解剖复位,避免创伤性关节炎的发生。

病案分析

患者,男,42岁,因左膝扭伤肿痛1个月来诊。患者1个月前不慎扭伤左膝,当时感左膝疼痛肿胀,活动不利,自行使用跌打止痛膏等药物外用后,疼痛稍缓解,肿胀未消,症状反复,时轻时重,活动不变,尤以下蹲时左膝疼痛剧烈,舌淡紫,苔薄白,脉弦。查体:跛行步态,左膝内侧压痛,无肿胀,局部皮肤无发红、无破溃,皮温稍高,浮髌试验阳性,侧向试验、抽屉试验阴性,回旋挤压试验阴性。X片示:左膝未见明显骨质异常。

分析思路:本病应诊断为膝关节滑膜炎,依据上述患者的病史、症状体征以及X线检查,本病不难诊断。临床上本病需要与半月板损伤、膝关节内骨折及各种感染性、非感染性关节炎等相鉴别。

治疗策略:本例患者应采用保守治疗,予固定制动,卧床休息,抬高患肢,口服美洛昔康,每日1片。辨证属外伤劳损之证,治以活血化瘀、消肿通络。方用桃红四物汤加减。

处方:当归12g,川芎10g,白芍12g,生地黄10g,红花6g,牛膝12g,防风6g,杜仲10g,桑寄生12g,五加皮10g,生甘草6g。7剂,每日2次,水煎服。

二诊:服药后膝关节疼痛缓解,仍活动受限。MRI显示左膝关节大量积液,滑膜肥厚。关节囊内多发结节状软组织影。治疗仍予制动,前方加用威灵仙、地龙等舒筋活络药物。

处方:当归12g,川芎10g,白芍12g,生地黄10g,红花6g,牛膝12g,防风6g,杜仲10g,桑寄生12g,五加皮10g,威灵仙15g,地龙6g,生甘草6g。7剂,每日2次,水煎服。

三诊:关节疼痛较前大大缓解,可以缓慢行走而不疼痛,爬楼时仍感疼痛。原方继服。

处方:当归12g,川芎10g,白芍12g,生地黄10g,红花6g,牛膝12g,防风6g,杜仲10g,桑寄生12g,五加皮10g,威灵仙15g,地龙6g,生甘草6g。7剂,每日2次,水煎服。

膝关节滑膜炎若保守治疗2个月以上仍无法缓解,可考虑手术治疗。主要的手术方式为关节镜下病灶清理,其中,病灶包括炎性滑膜、渗出物、新生物等。

(张　俐　郭　杨)

复习思考题

1. 简述创伤性关节炎的病因病机。

2. 简述各种非化脓性关节炎的鉴别诊断。

3. 如何预防膝关节滑膜炎的发生？

第四章

骨与关节化脓性感染

> ## 学习目标
>
> 1. 掌握急性化脓性骨髓炎、慢性化脓性骨髓炎、硬化性骨髓炎、化脓性关节炎的病理学特点、临床表现、诊断、鉴别诊断及中西医治疗方法。
> 2. 熟悉附骨疽(化脓性骨髓炎)和关节疽毒(化脓性关节炎)的概念及病因病机。
> 3. 了解骨痈疽病理转归及关节各个穿刺部位和方法。

第一节 概　　述

骨与关节化脓性感染是由化脓性细菌、螺旋体、寄生虫、病毒等侵入骨、关节而引起感染的骨与关节病变,主要包括化脓性骨髓炎和化脓性关节炎。

骨与关节化脓性感染属中医学"骨痈疽""关节流注"范畴,因病位深,初起皮色不变,漫肿无头,损害以骨为主,故古代文献中都称为"疽"或"骨疽",有时痈疽并提;发生于关节的又称"关节流注"。《灵枢·痈疽》中提到:"热气淳盛,下陷肌肤,筋髓枯,内连五脏,血气竭,当其痈下,筋骨良肉皆无余,故命曰疽。"这里所述的"疽"与现代医学中的慢性骨髓炎病理变化相似。至《小品方》第一次出现了"附骨疽"的病名,并且将附骨疽分为急性、慢性两种。隋代医家巢元方在《诸病源候论》中进一步提出了"附骨痈"和"附骨疽"两种病名。唐代名医孙思邈在《备急千金要方》中说:"以其无破,附骨成脓,故名附骨疽。"以后历代医籍中对本病的病因、病机、症状、治疗都有相关论述。

骨痈疽根据病变所在部位不同,命名亦有不同,如发于四肢长管状骨的为附骨疽、多骨疽、股胫疽、贴骨疽等,发于髋关节的名环跳疽,发于膝关节的名疵疽,发于踝关节的名内踝疽,发于肘关节的名肘疽,发于腕关节的名兑疽等。早期文献中的"疽"所指范围广泛,随着医学发展不断深入,"疽"的范围有所限定,当前的基本共识为:疽分为两类,一为有头疽,一为无头疽,无头疽又包括附骨疽(相当于化脓性骨髓炎)、环跳疽、疵疽等关节疽病(相当于化脓性关节炎)。

【病因病机】

(一)中医病因病机

中医学认为本病病因分为以下 4 点:

1. **热毒注骨**　疔疮疖肿,或麻疹、伤寒、猩红热等病后,余毒未清,热毒深蕴滞留体内,经久不解,伏结入骨成疽;或因正气不足,正不胜邪,邪毒内盛,流注筋骨或关节而发病。

2. 外感六淫 风寒暑湿诸邪,客于肌腠,内注筋骨、关节,经络阻塞,气血凝滞,郁而化热,蕴热成毒,热毒炽盛,腐烂筋骨。

3. 外伤感染 若为开放性损伤,创口染毒,则邪毒可以直窜入骨。若筋骨局部损伤,虽外无创口,必有气滞血瘀,邪毒可乘虚内袭,邪瘀互结,蕴热化脓,腐筋蚀骨,此乃借伤发病。

4. 正气虚弱 正气不足,肝肾亏虚,筋骨不健,邪毒乘虚而入,注骨损筋,这是本病发生的内在因素。

上述各种原因,既可单独致病,亦可出现几种原因相合而致病。单纯的骨痈疽,有时可侵犯关节,并发关节流注;单纯的关节流注,有时亦可累及骨而并发骨痈疽。

骨痈疽的发生及其病理变化与机体的气血、脏腑、经络等功能强弱有密切关系:气血充足,脏腑壮实,经络通畅,则抗病力强,即使发病,其病理损害也较轻浅;反之,则损害严重,变化迅速。无论骨或关节痈疽,一旦发生,必致气血壅滞,经络阻塞,热毒炽盛时,更可耗气劫血,伤津夺液,进而累及脏腑。故本病虽表现在骨或关节局部,但与整体、正气密切相关。在病理演变过程中,始终存在着机体正气与病理损害(包括致病因子)之间的抗争,即"正邪相搏"。而在抗争中,正气的强弱主导着整个病理机转。

(二)西医病因病理

现代医学认为骨与关节化脓性感染的发生与身体其他部位的感染一样,其严重程度取决于致病菌的数量、致病力的强弱、患者机体的抵抗能力、感染部位是否采取了及时有效的治疗措施等。感染后的病理变化过程因患者的年龄、感染部位及局部解剖学特点不同而异。

骨内仅有细菌的存在并不足以造成感染。在实验动物体内要造成与人体所患相同的骨髓炎甚为困难,即使把致病菌直接接种在动物骨髓内也不易获得成功。在发生骨髓炎时,除致病菌要进入骨组织外,还必须使细菌在骨内停留,并具有维持其生存及繁殖的条件。

【临床表现及辅助检查】

(一)症状与体征

1. 发热 起病急骤,初起恶寒发热,继而壮热憎寒。热毒酿脓时,体温可高达39~41℃,持续数日至10余日不退,或伴有寒战、出汗、烦躁不安、口渴脉数。脓肿破溃后,体温逐渐降低。慢性附骨疽一般体温不高,急性发作时可有全身发热。

2. 疼痛 发病初期患肢即有局部疼痛,压痛局限在骨端或关节处,呈进行性加剧,发展迅速。热毒酿脓时,肢端或关节内胀痛彻骨,或阵发跳痛。当脓肿突破骨膜或关节囊进入周围软组织时,疼痛暂时减轻。穿溃皮肤脓液流出后,疼痛逐渐缓解。慢性附骨疽非急性发作时,患肢仅有隐痛,时轻时重。

3. 肿胀 病变处多数呈环形漫肿,表面灼热。脓成或关节内积液多时,按之应指波动。初起皮色不变,将溃时肿胀中心表皮透红。慢性附骨疽,则患肢粗大,骨质水肿,皮肉可无明显肿胀。

4. 功能障碍 急性骨痈疽,发病初期患肢即不能活动。后期,因骨或关节破坏、筋肉挛缩,患肢多数呈屈曲畸形,或僵硬、强直,功能障碍。

5. 窦道 脓肿外溃后形成窦道,经久不愈,时流脓水或夹杂小块死骨。慢性附骨疽反复发作者,有时可出现数个窦道,疮口凹陷,边缘常有少量肉芽形成。

6. 衰弱 骨痈疽中、后期,气血亏虚,全身虚弱,常表现出神情疲惫,肢软无力,形寒畏冷,四肢欠温,形体消瘦,心悸怔忡,面白无华,舌淡苔薄,脉虚细或沉细而弱等。

笔记栏

（二）辅助检查

1. 实验室检查　穿刺液呈脓性,或镜下有脓细胞、白细胞,培养有化脓性细菌生长。骨痈疽早期血常规中,白细胞总数增高,有时可达 $30 \times 10^9/L$ 以上,核明显左移;血沉增快;血培养常为阳性。慢性附骨疽非急性发作时,白细胞总数、血沉可在正常范围。

2. X 线检查

（1）附骨痈:早期 X 线检查无异常发现。发病 2~3 周后,X 线片可见骨膜反应或骨质破坏;发病 4 周或更长时间后,X 线片可见死骨,同时有骨质增生或包壳。

（2）关节疽毒:早期 X 线检查可见关节间隙增宽,周围软组织肿胀。随着病变进一步发展,关节软骨遭到破坏,X 线检查可见关节间隙变窄,骨端骨质疏松。最后关节间隙可完全消失,呈骨性强直,或出现关节脱位。

3. 特殊检查　如放射性核素骨扫描、CT、MRI 等检查对急性骨关节感染提供了更可靠的依据。

（1）放射性核素骨扫描:可及早发现骨感染病灶,较普通 X 线片提前 2~3 周。常采用 ^{99m} 锝（^{99m}Tc）或 ^{67} 镓（^{67}Ga）进行骨显像。采用 ^{67}Ga 骨显像可鉴别急性化脓性关节炎和骨髓炎,且可确定炎症的活动程度,从而有助于判断病变有无复发。

（2）CT:急性血源性骨髓炎早期,可根据骨髓腔密度增高及周围软组织的变化而明确诊断。

（3）MRI:良好的组织对比度和多平面成像,为急性骨痈疽获得早期诊断和准确的解剖学信息提供依据,对椎骨骨髓炎及椎间盘感染的诊断优于 X 线片、CT 及放射性核素骨扫描。

4. 病理检查　为炎性坏死组织。

【诊断与鉴别诊断】

（一）诊断

根据症状、体征、实验室检查、特殊检查等表现可得出诊断。

（二）化脓性骨髓炎与化脓性关节炎的鉴别

化脓性骨髓炎(附骨疽):多发生在四肢长骨,压痛点局限于干骺端,对关节活动影响较小,预后大多不造成肢体残废。发病 2~3 周后,X 线检查有特征性改变。而化脓性关节炎(关节疽毒)疼痛、压痛在病变关节而不在骨的干骺端。关节肿胀较早即出现,早期关节活动受限,继而关节功能障碍。关节腔穿刺可抽出炎性混浊液或脓液。早期 X 线检查可见关节间隙增宽。随着病情发展,关节间隙变窄或消失,或关节失去正常的解剖关系,并见骨质疏松。

（三）骨痈疽与其他骨关节病的鉴别

1. 骨痈疽与历节风(急性风湿热和类风湿关节炎)　后者常见多个关节受累,肿胀、疼痛不在干骺端,并呈游走性或双侧对称关节受累。全身和局部症状都不如骨与关节痈疽严重,不会化脓、破溃。关节穿刺抽出液体少而清,细菌培养常为阴性。

2. 骨痈疽与骨痨(骨关节结核)　与骨痈疽有时不易鉴别,但骨痨发病隐渐,初起全身和局部症状均不明显。如为关节痨,行关节穿刺液细菌培养,则有助于鉴别诊断。晚期患者,全身呈慢性消耗性病容,溃后脓液清稀,且夹有败絮样(干酪样)物质。X 线片上以骨质破坏为主,而骨痈疽则破坏与增生并见。

【治疗】

骨痈疽的治疗应从中医整体观念、辨证论治角度出发,局部与全身兼顾,标本兼治,内外结合,祛邪与扶正兼施。急性期,多为邪实正盛,治疗以祛邪为主;慢性期,局部症状突出,但整个病机是虚中夹实,以虚为本,治疗当以扶正祛邪为主。总之,应根据毒热、血瘀、脓腐及气血的盛衰,采取相应的措施。

（一）非手术疗法

1. 辨证治疗　中药治疗根据骨痈疽的演变过程,以三期辨证为主,即初期、中期(成脓)、后期(溃破)分别运用消、托、补 3 种大法。

(1) 消法:尚未成脓之际,治以祛邪为主,宜用消法使其内消。针对病因、病情运用不同的方法:如热毒者清热解毒;血瘀者和营行瘀;气滞者行气;寒邪凝结者温通;里实者通里;湿阻者利湿,等等。其中清热解毒、活血通络为最常用的法则。可选用仙方活命饮、黄连解毒汤、五味消毒饮、五神汤、清热地黄汤加减。高热神昏者,可配合服用安宫牛黄丸、紫雪丹等。

(2) 托法:痈疽酿脓尚未成熟或脓成不溃,或溃而脓出不畅时,治以托毒外出为主,宜用托法。毒盛正不虚者,用透托法,方用透脓散,可与清热、和营等法配合使用;正虚毒盛者,用补托法,常用方剂有托里消毒饮、神功内托散等。

(3) 补法:正气不足,气血亏虚,治以扶正为主,宜用补法,即用补虚扶正的药物,使体内气血充足,脾胃健运,正气恢复,助养新骨生长,促进疮口早日愈合。通常采用益气、养血、滋阴、助阳等法。常用方剂为四君子汤、四物汤、六味地黄丸、桂附八味丸。气血同补,可选用八珍汤或十全大补汤。

以上各种内治法,虽各有适应证,但临床上病情往往错综复杂,常需数法合用。因此,治疗时应根据全身和局部情况,按病情的变化和发展,立法选方用药,或以祛邪为主,或以扶正为主,或扶正祛邪同用。

2. 西药　早期可用大剂量青霉素、林可霉素、头孢菌素类、羧苄西林及其他广谱抗生素,一般多采取两种以上抗生素联合应用,90% 以上儿童急性血源性骨髓炎是由凝固酶阳性的葡萄球菌引起的,抗生素可依据此推测应用。如青霉素、链霉素同用,或青霉素、链霉素、红霉素三药同用。尽量通过血培养(或脓培养)确定致病菌及其对药物的敏感性后,选用针对性更强的抗生素治疗最为理想,如不能则继续选用广谱抗生素或两种以上联合应用,给药途径以静脉或局部给药为主,时间越早越好。若病灶已经形成脓肿,则要及时切开排脓。临床上常常待病情痊愈,血常规、血沉恢复正常后,仍继续应用 2~3 周,方考虑停药。

3. 其他治疗　补充营养,必要时可少量多次输血,以增加患者的抵抗力。另外需补足体液,纠正水、电解质紊乱和酸、碱中毒。

4. 外治疗法　外治法的药物应用,也要进行辨证施治。根据病情适当选择箍毒消肿和祛腐生肌类方药。

(1) 箍毒消肿

1) 草药:可选用蒲公英、紫花地丁、四季青、马齿苋、乌蔹莓、芙蓉花叶、野菊花、七叶一枝花等新鲜草药,洗净后加食盐少许,捣烂敷患处,每日或半日更换 1 次。

2) 箍围药:选用金黄散、双柏散、回阳玉龙散、冲和散等。将上述散剂用凉开水调成糊状后,涂敷于患处;也可先在不吸收水分的纸上均匀摊开,再贴于患处。每日换药 1 次。

3) 油膏:选用金黄膏、玉露膏、回阳玉龙膏、冲和油膏等,均匀摊在纱布上,贴于患处。一般 2~3 天换药 1 次。

4) 膏药:选用太乙膏、千捶膏、阳和解凝膏,贴于患处,一般 5~7 天换药 1 次。

5) 掺药:选用阳毒内消散、红灵丹、黑退消、桂麝散、丁桂散、蟾酥散等掺药。使用时将掺药掺在上述油膏或膏药上,敷贴于患处,2~3 天换药 1 次,以便药力作用完全发挥。

（2）祛腐生肌

1）洗涤：用于疮口脓水较多时，以清洁疮口。常用野菊花、蒲公英、乌蔹莓、大黄、黄连等，水煎取汁冷却后，冲洗或揩洗疮口。

2）提脓祛腐：脓液多而稠厚，或脓出不畅时，宜用此法。阳证用含升丹较少的九一丹、八二丹；阴证用含升丹较多的七三丹、五五丹。对于浅表疮口，可直接撒掺在疮面上，药量宜少，撒掺要均匀。疮口小而深者，可将药末黏附在药线上插入疮口内，以提脓祛腐，外用油膏或膏药敷盖。脓液多时每日换药 2～3 次，脓液少时，每日换药 1 次。疮面较大者，也可用上述洗涤液湿敷。

3）腐蚀：溃疡疮口太小或已成窦道者，或腐肉不脱，或疮面胬肉高突者，常选用具有腐蚀作用的药物，如白降丹、千金散、红升丹。用桑皮纸或丝绵纸做成药线，插入疮口，使脓腐外出，疮口扩大。

4）生肌收口：若疮口腐肉、死骨已去，脓水将尽时，可选用八宝丹、生肌散，每日换药 1 次。当脓腐未尽时，不可用此类药物，因其会延长愈合时间。

5. 关节穿刺　对于关节疽病还可每日做 1 次关节穿刺，尽量抽净关节内液体，并用无菌生理盐水反复冲洗关节腔，然后利用穿刺抽液针头，注入青霉素或其他有效的抗生素溶液，直到不再有渗出液为止。将抗生素直接注入关节腔内是治疗关节疽病的一个重要方法。环跳疽因病变部位深在，穿刺困难，一般不推荐使用此法治疗。

6. 持续牵引及支架疗法　早期即可应用持续皮牵引或石膏托、夹板将患肢固定于功能位，以利患肢休息，促使炎症消退，防止发生畸形和病理性骨折，如有疮口，应及时换药。固定 2～3 个月后，拍摄 X 线片复查，待包壳形成牢固方可除去持续牵引或其他外固定，如包壳尚不够坚固，需继续用牵引，或用石膏托、夹板保护 2～3 个月。

（二）手术治疗

用中药及大剂量抗生素治疗 2～3 日还不能控制症状者，可行诊断性穿刺。附骨疽抽得脓液时，则可做软组织或骨膜切开引流，并做局部骨钻孔以引流脓液和减低髓腔内压力。如髓腔脓液较多时，钻孔不能使脓液通畅流出，应"开窗"引流。早期引流可较快控制病变的发展，防止毒邪扩散，减轻症状，防止形成大块死骨和其他并发症的发生。关节疽毒（关节流注）抽得脓液时，可先行关节穿刺抽液，关节内注入抗生素溶液治疗。

早期可以行关节镜下冲洗排脓，若积脓过多，应及时切开引流。中、后期的附骨疽，若有大块死骨并已完全分离，有死腔伴窦道流脓而包壳形成已牢固时，可行死骨摘除术及窦道刮除术。必要时可利用附近肌肉行带蒂肌瓣填塞术，消灭死腔；如附近无可利用的肌瓣填塞，可采用闭合冲洗吸引法，促使疮口愈合。不重要部位的附骨疽，如在肋骨、腓骨、髂骨翼等，可将病变处骨段全部切除。对于多年不愈的附骨疽，周围皮肤有恶变者，需行截肢术。对局限性骨脓肿，可行病灶刮除术，术中可在冲洗干净创口后，放入抗生素（如青霉素、链霉素或其他抗生素），然后再缝合创口。对于有大块骨质缺损的附骨疽，全身情况较好时，可选用肌瓣、大网膜或自体松质骨填充术。

目前，国内外有采用含抗生素链珠填充术来治疗附骨疽者，即在清除病灶及死骨后，用含庆大霉素或其他抗生素的链珠填充骨缺损部位，该链珠可持续地释放抗生素而达到治疗目的。也可用自制的万古霉素骨水泥链珠来填充缺损。在局部维持一个较高的抗生素浓度，有利于局部病灶愈合。如短期使用，最后一珠应保留在皮肤外，以便 7～10 日后取出；如长期使用，可将药链完全埋入皮下，于 1～3 个月后取出，然后在局部行自体松质骨填充术。关节疽病后期,若关节强直于非功能位,或陈旧性病理脱位未复位,严重影响功能者,在炎症完全消退 6 个月以后,可行矫形手术(6 个月以内行矫形手术有诱发感染病灶复发的可能)。术前、术中、术后仍须使用大量抗生素以预防感染的复发。

【预防与调护】

(一)积极预防各种感染性疾病

1. 预防疖、痈、上呼吸道感染和扁桃体炎的发生,这些疾病是引起骨痈疽的重要原因。

2. 预防外伤感染,正确处理软组织损伤和开放性骨折,发现感染要及时采取治疗措施。

3. 及早发现和及时正确处理感染病灶。

(二)调护

嘱患者合理安排生活以适应外界环境的变化,保持身心健康,精力充沛,心情舒畅,饮食有节,劳逸适度,同时加强体育锻炼,防止骨痈疽的发生。一旦发病,医者应细心护理,正确处理创口,同时对患者的精神、饮食、起居等方面,亦应予以关心与照顾。

第二节　急性化脓性骨髓炎

急性化脓性骨髓炎(acute suppurative osteomyelitis)中医称附骨疽,是由金黄色葡萄球菌或溶血性链球菌等感染引起的以长管状骨为主的骨内部组织(骨髓、骨和骨膜)化脓性疾病。《诸病源候论·附骨疽肿候》曰:"附骨疽,亦由体盛热而当风取凉,风冷入于肌肉,与热气相搏,伏结近骨成疽,其状无头,但肿痛而阔,其皮薄泽,谓之附骨疽也。"本病多见于 10 岁以下儿童,一般称急性(或亚急性)血源性化脓性骨髓炎,好发于四肢长管状骨的干骺端,尤以胫骨为多,股骨、肱骨、桡骨、尺骨、跖骨、指(趾)骨也可发生,偶发于脊柱。

【病因病机】

(一)中医病因病机

中医认为附骨疽的发生是体虚之人外感六淫,邪气入侵化热成毒,或病后(疔疮、疖肿以及麻疹、伤寒、猩红热等病)余毒未尽,或损伤染毒,导致气血凝滞、经络阻塞、营气不从、脏腑功能障碍,而成附骨疽。"正气存内,邪不可干""邪之所凑,其气必虚"。正气的盛衰与病邪的强弱决定着疾病的发生、发展和结局。疾病的发展过程表现为初期(热毒蕴结,气滞血瘀)、成脓期(正虚邪实)和溃后(气血两虚)3 个阶段。

(二)西医病因病理

西医学认为急性化脓性骨髓炎主要是由化脓性细菌引起的骨组织感染,其致病菌以金黄色葡萄球菌最为多见,占本病发病率的 75%,其次为溶血性链球菌和白色葡萄球菌,偶有大肠杆菌、铜绿假单胞菌、肺炎球菌、淋病奈瑟球菌、伤寒杆菌等细菌感染致病。

1. 感染途径

(1)开放伤继发感染:如为开放性骨折,由创口感染细菌引起,或因穿透性损伤伤及骨组织,或因手术伤口感染直接累及骨组织,造成感染。另外,手术内置物如人工关节、钢板、髓内钉等也可引发感染。

(2)血源性传播:身体其他部位化脓性病灶内的致病菌通过血液系统进入骨髓腔,如呼吸道、皮肤、扁桃体等处的化脓性病灶,经血液循环注入骨组织髓腔内,引起感染的发生,又称为急性血源性骨髓炎。

(3) 直接蔓延:邻近软组织感染直接蔓延到骨组织,如化脓性指头炎引起指骨骨髓炎、齿槽脓肿累及上下颌骨等。

(4) 医源性:关节腔内注射,尤其是皮质类固醇药物封闭治疗,关节手术后感染,包括关节镜、假体置换等可使关节直接感染。

急性血源性骨髓炎好发于长骨的干骺端,因小儿长管状骨生长活跃,干骺端有丰富的毛细血管网,血流缓慢,血中的细菌容易在此沉积繁殖,有的细菌如葡萄球菌常聚集成团,在细小动脉中形成栓塞,使血管末端阻塞,导致局部组织坏死,从而给细菌生长繁殖提供了有利的条件。或因外伤使干骺端毛细血管网破裂出血,局部抵抗力降低,易受感染,外伤造成的血肿也会给细菌的生长造成机会。或因全身性疾病、营养不良等,使全身抵抗力下降而造成本病的发生。

2. 病理变化 急性化脓性骨髓炎的病理特点是病变区骨质破坏、坏死、反应性骨膜增生和新骨形成相互并行。早期以破坏、坏死为主,后期以增生、新骨形成为主。骨内感染病灶形成后,因周围为骨质,引流不畅,造成毒素吸收,组织坏死,引起严重的脓毒血症。其发展取决于患者的抵抗力、细菌毒力和治疗措施的得当与否。一般有 3 种转归:一是身体抵抗力强、细菌毒力弱、能获得及时有效的治疗,病变可能痊愈或形成局限性脓肿;二是身体抵抗力弱、细菌毒力强、治疗延误或不当,病灶迅速扩大形成弥漫性骨髓炎;三是出现"走黄""内陷"病变,引起脓毒血症、菌血症和败血症等全身感染性病变。在病灶局部,病变产生以下的病理变化:

(1) 形成脓肿:脓肿形成有两个途径。一是病灶区的脓毒向外蔓延,穿破骨皮质达骨膜下,形成骨膜下脓肿,骨膜下脓肿逐渐增大,压力增高,脓毒又经骨小管穿入髓腔,造成广泛性骨髓炎;二是病灶区的脓毒,向内蔓延,先进入髓腔,髓腔内脓液逐渐增多,压力增高,又经骨小管向外延伸,穿破骨皮质到骨膜下,也可形成骨膜下脓肿(图 4-1)。骨膜下脓肿可穿破骨膜向软组织扩散,形成软组织脓肿或皮下脓肿,最后穿溃皮肤,形成窦道。成人化脓性骨髓炎,有时感染可进入关节腔,并发化脓性关节炎。儿童关节附近的骺板是一道屏障,脓毒穿破骺板进入关节腔的机会较少。

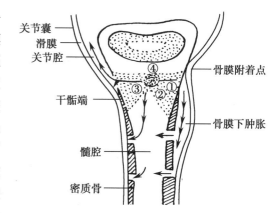

图 4-1 急性化脓性骨髓炎扩散途径示意图
①②③表示扩散方向;④表示感染病灶

(2) 形成包壳骨:骨膜下脓肿形成时,被剥离的骨膜产生一层反应性新生骨,新骨逐渐增厚,形成包壳,称包壳骨。包壳骨在大块死骨坏死出现后,是维持骨干连续的唯一保证。

(3) 形成死骨:骨膜下脓肿形成后,由于骨膜被掀离骨皮质,该处的骨即失去来自骨膜的血液供应,同时骨本身的营养血管也因感染而栓塞,再加上脓毒的穿骨窜髓,终至广泛性的骨坏死,甚至发生病理性骨折。坏死骨如与周围活骨未完全分离,待炎症控制,侧支血液循环建立,尚有再复活的可能;如与周围活骨完全分离,即称为死骨。死骨形成后,病灶区的肉芽组织或脓腐物将其包围,形成游离的死骨。小的死骨可被吸收或排出,大的常需手术摘除(图 4-2)。

【临床表现与辅助检查】

（一）病史

身体其他部位或既往有化脓性感染病灶，或患肢有损伤史或近期有外感史。

（二）症状及体征

疼痛、高热及间断性寒战，甚至抽搐、昏迷、头痛，恶心、呕吐亦常出现。患儿常常哭叫，肌肉痉挛，患肢保持在半屈曲位，害怕移动或检查，发病 3~5 天内局部可有红肿，压痛明显和局部温度增高。干骺端压痛及指压性水肿是急性化脓性骨髓炎的最主要局部表现，继之皮肤可先发亮而后变紫红色，这表示脓液已从骨内穿破骨膜到皮下，其邻近关节可因局部病变刺激而积液肿胀，但关节压痛不明显。若诊断不及时，治疗不当，不仅菌血症继续发展，局部病变亦扩大。如脓液穿破皮肤自动排出，

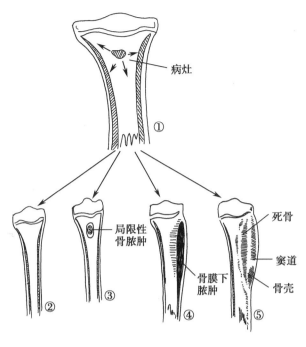

图 4-2　化脓性骨髓炎的演变
①干骺端病灶；②痊愈；③局限性骨脓肿；④骨膜下脓肿；⑤死骨形成

则全身症状好转，否则患者也可因菌血症继续加重，发生休克、昏迷以致死亡。有时病情不危重，也无脱水现象，但血白细胞总数和中性粒细胞百分比均升高，即应采血做细菌培养，且以在寒战发作时最好。阳性者表示有菌血症，但阴性者亦不能除外本病。在局部肿胀和压痛处穿刺吸引脓液，对确定诊断和治疗都有重要意义。

本病病程一般可分为 3 期：

1. 初期　初起有短暂的全身不适，倦怠，恶寒发热，继而寒战、高热，体温高达 39~40℃，汗出而热不退，纳差，尿赤，便秘，甚则恶心、呕吐，脉洪数，舌苔薄白渐转黄腻。患肢剧痛，1~2 日内即不能活动，压痛，肿胀局限在骨端。

2. 成脓期　发病后 3~4 日，上述症状、体征明显加剧，全身虚弱，壮热不退，甚至烦躁不安、神昏谵语等。患肢剧烈胀痛或跳痛，环形漫肿，压痛显著，皮温增高，约持续 1 周，剧痛可骤然减轻（此乃骨膜下脓肿破裂之征）。但局部压痛加剧，整个患肢胖肿，皮肤红热，可触及波动感，局部穿刺抽出脓液。

3. 溃后　骨膜下脓肿破裂后，脓液流到周围软组织内，引起软组织感染化脓，3~4 周后，穿破皮肤而外溃，形成窦道。疮口流脓，初多稠厚，渐转稀薄。此时，身热和肢痛均逐步缓解，但全身衰弱征象更加突出，神情疲惫，少气无力，形体瘦弱，面色㿠白，舌淡苔少，脉细数等。

单纯局限性骨脓肿，初起常无明显症状，于数月甚至数年后开始发生局部疼痛、压痛、肿胀、皮肤红热等，并可反复发作，尤其在过度疲劳和体质虚弱时易发。

（三）实验室检查

初期白细胞计数增高，可达 $(20~30) \times 10^9/L$，ESR 增快，C 反应蛋白强阳性，吸出脓液或血样液体应立刻做细菌涂片和培养，前者可在几分钟内区分出革兰氏阳性或阴性菌。

(四)影像学检查

1. X线检查 早期X线检查常无阳性发现。一般在发病2~3周以后，才可见到骨质疏松，骨小梁紊乱，干骺端处有一模糊区，骨皮质有薄层状骨膜反应或骨质破坏，可出现病理性骨折，并可见到软组织阴影。4周以后，X线片显示有明显骨质破坏，范围广泛，可累及全骨干的皮质及髓腔，形成多数透亮破坏区。当病变继续发展，骨膜下新生骨也逐渐丰富，在X线片上可见到形成的包壳围绕病变骨干周围或死骨形成。局限性骨脓肿时，X线片上可见长管状骨干骺端处有一圆形或椭圆形透光区，中央偶有小碎片死骨，周围有边界明显、密度增高的硬化骨。

2. CT和MRI检查 CT横断扫描可直接测量骨髓腔密度改变，显示新骨形成与破坏，并可以明确疾病的范围。化脓性骨髓炎早期可发现骨髓腔密度增高现象，并可清楚显示软组织的变化，明确炎症定位。骨髓炎时MRI图像可见骨髓腔透亮度下降，信号异常变化更早，有利于更早期了解和明确病情。

3. 放射性核素骨扫描 可发现异常的骨质和高代谢浓聚区，以及发现全身其他部位的潜在病灶。

【诊断与鉴别诊断】

(一)诊断

根据症状、体征、实验室检查、特殊检查等表现可得出诊断。

(二)鉴别诊断

1. 急性蜂窝织炎 局部红肿出现较早，肿胀中央明显、四周较淡，边界不清，疼痛、压痛浅在，全身症状较急性化脓性骨髓炎轻。虽有化脓性感染的全身和局部表现，但大多数全身症状较急性化脓性骨髓炎为轻，局部红肿热痛较表浅，且多偏于肢体一侧。

2. 急性风湿热 虽有发热和关节疼痛，但急性风湿热呈多关节游走性肿痛，局部症状和体征主要在关节而不在干骺端，且患者多呈慢性病容，心悸，心脏听诊闻及杂音。

3. 化脓性关节炎 全身症状与骨髓炎相似，但肿胀、疼痛局限在关节，关节活动明显受限，关节穿刺可明确诊断。

4. 骨关节结核 起病缓慢，常伴有低热、盗汗、消瘦等全身症状。病变关节有脓肿，皮肤破溃，形成窦道，血沉多升高等。

5. 骨肉瘤 多发生于10~25岁。位于长骨的骨肉瘤多起于干骺端，病史比骨髓炎长，疼痛肿胀为常见症状，开始为隐痛、阵痛，迅速转为持续剧痛，不能忍受，尤以夜间为甚。肿块坚硬，压痛明显，表面有静脉怒张，发热不似化脓性骨髓炎严重，白细胞计数稍升高，血清碱性磷酸酶、乳酸脱氢酶水平常增高，X线片显示肿瘤性新骨增生常呈日光放射状排列。

6. 尤因肉瘤 尤因肉瘤和化脓性骨髓炎都可引起体温升高、白细胞计数升高和X线片表现为"葱皮"样骨膜反应。而尤因肉瘤病变靠近骨干，破坏区广泛，早期产生放射状骨膜反应，全身症状及局部症状均不如急性化脓性骨髓炎强烈。活体组织检查找到肿瘤细胞可以确诊。

【治疗】

急性化脓性骨髓炎争取早期诊断、早期治疗。根据疾病发生的初期(骨髓腔内炎症)、成脓期(骨膜下或软组织内脓肿形成)、溃后(脓肿溃破皮肤)三期，结合患者抵抗力(正气)的强弱和致病菌(邪气)毒力的大小，选择有效的中、西药物，采用局部固定及手术疗法。本病的治疗应充分发挥中西医结合的优势，西药积极的抗感染治疗可以有效控制感染的发生，中药的使用可以有效提高抗生素的抑菌能力,同时可以很好地调整患者全身状态,预防并发症的发生。

（一）内治法

1. 辨证治疗　附骨痈发病过程有初期、成脓期、溃后的不同阶段,通过三期辨证,在治疗中采用消、托、补三大总则;病变局部症状明显,内外结合疗效更加明显。

（1）初期

1）热毒蕴结,气滞血瘀:初起症见恶寒发热,肢痛不剧,脉浮数,苔薄白。

治则:清热解毒,行瘀通络。

方药:仙方活命饮加黄连解毒汤或五味消毒饮。热重者,加黄连、黄芩、栀子;湿热重者,加黄柏、苍术;有损伤史者,加桃仁、红花;便秘、尿赤者,加车前子、大黄;内陷发生者,应予以凉血、清热、开窍,方用犀角地黄汤(方中犀角用水牛角代,全书同)合黄连解毒汤,配服安宫牛黄丸或紫雪丹。

2）正虚邪实:患者高热不退,精神萎靡,汗出,乏力,肢体疼痛肿胀,脉细,苔腻舌质淡。

治则:扶正祛邪,托里透脓。

方药:仙方活命饮合透脓散或托里透脓散加减。

（2）成脓期:成脓前期,即骨膜下脓肿刚形成时,如能得到及时有效地治疗,预后仍佳。若延误至骨膜下脓肿破裂,软组织化脓感染形成后才进行治疗,则有转为慢性化脓性骨髓炎的可能。此期治疗原则是先清营托毒,后托里透脓。

1）症见高热,肢端剧烈胀痛,舌红,苔少或干剥,脉数。

治则:清热止痛。

方药:五味消毒饮、黄连解毒汤合透脓散加减。

2）症见患肢环形肿胀,红热疼痛,舌红,苔少或干腻,脉细数。

治则:托里止痛。

方药:托里消毒饮加减。

3）症见神昏谵语,身现出血点,伴高热、烦躁不安,舌多红绛,苔干,脉数或浮散。

治则:凉血,清热,开窍。

方药:犀角地黄汤合黄连解毒汤,配服安宫牛黄丸、紫雪丹等。亦可按感染性休克处理。

（3）溃后:脓毒已溃。治以扶正托毒,祛腐生新。治疗方法是中西医结合,内外同治,以恢复个体正气,助养新骨生长,使疮口早日愈合。

1）初溃:脓多稠厚,略带腥味,舌胖、质淡或红,苔白腻,口中异味,脉多滑。此为气血充实证候。

治则:托里排脓。

方药:托里消毒饮加减。

2）溃后:脓液清稀,量多质薄,舌淡苔白,脉细。此为气血虚弱证候。

治则:补气养血。

方药:八珍汤。如偏阳虚、畏寒者,方用十全大补汤;如脾胃亏虚、纳谷不馨者,用四君子汤加陈皮、山楂、谷麦芽;如气阴两亏,口干纳差,舌光无苔,方用生脉散加山楂、谷麦芽。此外,应配合高营养饮食。

2. 西药　主要是积极抗感染治疗,总的原则是:一旦确诊早期足量联合应用抗生素,持续用药 3 周以上,用药至体温恢复正常和白细胞计数正常。抗生素的选择应根据血液细菌培养及药敏试验后,选择两种以上药物联合使用,达到杀灭致病菌、减少细菌耐药性和药物不良反应的目的。抗生素的选择应从细菌药物敏感度、骨内药物浓度和不良反应3个方面考虑。

(1) 按药物敏感谱用药:在任何抗感染治疗中,针对细菌的药物敏感性选择抗生素使用是一个极为重要的环节。首先在细菌培养明确致病菌后,根据致病菌的敏感性和药物在骨组织中的浓度,以及感染的部位进行选择;当致病菌不明确时,要先做细菌学检查和药敏试验,在结果未报告前,可根据临床经验用药,待细菌学检查和药敏报告出来后,则应选择耐药性低、骨组织浓度高、起效快的抗生素。其次要考虑给药的剂量和方法,药物的杀菌效力与浓度在一定范围内成正比关系,特别是抗生素难以渗透进入的骨与关节组织,足量、有效是控制感染的必要标准,选择杀菌药比选择抑菌药抗感染效果要好得多。在早期诊断明确后,为了保证血液及骨组织中抗菌药有足够的杀菌浓度,在发病最初的1~2周内应采用静脉滴注给药。

(2) 选择在骨和关节组织中能达到有效治疗浓度的药物:由于骨本身构造的特殊性,给抗生素的穿透到达病灶带来许多困难,致使大多数抗生素不能在骨组织中达到有效药物浓度,药物浓度低下,达不到治疗目的,因此在治疗骨感染疾病时,要首先考虑依据抗生素在骨组织中的分布情况进行选药。在骨或关节组织中有较高药物浓度的抗生素有林可霉素、克林霉素、磷霉素、褐霉素、喹诺酮类、万古霉素等,这些药物在骨组织中的药物浓度可达血浓度的0.3~2倍。大剂量使用青霉素类和头孢菌素类时在骨中也可达到一定浓度。而氨基苷类、红霉素等则渗入骨与关节的浓度较低。

(3) 选择不良反应小的药物:治疗急性化脓性关节炎和急性化脓性骨髓炎的抗生素使用时间一般为3~4周,而慢性骨与关节感染的疗程可延长至2~3个月。由于骨科感染应用抗生素时间较长,因此在用药时要根据患者全身功能的状态、年龄等,选择不良反应小、安全范围大的抗生素。一般来说,β-内酰胺类、林可霉素和磷霉素不良反应相对较小,用药较安全。喹诺酮类药物,尤其是第三代氟喹诺酮类使用安全,大多数患者可接受,值得注意的是喹诺酮类可出现骨与关节的损害,限制了儿童、妊娠期妇女、哺乳期妇女的使用。克林霉素一般不良反应较轻,但注射给药停药后,药物在粪便中的抗菌活性仍可保持5天以上,因此在停药后结肠内敏感菌的生长仍受到抑制,可导致假膜性结肠炎,而且在老年人及危重患者中更常见。

(4) 抗生素不宜做局部注射:无论口服还是静脉用药,全身应用抗生素后,可有足够药物渗入病灶内,因此不宜使用抗生素做腔内局部注射,以免由于反复注射引起注射部位的继发细菌感染。

(二) 外治法

1. 初期 选用拔毒生肌散、双柏散、金黄膏、玉露膏等外敷患肢肿痛处。亦可选用蒲公英、紫花地丁、梨头草、四季青、马齿苋、野菊花、芙蓉花叶等,捣烂外敷患处。必须配合患肢制动以及避免负重,可用小夹板或持续牵引,以缓解肌肉痉挛,减轻疼痛,防止畸形和病理性骨折及脱位。

2. 成脓期 局部继续外敷拔毒消疽散,患肢行牵引制动。

3. 溃后

(1) 疮口可用冰黄液冲洗,并根据有无脓腐情况,分别选用九一丹、八二丹、七三丹、五五丹、生肌散药捻,或黄连液纱条插入疮口中,换药每日1次。外敷玉露膏或生肌玉红膏。

（2）如疮口太小或疮口僵硬，腐肉不脱，可选用白降丹、红升丹、千金散药捻，插入疮口内，使疮口扩大，脓腐易出。

（3）溃后而身热不退、局部肿痛、脓泄不畅者，多数是引流不畅，常需扩大疮口，以利引流脓毒。

（4）疮口腐肉已脱，脓水将尽时，选用八宝丹、生肌散（膏）换药，促其生肌收口。

（三）手术治疗

局部外敷拔毒散疽，患肢牵引制动，如经初期治疗3~4日后，疗效不明显，且全身和局部症状日趋严重，骨膜下抽吸出脓液时，可选用穿刺吸引术和局部注射抗生素或中药冰黄液疗法、切开引流或钻孔开窗引流术及闭合性持续冲洗-吸引疗法。

1. 穿刺吸引术和局部注射抗生素疗法　手术清除脓肿、清洗创面后，在骨髓脓肿腔内放置两根0.8~1.0cm的硅胶管或塑料管，一端剪成斜面，在置于脓腔底部的管子上剪数个侧孔，以利引流；另一端于切口旁5cm处戳孔斜形引出。一根作进液管，一根作出液管，将管放妥固定后一期缝合切口。立即将进液管接在盛有冲洗液的吊瓶上，将出液管接于负压吸引器上，调整冲洗液滴入速度，50~60滴/min。注意必须保持出液管通畅，液体进出量基本相等，缝合的切口无液体渗出等。当患肢剧烈胀痛、彻骨难忍时，乃骨髓腔内因炎性渗出液或脓液形成髓内高压，动脉血流受阻，静脉回流障碍。应及时切开减压，做骨髓穿刺、钻孔、开窗、排脓、减压，解除髓内血管受压，改善血流，减少感染菌栓栓塞，防止骨坏死，且利于大量抗生素进入病灶，控制感染。骨膜下脓肿破裂，软组织化脓性感染形成，局部肿胀，按之有波动者，应及时切开排脓。

2. 切开引流术　在全身治疗2~3天后或发病6~7天，全身症状未好转，局部肿胀未消退或反而增加；局部压痛明显或加重者，可行切开引流术。若脓液较少，行钻孔引流术即可；若引流出的脓液较多，需"开窗"引流，患肢用石膏托保护。

3. 闭合性持续冲洗-吸引疗法　开窗后，清除脓肿，在骨髓脓肿空腔内放置冲洗及吸引管，用抗生素生理盐水冲洗。有效的冲洗标志是：滴入与流出量基本相同，手术切开处无液体渗漏，无明显肿胀，体温下降，疼痛减轻。

（四）其他疗法

1. 支持对症处理　注意休息，加强全身营养支持，增强身体抵抗力。给予足量维生素，并维持水、电解质的平衡，预防和纠正酸中毒。如果中毒症状严重，可少量多次输入新鲜血液，大量维生素C静脉滴注，补充维生素B_1及泛癸利酮保护心、肾等脏器功能。

2. 局部固定或牵引　减少疼痛，预防骨折和畸形的发生。早期行患肢局部固定，可用夹板或石膏托固定。采用皮肤牵引，并将患肢抬高，缓解肌肉痉挛和疼痛。

【预防与调护】

急性化脓性骨髓炎常来势凶猛，迅速发展形成脓肿，很快向周围扩散，所以应引起充分的重视，同时患者体质下降是其发病的主要环节，因此在治疗的任何时期均应重视患者体质的维护，重视扶正祛邪治疗。

本病若能早期诊断，及时准确有效地治疗，一般都可收到满意效果，预后尚好。倘若延误诊断与治疗，则可发生许多并发症，甚至内陷引发严重毒血症等导致死亡。而更多的患者可转变为慢性化脓性骨髓炎，形成死骨、窦道、长期流脓不愈，反复发作，发生病理性骨折或截瘫，后遗畸形、关节强直等。尽可能做到早期诊断，应用有效抗生素控制感染，及时引流减压，防止死骨形成，乃是治疗成功的关键。

第三节　慢性化脓性骨髓炎

慢性化脓性骨髓炎（chronic suppurative osteomyelitis）属于中医的"附骨疽"范畴，是骨组织内的慢性感染性疾病。该病的发生多因急性化脓性骨髓炎的迁延不愈所致。本病特点是感染的骨组织增生、硬化、坏死、死腔、包壳、瘘孔、窦道、脓肿并存，反复流脓，缠绵难愈。

【病因病机】

（一）中医病因病机

中医学认为"附骨疽"多因病后（如疔疮、不明原因高热等）余毒未清，兼之湿热内感，毒邪窜犯筋骨，以致气血壅滞，经络阻隔；或因跌打损伤，局部骨损伤，继之毒邪感染，以致血瘀络阻，日久正虚毒滞。

（二）西医病因病理

现代医学认为慢性化脓性骨髓炎的致病因素与急性化脓性骨髓炎相同，绝大多数是由急性骨髓炎治疗不及时或不彻底而形成的，少数为开放性骨折合并感染或术后内置物感染所致，从急性骨髓炎到慢性骨髓炎是一个逐渐发展变化的过程，一般认为在发病4周后为慢性骨髓炎，急性炎症消退后，如有死骨、窦道、死腔存在者，即为慢性骨髓炎；其病理演变过程特点，即由显著的骨破坏为特征的急性期逐渐发展为以修复增生为主的慢性骨髓炎。

急性骨髓炎未能及时控制，形成脓肿、死骨和包壳骨。脓肿穿破皮肤外溃后得以引流，急性炎症逐渐消退，但死骨、感染性死腔和包壳骨存在。死腔内含炎性肉芽组织、瘢痕组织、脓液、脓毒藏匿于内，反复为害；游离的死骨，相当于异物留存在病灶内，使病灶不能愈合。现代研究证明：在慢性骨髓炎局部，内置物和死骨表面及坏死组织形成生物膜，是造成病症经久不愈的主要原因，细菌生物膜是由细菌和其分泌的胞外基质在物体表面形成的高度组织化的多细胞结构，是细菌产生抗生素耐药和逃避机体免疫系统攻击的主要原因。感染性病灶通过窦道与皮肤表面相通，造成脓液反复溃漏。有时皮肤窦道虽然暂时闭合，但因脓液得不到引流，死骨、死腔、骨瘘孔依旧存在，故每于患者正气虚弱或遭受外伤后，炎症又可急性发作。待脓液重新穿破皮肤流出后，炎症又消退。如此反复，窦道时发时愈。因死腔、死骨及附近软组织瘢痕内缺乏血液供应，机体的抗菌能力和药力难于达到病灶处，以致炎症经年累月不愈，甚至窦道附近皮肤在长期炎性刺激物作用下，产生癌变。

【临床表现与辅助检查】

（一）病史

有急性化脓性骨髓炎或开放性骨折合并感染或手术内置物植入的病史。

（二）症状与体征

患肢局部长期隐痛，时轻时重。局部有压痛、叩击痛。皮肤上有长期不愈或反复发作的窦道口一至数个，时常流出稀薄脓液，淋漓不尽，或流出小碎死骨片。窦道口常有肉芽组织增生，周围有色素沉着，用探针经窦道插入探查，常可触及死骨的粗糙面和骨瘘孔。脓液排出不畅时，局部肿胀、疼痛加剧，并有发热和全身不适等症状。有时在症状消失、疮口愈合后数月或数年，患肢突发剧痛，伴有全身寒热交作，原窦道口处（或他处新发）红肿，继而破溃流脓，经休息治疗后，症状又消退，如此反复发作。

由于病变经年累月，局部肌肉萎缩，患肢增粗，皮肤上留有凹陷、窦道、瘢痕，紧贴于骨面,可触及病骨表面凹凸不平、不光整,轮廓不规则,皮下组织变硬。

（三）实验室检查

本病患者的血常规检查常无明显异常,若合并感染发生则可有炎性指标变化以及血沉的升高。若有窦道溃脓,则应做创口分泌物的涂片检查及细菌培养,并做抗生素敏感度测定。

（四）影像学检查

1. X线检查　X线片显示骨干不规则的增粗、增厚,密度增高,周围有新生的包壳骨。髓腔变窄或消失,同时有大小不等的死骨,死骨密度较周围骨的密度为高。有一个至多个破坏空洞透光区。骨质增生和骨质破坏并存征象,骨质增生范围大于骨质破坏范围。应注意了解死骨的大小、数目和位置。

2. CT或体层摄影　配合造影剂注入的CT检查以及CT三维重建技术,可以明确死骨及空洞所在的部位。了解有无感染性窦道,并可了解窦道的方向、范围与深度。

3. 放射性核素骨扫描　可显示患病部位放射性浓集,特别是在X线片上因骨硬化使其中的骨空洞不明显时进行检查,可以清楚地显示骨空洞范围的大小。

（五）并发症

1. 病理性骨折或脱位　由于慢性感染激活破骨细胞抑制成骨细胞,造成骨质破坏,以致局部容易发生骨折,或是因软组织周围的感染破坏关节结构,进而由于肌肉的牵拉而发生脱位。

2. 关节强直　多由于感染邪毒扩散到关节内,关节软骨面破坏或细菌感染所引发的反复炎症反应,使关节呈纤维性或骨性强直。部分患者的关节强直是由治疗过程中患肢长时间制动(如石膏固定)所致。

3. 屈曲挛缩畸形　多因急性期患肢未行牵引,以致软组织瘢痕挛缩所引起。

4. 患肢缩短　发生于儿童患者,因骨骺板遭受炎症破坏,影响骨骺的正常生长发育,使患肢较健肢短,这类关节往往存在局部形态异常表现。

5. 患肢增长　发生于儿童患者,因骨骺受到炎症刺激而生长过度,使患肢较健肢略长。

6. 关节内翻或外翻　易发生于儿童患者,因感染使骨骺板一侧受累,另一侧未受累,以致内外侧骨骺生长发育不对称,使关节发生内翻或外翻畸形。

7. 癌变　慢性化脓性骨髓炎的窦道口皮肤及软组织因长期反复炎症刺激,可诱发恶变为鳞状上皮癌,表现为突出皮肤的菜花状新生物,易反复破损出血、坏死、脓腐、恶臭等。

【诊断与鉴别诊断】

（一）诊断

根据症状、体征、实验室检查、特殊检查等表现可得出诊断。

（二）鉴别诊断

1. 骨结核　发生于长管状骨骨干部位的结核临床很少见,多为并发于其他部位结核感染;一般无混合感染时白细胞计数正常,死骨及窦道形成比较少见;即使形成脓肿或窦道,经适当非手术治疗也易痊愈。窦道排出物为稀薄的结核性脓液,细菌学检查可帮助诊断。而慢性化脓性骨髓炎所形成的窦道愈合非常困难,往往经多次手术,数年数月还不能完全根除。鉴别诊断困难时,可行病理检查明确。

2. 骨样骨瘤　以持续性疼痛为主要表现的良性骨肿瘤。位于骨干者,骨皮质上可见致密阴影,整段骨干变粗、致密,其间有小的透亮区,直径约1cm,称为"瘤巢",中央可见小死骨,周围呈葱皮样骨膜反应。位于松质骨者,也有小透亮区,周围仅少许致密影,无经久不愈的窦道。病理检查有助于鉴别。

【治疗】

慢性化脓性骨髓炎由于病变经年累月不愈,导致全身正气虚弱。因此应改善全身状况,提高机体抵抗力。由于长期炎症的反复发作,患者常常出现慢性消耗性损伤;合并有贫血和低蛋白血症,降低了机体和局部的抵抗力,形成恶性循环。治疗中要加强营养,给予高蛋白饮食,必要时静脉给予人体蛋白或氨基酸制剂,补充 B 族、C 族维生素,贫血要给予纠正,可少量多次输血。最大限度地提高患者的身体素质,增强患者的免疫功能和对手术的耐受能力。这些都是治疗慢性化脓性骨髓炎的基础。

临床上,针对慢性化脓性骨髓炎的治疗多以手术结合中医药的综合治疗为主,重视改善全身情况,同时积极控制感染与手术处理。治疗原则:局部应祛腐生肌,瘀腐不去则新肉不生。治疗上应该注意:①控制骨与软组织感染;②清除死骨和感染性死腔、瘢痕;③修复骨缺损、骨不连;④修复皮肤缺损;⑤矫正畸形。

(一) 内治法

1. 辨证治疗 若患者局部无明显死骨,症状只偶然发作,而局部无脓肿或窦道者,仅需用药物治疗及热敷理疗,配合休息,一般 1~2 周后症状可消失,无须手术。

(1) 急性发作期

治则:清热解毒,托里排脓。

方药:透脓散合五味消毒饮,或用托里金银地丁散等。症状急剧者,可参照急性化脓性骨髓炎选方用药。

(2) 非急性发作期

治则:扶正托毒,益气化瘀。

方药:神功内托散加减,可配服醒消丸、小金丸。正气虚弱、气血两亏者,宜用十全大补汤、八珍汤、人参养荣汤加减。

2. 抗生素的应用 在慢性化脓性骨髓炎的治疗过程中,抗生素的应用是很重要的环节,但同时要考虑到长期反复应用抗生素有发生细菌耐药的可能。

(1) 全身用药:应用于慢性化脓性骨髓炎的急性发作期、术前准备和术后。目的是预防和治疗细菌扩散及经血行转移种植感染,应参考伤口深部脓液细菌培养和药物敏感试验结果,选择最敏感的杀菌抗菌药物,足量使用。另外,慢性化脓性骨髓炎大多合并混合感染,所以抗生素要联合使用,如青霉素类和头孢菌素类及氨基糖苷类联合应用,起到协同作用。

(2) 局部用药:慢性化脓性骨髓炎由于局部血液循环障碍,全身用药很难或很少渗透到病灶内,致使病灶局部抗生素的浓度达不到有效杀菌浓度,局部用药则可提高局部浓度。

主要的局部用药方法有:①病灶清除后抗生素溶液冲洗和一次性局部药物敷布:这一方式可在短时间内提高药物局部浓度。②病灶内留置药物链:近年来将庆大霉素或万古霉素类放入骨水泥(聚甲基丙烯酸甲酯)中,制成直径 6~8mm 的链形小球,即成为庆大霉素或万古霉素链。将其置入病灶内,可在 2~3 周内连续释放有效浓度的庆大霉素或万古霉素。3 周后,取出或将链之一端置于切口外,每日拉出 1 颗,待肉芽组织逐渐填充死腔。③进行间歇性动脉加压灌注或静脉加压灌注抗生素,提高病灶抗生素局部浓度。将全身应用的抗生素溶于 50~100ml 0.9% 氯化钠注射液中,用注射泵在 30~60 分钟内加压注入,病灶远近端用止血带加压包扎。④闭合性持续冲洗:冲洗液中溶入高浓度的抗生素,可有效地作用于感染灶。

（二）外治法

主要介绍一下创口的局部处理。

1. 局部皮肤无疮口或窦道，虽有骨坏死但无大块游离死骨者，外敷拔毒生肌散。

2. 皮肤窦道经久不愈者，用七三丹或八二丹药线插入疮口内，外贴生肌玉红膏。

3. 外有窦道、内有死骨难出者，宜用千金散或五五丹药线插入疮口，以腐蚀窦道使疮口扩大，便于死骨和脓腐排出。脓尽后改用生肌散。

4. 死骨、死腔、窦道并存，脓腐甚多时，用冰黄液灌注引流，亦可用中药脱管散换药，冲洗疮口。

5. 对经久不愈的瘘管、窦道，可以搔刮其管壁以促进愈合。疮口换药时如触及死骨松动者，可用镊子钳出。

（三）手术治疗

慢性化脓性骨髓炎的手术治疗必须解决两个问题：病灶的彻底清除和伤口的闭合。治疗的原则为尽可能彻底清除病灶，摘除死骨，清除增生的瘢痕和肉芽组织，消灭死腔，改善局部血液循环，为愈合创造条件。为此必须采用药物和手术综合疗法，缩短疗程，减少复发率，以及尽可能保存肢体功能。慢性化脓性骨髓炎急性发作时，不宜做病灶清除术，应以抗生素治疗为主，积脓时宜切开引流。

1. 病灶清除术 为治疗慢性化脓性骨髓炎的基本方法。针对大块死骨，长期不愈的瘘管和窦道，经以上治疗无效时，可行手术清理病灶，目的是彻底摘除死骨，清除瘢痕肉芽组织，切除瘘管窦道，消灭死腔。

2. 肌瓣或肌皮瓣填塞术 适用于病灶清除后残留较大死腔者。应尽量选择邻近肌肉，但应避免采用肢体的主要屈伸肌，所用肌瓣不应过长，张力不宜过大。邻近无肌瓣可取时，可行吻合血管的游离肌瓣或肌皮瓣移植。

3. 松质骨填塞术 在彻底清除病灶后，用髂骨片或其他松质骨填充死腔。此法易招致感染而失败，需慎重采用。一般多适用于局限性骨脓肿病灶清除后，或在病灶清除后局部骨质缺损若不植骨难以支持体重时。

4. 含抗生素骨水泥充填术 清除病灶后，将含抗生素的骨水泥珠充填。水泥珠可逐个拔出，也可在数月后一并取出再进行植骨。

5. 病骨切除术 身体某些部位（如腓骨中上部、髂骨翼、肋骨、尺骨远端等）的慢性化脓性骨髓炎，可将病变部分完全切除。

6. 截肢术 创面经久不愈，肢体产生严重畸形、已发生癌变、肢体功能已大部分丧失者，可考虑行截肢术。

7. 伊利扎诺夫（Ilizarov）骨延长术 近几十年来，世界各国通过 Ilizarov 骨延长术，治愈了很多严重的骨缺损骨髓炎患者，对于组织缺损、畸形的骨髓炎患者，该术也是一种治疗选择。

8. 其他方法 吻合腓骨的组织移植术和高压氧吸入法，伤口一般给予 8~10 个大气压高压氧治疗，每日 1 次，每次 60 分钟，30 次为 1 个疗程，休息 1 周后可再用 1 个疗程。此法能改善骨病低氧分压状态，增强机体抵抗感染能力。

【预防与调护】

慢性化脓性骨髓炎在治疗过程中，应随时观察伤口变化，如伤口的大小、形状、边缘与颜色,以及肉芽组织的生长情况和脓液的多少、性质、颜色,根据情况辨证用药。从全身和局部的临床表现、白细胞计数、血沉的变化来判定慢性化脓性骨髓炎是否治愈。

第四节 硬化性骨髓炎

硬化性骨髓炎(sclerosing osteomyelitis)又称加雷骨髓炎(Garré osteomyelitis),属于病程缓慢,临床症状轻微,病变处骨质以形成弥漫性硬化、不形成脓肿及窦道为主要表现的骨组织低毒性感染性疾病。本病多发生于青壮年,男多于女,体质多健壮,如运动员,发病部位多在长管状骨骨干,胫骨最为多见,腓骨、尺骨等亦多见。

【病因病机】

(一)中医病因病机

中医学认为本病的病因病机尚不明确,但均与身体虚弱、感受病邪等有关。或因外感风寒湿毒,或因病后余邪未清,或因七情不和,筋骨损伤,邪毒与气血凝滞,搏结于骨,营卫不通,筋骨失养。因病邪毒性较低,一般不易腐骨化脓。凝结日久,亦有化火者,故后期可有轻度骨质破坏,甚或穿溃皮肉。

(二)西医病因病理

现代医学认为本病真正的病因尚不明确。目前一般认为是由于骨组织遭受低毒感染,或因患者抵抗力较强,在感染后病变发展受到抑制所致。其主要病理变化以骨质硬化为主。组织感染后有强烈的成骨反应,引起骨质硬化,髓腔变窄甚至消失,没有骨或骨髓化脓、坏死,无死骨形成,在病灶内不易发现致病菌。

【临床表现与辅助检查】

(一)病史

局部可能遭受损伤史。

(二)症状与体征

患者多无明显症状,所以多不主动就诊治疗。小部分来诊患者为病变部位酸胀疼痛或体检中无意发现,往往无明显的全身症状。患处酸胀、疼痛,时轻时重,多有夜间疼痛加重。可有局部皮肤温度高、肿胀不明显,更罕见有溃破出脓,坚硬,压痛,多无红肿、发热,症状可反复出现,劳累或久站与行走后疼痛加重。使用抗生素后症状可以缓解,多次反复发作后可摸到骨干增粗。压痛和胀痛以夜间为剧,病程发展漫长,因外伤或其他疾病可能激发加剧,但关节多数不受影响。硬化骨髓炎由于炎症反复发作,对肢体功能影响较大,有肌肉萎缩;如发生病理性骨折,可有肢体短缩或成角畸形;发病接近关节时,也可发生关节挛缩或僵硬。

(三)实验室检查

血培养一般均为阴性,白细胞计数可有改变,血沉可有加快。

(四)影像学检查

1. X线检查 发病初期1个月内一般无异常表现,时间长可见骨皮质弥漫性增厚、致密,呈硬化状,与正常骨无明显分界,骨髓腔较正常狭窄或闭塞。严重时整个病骨密度增高,常呈梭形,骨皮质增厚,骨髓腔狭窄甚至消失。在骨质硬化区内一般无透明的骨破坏,但在病程长的病例中,可见到小而不规则的骨质破坏区。软组织多无肿胀。

2. CT 检查　可以探查出普通 X 线片难以辨出的小透亮区。

【诊断与鉴别诊断】

（一）诊断

根据症状、体征、实验室检查、特殊检查等表现可得出诊断。

（二）鉴别诊断

1. 尤因肉瘤　本病患者年龄较小，病程发展快，似急性化脓性骨髓炎。有高热、畏寒，疼痛剧烈，血清碱性磷酸酶值较高。X 线片示骨皮质呈葱皮样改变，骨髓腔有破坏且扩大。

2. 骨样骨瘤　本病多见病灶在骨干近端偏心性骨皮质增生，中间有小透亮区，为窝巢状。但其特征为经常性隐痛，夜间疼痛较重，局部压痛明显，但无红肿，少有全身症状，X 线片可进一步提供鉴别依据。

3. 梅毒性骨炎　无痛，呈多发性骨质增生，两侧对称。梅毒螺旋体检查、梅毒螺旋体制动试验、梅毒血清试验等有诊断价值。

4. 畸形性骨炎（又称 Paget 病）　本病好发于老年人，多发于下肢部位，骨变粗弯曲。病程进展慢，疼痛不剧烈，可有局部低热。X 线片示皮质骨增粗，髓腔扩大，骨小梁纹理凌乱不规则，凹侧骨代偿性增粗，血清碱性磷酸酶水平增高，血钙水平正常。

5. 结核性骨髓炎　本病一般多侵入关节，病史较缓慢，有结核病或结核病接触史等。X 线片显示以骨质破坏为主而少有新骨形成。

【治疗】

（一）内治法

1. 中药　骨质增厚变硬，局部疼痛、压痛，无红热者，治宜解毒散瘀、活血通络，方用仙方活命饮合醒消丸加减；病程长，硬化区有骨质破坏，局部疼痛、压痛，并有微热或皮肤微红者，治宜清热托毒、活血通络，方用五味消毒饮或透脓散配醒消丸。

2. 西药　使用有效抗生素，但应与手术治疗相配合。

（二）外治法

中药外敷：拔毒消疽散局部外敷，并可用阳和解凝膏掺蟾酥丸末外敷于肿硬处。破溃流脓者，按外科换药。气血不足者，除同服气血双补药物外，还可选用生肌收口药物，撒于创口内，使肉芽生长逐渐愈合。

（三）手术治疗

使用抗生素可以缓解急性发作所致的疼痛。由于病灶部位硬化骨很多，药物难以经血液循环进入病灶内，因此部分病例抗生素难以奏效而需手术治疗。

凿开增厚的骨皮质，找到小脓腔，将其中的炎性肉芽组织及脓液清除后，疼痛可立即缓解；若找不到脓腔，可在骨皮质上开一个窗，一期缝合皮肤，使骨髓腔内有张力的渗出液引流至软组织内，疼痛亦可解除；因手术时找不到小脓腔和多个小脓腔在手术时难以一一发现者，手术后效果不佳。因此，可以先从骨皮质上开一个窗，再从干骺端开孔行髓腔扩大、清创及冲洗术，清除全部的脓腔；脓腔内置庆大霉素 - 骨水泥珠链，2 周内逐渐取出，可望伤口一期愈合并解除疼痛症状。

【预防与调护】

增强体质，提高抗病能力。早期患肢宜少活动。

第五节 化脓性关节炎

化脓性关节炎(pyogenic arthritis)是指关节部位受化脓性细菌引起的感染。感染途径多数为血源性传播,少数为感染直接蔓延。本病常见于 10 岁左右儿童,最常发生在髋关节和膝关节,以单发关节为主,髋关节由于部位深的关系或因全身其他部位感染症状所掩盖,而易被漏诊或延误诊断,关节丧失功能常有发生。因此,该病的治疗强调早诊断、早治疗,确保关节功能不致发生障碍和丧失。

本病属中医关节流注和骨痈疽范畴,古代文献对其记载颇多,如明代汪机《外科理例》说:"大抵流注之症,多因郁结,或暴怒,或脾虚湿气逆于肉理,或腠理不密,寒邪客于经络,或闪扑,或产后,瘀血流注关节,或伤寒余邪未尽为患,皆因真气不足,邪得乘之。"清代高思敬《外科医镜》指出:"流注病多生十一二岁,或七八岁,三两岁小儿最多,大多先天不足,寒乘虚入里。"清代祁坤《外科大成》描述环跳疽(化脓性髋关节炎)的症状:"生环跳穴,漫肿隐痛,尺脉沉紧,腿不能伸。"以上文献对本病的病因、证治都有较详细的论述。

【病因病机】

(一)中医病因病机

中医学认为本病的病因病机与下列因素有关。

1. 感受暑湿邪毒 夏秋之际暑湿邪毒客于营卫之间,阻于经脉肌肉之内,与气血搏结,流注于关节。

2. 热毒余邪,流注关节 疔、疮、疖、痈、切口感染等失于治疗,或虽治而余毒未尽;或因挤压、碰撞,邪毒走散,流注经络关节。

3. 瘀血停滞,化热成毒 积劳、过累,肢体经络受损,或跌仆闪挫,瘀血停滞,郁而化热成毒,恶血热毒凝于关节。

4. 穿刺或创伤手术感染 邪毒通过针眼或创口深入关节,营卫气血受阻。

以上因素均可导致毒蓄关节,经络气血瘀滞,津液不得输布,水湿内生,蕴热化脓,腐筋蚀骨,成为本病。在本病的发生、发展演变中,始终存在着"正邪相搏"的抗争和"邪正消长"的过程。正盛邪弱,则病情向愈;正虚邪盛,则病情进一步加剧。

(二)西医病因病理

现代医学认为本病是关节内受化脓性细菌感染所致,其病因主要包括:

1. 血源性传播 身体其他部位化脓性病灶内的细菌通过血液循环进入关节,如呼吸道感染的化脓性扁桃体炎、皮肤疖肿、毛囊炎,或体内潜在病灶的细菌进入血流停留在关节滑膜上,引起急性血源性感染。

2. 邻近关节的化脓性病灶直接蔓延至关节腔内,如髂窝部、髂腰肌深部脓肿或髂骨骨髓炎蔓延至髋关节。

3. 开放性关节损伤而继发感染致化脓性关节炎。

4. 医源性因素 关节腔内注射,尤其是皮质类固醇药物封闭治疗;关节手术后感染,包括关节镜、假体置换等可使关节直接感染。

本病的病变过程可分为 3 个阶段,这种发展是一个渐进演变的过程,有时并无明显界限,有时某一阶段可独立存在。

1. 浆液渗出期　关节感染后,首先引起滑膜水肿、充血,白细胞浸润,产生渗出液。早期的渗出液,呈清稀的浆液状,液体内有大量白细胞,此时,如患者抵抗力强,得到及时治疗,渗出液逐渐减少可获痊愈,关节功能不受影响。

2. 浆液纤维蛋白渗出期　若治疗不当或延误,则病变继续发展,渗出液变成浆液纤维蛋白性,呈混浊絮状,含有脓细胞、革兰氏阳性菌和纤维蛋白渗出物。此期如能积极治疗,炎症仍可控制,但可引起关节粘连,有一定的功能受限。

3. 脓性渗出期　如病情再进一步恶化,渗出液变成脓性,含有大量细菌和脓细胞,关节软骨和关节面骨质遭到破坏,不仅治疗难度加大,而且治疗后遗有关节强直,功能障碍,或病理脱位。一般青少年和成人多发生关节软骨破坏,形成骨性强直;儿童发生骨端破坏吸收,引起病理性脱位(图4-3)。

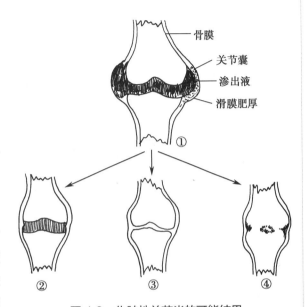

图4-3　化脓性关节炎的可能结果
①化脓性关节炎;②痊愈;③纤维性强直;④骨性强直

【临床表现与辅助检查】

(一)临床表现

1. 初期　全身不适,食欲减退,随即出现恶寒发热,舌苔薄白,脉紧数。病变关节疼痛、压痛,不能完全伸直,活动受限,局部肿胀、灼热。实验室检查示白细胞计数略增高,中性粒细胞百分比上升。关节穿刺可抽出浆液性渗出液。

2. 湿热酿脓期　上述症状进一步加重。全身呈中毒性反应,寒战、高热、出汗,体温可达 40~41℃,脉数、口干、苔黄腻;局部肿热,皮肤潮红,剧痛、胀痛或跳痛,拒按,彻夜难眠。因炎症刺激,肌肉痉挛,使病变关节处于畸形位置,不能活动。如病变在髋关节,则该关节呈屈曲外旋位;病变在膝关节,则患膝呈屈曲位,甚至发生脱位、半脱位或骨骺分离移位。实验室检查示白细胞计数增高达 20×10^9/L 以上,中性粒细胞百分比为 80%~90%,血沉增快。关节穿刺液呈絮状浆液,或镜检有脓细胞。

3. 脓溃期　全身热毒炽盛症状如上,局部红肿热痛更加显著,关节穿刺为脓液。如脓肿穿破关节囊到软组织,因关节内张力减低,疼痛稍微减轻,但全身症状和局部红肿依然存在。最后,脓肿突破皮肤而外溃,形成窦道,经久不愈。全身急剧症状减退,而虚弱体征突出,神情疲惫,面白无华,舌淡苔少,脉细而数等。此期可因关节内积脓腐蚀筋骨,使软骨和骨性结构破坏,加上周围肌肉由痉挛而挛缩,造成关节脱位畸形更加明显,活动更加受限。

(二)实验室检查

关节穿刺抽液检查具有重要诊断价值,需注意以下要点:

1. 滑液为浆液性或脓性,多黏稠混浊,可见镜下脓细胞。

2. 关节液涂片镜检了解细胞分类情况,WBC>50×10^9/L,中性粒细胞 >80% 高度怀疑。

3. 革兰氏染色快速涂片寻找细菌。

4. 关节液培养阳性,注意厌氧菌和需氧菌双培养。

（三）影像学检查

X线、CT及MRI检查提示早期关节间隙增宽、脱位、半脱位或骨骺滑脱，关节囊肿胀，骨质稀疏，周围软组织肿胀；晚期关节间隙狭窄，骨质破坏，破坏区周围骨质增生、硬化，关节边缘骨赘增生。最后关节间隙消失，呈纤维强直或骨性强直。有时可见关节周围软组织呈片状或条形钙化，附着于关节邻近骨的边缘。

【诊断与鉴别诊断】

（一）诊断

全身热毒症状：病变关节的红肿热痛，功能受限，加上关节内穿刺液的改变和细菌培养阳性，即可作出诊断。婴幼儿化脓性关节炎的早期诊断较困难。最常见的发病部位是髋关节。如患儿有高热、髋痛、局部肿胀、活动受限等，即应考虑为本病。新生儿全身和局部症状不明显，如见躁动不安、无原因啼哭、一侧肢体不能活动，应高度怀疑为本病。

（二）鉴别诊断

1. 急性血源性骨髓炎 反应性关节积液较少；穿刺液中白细胞较少；无脓细胞及细菌。

2. 类风湿关节炎 全身多关节对称发病；且常累及小关节；类风湿因子（+）。

3. 关节结核 起病缓慢，低热，周围血白细胞不高，中性粒细胞比例正常或降低；关节穿刺液中可找到抗酸杆菌。

4. 痛风性关节炎 夜间发病；多发关节肿痛；常累及跖趾关节；血尿酸增高；关节液中可见尿酸盐结晶。

5. 一过性滑膜炎 常累及髋关节，少有全身症状；红细胞沉降率、白细胞计数、C反应蛋白多正常；关节穿刺液检查及细胞培养不能发现细菌。一般发病2周左右自愈。

6. 关节附近的软组织急性炎症 肌肉受刺激而痉挛收缩，影响关节活动，易误诊为关节内病变。髂窝部、髂腰肌深部脓肿，常使髋关节不能伸直，而误诊为髋关节化脓性关节炎，必须仔细检查予以鉴别。

【治疗】

根据不同的病理阶段、病因及患者体质状况，有针对性地选方用药，内外同治，中西医结合。

（一）内治法

1. 辨证治疗

（1）初期

治则：清热解毒，利湿化瘀。

方药：黄连解毒汤、五神汤。因感暑湿邪毒发病者，加佩兰、薏苡仁、六一散等；因热毒余邪发病者，加生地黄、牡丹皮；因蓄瘀化热而形成者，加桃仁、红花、丹参、三七等。

（2）酿脓期

治则：清热解毒，凉血利湿。

方药：五味消毒饮合黄连解毒汤。湿热体征显著者，加薏苡仁、茯苓、泽泻、车前子；热毒内盛，症见高热神昏，甚或谵妄、身现出血点者，属危候，急于上方中加水牛角、生地黄、牡丹皮，配服安宫牛黄丸或紫雪丹；若因炽热伤阴，气阴亏损，症见心烦口燥、舌红光无苔者，加生脉散。

（3）脓溃期

1）将溃未溃，或初溃脓泄不畅

治则：托里透脓。

方药：托里消毒饮或透脓散。热毒体征严重者，加薏苡仁、黄连、蒲公英、败酱草，以清热解毒。

2）溃后正虚

治则：补益气血。

方药：八珍汤或十全大补汤。脾胃虚弱、纳谷不馨者，用四君子汤加陈皮、山楂、谷麦芽、鸡内金等；如正气虽虚但热毒未尽，或初溃不久，选用补药不宜过温，以防助热为患。

2. 西药

（1）全身支持：注意降温、补液、纠正水电解质代谢紊乱，增强营养，新鲜血浆输入，提高机体抵抗力；如果发生全身中毒反应，甚至出现感染性休克，应积极抗休克治疗。

（2）抗生素的应用：早期应用足量有效抗生素，并根据关节液细菌培养和药物敏感试验结果，选择合理的抗生素。一般认为抗生素应用时间是 6 周，可以 3 周静脉给药，3 周口服给药。

（二）外治法

1. 局部敷药　选用拔毒生肌散，或玉露膏、金黄膏等。

2. 关节腔穿刺　病变关节积液肿胀，有波动时，行关节腔穿刺，抽液后注入冰黄液或黄连素液，或抗生素。每日或隔日 1 次。详见本章概述中的外治法。

3. 患肢制动　选用皮肤牵引、骨牵引、夹板或石膏托固定制动。

（三）手术治疗

1. 切开排脓，抗生素置入一期缝合术　对于急性期的化脓性关节炎发病 5~7 天后，病理改变已进入脓性渗出期，应及时切开排脓，彻底清除关节腔内的坏死组织、脓液、纤维组织粘连块，尤其是附着在关节软骨表面的纤维蛋白沉淀物等，置入敏感的抗生素，做一期缝合伤口。

2. 闭合性持续冲洗 - 吸引疗法　对于急性化脓性关节炎发病 7~12 天后才确定诊断者，应在切开排脓、病灶彻底清除后，采取闭合性持续冲洗 - 吸引疗法，可控制感染和防止关节软骨面破坏，为关节功能的恢复创造条件。

3. 矫形术　严重的化脓性关节炎，如在治疗中没有采取有效的预防畸形的措施，往往会遗留关节畸形；对于畸形影响功能者，需行手术治疗，一般要求在感染控制 1 年后才能进行，否则易致感染复发。感染控制 1 年以上者，根据关节具体情况和患者体质、年龄、病变的程度，可以考虑关节置换术、截骨矫形术和关节融合术。

【预防与调护】

1. 避免可能引起化脓性关节炎的疔、疮、疖、痈及外伤。

2. 恢复期炎症消失，病灶愈合，全身情况恢复良好，即应逐步进行关节功能锻炼，可用五加皮汤或海桐皮汤熏洗僵硬关节。如关节粘连、周围软组织挛缩，还可适当进行按摩和理疗，以促进血液循环、松解粘连，增加关节活动，早日恢复。

3. 合理安排生活，加强体育锻炼，同时保持身心健康，精力充沛，饮食有节，劳逸适度。一旦发病，应细心护理。

病案分析

患者男性,78 岁,因"右膝肿胀疼痛伴寒战高热 3 天"入院。3 天来症状逐渐加重,现不能行走,自诉 10 天前因"右膝骨关节炎"至外院行"右膝关节穿刺抽液 + 复方倍他米松注射液关节内注射",穿刺后疼痛症状未见明显缓解,1 周前出现右膝肿胀,未予特殊处理。3 天前出现右膝明显肿胀伴寒战高热,在家自行测量体温为 38.6℃,自诉无咳嗽、胸闷气急、胸痛及尿频、尿急、尿痛等症状。查体:体温 39.2℃,心率 90 次 /min,血压 140/60mmHg,右侧膝关节屈曲畸形,红肿,皮温明显升高,右膝压痛明显,主、被动活动均明显受限,心肺听诊未见明显异常。

分析思路:患者老年男性,以"右膝肿胀疼痛伴寒战高热 3 天"为主要症状,根据其发病史、诊治过程中的症状与体征变化,可排除其他原因引起的感染。因此,西医诊断:右膝化脓性关节炎;中医诊断:右膝关节流注,辨证分型属湿热酿脓期。

治疗策略:

1. 内治法　清热解毒,凉血利湿,方用五味消毒饮合黄连解毒汤加减。
2. 外治法　可局部敷药,选用拔毒生肌散,或玉露膏、金黄膏等。
3. 控制感染,采取两种以上抗生素联合应用。
4. 应用关节腔穿刺术。
5. 适当选用外固定支具,制动患肢。
6. 全身支持疗法。

若患者感染症状未得到明显控制,则可行切开排脓、抗生素置入一期缝合术或闭合性持续冲洗 - 吸引疗法。

● (宋　敏)

复习思考题

1. 简述骨与关节化脓性感染的诊治程序。
2. 简述中医药在骨与关节化脓性感染中的应用。

第五章

骨关节结核

通过骨关节结核相关内容的学习,了解骨关节结核的基本特点和发病机制,掌握各部位骨关节结核的临床表现、诊断及鉴别诊断要点,熟悉骨关节结核的临床诊断、治疗原则。

第一节 概 述

骨关节结核是由于结核杆菌通过血液循环到达骨或关节,从而引起骨或关节化脓性、破坏性病变。该病是一种常见的慢性炎症性疾病,约 95% 继发于肺结核,少数继发于消化道结核。其在儿童和青少年中发病率高,尤以 10 岁以内者多见,男性稍多于女性。作为一种传染病,本病病程长;除全身影响外,还易损伤骨骺和关节,从而影响儿童的生长发育,最终造成病残。其中脊柱结核约占 50%,负重关节如髋关节、膝关节、踝关节结核等发生率也较高,是骨病中顽固难愈的病症之一。

骨关节结核相当于中医“骨痨”范畴,因其病发于骨,消耗气血津液,导致形体虚羸,缠绵难愈而得名。因其成脓后,若败絮黏痰,且可流窜他处形成寒性脓肿,又名“流痰”。又因部位不同而有不同命名,在腰椎两旁的称“肾俞虚痰”,在踝部的称“穿拐痰”,在膝关节的称“鹤膝痰”等。本病发病缓慢,化脓较迟,易形成窦道,且经久不愈。

【病因病机】

（一）中医病因病机

中医学认为本病是先天不足,肾气不充,或外来损伤致气血失和,风寒痰浊凝聚于筋骨而发病。本病的形成以先天不足、肾亏髓空为发病之本,痰浊凝滞、风寒侵袭或筋骨被伤为发病之标。本病病变过程寒热虚实夹杂,其始为寒,其久为热;当其化脓时寒化为热,肉腐为脓;后期则阴虚火旺,虚火灼津,故以阴虚为主证。又因病久耗伤气血,且由于长期窦道不愈,而致气血两虚。脓肿破溃之后,脓水清稀淋漓,必致阴精气血更加衰败,虚劳日渐加重。综上所述,本病的病机特点概括为“本虚标实”,以正气亏虚为本。

（二）西医病因病理

西医学认为骨关节结核多为继发。结核杆菌可以通过血液、淋巴及局部蔓延到达骨与关节,或由胸膜、淋巴结病灶直接蔓延到椎体边缘、肋骨或胸骨等处。结核病灶能否形成,与结核杆菌的数量及毒力、患者的体质及免疫力、局部解剖生理特性有密切关系。一般来讲，病灶好发于血流缓慢、劳损多和生长活跃的松质骨，并可累及骨骺，扩展到关节腔。

　　骨关节结核的组织病理一般分为渗出期、增殖期和干酪样变性期，其病理变化可向3个方向发展：局部纤维组织增生，侵入干酪样物质中，最后干酪样物质完全为纤维组织代替，病灶呈纤维化、钙化或骨化而愈合；有的干酪样物质和多核巨细胞仍部分存在，但被纤维组织包围，病灶呈静止状态，但仍可复发；干酪样物质液化，形成脓肿，结核杆菌迅速增殖，是脓液感染性加强，与脓肿接触的骨关节或其他脏器都可能受到感染或腐蚀。

　　骨关节结核的类型和发展过程可分为单纯骨结核、单纯滑膜结核和全关节结核（图5-1）。

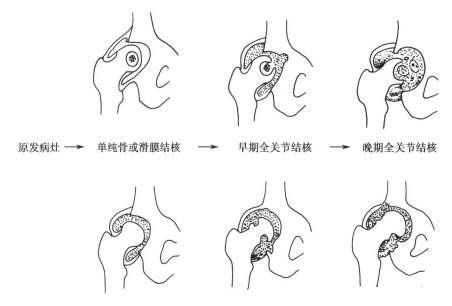

图 5-1　骨关节结核的病理发展过程

　　1. 单纯骨结核　按病灶部位不同，又可分为松质骨结核、皮质骨结核、干骺端结核（图5-2）。

　　（1）松质骨结核：可分为中心型和边缘型两种。①中心型：因松质骨中心距离周围软组

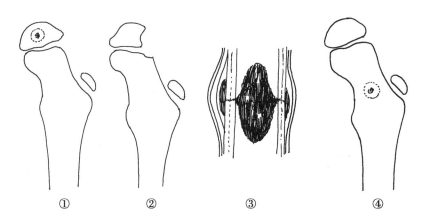

图 5-2　不同部位骨结核的病理特征
①松质骨中心型；②松质骨边缘型；③皮质骨骨膜反应及脓肿形成；④干骺端骨膜结核死骨形成及骨膜反应

织较远,侧支循环较少,血运较差,故病变以浸润和坏死为主。坏死骨组织与周围活骨分离后,形成游离死骨,死骨呈圆形、卵圆形或不规则形。死骨吸收或流出后,遗留骨空腔。局部脓液增加,压力增大,并向周围扩大:或向阻力最小的关节方向发展而造成关节结核;或向侧方发展,穿破骨膜,在软组织下形成脓肿,最后可向体外或空腔脏器内穿破,形成窦道或内瘘。②边缘型:边缘型骨结核的发展与中心型略有不同,其骨质破坏范围一般较小,且病灶一侧接近软组织,局部血运较好,多不形成死骨。边缘型骨结核脓液可向关节腔、体外或体内空腔脏器穿破。

(2) 皮质骨结核:多起自髓腔,以局限性溶骨性破坏为主,一般不形成死腔。病灶内脓液增加,压力增大,脓液可经穿通管(Volkmann管)汇集到骨膜下,刺激并掀起骨膜,形成新骨。儿童多见,成人新骨形成较少,老年人仅见溶骨性破坏,几乎无新骨生成。

(3) 干骺端结核:兼具松质骨结核和皮质骨结核两种病变特点,即局部可能有死骨形成,又有骨膜新骨增生。

2. 单纯滑膜结核　结核杆菌侵袭滑膜形成单纯滑膜结核主要有两种途径:一是经关节腔感染滑膜;一是结核杆菌先侵入滑膜下层组织,在局部产生局限性病灶。滑膜较薄,该病灶可迅速向关节内破溃,出现全滑膜组织感染。滑膜感染后出现充血、肿胀及渗液增加。

3. 全关节结核　是由单纯骨结核或单纯滑膜结核演变而来,因此早期关节结核被称为单纯性结核阶段。单纯性结核进一步发展,构成关节的骨端、软骨面和滑膜均被累及,则形成全关节结核。若大部分软骨面破坏,关节活动物质基础丧失,可致关节功能大部分丧失。病变关节大多发生纤维强直,较少发生骨性强直。

【临床表现与诊断】

(一)全身表现

初期多无明显全身不适症状,随病情发展,出现精神倦怠,少气乏力,纳减,形体日渐消瘦,舌质淡红,苔薄白,脉沉细。继而可见午后低热,食欲不振,夜间盗汗,心烦失眠,咽干口燥,两颧发红,舌质红,苔少或无苔,脉沉细数等阴虚火旺之象。后期气血亏虚,症见精神委顿,心悸怔忡,畏寒自汗,面色无华,头晕目眩,甚至卧床难起,舌淡苔白,脉细或虚大。如有高热恶寒,全身中毒症状明显者,应考虑合并其他细菌混合感染的可能。

(二)局部表现

1. 疼痛　初期仅感患处隐隐作痛,活动时疼痛加重,有叩击痛。夜间熟睡,肌肉松弛,失去对受累关节的保护作用,无意转动可激发剧烈疼痛。成人出现夜间痛醒,儿童可有夜啼或夜间惊叫现象。某些部位结核,由于病变刺激神经,通过神经传导而出现远处疼痛。如髋关节结核早期,可出现膝关节疼痛。

2. 肌肉痉挛　表现为局部肌肉紧张、敏感,使关节拘急、活动不利。如腰椎结核,可出现腰部肌肉僵直如板状,伸屈活动受限。

3. 肿胀　病变关节(多为单关节)呈梭形肿胀,不红不热,主要为滑膜增厚,关节积液和周围组织渗液所致。要检查皮肤颜色,有无热感和波动。久则周围肌肉萎缩,局部肿胀更加明显。

4. 患肢肌肉萎缩　病变部位的远近端肢体由于活动减少,营养不良,而明显瘦削无力。

5. 功能障碍　早期因疼痛和肌肉痉挛而出现强迫体位,功能受限,后期因关节结构破坏和筋肉挛缩而产生功能障碍。

6. 畸形　多为关节破坏、关节挛缩、关节脱位或半脱位所引起,多数表现为屈曲畸形。

脊柱要首先观察脊柱生理曲度,如胸椎结核,其棘突可出现凸峰,整个椎体多呈前屈或伴侧弯畸形。

7. 寒性脓肿　病变的骨关节脓腐形成,肿胀隆起,局部皮肤无明显红、热(即将破溃的脓肿中央可有透红),按之柔软,触诊有波动感,即为寒性脓肿。脓液可沿软组织间隙向他处流注,在远离病变部位形成压痛不著、不易破溃的冷脓肿。如脊柱结核的冷脓肿可沿肌肉组织间隙向远处流注,其形如半球,触之饱满、有囊性感,压之不痛,日渐增大,不易破溃。

8. 窦道、瘘管形成　寒性脓肿溃破后,即形成窦道,可有"豆腐渣"样碎块或死骨碎块流出。结核性窦道,难以自闭,日久不愈,疮口凹陷,苍白,周围皮肤长期分泌物浸淫,皮色紫暗。如寒性脓肿内溃,穿破肺或肠管,则形成内瘘。内瘘或外窦皆可引起混合感染,出现全身和局部相应症状和体征。

9. 病变关节附近淋巴结肿大。

10. 其他　脊柱结核可并发截瘫,早期表现为肌力减弱,活动失灵,腱反射亢进,感觉减退及膀胱括约肌、肛门括约肌功能障碍。

(三) 实验室检查

1. 血常规　病久患者红细胞计数和血红蛋白含量可能偏低,长期混合感染或严重的多发结核患者,贫血更加明显,白细胞计数正常或稍高。

2. 血沉　血沉增快是结核病活动期的常见表现,虽不是结核病特有,但测定血沉对诊断结核具有重要辅助作用。稳定期或恢复期血沉多为正常。血沉定期检查可以随时判断病变活动程度,结合临床及影像学有利于判断炎症程度及鉴别恶性肿瘤。

3. 结核菌素试验　结核菌素试验阳性仅表示有结核感染或接种过卡介苗,对于 5 岁以下儿童早期诊断更有帮助;如果结核菌素试验强阳性,则可能有活动性结核病变。结核菌素试验阴性表示未受到结核菌感染,或为感染早期,或为无反应的重症结核病患者。因此,不能以结核菌素试验作为单纯诊断结核病的方法。但出现结核菌素试验强阳性也应引起足够重视。

4. 细菌学检查　抽取脓液或关节液做结核菌培养或涂片寻找抗酸杆菌,一般阳性率在50%~60%,对于明确诊断及鉴别诊断具有重要价值。

5. 病理检查　对于早期和不易诊断的滑膜结核和关节结核可取活体组织做病理检查,一般即可确诊。活组织采取方法:①用粗针头吸取;②小切口活检;③手术探查采取标本。

6. 动物接种　结核性脓液进行动物接种阳性率较高,对诊断有帮助。但动物接种手续复杂,时间较长,条件要求较高。

(四) 影像学检查

1. X 线检查　是诊断骨关节结核的重要手段之一。通过 X 线平片不但能确定病变的部位和程度,而且能明确病变的性质和病理改变,对于早期诊断和指导治疗具有重要价值。单纯骨结核主要呈不规则透光区,其边缘无硬化增密现象,破坏区内有时可见较小的密度增高影(图 5-3、图 5-4);全关节结核主要表现为关节边缘局限性破坏凹迹,或边缘不规则,随后关节面破坏,关节间隙变窄或消失,或发生关节脱位,关节附近骨骺萎缩,有明显增生现象。

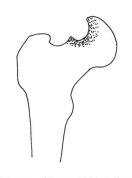

图 5-3　松质骨结核边缘型

2. CT 检查　对于脊柱结核,CT 检查比 X 线检查更具优越性,不仅能发现椎体、椎间盘及附件的改变,还可显示周围软组织如腰大肌等部位的病变,从而能确切定位,也为定性及手术治疗提供依据。

3. MRI 检查 对于脊柱结核诊断意义更大,MRI 能很好地显示椎体中心型、边缘型及椎体附件的结核性骨质破坏,T_1 加权像表现为低信号,T_2 加权像表现为高信号。对于骨膜下型结核和椎旁寒性脓肿的显示,MRI 较 X 线平片和 CT 检查更具优越性,可清楚显示病灶大小、形状、范围以及对周围器官和组织的压迫情况。寒性脓肿的信号强度于 T_1 加权像与肌肉相似,T_2 加权像为高信号。

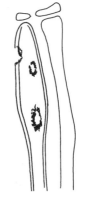

图 5-4 密质骨结核

【鉴别诊断】

1. 类风湿关节炎 单纯滑膜结核常不易与单关节的类风湿关节炎鉴别,确诊往往要依据滑膜切取活检和关节液的细菌学检查结果。但类风湿关节炎一般系多发,关节积液不发生混浊和脓性变,而且从不破溃。X 线片可见骨质疏松、关节间隙狭窄乃至消失,但关节面不出现较深的骨质破坏。

2. 急性化脓性关节炎 急性化脓性关节炎不易与关节结核混淆,但当结核呈急性发展或化脓性关节炎表现为亚急性或慢性病变时,两者常不易区别。病史、其他结核病灶或化脓性病灶的存在、关节穿刺液的细菌检查,将有助于鉴别。

3. 骨肿瘤 多种骨肿瘤与结核不易鉴别,如尤因肉瘤与骨干结核、网织细胞肉瘤与椎体结核、椎体中心型结核与转移性骨肿瘤。骨肿瘤呈持续性疼痛,进行性加剧,肿块呈实体感、与寒性脓肿有明显区别,X 线片有重要诊断意义,确诊需手术或穿刺活检。

4. 化脓性骨髓炎 发病急骤,全身和局部症状明显,X 线片可见骨质广泛破坏、大块死骨和骨膜新生骨包绕。

5. 创伤性滑膜炎 需与单纯滑膜结核相鉴别。前者多见于青壮年,有明确外伤史,患者多无全身症状,血沉正常,X 线检查仅见软组织肿胀,骨质疏松不明显。

【治疗】

本病治疗的目的是通过休息、营养、制动、中医辨证诊治、抗结核药物的运用、手术治疗等,达到整体与局部并重,内外结合,杀灭结核杆菌,修复坏死组织,纠正畸形,保留关节功能的目的。总的治疗原则:①单纯滑膜结核在早期,受累滑膜处于充血、水肿和炎症浸润阶段,一般应采用全身和局部抗结核药物为主的非手术疗法,辅以休息、营养和局部间断固定。②单纯骨结核如无明显死骨病灶,离关节较远,近期无侵入关节危险者,可采用非手术疗法;如有明显脓肿,可定期穿刺吸脓。如局部有明显死骨或瘘管,且经久不愈者,则可行病灶清除术。③晚期全关节结核,为使病变尽快停止发展,维护关节功能,如无手术禁忌,应尽快施行滑膜切除和病灶清除术。骨关节结核是全身结核的继发病变,治疗必须强调全身与局部并重、祛邪与扶正兼顾、内治与外治相结合的综合治疗,贯彻早期诊断、早期治疗原则,以缩短疗程、防止畸形、减少病残、降低复发率。重视行之有效的非手术疗法,严格掌握手术适应证。

(一)营养与支持疗法

结核病是一种消耗性疾病,为增加抵抗力和产生抗体,对患者应给予可口、易消化、高热量、高蛋白质的饮食。此外,还应有选择地给予足量的维生素,如 B 族维生素、维生素 D 和其他多种维生素。必要时还可给予少量多次输血,以增强机体抵抗能力。

（二）内治法

1. 辨证治疗

（1）寒痰凝阻：关节隐痛或酸痛，休息时痛减，劳累后加重，关节活动障碍，局部肿胀不明显，皮肤不红热，多无全身症状，舌淡、苔白、脉沉细。

治则：温经散寒，化痰通络。

方药：阳和汤加减。

加减：脓肿破溃时，可加用黄芪、当归、皂角刺、山甲珠，以贯通经络、托里透脓、溃壅破坚；病灶在上肢可加桑枝，在躯干可加杜仲，在下肢可加牛膝作引经药；纳差者，加山楂、陈皮；咳嗽者，加款冬花。

（2）阴虚内热：起病数月后，在原发或继发部位渐渐漫肿，皮色不变或微红，病变关节肿胀、畸形、压痛明显，或有脓肿形成，久不溃破，伴有午后低热、颧红、夜间盗汗，舌质红，苔少或无苔，脉细数。

治则：滋阴清热，和营托毒。

方药：清骨散加减。

加减：若盗汗不止，加黄芪、浮小麦、煅龙骨、煅牡蛎；若咳痰带血，加南沙参、百部、川贝母、白茅根等；兼气血不足者，可加当归、黄芪、桃仁、红花等和营托毒；内热甚者，加白薇；如合并感染，恶寒发热等全身症状明显，可加金银花、紫花地丁等清热解毒；纳差者，加白术、山楂健脾和胃；疼痛明显者，加乳香、没药以活血止痛。

（3）正虚邪实：病变处于寒性脓肿已成、尚未破溃之时，病变部位漫肿、色暗红，触之应指，时有疼痛，全身不适，倦怠乏力，食欲减退，形体消瘦，低热，朝轻暮重，舌红少苔，脉沉细。

治则：温补托毒。

方药：神功内托散加减。

加减：面色㿠白者，加桂枝、黄芪、附子温阳行气；心悸失眠者，加远志、茯神、酸枣仁等以养血安神；纳差者，加神曲、山楂、麦芽以健脾和胃；疼痛明显者，加延胡索、乳香、没药、红花以活血止痛。

（4）肝肾亏虚：脓肿破溃，窦道形成，患肢肌肉萎缩、畸形；病变在颈、胸、腰椎者，则可出现强直不遂，甚则下肢瘫痪不用，二便潴留或失禁；形体消瘦，精神萎靡，面色无华，畏寒，心悸，失眠，自汗或盗汗，舌质淡红，苔薄白，脉细数或虚数。

治则：补益肝肾。

方药：左归丸加减。

加减：心悸、失眠者，酌加茯神、酸枣仁，以养心安神；下肢瘫痪者，加皂角刺、龟甲、狗脊、川断，以补肝肾、养精生髓。

2. 中成药 抗痨丸、大补阴丸、六味地黄丸等。

3. 西药 主要为抗结核药，常用的有异烟肼、利福平、链霉素、乙胺丁醇、卡那霉素等，为避免耐药菌株的产生，多采用2~3种药物联合用药。如3种抗结核药物联用，则几乎完全不产生耐药性，还可增强疗效。早期可每日给药，病情控制后可间断给药。根据病情需要，可选用下列药物：①异烟肼，每日300mg，顿服；②链霉素，每日0.75g，分2次肌内注射，或每周2~3g；③利福平，每日450mg，晨间空腹顿服；④乙胺丁醇，0.75~1g，晨间空腹或餐后2小时顿服。每3个月为1个疗程，可用1~3个疗程。目前用顿服疗效较分次服好，而且副作用差别不大。

抗结核药物的应用原则:早期、联合用药,坚持全疗程规范用药和适宜剂量。开始治疗和手术治疗前后,给药应适当集中,尽可能每日给药,以后根据病情的好转情况,可改为间断用药、间日用药或每周2次用药。长期应用抗结核药应注意其药物不良反应,特别是初治病例。由于骨关节结核的疗程很长,用药时间不宜过短,膝、肘、腕、踝等中小关节结核可用药1年左右,而髋、骶髂、脊柱及大关节结核则需要用药2年左右,视病情需要,必要时延长抗结核药的使用时间。

短程抗结核治疗是结核病治疗新的里程碑,(强化)治疗阶段可使用两种全效杀菌药,延续(巩固)治疗阶段至少用一种全效杀菌药,快速杀灭病灶中各种菌群,全疗程为6~9个月。利福平、异烟肼、吡嗪酰胺和链霉素是短期抗结核的主药。脊柱结核短程治疗满疗程应多于6个月。

（三）外治法

1. 中药外治 初期用回阳玉龙膏局部外敷。若脓肿外溃或窦道形成,可根据情况选用五五丹、七三丹、八二丹药线插入引流,若脓水将尽可改用生肌膏。

2. 局部制动休息 即以恰当的姿势、体位制动,减少局部或患肢、躯干活动,避免局部负重。减轻患处肌肉因刺激所引起的痉挛、疼痛,减少或防止病变扩散,利于组织修复。临床上多用于病变严重、发展较快、疼痛和肌肉痉挛明显或手术患者。制动方法有石膏、牵引、夹板等,可根据病情程度和部位选用适当方法。

3. 脓肿穿刺 适用于有较大脓肿并有大的压迫症状,而又不能立即进行病灶清除者,或协助诊断而进行试验性穿刺并将抽出脓液做细菌学检查。穿刺时从正常皮肤和软组织处选择进针点,避免在脓肿皮肤发红及最薄处进针,以防穿刺后针孔形成窦道,引发混合感染。

4. 局部注射抗结核药物 适用于单纯滑膜结核早期和手足短骨结核,具有药物浓度高和全身不良反应少等优点,常用药物有异烟肼,有时配合链霉素,但后者局部刺激较大。脓肿穿刺吸脓后,可在脓腔内注射抗结核药物。但伴有局部坏死骨或坏死组织时,局部穿刺和药物注射很难奏效。

（四）手术治疗

骨关节结核手术的目的是清除病灶,使其早日愈合,防止复发,恢复主要功能和缩短疗程。病灶清除术是最常用、最基本的手术方法,其目的是清除冷脓肿、死骨、结核性肉芽、增生肥厚的滑膜、坏死软骨、瘢痕及一切坏死组织,改善病灶区血运,提高病灶区内抗结核药物浓度,防止病灶内结核毒素的吸收。适应证:①有明显死骨、较大脓肿或经久不愈的窦道;②单纯滑膜结核或骨结核经非手术治疗无效,即将发展成全关节结核者;③脊柱结核合并瘫痪者;④早期全关节结核,为了抢救关节功能,也应及时清除病灶。禁忌证:①患者其他脏器有活动性结核或严重疾病;②全身中毒症状严重,伴有贫血,不能耐受手术者;③对抗结核药产生耐药性,抗结核治疗无效者;④年龄过大或过小,体弱不能耐受手术者。

对于治愈后的患者,若后遗严重畸形或功能障碍者,可行关节融合术或关节切除术、植骨融合术、关节功能再造术或截骨术等矫正畸形;对已出现瘫痪的脊柱结核患者,在全身情况允许下可进行病灶清除术和椎管减压术。手术患者术前均需抗结核治疗2~3周,避免术后结核病变复发或扩散;积极改善患者体质,改进肝、肾、心、肺功能,改善营养状态,纠正贫血,以增加患者手术耐力,提高手术成功率。混合感染急性期应先控制感染,急性炎症消退后可行手术治疗。伴有慢性瘘管者,术前3~5天应给予敏感抗生素。

1. 死骨和脓肿的转归

(1) 死骨的转归

1) 较小死骨可被肉芽组织侵蚀或被脓液消化而吸收。

2) 较小游离死骨可随脓液向脓肿内或体外排出。

3) 较大死骨可被肉芽组织和脓液侵蚀或消化而变为较小死骨,随脓液流出。

4) 如患者抵抗力强,局部血液供给良好,脓液吸收后,有些较大死骨可通过毛细血管的爬行替代而变为活骨。

5) 凡不能自行吸收、替代或排出的死骨,多需手术清除,否则感染难以治愈。

(2) 脓肿的转归

1) 脓肿自行破溃或手术切开,排净脓液、干酪样物质和死骨碎片而自愈。

2) 骨病灶趋向静止,脓液逐渐被吸收。

3) 若病灶静止,但不能完全被吸收,脓肿将发生钙化。

4) 用穿刺或手术方法,排出脓液。

5) 脓肿破溃或切开后,仍持续排脓,经久不愈。

2. 临床疗效判断

(1) 临床进步指标:体温正常,脉率正常,血沉正常,体重增加,体质改善;局部肿胀减轻、减小或消失,疼痛减轻或消失;X 线检查显示病灶边缘清晰,病灶缩小,表示组织水肿减轻或消失,病变停止渗出,进行修复。

(2) 临床治愈:病灶局部肿胀完全消失,无痛,可恢复正常生活及工作。X 线检查显示病灶区已被修复,呈纤维化或骨化区;病灶周围骨质硬化,骨密度增加,骨质疏松改善或消失。

(3) 最终治愈:目前尚无标准。

(五) 其他

1. 注重休息　休息可降低机体代谢,有助于体力恢复,使抗病力增强,有利于结核病恢复。病变活动期、全身情况差、截瘫或脊柱不稳时,应严格卧床休息;病情稳定时,可适当活动。关节结核活动期应制动休息。

2. 加强营养　注意补充热量、蛋白质和维生素,一般患者给予维生素 B 类、维生素 C 和鱼肝油等,贫血患者可给予维生素 B_{12}、叶酸等。

3. 适当活动　病情允许情况下,适当活动可改善机体代谢,促进病灶修复。

【预防与调护】

1. 注意环境和个人卫生　避免接触结核病环境,增强体质,提高抗病力。

2. 生活调理

(1) 注意休息,加强营养,保持房间通风透光,以调畅气机,提高机体抗病力,促进恢复。

(2) 注意保暖,防止感冒。骨结核患者抗病能力差,皮肤调温能力差,易患感冒。

(3) 截瘫患者要进行定时翻身、腰骶部按摩,以防压疮形成。鼓励患者咳痰,预防肺不张和肺炎。

3. 饮食调理　骨关节结核为慢性消耗性疾病,宜食富有营养的食物,如牛奶、鸡蛋、牛肉等。不吃生冷食物,食用卫生清洁的熟食。宜多食用富含维生素的新鲜蔬菜和水果,如菠萝、胡萝卜、苹果等。骨关节结核后期化脓阶段有低热、盗汗等虚劳征象时,避免食用油炸食品,不然可引起咯血。

4. 精神调理　本病病程长,反复发作,迁延难愈,医生需鼓励患者树立战胜疾病的信心,放松心情,积极乐观,配合治疗。

5. 正确使用抗结核药　按疗程足量服用抗结核药物,无特殊情况不得停药。术后应继续抗结核治疗,注意药物的毒性反应,配合保肝药,定期复查肝肾功能。

第二节　脊柱结核

脊柱是肺外结核的常见部位,发病率占全身骨关节结核的首位(约占50%),以20~30岁青年多见。其中绝大多数为椎体结核,极易累及椎管,产生脊髓、神经压迫症状,脊柱结核可并发截瘫。在整个脊柱中,腰椎发病率最高,其次为胸椎,继之为胸腰段和腰骶段,颈椎、颈胸段、骶尾椎较少。椎体病灶大多数为一处,少数可波及两个或多个椎体,病灶之间通过健康椎体或椎间盘隔开,表现为跳跃性病变。

关于脊柱结核,中医学历史上有明确描述,如清代《医门补要》云:"脾肾二亏,加之劳力过度,损伤筋骨,使腰胯隐痛,恶寒发热,食少形瘦,背脊骨中凸肿如梅,初不在意,渐致背伛项缩,盖肾衰则骨痿,脾损则肉削,但龟背痰已成,愈者甚寡,纵保得命,遂为废人。"

【病因病机】

(一)中医病因病机

中医认为,先天不足,三阴亏损,久病产后体虚,或有所伤,气不得升,血不得行,凝滞经络,遂发为此病。具体可有阳虚痰凝、阴虚内热及肝肾亏虚的不同。如《医门补要》云:"龟背痰,起于小儿筋骨脆弱,加以先天不足,或病后失调,或跌伤碰损,大人肾虚腰痛,每成此症。"

(二)西医病因病理

脊柱结核好发于负重大、活动多、血流缓慢的椎体,以单个椎体破坏蔓延至相邻椎体为多见。西医学认为本病在病理上可分为以下几型:

1. 中心型　结核杆菌栓子来自血液循环,在椎体中部的松质骨内产生病变,发展缓慢,症状出现较晚。病灶起于椎体松质骨,病变常有死骨形成,死骨吸收后形成空洞;椎体病灶所产生的脓液先汇集在椎体一侧的骨膜下,形成局限性椎旁脓肿,位于颈椎或胸椎椎体后方的局限脓肿可压迫脊髓造成截瘫。脓肿继续增加可有两条出路,或者继续剥离病变椎体及相邻椎体的骨膜形成一个广泛椎旁脓肿,或者突破病变椎体骨膜,沿组织间隙向远处流注,形成流注脓肿,最后脓肿破溃,穿破皮肤,形成窦道。胸椎及骶椎易形成椎旁脓肿,颈椎和腰椎易形成流注脓肿。

2. 边缘型　结核杆菌栓子先在椎体边缘产生病灶,以后由此蔓延到椎间隙,并可侵犯椎间盘组织。病变破坏椎体边缘和椎间盘组织,以溶骨性破坏为主,死骨较小或无死骨。椎体呈楔形破坏,椎间隙变狭窄,形成脓肿,继而形成椎旁脓肿,并沿组织间隙流向远处。

3. 骨膜下型　此型少见,多发生在椎体前缘,其病理改变也以骨质破坏为主,容易向四周软组织扩散,其病灶可原发于椎体边缘,也可因椎体外的结核病变所致。此型常无明显死骨形成。

4. 附件型　此型极少见,发生在棘突、椎弓、横突处。

脊柱结核常合并脊柱畸形。椎体结核最常见的畸形为脊柱后凸畸形,即驼背。产生后凸畸形的机制有:①病变椎体受压后塌陷,使相邻椎体前缘相互凑近;②受累椎间隙狭窄或消失;③椎体的二次骨化中心被破坏,椎体纵向生长受阻;④后凸畸形发生后,躯干重心前移,椎体前缘压力加大。病灶附近健康椎体前缘生长受限,使椎体变为前窄后宽的楔形,致后凸畸形加重。

脊柱结核易并发截瘫。截瘫多发生在颈椎和胸椎,此处椎管较狭窄,且椎管内为体积较大的脊髓,缓冲较差,受结核性脓肿、死骨或坏死椎间盘的压迫而产生症状。早期可出现运动障碍,晚期伴有二便功能异常,出现排尿障碍、便秘、腹胀症状,大便失禁较少见。

【临床表现与诊断】

(一)全身表现

临床上可分为三期。初期起病缓慢,症状不明显,患处仅有隐隐酸痛,常不能引起重视;继而少气无力,全身倦怠,夜间疼痛明显,脊柱活动障碍,动则疼痛加剧,舌质淡红、苔薄白,脉象沉细。中期则受累部位逐渐肿起,出现潮热或寒热交作,盗汗,失眠,胃纳差,舌质红,少苔或无苔,脉沉而细数。及至后期,窦道形成,时流稀脓,或夹有豆腐花或干酪样物质,久则管口凹陷,周围皮色紫暗,不易收口。若肌肉萎缩,日渐消瘦,精神萎靡,面色无华,心悸失眠,盗汗日重,舌质淡红,苔少,脉细或虚大者,此属元气虚弱,气血两亏;若午后潮热,口燥咽干,食欲减退,咳嗽痰血,舌红少苔,脉象细数者,此属阴虚火旺。

(二)局部症状和体征

1. 疼痛 疼痛是早期症状,以腰脊痛最常见,表现为酸痛、钝痛、持续性痛或间歇性疼痛,程度不等,其中持续性钝痛是脊柱结核的主要特征。休息时减轻,劳累后加剧,咳嗽、打喷嚏、持重物时疼痛加重。神经受到刺激时,出现放射性疼痛,颈椎结核可放射至上肢和枕部,胸椎结核可放射至胸壁和腹壁,腰椎结核可放射至下肢。

2. 姿势异常及活动受限 出现较早,主要由病椎周围肌群的保护性痉挛所致,活动度较大的颈椎和腰椎比较明显。颈椎结核患者常表现为头前倾、斜颈或短颈畸形,常用手托住下颌,头不能抬起,不能平视。胸椎结核和腰椎结核患者的头和躯干向后倾斜,双手扶腰,使重心后移,尽量减少体重对病变椎体的压力。不能弯腰,拾物试验阳性。

3. 寒性脓肿 寒性脓肿对于某些脊柱结核患者可能是首先出现的症状,对骨关节结核的诊断非常重要。因椎体病变部位不同而症状不同,颈椎结核常形成咽后壁脓肿和颈部脓肿,可压迫食管和气管;胸椎结核在脊柱两侧形成椎旁脓肿;胸腰段和腰椎结核形成腰大肌脓肿和髂窝脓肿,亦可见于臀部和大腿等处。

4. 窦道、瘘管形成 寒性脓肿穿破后,即形成窦道,或继发混合感染,经久不愈,患者可有急性炎症表现。

5. 脊柱畸形 与发病年龄、骨质破坏程度和病变部位有关。小儿的胸椎结核好发生后凸畸形,骨质破坏越严重后凸愈明显;成人的腰椎结核,后凸不明显,主要表现为侧弯畸形。

6. 脊髓受压症状 结核性肉芽组织或炎性水肿直接压迫和侵袭脊髓,或后纵韧带下脓肿和破坏、脱位的椎体及椎间盘压迫脊髓而出现脊髓压迫症状,多发生在 T_5~T_{10},开始表现为下肢麻木、腿软乏力、括约肌功能障碍,继续发展则出现痉挛性截瘫,感觉和自主运动功能丧失,肌张力增高,腱反射亢进,病理反射阳性。

7. 叩击痛 病变棘突可有轻度压痛和叩击痛。

(三)实验室检查

脊柱结核活动期,血沉多增快,白细胞计数及分布正常或稍多,常有轻度贫血。混合感染时,白细胞明显增多,细菌培养在未治疗患者中结核杆菌阳性率在 70% 左右。病理检查常发现典型病变。

（四）影像学检查

1. X 线检查　早期椎体骨质疏松,骨纹理紊乱,或椎间隙变狭窄,椎旁软组织影增宽;晚期椎体破坏,形成死骨和空洞,椎体楔形变,椎间隙变窄或消失,脊柱后凸畸形(图 5-5)。颈椎上颈段可见咽后软组织影明显增厚、密度增高,下颈段可见食管后软组织影呈弓形增厚、密度增高的脓肿影像;胸椎可见椎旁脓肿阴影;腰椎可见腰大肌阴影增宽、膨隆等腰大肌脓肿影像。

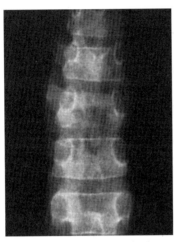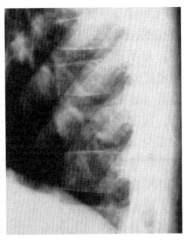

图 5-5　脊柱结核中心型

2. CT 检查　CT 扫描能较早发现骨的细微改变,如椎体内早期病灶或脓肿的形成(图 5-6),特别是对寰枢椎、颈胸交界和外形不规则的骶椎等常规 X 线片不易获得满意影像的部位更具诊断价值。螺旋 CT 的应用,能更加清晰地从整体上判断病变椎体破坏的程度、范围、椎旁脓肿的大小及脊髓神经受压程度。

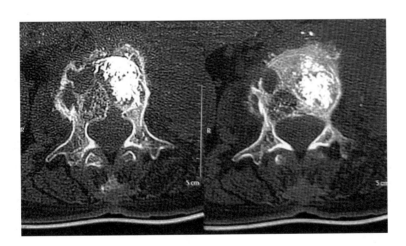

图 5-6　CT 显示椎体结核病灶

3. MRI 检查　MRI 对脊柱结核的早期诊断更为敏感。MRI 可清楚显示受累椎体及椎旁软组织的信号改变(图 5-7),不仅可显示受累椎体的个数及病变范围,而且可显示脊柱结核的不同病理改变及硬膜囊和脊髓的受压情况。椎体受累后在 T_1 加权像为低信号,T_2 加权

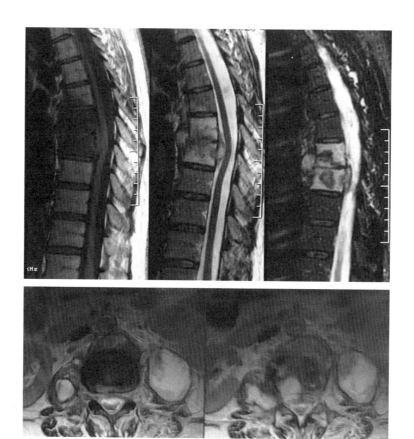

图 5-7　MRI 显示椎体结核病灶

像为高信号。

【鉴别诊断】

1. 强直性脊柱炎　多发于青壮年男性,病变多由骶髂关节开始,腰部板直,晚期呈圆形后凸,脊柱活动明显受限。早期 X 线片骨质疏松,但无骨质破坏及死骨,无脓肿,常并发虹膜炎;晚期可见竹节样变,韧带及椎间盘钙化。脊柱结核病变较为局限,主要为 1~2 椎体破坏,少有伴四肢大关节及骶髂部关节同时发病者,局部寒性脓肿,骨质破坏或死骨形成为其典型表现。

2. 脊柱化脓性骨髓炎　发病急,中毒症状明显,体温高,白细胞及中性粒细胞计数升高,病变部位疼痛明显,脊柱活动受限,局部软组织肿胀、压痛。X 线片早期可见椎体破坏,椎间隙变窄或消失,常有死骨形成;晚期可见椎体明显骨质增生和硬化。脊柱结核渐进病程,或发病隐匿,较少高热,常有低热、盗汗、消瘦等阴虚火旺征象。白细胞一般不高,血清抗结核抗体可为阳性。MRI 典型征象为寒性脓肿并椎体破坏及死骨形成。

3. 骨肿瘤　骨肿瘤病变范围局限、突起,发病急、疼痛难忍,以老年患者多见。骨肿瘤病变常为多发,发生病理性压缩性骨折,一般不侵犯椎间盘,椎间隙无变窄,病变可累及椎体附件,无寒性脓肿及死骨,化验碱性磷酸酶、肿瘤标记物可升高。脊柱结核渐进病程,或发病隐匿,较少高热,常有低热、盗汗、消瘦等阴虚火旺征象,血清抗结核抗体可为阳性。MRI 显示典型征象为寒性脓肿并椎体破坏及死骨形成,常可侵犯椎间盘,出现椎间隙变窄,较少累及椎体附件,部分需手术或穿刺活检确诊。

4. 椎体压缩性骨折　有明显外伤史,多限 1 个椎体受损,患椎呈楔形变,椎体前中部可见楔形或斜形密度增高的压缩性骨折线,边缘锐利,椎体前缘可能有骨碎片存在,无寒性脓肿及死骨。

【治疗】

本病的治疗目的是通过休息、营养、中医辨证诊治及抗结核药物的运用及手术治疗等,达到杀灭结核杆菌,改善局部血运,保持脊柱稳定性,同时解除和防止脊髓受压。总的治疗原则和方法参照概述中相关内容。

(一) 内治法

1. 辨证治疗

(1) 阳虚痰凝:初起患处红肿热不明显,病变处隐隐酸痛,继则关节活动障碍,动则疼痛加重,病变初期全身症状不明显,舌淡,苔薄,脉濡细。

治则:补肾温经,散寒化痰。

方药:阳和汤加减。

(2) 阴虚内热:病变发展,在病变部位形成脓肿,脓肿可流向附近或远处,也可形成脓肿,若病位表浅,可见漫肿,皮色微红,伴有午后潮热、颧红、夜间盗汗、口燥咽干、食欲减退或咳痰咯血,舌红,苔少,脉细数。

治则:养阴清热托毒。

方药:六味地黄丸合透脓散加减。

(3) 肝肾阴亏:病变进一步发展,脓肿破溃后排出稀薄脓液,有时夹有干酪样物,形成窦道,可出现颈或腰背强直,甚或出现瘫痪,形体消瘦,面色无华,畏寒,心悸,失眠,自汗,舌淡红,苔白,脉细数或虚数。

治则:补益肝肾。

方药:左归丸加减。

2. 中成药 抗痨丸、大补阴丸、六味地黄丸等。

3. 西药 西医治疗骨关节结核的药物主要为抗结核药,需足够的疗程,选用异烟肼、利福平、乙胺丁醇、吡嗪酰胺等,以上3种或4种药物同时应用,配合每日清晨口服复合维生素B,具体治疗原则和方法可参照概述中相关内容。

(二) 外治法

1. 中药外治 初期用回阳玉龙膏、阳和解凝膏局部外敷。脓肿外溃或窦道形成,可根据情况选用五五丹、七三丹、八二丹药线插入引流,若脓水将尽可改用生肌玉红膏。

2. 局部制动 卧木板床,休息不单纯是减少消耗,更重要的是对椎间关节的制动,以及避免对病椎的纵向压力,防止增加畸形,可以控制病变发展、减少疼痛。患者应住在日光充足、空气新鲜和温度易于调节的医院或疗养院。在卧床期间,可鼓励不发烧的患者定时做些力所能及的床上体操,以改善肺功能,增进食欲,促进新陈代谢,减少骨质脱钙和肌肉萎缩。病变静止期在支具、腰围、石膏背心等保护下下床活动。

3. 脓肿穿刺 对于寒性脓肿较大不能立即进行病灶清除者,以及协助诊断时,可进行试验性穿刺,将抽出的脓液做细菌学检查。要注意避免反复穿刺形成窦道和混合感染。

4. 局部注射抗结核药物 具有药物浓度高和全身不良反应少等优点,常用药物有异烟肼,有时配合链霉素,但后者局部刺激较大。

(三) 手术治疗

可以在合适的时机行病灶清除手术治疗,对缩短疗程、缓解症状作用突出。病灶清除术,即将病灶部位的死骨、脓肿、干酪样物质、肉芽组织及坏死的椎间盘彻底清除。术前应做好充分准备,积极改善患者的心、肺、肝、肾功能;改善营养状况,提高患者抵抗力;有贫血者应进行输血;术前应用抗结核药物2~4周;有混合感染者应给予有效抗菌药物。手术方式应根据病变部位的局部解剖,采用不同的手术途径。如颈椎结核可采用沿胸锁乳突肌斜切口或锁骨上横切口,沿颈鞘前侧纵行切开颈中层筋膜,进行钝性分离进入。胸椎结核可采用肋骨横突切除侧前方胸膜外病灶清除术,亦可经胸腔进入。胸腰段脊柱结核可采用胸腰联合途径;腰椎结核(L_{3-5}椎体)可采用经前腹壁倒"八"字切口,腹膜外途径。不管采取任何途径,术前定位要准确,手术要耐心、细致、显露充分,反复搔刮病灶,不遗留死骨。对脊柱结核合并截瘫者,可根据部位不同、病情差异分别选用椎管前方减压、椎管侧前方减压,侧方减压加椎体融合等手术。对合并截瘫患者应特别注意椎体及椎间后部的病灶清除及减压,术中应保护好脊髓,切勿误伤,因为轻微震荡即可加重截瘫程度。术后应保持脊柱的稳定性,根据情况选择适当的植骨融合术、内固定。

手术适应证:①出现脊髓受压症状者,应尽早行病灶减压术,促进脊髓功能恢复;②骨质破坏明显,有寒性脓肿形成,或伴有死骨存在及窦道形成,非手术疗法难以奏效者;③病灶虽小,但经长期治疗无明显改善者;④需行患椎融合者;⑤后凸畸形需矫形者。

手术禁忌证:①患有严重器质性疾病,体质虚弱,难以耐受麻醉剂手术者;②有肺部等部位活动性结核病灶,未能被控制者;③幼儿或病情较轻者。

治愈标准:①全身状况良好,体温正常,食欲良好;②局部症状消失,无疼痛,窦道闭合;③X线片表现脓肿缩小乃至消失,或已经钙化,无死骨,病灶边缘轮廓清晰;④3次血沉检查都正常;⑤起床活动已1年,仍能保持上述4项指标。

目前在脊柱结核的手术方面,越来越多的学者给予坚强内固定来重建脊柱的稳定。该法主要有以下优点:①有利于矫正后凸畸形,早期使用可以预防后凸畸形;②即刻恢复脊柱三维稳定,患者术后佩戴简单支具可早期下床活动;③可使病灶清除得更加彻底;④能够促进植骨融合和病灶愈合,缩短抗结核的治疗时间。

(四)其他治疗

保护性支架:颈围、腰围和躯干支架适用于病变已趋于稳定或融合术后该处尚未牢固愈合者。

脊柱结核合并瘫痪的患者应加强护理,预防肺炎、压疮、泌尿系感染和关节僵硬等并发症的发生,必要时应用抗菌药物。

病案分析

袁某,男,41岁,近2年来感腰背酸痛,两下肢痿软无力,行动不能自主,伴有午后潮热,颧红,夜间盗汗,口燥咽干,食欲减退,偶有咳痰咯血,舌红,苔少,脉细数。多次血常规检查提示淋巴细胞百分比较正常为高,胸腰椎摄片提示第9、10胸椎椎间隙狭窄,并见骨质破坏,可见椎旁脓肿阴影。血沉73mm/h。

分析思路:本病诊断为胸椎结核。患者系中年男性,肝肾渐亏,且劳伤气血,气血虚弱,运行不畅,瘀血内生。日久血瘀化热,耗伤阴液。正气亏虚,邪毒乘虚而入,积聚繁衍,邪正相争,发为本病。结合相关检查可明确诊断。

治疗策略:四诊合参,本病中医辨证当属阴虚内热证,治宜养阴清热,佐以托毒透脓。方用六味地黄丸合透脓散加减。药物组成为：熟地黄 25g，怀山药 12g，茯苓 10g，泽泻 10g，山茱萸 12g，牡丹皮 10g，生黄芪 12g，穿山甲 6g，川芎 6g，当归 9g，皂角刺 5g。

【预防与调护】

避免接触结核环境，避免负重，保持空气清新。适当休息，减少机体代谢，有利于机体恢复。指导患者进行腰背肌锻炼，以增强脊柱的稳定性，锻炼时注意循序渐进；合并截瘫的患者可做抬头、扩胸、深呼吸和上肢运动，以增强心肺的适应能力和上肢肌力，同时做被动运动、按摩下肢及各关节，以防关节粘连、强直。晚期脊柱结核并发瘫痪者，要密切注意患者因卧床而引起的并发症，加强护理。同时予以加强营养及全身支持疗法，增强机体抵抗力。病变活动期需卧床休息，减少体力消耗，有利于健康状况的改善，避免脊髓及神经根受压加重；但过多卧床会增加患者思想负担，影响食欲，故强调动静结合原则。病变稳定后，患者可在颈围、腰围或躯干支架的保护下下床活动，鼓励患者经常变换体位，促进胃肠蠕动，避免胃扩张和肠道胀气。

第三节　上肢骨结核

一、肘关节结核

肘关节结核是因结核杆菌侵入肘关节而形成的化脓性破坏性改变。肘关节结核较为常见，发病率占上肢关节结核之首。肘关节结核多见于青壮年，儿童较少，性别及左、右侧差异不大，属中医学"骨痨"范畴。

【病因病机】

病因病机参见本章第一节概述。

肘关节结核的病理分型亦分为单纯滑膜结核、单纯性骨结核和全关节结核，其中以全关节结核最为常见，单纯性骨结核比单纯滑膜结核常见。肘关节结核的病灶大多位于尺骨鹰嘴与半月切迹，因肘关节松质骨较多，故中心型比边缘型多。肘关节周围肌肉较少，脓肿易穿破皮肤，因此合并窦道和感染较多，严重破坏时常致关节畸形或发生脱位；病变静止时，关节常发生纤维性或骨性强直，且多在非功能位强直。

【临床表现与诊断】

（一）全身表现

早期多无明显症状，活动期可有低热、盗汗、食欲减退等。

（二）症状和体征

1. 初期　肘部隐痛，活动不利，活动时加重，尺骨鹰嘴或肱骨内外髁可有压痛，功能受限不明显，此为单纯骨结核。若为滑膜结核，肘部可轻微肿胀，关节功能受限和疼痛较明显，休息则轻，劳累则重。

2. 中期　疼痛和功能受限加重，患肘呈半屈曲位，屈伸障碍，旋转受限，上臂与前臂肌肉萎缩，肘关节呈梭形肿胀，或出现寒性脓肿。

3. 后期　多为全关节结核，常合并混合感染而形成窦道，经久不愈或致病理性脱位。

病灶愈合时,肘关节逐渐发生纤维强直,晚期可致骨性强直。

（三）实验室检查

参见本章第一节概述。

（四）影像学检查

X线检查:肘关节单纯滑膜结核可见关节间隙增宽,周围骨质密度降低疏松,软组织肿胀阴影略宽。单纯骨结核边缘型可见骨质破坏,密度减低、边界不清,鹰嘴或肱骨内外上髁中心型可有死骨、空洞形成(图5-8)。全关节结核可见关节间隙变窄或消失,病变靠近干骺端者可见骨膜下新骨形成,关节软骨下骨板广泛破坏,软骨剥脱,骨质缺损,关节失去正常形态而发生屈曲畸形、侧方移位、关节脱位或半脱位。

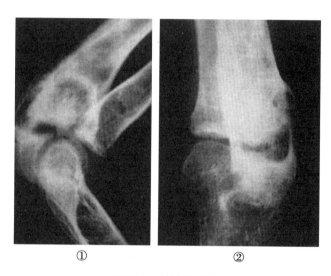

①　　　　　　　　　②

图5-8　肘关节结核

①右肘关节尺骨端呈囊状骨破坏,边缘硬化;②关节间隙变窄,软组织肿胀

【鉴别诊断】

参见本章第一节概述。

【治疗】

总的治疗原则与方法参照概述相关内容。

（一）内治法

按照祛邪与扶正结合的原则,抗结核药物与中医辨证施治合用,同时注意饮食调养,增加营养的摄入与补给。

1. 辨证治疗

（1）初期:属虚寒痰浊凝聚者,治宜温经通络、散寒化痰,方用阳和汤加减。

（2）中期:属寒性脓肿未溃者,治宜扶正托毒,方用托里透脓汤加减;属阴虚火旺者,治宜滋肾养阴清热,方用大补阴煎、清骨散加减。

（3）后期:属气血两亏者,治宜补气养血,方用人参养荣汤加减;属脾胃虚弱者,治宜健脾补气,方用四君子汤加减。

2. 中成药　抗痨丸、大补阴丸、六味地黄丸等。

3. 西药　主要为抗结核药,具体治疗原则和方法参照概述相关内容。

（二）外治法

根据各期不同情况选择治疗方法。

1. 初期　用回阳玉龙膏或阳和解凝膏外敷。

2. 中期　用药同初期,若脓肿形成或积脓较多时,可行关节穿刺,抽出脓液,也可切开排脓,然后注入链霉素或异烟肼。

3. 后期　若窦道形成,可选五五丹、七三丹药线插入引流,将脓液排尽后,药线掺生肌散以促其收口。若形成瘘管,可用三品一条枪药线,以化腐蚀管。

同时可选用抗结核药物关节内注射,常用药物有异烟肼或链霉素。

（三）手术治疗

肘关节位置表浅,易于暴露,在抗结核药物的配合下,手术可取得较好效果,多数患者都可保留接近正常的肘关节功能。单纯滑膜结核可采用滑膜切除术;单纯骨结核无死骨的中心型或边缘型,保守治疗如无好转或有明显死骨形成或病变有侵入关节趋势者,需及时行病灶清除术;早期全关节结核病变进展,只要没有手术禁忌,都应及时行病灶清除术,并尽量保留关节;晚期全关节结核只要无手术禁忌均应手术治疗,手术方法有病灶清除和叉状切除术、肘关节成形术或病灶清除加关节融合术等。

（四）休息与制动

病灶发展期均应制动,可采用三角巾悬吊或石膏托固定,将患肘固定在屈曲位,待病灶稳定后去除。

【预防与调护】

具体原则可参考概述内容。肘关节结核术后需坚持功能锻炼,以恢复良好关节功能。

二、腕关节结核

腕关节结核是因结核杆菌侵入腕关节而形成的化脓性破坏性改变。腕关节结核的发病率在上肢结核中居第2位,以全关节结核多见,多发于青壮年。因腕骨骨化中心出现较晚,12岁左右出齐,尚未出现骨化中心的软骨不易被结核杆菌所感染,故儿童腕关节结核发病率较低。本病属中医"骨痨"范畴。

【病因病机】

中医学病因病机参见本章第一节概述。

西医学认为腕关节结构复杂,近端为桡骨远端、尺骨远端和三角软骨,中间有8块腕骨,关节面多,血运差,肌肉覆盖少,为许多肌腱、血管及神经的通道,故腕关节肿胀易被发现,且脓肿易破溃形成窦道。

腕关节结核中,单纯滑膜结核和单纯骨结核都很少见。病变主要分为中心型和边缘型,并具有各型特点,这些特点在桡骨远端、尺骨远端比较容易区分;在腕骨和掌骨基底,因体积很小,中心型和边缘型不易区别,常很快发展为全关节结核。

在腕关节中,以桡骨下端、头骨和钩状骨发病率最高,大、小多角骨次之,三角骨、掌骨基底最少,豌豆骨结核极为少见。

病变晚期,逐渐发生前臂旋前、腕下垂和桡偏畸形,关节也逐渐强直。

【临床表现与诊断】

（一）全身表现

全身症状多不明显,可有乏力、消瘦、低热、盗汗等症状。

（二）局部症状和体征

1. 初期　发病缓慢,腕部轻微酸痛,轻度肿胀,关节僵硬不适,常感患手无力,症状呈慢性进行性加重。

2. 中期　疼痛逐渐加重,局部压痛,活动受限,手呈屈曲位,不能握拳。手指活动减少,静脉回流受阻,常见浮肿。手指活动受限及持物无力,腕背侧肿胀明显,甚至形成寒性脓肿。

3. 晚期　腕关节功能障碍,脓肿破溃后窦道形成。腕关节可出现前臂旋前、腕下垂、掌屈尺偏畸形,最终可出现关节强直。

（三）实验室检查

参见本章第一节概述。

（四）影像学检查

1. X 线检查　单纯滑膜结核主要表现为软组织肿胀,骨质疏松;单纯骨结核可见骨质疏松,病区内有透亮区或死骨形成(图 5-9);全关节结核除上述改变外,尚有关节间隙变窄,骨质破坏广泛,常可涉及全部 8 块腕骨和桡骨远端及掌骨基底部,并有部分腕骨破坏阙如,腕骨间排列紊乱,骨质密度模糊和增高混杂(图 5-10)。

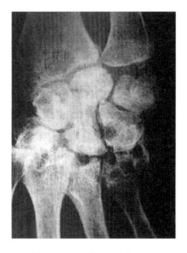
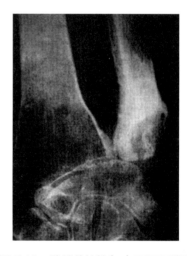

图 5-9　腕关节结核(一):右腕大多角骨、头状骨、钩骨、手舟骨和桡骨远端,以及第 2~5 掌骨基底部均可见小囊状骨破坏,关节间隙变窄,软组织肿胀

图 5-10　腕关节结核(二):尺骨远端局限性类圆形骨质破坏,内有小死骨,周围少硬化;关节间隙变窄,软组织肿胀

2. MRI 检查　MRI 能较好地显示早期滑膜充血、关节积液和脓肿形成,对单纯滑膜结核的早期诊断有所帮助。

【鉴别诊断】

1. 类风湿关节炎　腕关节是类风湿关节炎的好发部分。患者常为 40 岁左右的女性,多为双侧发病,常与其他关节病变同时存在。单发者不易与滑膜结核鉴别。确诊需靠活检和细菌学检查。

2. 腕月骨坏死　多见于青壮年男性,患者常为体力劳动者。主诉腕关节慢性肿痛,多有外伤史。X 线片初期可见月骨相对致密,晚期月骨变扁,边缘不整齐。患者血沉不快,其他腕骨正常。

3. 腕部肿瘤　桡骨远端是原发性骨肿瘤的好发部位,骨巨细胞瘤、网织细胞肉瘤都能见到。肿瘤较小时需与中心型结核的骨空洞相鉴别,前者系溶骨性破坏,后者空洞有反应性致密。

【治疗】

本病的治疗目的是通过休息、营养、中医辨证诊治、抗结核药物的运用、手术治疗,清除局部脓肿,缓解症状,抢救关节功能。总的治疗原则与方法参照概述内容。

对没有明显死骨的单纯骨结核、滑膜结核或不适合手术治疗的老弱者都可以采用非手术治疗。

(一)内治法与外治法

均与肘关节结核相同,同时可选用抗结核药物进行关节内注射。

(二)手术治疗

保守治疗无效、病变广泛、顽固性窦道者,应积极考虑手术治疗,彻底清除病变。对于晚期全关节结核,单纯清除病灶是不够的,还需要进行关节融合以重建关节功能;对于病变已静止的腕关节骨性或纤维性强直,有明显腕下垂及尺偏畸形者,可将桡骨远端楔形切除以矫正尺偏,并用克氏针固定,同时切除尺骨头。术后石膏托固定 6 周。

(三)关节制动

可采用石膏托或夹板将腕关节固定于功能位(背伸约 30°)。本法尤适用于早期滑膜结核,或全关节结核不适合手术者。

【预防与调护】

原则上同概述相关内容。

第四节 下肢骨结核

一、髋关节结核

髋关节结核是由结核杆菌经原发活动病灶通过血液侵入髋关节而引起的感染性病变。髋关节结核多继发于肺结核,发病率占全身骨关节结核的第 2 位,仅次于脊柱结核,10 岁以内的儿童多见,男性多于女性,单侧多于双侧。本病属中医"骨痨"范畴。

【病因病机】

(一)中医病因病机

中医学认为本病多先天禀赋不足,后天营养不良,以致正气虚弱,这是易感染结核杆菌的内在基础。或因跌仆闪挫,关节气血凝滞;或因寒客于关节,经络不舒,气血不畅等,为结核病菌的留聚繁衍提供了有利条件。若机体在正邪抗争中,正不胜邪,则邪毒日盛而腐蚀筋骨。

(二)西医病因病理

西医学认为儿童骨骺柔嫩,关节结构正在形成之际,筋骨尚未坚强,而髋关节又是负荷载重和运动的枢纽,儿童活泼好动,易形成积累性损伤,使局部抗病能力降低,易感结核杆菌。初发病灶,可在滑膜(单纯滑膜结核),渐及骨质;也可始于髋臼、股骨颈或股骨头(单纯骨结核),渐入关节腔内,终致骨质、软骨、滑膜及周围软组织均遭破坏,形成全关节结核。

髋关节结核以滑膜结核多见,很少形成脓肿、窦道。单纯骨结核常形成脓肿,破溃后形成窦道,病变发展导致全关节结核。晚期关节软骨破坏后导致关节纤维性或骨性强直,有时可因股骨头及关节囊破坏严重而后脱位,若股骨头、股骨颈完全破坏而消失,使股骨近端与髋臼之间形成假关节,儿童病例会导致骨骺被破坏。

【临床表现与诊断】

（一）全身表现

早期多无明显症状,活动期可有低热、盗汗、消瘦、乏力、脉数等,患者可有性情急躁,患儿常有夜哭等。

（二）症状和体征

1. 初期　症状轻微,如不规则低热,食欲不振,有时出现患髋酸痛不适,休息后可减轻。儿童一般不能描述髋部疼痛,而较多描述膝关节内侧疼痛,这是因为髋关节和膝关节都是由同一闭孔神经支配。活动量大时出现跛行,患髋常处于轻度屈曲状,伸屈均受限。

2. 中期　全身症状明显,表现为精神萎靡,纳呆羸瘦,低热盗汗,脉细数,舌红少苔。患儿主诉膝痛明显。检查可见患髋屈曲,多方向活动受限。托马斯征阳性,血沉加快,髋关节周围饱满,可发现寒性脓肿。

3. 后期　全身与局部症状明显加重。患髋屈曲挛缩,功能障碍,臀肌萎缩,患肢变短,窦道形成,也可能合并病理性脱位。

（三）实验室检查

参见本章第一节概述。

（四）影像学检查

X线检查:单纯滑膜结核的变化为患侧髋臼与股骨头骨质疏松,骨小梁纤细,骨质变薄;患侧滑膜与关节囊肿胀;患侧髋关节间隙增宽或变窄;由于骨盆倾斜,患侧闭孔变小。单纯骨结核在髋臼或股骨头颈部有骨质破坏,也可有死骨形成,闭孔不对称。全关节结核则关节破坏严重,有的头颈消失,出现病理性脱位,或形成纤维性或骨性强直(图5-11)。晚期脓肿可有钙化,长期混合感染可见骨质硬化。

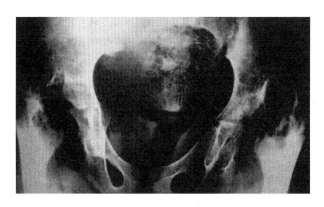

图 5-11　髋关节结核(陈旧性):双侧股骨头破坏、消失,髋臼变浅而不规则,双髋关节脱位

【鉴别诊断】

1. 急性化脓性髋关节炎　正常情况下,二者鉴别不难,当髋关节结核呈急性发病,并伴有全身中毒性症状时应仔细鉴别,必要时可做穿刺或细菌涂片检查。

2. 类风湿关节炎　X线片所见与髋关节滑膜结核类似,即关节囊肿胀、闭孔缩小和局部骨质疏松。常为双侧对称性发病,且常发于小关节,并伴有其他关节病变,类风湿因子多阳性。

3. 儿童股骨头缺血性坏死　多见于3~9岁儿童,男性多于女性,体温正常,血沉不快。无全身症状,影像学检查可见股骨头骺致密、变扁平,关节间隙增宽,以后股骨头破裂、坏死或囊性变,股骨颈变短而粗。

4. 髋关节暂时性滑膜炎　发病年龄和症状与本病很相似,但无结核的全身反应,症见髋关节疼痛,不敢走路,髋关节活动受限。卧床休息或牵引,同时给磺胺或土霉素治疗,3~4

周即愈。

【治疗】

根据病情、年龄、病理类型和不同的发展阶段采取不同治疗措施,以清除病灶,减少或消灭结核杆菌,改善局部血运,缓解症状,防止复发,挽救关节功能,保持关节稳定性。总的治疗原则参照概述内容。

(一)内治法

1. 辨证治疗

(1)初期:治宜温经通络、散寒化痰,方用抗痨丸,或用阳和汤,连服 4~5 周。

(2)中期:继续服用抗痨丸。若阴虚火旺明显,可服用清骨散合六味地黄丸;若表现为神疲少气、形寒肢冷、面色无华,可配合服用人参养荣丸。

(3)后期:治宜扶正与祛邪相结合,根据气血两亏或脾胃虚弱等不同证候,在抗结核的同时,可选择八珍汤、十全大补汤等内服。

2. 西药 主要为抗结核药,具体治疗原则和方法参照概述相关内容。

(二)外治法

根据各期不同情况选择治疗方法。

1. 初期患髋轻度肿胀、疼痛,活动受限者,用回阳玉龙膏掺麝香散或阳和解凝膏外敷。

2. 髋关节内脓液较多,或形成寒性脓肿者,可行关节穿刺,抽出脓液,注入 0.9% 氯化钠注射液冲洗,最后注入链霉素 0.5g 或异烟肼 100mg,成人注射用药量加倍,加压包扎。

3. 窦道形成,久不收口,可选五五丹、七三丹、八二丹药线插入引流,将脓液排尽后,再用药线配合生肌散以促其收口。若形成瘘管可用三品一条枪或白降丹药线,以化腐蚀管。

(三)手术治疗

1. 滑膜切除术 可用于单纯滑膜结核,1~3 个月保守治疗不见好转,为防止发展成为全关节结核者。术后牵引 3~4 周。对不能配合的儿童可用单髋"人"字石膏固定患肢四周。

2. 病灶清除术 用于全关节结核或单纯骨结核,术后牵引 3~4 周。若儿童不合作,可用石膏裤固定。病灶清除范围包括:清除寒性脓肿,切除全部肥厚水肿的滑膜组织,切除残留的圆韧带,刮除一切骨病灶,切除游离坏死的软骨面直至正常的骨质。

3. 关节融合术 适用于 15 岁以上关节破坏严重者,可在病灶清除术的同时进行关节植骨融合。对于植骨者,术后卧床时间延长至 2~3 个月,待植骨愈合后才能下地活动。

4. 截骨矫形术 用于髋关节在屈曲内收位发生骨性强直者,做转子下外展截骨矫正,一般需做内固定。

5. 关节成形术 用于髋关节已形成骨性强直而希望重获关节功能的非体力工作者或年轻女性患者。该手术还需具备无骨质疏松,局部无广泛瘢痕,臀周肌力好,无严重短缩与其他畸形等条件,方可实施。

(四)其他治疗

1. 牵引 为防止患髋屈曲挛缩畸形或病理性脱位,早期即应牵引。

2. 输血 后期气血衰弱,常伴有贫血,少量多次输入新鲜血液,可改善全身状况,增加抗病能力,对治愈本病有积极作用。一般每次输 100~200ml,每周 2 次。

【预防与调护】

原则上同骨关节结核概述相关内容。滑膜结核非手术治疗后 80% 可治愈,全关节结核及时行手术治疗可以保留或部分保留关节功能,但当关节破坏严重时,往往导致关节功能的严重丧失。若行髋关节结核病灶清除术,术后观察伤口有无渗出物及血运情况。术后继续抗结核治疗6~12个月,可行下肢制动,减轻疼痛,促进修复。

二、膝关节结核

膝关节结核绝大多数继发于肺结核,其发病率占全身骨关节结核的第3位,多为单关节发病,儿童及青少年多见。

本病中医称为"鹤膝痰"或"鹤膝风"。由于膝关节滑膜广泛,故多为滑膜结核,基本特点是关节呈梭形肿胀,膝关节周围肌肉萎缩,关节变形,形如"鹤膝"。

【病因病机】

中医学病因病机参见本章第一节概述。

西医学认为膝关节负重大,劳损多,加之其前方、侧方无丰富的肌肉保护,阴寒湿邪易于侵袭,使局部抗病力减弱,结核杆菌随血液灌注于此,繁衍聚毒为患。膝关节滑膜丰富而广泛,故初发病灶在滑膜者居多(单纯滑膜结核)。单纯骨结核多发生于股骨远端和胫骨近端的骨骺和干骺端。髌骨、腓骨头结核较少见。

膝关节发生结核时,如髌上囊不与关节相通,则该囊可不被结核病变所侵袭;如该囊与关节相通,则将被波及,而髌上囊大多与膝关节相通。当股骨远端结核侵入髌上囊,且该囊与关节相通时,将形成全关节结核。软骨面的破坏只限于边缘部位,而大部分软骨仍保持比较完整的状态。

随着病变发展,软骨面和软骨下骨板大部分被破坏,病变进入晚期全关节结核阶段,半月板和前交叉韧带也被累及,后交叉韧带因为在滑膜囊外有时可幸免。软骨和骨质被大量破坏,关节囊和侧副韧带相对松弛,胫骨可向后、向外脱位。股骨远端或胫骨近端骨骺板在儿童时期被破坏,可引起患肢严重短缩畸形。膝关节常有屈曲或内、外翻畸形。后期则可形成膝关节纤维性或骨性强直。

【临床表现与诊断】

(一)全身表现

早期多无明显症状,活动期可有低热、盗汗、消瘦、乏力、脉数等。

(二)症状和体征

1. 初期　单纯滑膜结核,表现为关节肿胀,疼痛,屈伸不利,活动后疼痛加重,但皮肤多不红不热,休息后症状可减轻。单纯骨结核仅有局部隐痛、叩击痛。

2. 中期　单纯滑膜结核,膝周漫肿,活动后加重,浮髌试验阳性,穿刺可有黄色混浊液体抽出;疼痛较明显,关节功能轻度受限,可有跛行,关节周围肌肉可有萎缩,使关节呈梭形肿胀。单纯骨结核,局部肿胀,压痛逐渐明显,伸屈功能受限不明显,上述症状进一步加重,关节功能障碍明显,呈屈曲位不能伸直,当穿刺液为浆液或脓液时,表示已经发展为全关节结核。

3. 后期　患侧膝关节屈曲挛缩,或有半脱位畸形或强直,伸屈功能丧失,跛行明显;患侧膝关节周围冷脓肿破溃形成窦道,并容易发生混合感染。

(三)实验室检查

参见本章第一节概述。

(四)影像学检查

X线检查:膝关节结核尤其是滑膜型,早期表现为关节间隙增宽,关节周围软组织肿胀,以及关节局部骨质疏松,较少出现硬化。儿童骨骺出现较早,且比健侧增大,骨小梁粗而稀疏,骨骺可提前愈合。关节软骨破坏后在关节两侧的边缘部分可见到凹弧形或鼠咬状破坏,边缘锐利,一般见不到死骨,骨破坏较大时可见吻形死骨;后期关节常形成半脱位;愈合期常表现为狭窄的关节间隙逐渐变得清晰,破坏区边缘骨质硬化,并形成纤维性强直(图 5-12)。

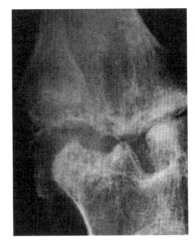

图 5-12　膝关节结核:膝关节间隙宽窄不一,髌骨呈溶骨性破坏并移位

【鉴别诊断】

1. 化脓性关节炎　结合病史、临床症状及血液化验检查,鉴别并不困难。

2. 滑膜肉瘤　为恶性程度较高的软组织肿瘤,病程长短不一,疼痛剧烈。X 线检查可见软组织阴影出现较早,界限清楚,密度均匀而呈分叶状,常跨越关节,可能有钙化点,骨质呈侵蚀性或弥漫性破坏,病变多较广泛,但无死骨,也无骨膜反应。

3. 色素沉着绒毛结节性滑膜炎　本病好发于膝关节、踝关节,病程一般较长,最长可达 10 余年。病程长者可见股骨和胫骨内外髁边缘有外侵性的溶骨性破坏,少数在干骺端有长圆形骨质破坏区,与骨干长轴垂直,一般无硬化边缘,亦无死骨或骨膜反应等。

【治疗】

本病的治疗目的是通过休息、营养、中医辨证诊治、抗结核药物、手术治疗的应用,达到控制结核杆菌,改善局部循环,保持关节稳定性,最大限度保留关节活动度,预防关节强直发生。总的治疗原则与方法参照概述内容。

(一) 内治法

按照祛邪与扶正的治疗原则,抗结核药物与辨证施治合用,具体方法和药物参见髋关节结核。在总的治疗原则下,可在髌上囊肿胀处注射抗结核药物,在注射前先将关节内积液抽出。局部注射每周 2 次,3 个月为一个疗程,如有好转可继续一个疗程。

(二) 外治法

根据各期不同情况选择治疗方法。

1. 初期　局部用回阳玉龙膏掺麝香散或阳和解凝膏外敷,膝关节伸直位固定。

2. 中期　关节积液较少时,可同初期治疗,局部敷药制动。关节积液较多时,可改用关节腔穿刺抽出积液,链霉素或异烟肼注入,适当加压包扎固定。

3. 后期　患肢伸直位制动或做持续性牵引,有窦道形成、久不收口者,可参照髋关节结核治疗。

(三) 手术治疗

非手术治疗无效者,可采用手术治疗,或行病灶清除术,或病灶清除的同时行加压融合术。单纯滑膜结核经非手术治疗无效、滑膜明显增厚者,行滑膜切除术。

【预防与调护】

术后继续抗结核治疗,观察伤口有无渗出及患肢血运情况。术后早期进行股四头肌功能锻炼,并逐渐行抬腿动作。若行滑膜切除或单纯骨结核病灶清除术,应尽早练习膝关节活动,防止关节粘连。

三、踝关节结核

踝关节结核多是由肺部结核杆菌经血液扩散停留在踝关节而引起的感染性病变。踝关节结核在下肢关节结核中发病率最低,多发生在 10 岁以下的儿童及青少年,中医称为"穿拐痰"。

【病因病机】

中医病因病机参见本章第一节概述。

西医学认为踝关节结核可分为单纯滑膜结核、单纯骨结核和全关节结核。踝关节结核的初发病灶可在滑膜,亦可在胫骨远端、距骨或内外踝。发生于滑膜、胫骨远端和距骨的病灶,因在关节囊内或邻近关节囊,故极易形成全关节结核。发生于内外踝的病灶,周围软组织较少,多在关节囊外,位置表浅,又无丰富肌肉覆盖,病变向外发展,穿破皮肤形成窦道;向内发展,穿破关节囊侵犯关节内,临床较少见。踝关节严重破坏时,患足常下垂、内翻或强直。因踝关节与距下关节相通,故踝关节结核常并发距下关节结核。

【临床表现与诊断】

(一)全身表现

早期多无明显症状,活动期可有乏力、消瘦、低热、盗汗等症状。

(二)局部症状和体征

1. 疼痛和肿胀 初期仅有轻微酸痛麻木,不适。局部微肿,部位局限,动重静轻,踝关节周围可有压痛,随着病情发展,关节内积液增多,肿痛加重,内外踝下方和跟腱两侧的正常凹陷膨隆。

2. 功能障碍和畸形 开始为踝关节背伸、跖屈受限,若累及跟距关节则内、外翻活动受限,晚期关节破坏严重,可出现足下垂内翻或外翻畸形,以及窦道形成,最终致关节强直。

3. 跛行 由于疼痛,患者出现跛行,疼痛与跛行的程度有关,晚期由于畸形致跛行明显。

(三)实验室检查

参见本章第一节概述。

(四)影像学检查

X 线检查:全关节结核 X 线片表现周围软组织肿胀,关节间隙变窄,胫腓骨和距骨关节面均模糊、毛糙不齐,附近骨质疏松萎缩。病变早期,单纯滑膜结核或单纯骨结核,X 线征象多不明显,发病后 3~6 个月出现软组织肿胀,骨质疏松或破坏(图 5-13)。若有混合感染,可见骨质硬化。

【鉴别诊断】

1. 类风湿关节炎 踝关节是类风湿关节炎周围型的病变部位,发病多为 40 岁左右的中年女性,多双侧为患,类风湿因子阳性。

2. 踝关节扭伤 踝关节陈旧性扭伤多有明显外伤史,局部肿胀、疼痛,甚至局部皮肤瘀斑、青紫。X 线检查可以协助诊断。

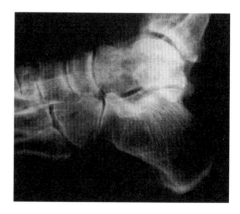

图 5-13 踝关节结核:距骨密度不均,其内可见囊性透光区及硬化区

【治疗】

本病的治疗是通过各种保守治疗及手术疗法的运用,达到杀灭结核杆菌,抑制结核杆菌生长,改善局部血运,促进骨质再生,恢复关节功能,保持关节稳定性,预防关节僵直的目的。总的治疗原则和方法参照概述相关内容,除此之外,还可以在关节前方胫前肌和姆长伸肌腱之间做局部注射抗结核药物。

（一）内治法与外治法

参见本章第一节概述。

（二）手术治疗

1. 滑膜切除术　适用于单纯滑膜结核非手术治疗无效及滑膜增厚者。切口可在踝关节外侧,围绕外踝做弧形切口。术后用短腿石膏托外固定3周,之后进行功能锻炼。

2. 病灶清除术　适用于保守治疗无效的单纯骨结核,或病灶中有明显死骨者。早期全关节结核也应做此手术。病灶清除后,如固定过大,可取自体髂骨植入。

3. 关节融合术　用于晚期全关节结核,年龄在12岁以上,在病灶清除术的同时做关节融合术,将踝关节融合于90°~95°位,术后石膏托固定2~3个月。

【预防与调护】

术后进行功能锻炼,最大可能恢复踝关节功能。规律服药,继续抗结核治疗。观察手术切口,及时更换敷料,并合理应用抗生素,避免切口窦道形成及皮肤坏死或感染的发生。

第五节　骶髂关节结核

骶髂关节结核是由结核杆菌侵袭骶髂关节软骨或骨组织而引起的骶髂关节面及骨组织破坏的感染性病变。骶髂关节结核较少见,多发生在10~30岁,女性发病率高于男性,多单侧发病。本病属中医"流痰"范畴,《外科医案汇编》云:"痰凝于肌肉、筋骨、骨空之处,无形可征,有血肉可以成脓,即为流痰。"

【病因病机】

中医学病因病机参见本章第一节概述。

西医学认为骶髂关节结核常由骶骨或髂骨的病变发展而来。据病变部位可分为单纯滑膜结核、单纯骨结核和全关节结核,临床病例几乎都是全关节结核。骶髂关节常破坏严重,可发生病理性脱位,使患侧髂骨上移。关节病变向后发展,突破后侧关节囊或骶骨,使脓肿汇集于臀大肌深层;病变向前发展将突破前方关节囊或骶骨,脓液留滞于腰大肌与髂前肌间隙。

【临床表现与诊断】

（一）全身表现

早期多无明显症状,病变活动期可有低热、盗汗、消瘦、乏力、脉数、食欲减退、血沉加快等结核中毒症状。

（二）局部症状和体征

1. 疼痛　患侧骶髂部或臀部疼痛,休息时减轻,活动后加剧,咳嗽、喷嚏时疼痛加重;疼痛逐渐加剧,可沿坐骨神经向下放射;骶髂关节后方有压痛及叩击痛。

2. 脓肿　患侧臀部及髂后上棘部位肿胀,髂窝部可触及包块,可触及波动感。

3. 寒性脓肿及窦道形成。

4. 功能障碍　由于竖脊肌痉挛,可引起轻度腰椎向健侧侧弯,腰椎前屈及向健侧活动受限,下肢活动受限,4字试验阳性,直腿抬高试验阳性,骨盆挤压与分离试验阳性。

（三）实验室检查

病变活动期或合并其他部位结核,抗酸杆菌培养可为阳性,血沉加快,可有轻度贫血。

（四）影像学检查

X线检查:单纯滑膜结核在X线片上不易诊断,开始转变为全关节结核时则出现关节面模糊、关节边缘破坏和关节间隙增宽,在原发病灶处骨质破坏最严重,常有死骨存在(图5-14)。

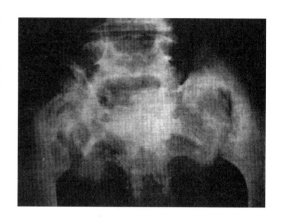

图 5-14　骶髂关节结核:左侧病变局限于关节中下部;右侧骶髂关节破坏严重;骶髂关节不规则增宽并脱位

【鉴别诊断】

1. 强直性脊柱炎　病变始于骶髂关节,常见于青年男性。X线片可见骶髂关节髂骨处出现硬化,关节边缘模糊不清,随后骶髂关节面出现边缘不整、硬化,两侧骶髂关节均可出现改变。之后关节间隙变窄,关节边缘呈锯齿样破坏,最后关节间隙消失,骶髂关节融合,胸腰椎椎体呈现竹节样改变,脊柱常呈后凸畸形。

2. 骶髂关节急性化脓性关节炎　起病急骤,寒战,发热,头痛,食欲减退,局部肿胀、疼痛,可迅速出现脓肿,破溃形成窦道。脓性分泌物培养可见化脓菌。X线片可见髂骨呈广泛性破坏,晚期骶髂关节骨性强直。

3. 髂骨肿瘤　骶髂骨为造血系统肿瘤、淋巴系统肿瘤和转移癌的好发部位。患者多为中老年人,局部肿块比较硬。X线片可见溶骨性或穿凿样破坏,无边缘致密,不侵犯关节,活检可确诊。

【治疗】

本病的治疗目的是通过中医辨证诊治及抗结核药物的运用、手术治疗等,杀灭结核杆菌,控制全身结核中毒症状,保留关节骨质结构。总的治疗原则和方法参照概述内容。

（一）内治法

1. 中医具体辨证治疗可参考概述相关内容。

2. 中成药　抗痨丸、大补阴丸、六味地黄丸等。

3. 西药　西医治疗骨关节结核的药物主要为抗结核药,主要有异烟肼、利福平、乙胺丁醇、吡嗪酰胺等,以上3种或4种药物同时应用,具体治疗原则和方法与概述相同。

（二）外治法

1. 中药外治　初期用回阳玉龙膏、阳和解凝膏局部外敷。脓肿外溃或窦道形成,可根据情况选用五五丹、七三丹、八二丹药线插入引流,若脓水将尽,可改用生肌玉红膏。

2. 局部制动　目的是缓解疼痛,宜卧硬板床休息。

3. 脓肿穿刺及注射抗结核药物　对于老年体弱、没有明显死骨的患者,采用非手术治疗,局部脓肿可以采用穿刺吸脓注射抗结核药物治疗。

（三）手术治疗

对于脓肿和死骨明显，经久不愈，有窦道形成者，可采用病灶清除术。如无明显混合感染，可同时做关节内植骨融合术，切口可采用前方或后方入路，术后卧床休息 2~3 个月，继续抗结核治疗 6~12 个月。

【预防与调护】

需做好结核病的宣传及预防工作，积极治疗受感染者，防止结核感染引起该病是关键。手术患者或有窦道形成者，做好清洁换药，及时更换敷料，避免混合感染。嘱患者多食富含蛋白质和维生素的食品和水果，以增强体质及免疫力。

●（于 杰）

复习思考题

1. 简述骨关节结核的中西医抗结核药物治疗原则。

2. 简述脊柱结核与脊柱肿瘤的鉴别诊断。

3. 简述骨关节结核的手术适应证及禁忌证。

第六章

骨 坏 死

第一节 概 述

骨坏死（osteonecrosis）是指骨的血供中断后，骨细胞和骨髓成分发生坏死及随后修复的病理过程。骨坏死性疾病包括成人的骨坏死和儿童的骨软骨病。成人骨坏死多发生在股骨头、膝关节、肩关节、足舟骨、足距骨等，股骨头坏死临床中最常见，可分为创伤性与非创伤性两大类，前者多见于股骨颈骨折后，后者的发病原因多种多样，多数与过量糖皮质激素的使用或长期酗酒有关，也有少部分患者找不到发病原因，称为特发性股骨头坏死；骨软骨病是指在骨的发育时期，各骨化中心由于各种原因干扰而出现的软骨内化骨的紊乱，病变发生在骨骺，又称为骨骺炎或骨软骨炎。

中医学典籍中虽无骨坏死这一病名的直接记载，但根据其症状、体征与发病机制，多数将其归属于"骨蚀""骨痹""骨痿"等范畴。"骨蚀"的病名最早见于《黄帝内经》，《灵枢·刺节真邪》曰："虚邪之入于身也深，寒与热相搏，久留而内著，寒胜其热，则骨疼肉枯，热胜其寒，则烂肉腐肌为脓，内伤骨，内伤骨为骨蚀。"限于历史条件，后世医家对"骨蚀"缺少专门论述，其辨证施治的主要内容散见于"骨痹""骨痿"等篇章中。

【病因病机】

（一）中医病因病机

中医学认为本病与先天禀赋不足、跌仆损伤、内生痰湿等有关。

1. **肾元亏虚** 肾阴不足，肾水匮乏，水不胜火，热伐其精，髓减骨枯，或肾阳不足，失却温煦，肾虚不能生髓养骨，发为骨蚀。

2. **气滞血瘀** 创伤后骨断筋伤，气滞血瘀，气血运行不畅，脉络瘀阻，骨失濡养，发为骨蚀。

3. **痰湿浸淫** 平素嗜酒、过食肥甘或长期服用激素，或内积宿疾而致痰湿蕴结，脉络阻塞，筋骨失养；或热舍于肾，内伐肾精，精耗髓伤，骨失濡养而发病。

笔记栏

综上所述,本病的病机特点概括为"本虚标实",以肾元亏虚为本,气滞、血瘀、痰湿为标。

（二）西医病因病理

西医学认为引起骨坏死的原因很多,可分为创伤性和非创伤性两大类(表6-1)。创伤性骨坏死是由于创伤使骨的部分或主要血液供应遭受破坏,使骨组织发生缺血性坏死,如股骨颈骨折、距骨骨折或手舟骨腰部骨折后血液供应被损害而发生骨缺血性坏死。创伤性骨坏死的原因比较明确,属血液供应障碍所致,而非创伤性骨坏死的发生机制迄今尚不完全清楚。此外,儿童股骨头坏死的确切发病机制亦不清楚。

表 6-1　骨坏死的病因及发病机制

疾病表现	机　制
创伤性坏死(骨折)	MVI、VVO
感染性骨坏死	MVI、T&E、I/P-VW、VVO(?)
非创伤性骨坏死(成人)	
应力或疲劳骨折	MVI、VVO
酗酒	T&E、I/P-VW、VVO(?)
减压症(潜水病,减压病)	T&E、I/P-VW
戈谢病	I/P-VW
结缔组织病(如类风湿关节炎或系统性红斑狼疮)	MVI、I/P-VW
动脉炎或血管炎	I/P-VW
血红蛋白病(镰状细胞病)	T&E
凝血功能紊乱	T&E、I/P-VW
放射性损伤	I/P-VW
皮质类固醇药物	MVI、T&E、I/P-VW、VVO(?)
"衰老"-股骨远端相关病变	I/P-VW
妊娠	VVO(?)
痛风	继发事件
胰腺炎	?
特发性或自发性骨坏死	?
儿童期及疾病(如 Legg-Calve-Perthes 病、Sever 病、Köhler 病、Larsen 病、Blount 病或 Panner 病)	?
其他	
骨髓增生性疾病(红细胞增多症)	?
脂肪栓子	?

* 被公认的发病机制:MVI:机械性血管阻断;VVO:静脉和小静脉的闭塞(Chandler 病);T&E:血栓形成和栓塞;I/P-VW:损伤或外部压力作用于血管壁。

【诊断】

骨坏死主要根据病史(特别是创伤、服用激素、嗜酒史)、临床症状、体征和 X 线片等方面进行诊断,磁共振成像(MRI)是早期诊断的最佳手段。

【治疗】

（一）内治法

1. 辨证治疗

（1）肾元亏虚：腰膝痿软无力，疼痛隐隐，时作时止，遇劳痛甚，休息后疼痛减轻，关节拘紧，转枢不利，舌质淡，苔薄白，脉沉细无力。

治则：补肾填髓，强壮筋骨，佐以活血祛瘀。

方药：偏阳虚者右归丸加减，偏阴虚者六味地黄丸加减。

（2）气滞血瘀：髋部疼痛，痛有定处，固定不移，胀痛或刺痛，关节活动受限，舌紫暗或有瘀点，苔薄，脉弦涩。

治则：行气活血，破积散瘀。

方药：桃红四物汤或身痛逐瘀汤加减。

（3）痰湿浸淫：髋部灼热重痛，身热不扬，关节活动不利，口苦口黏，口渴不欲饮，舌苔黄腻，脉滑数或濡数。

治则：清热利湿，舒筋活络。

方药：四妙丸或宣痹汤加减。

2. 中成药　可选用通络生骨胶囊、健骨生丸、磷酸川芎嗪片、仙灵骨葆胶囊等。

3. 西药　目前尚无疗效确切的西药。有文献报道，二膦酸盐类、抗凝药物及扩血管药物可选用。

（二）外治法

1. 中药外用　对于疼痛明显者，可采用双柏散等清营凉血、消肿止痛；活动不利者，采用舒筋活络、温经散寒、活血通痹类药物；肝肾亏虚者，则采用补肝益肾、强筋壮骨兼以舒筋活血类药物。

2. 针灸治疗　根据发病或疼痛的部位，循经取穴、远侧全息对应取穴或取阿是穴，可以起到减轻疼痛、缓解痉挛的效果。

3. 手法治疗　早期可用各种轻柔的软组织松解手法，以舒筋理筋为主，可以起到增加局部血液循环、缓解疼痛的作用；晚期有关节功能障碍者，可使用各种活节展筋手法，以促进关节功能的恢复。

（三）手术治疗

手术方法包括髓芯减压术、打压支撑植骨术、带血管骨瓣移植术、吻合血管腓骨移植术、关节置换术等。具体详见本章以下各节。

（四）其他

1. 限制负重　可缓解疼痛，延缓或减轻塌陷，一般可采用扶拐、坐轮椅等辅助行走。

2. 物理治疗　有缓解疼痛、改善功能、促进坏死修复等作用。通常可选用高压氧、体外震波、高频磁场等。

第二节　股骨头坏死

股骨头坏死（femoral head necrosis）又称股骨头缺血性坏死，是临床最常见的骨坏死。本病可分为创伤性股骨头坏死与非创伤性股骨头坏死两大类。创伤性股骨头坏死多见于股骨颈骨折后。非创伤性股骨头坏死的发病原因多种多样,多数与过量糖皮质激素的使用或长期酗酒有关,也有少部分患者找不到发病原因,称为特发性股骨头坏死。

本病在我国的发病率呈明显上升趋势,已成为临床常见病,好发于 20~50 岁、平均 36 岁左右的中青年,双侧患病者占 70% 以上,多数历经坏死、修复、塌陷、骨关节炎的病理过程,表现为疼痛、功能障碍、行走困难等一系列临床症状,严重影响患者的劳动能力与生活质量,双侧患病者可严重致残,因此越来越受到医学界的重视。

【病因病机】

(一)中医病因病机

中医认为人体的筋、骨、肉与肝、脾、胃、肾的关系最为密切。肾为先天之本,主骨生髓,肾健则髓充,髓满则骨坚;反之,则髓枯骨痿。肝主筋藏血,与肾同源,两脏荣辱与共,若肝血亏损,疏泄失职,则藏运不周,营养不济,可引起筋脉失养,筋骨不利,从而导致筋挛、筋弛,以及骨痿、骨蚀。脾胃为后天之本,万物生化之源,"使脾健胃和,则水谷腐熟,以化气血,以行营卫","若土失健运,生化无源,则筋骨肌肉皆无气以生"。脾主肌肉,《灵枢·本神》曰:"脾气虚则四肢不用。"中医学认为本病发病过程中,血瘀起着关键性的作用并贯穿始终,随着病情的变化而产生不同的病机和证型。

1. 气滞血瘀 外力所伤,骨断筋损,血行失度,血不循经,瘀而不通,脉络瘀阻,骨失所养而发病;或脉络屡受激素、酒精等侵蚀,邪毒戕伐,则气血运行不畅,久则气滞血瘀而发病。

2. 痰瘀阻络 激素、酒精等药邪或膏粱厚味易伤脾胃等脏腑,脾虚运化无力则水湿难以布散而生痰湿,由痰致瘀,痰瘀痹阻经络,精耗髓伤,骨失濡养而发病。

3. 经脉痹阻 随着病情发展,痰湿、瘀血不但瘀滞于髋部,而且向外瘀阻于经过髋部的经脉,经脉不能正常运行气血而拘急,气血运行不畅,骨失所养。

4. 肝肾亏虚 病至后期,气血不足,肝肾虚损,经脉进一步痹阻不通,肝虚不能藏血,肾虚不能生髓养骨,骨蚀加重。

综上所述,本病的病因病机主要包括瘀、痰、虚三方面。其中瘀(血)、痰(浊)为实、为标,肝肾气血亏虚为虚、为本。

(二)西医病因病理

西医学认为所有能引起骨坏死的病因都可引起股骨头坏死。

1. 病因 通常分为两大类:①创伤性,以股骨颈骨折最常见;②非创伤性,以激素和酒精致病较多见,尚有部分坏死找不到病因,则称为特发性股骨头坏死。这些病因的共同特点是损害了股骨头的血液循环。下面分别介绍创伤性、非创伤性股骨头坏死的发病原理。

(1) 创伤性股骨头坏死:是因外伤导致骨折而引起骨折段的血液供应中断或因关节脱位引起关节囊损伤、韧带断裂,影响骨的血运所致的骨细胞坏死或凋亡。常见的原因是股骨颈骨折。正常股骨头的血液供应主要来自:①后上支持带血管,即外骺动脉;②后下支持带血管,即下干骺端动脉;③圆韧带血管,即内骺动脉(图 6-1)。其中以后上支持带血管最为重要,供应股骨头血供的外上 2/3。

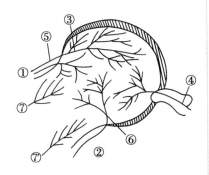

图 6-1 股骨头血液供应示意图
①后上支持带血管;②后下支持带血管;③外骺动脉;④内骺动脉;⑤上干骺端动脉;⑥下干骺端动脉;⑦来自颈部的髓内血管

股骨颈骨折后,由于供应股骨头血液循环的主要血管损伤,极易造成股骨头缺血性坏死,文献报道发生率达23%~86%。股骨颈骨折后是否发生股骨头坏死与下列因素有关:①年龄:儿童和青壮年的发生率较老年人高。主要原因是儿童和青壮年发生股骨颈骨折所受的暴力较老年人大,骨折错位明显,血管损伤严重。②骨折线的高度:骨折线愈靠近股骨头,缺血性坏死率愈高。因外骺动脉沿股骨颈后上方头下横线远侧进入头部,骨折线如在该横线近侧或通过横线者,则该血管断裂,坏死率增高。根据报道,头下型骨折坏死发生率为2/3。③骨折端原始移位程度:原始移位重者,供养股骨头的血管损伤的机会增多,坏死率亦增高。④骨折后的复位与内固定:骨折后复位和内固定时间延迟,缺血坏死率亦随之增加。早期手术者即使坏死也属部分坏死,出现坏死的时间也晚;而延期手术者,其坏死往往属全头性的,且坏死出现较早。当然,复位和内固定质量的好坏,也与坏死率、坏死程度、坏死发生的时间有关。此外,髋关节脱位,尤其是后脱位,多存在不同程度的髋臼或股骨头软骨的损伤,股骨头血运被破坏,亦可出现缺血坏死。

(2) 非创伤性股骨头坏死:西医学研究表明,股骨头坏死与长期使用大剂量糖皮质激素、酗酒有关,也有少数患者找不到明确原因。

随着西医学的发展,糖皮质激素应用日趋广泛,涉及全身各系统疾病的治疗。常见的需要使用激素治疗的疾病包括系统性红斑狼疮、肾小球肾炎、特发性血小板减少性紫癜、白血病、病毒性脑炎、皮肌炎、重症肌无力、哮喘、器官移植(肾移植、骨髓移植)术后等。再者,临床上滥用激素而造成骨坏死的病例屡见不鲜,这种情况应引起高度重视。一般认为,激素性股骨头坏死与激素使用的时间、剂量有关,但量效、时效关系的个体差异很大。

长期酗酒是引起本病的另一个常见原因,发病危险因素与每天酒精摄入量及持续时间有关。

其他与本病发病有关的因素包括减压病、血红蛋白疾病、放射疗法以及胰腺疾病、高尿酸血症、动脉硬化等。

总之,不论是创伤性还是非创伤性股骨头坏死,其发病机制都与血液循环障碍有关,或者说"缺血"是本病的基本病理。缺血包括动脉供血不足和静脉回流障碍两方面。而骨内压力的增高会加快骨的坏死,应力作用下会导致股骨头塌陷。

2. 发病机制 西医学认为创伤性股骨头坏死是由创伤导致股骨头供血血管损伤而发病,而非创伤性股骨头坏死的发病机制尚未完全清楚,目前有以下学说。

(1) 脂肪栓塞:长期服用激素可使脂肪在肝沉积,造成高脂血症和全身脂肪栓塞,由于股骨头软骨下骨终末动脉管腔很小,脂肪球易于黏附在血管壁上造成血管栓塞,或骨髓内骨细胞被脂肪占据,脂肪细胞肥大并融合成片,使骨髓内生血细胞死亡;酒精中毒可导致脂肪肝或脂质代谢紊乱,使骨细胞发生脂肪变性坏死,最终发生股骨头坏死。

(2) 骨内小动脉损害:激素性股骨头坏死患者,原来往往存在以血管炎为特征的疾病,而小动脉通常是血管炎和激素的靶器官,表现为血管内膜炎、血管壁损伤、出血等,结果导致股骨头供血障碍,发生坏死。

(3) 骨内小静脉淤积、骨内高压:长期使用激素能增加髓内脂肪体积,造成髓内有限的空间压力增高、静脉回流受阻、股骨头血供减少;而股骨头微循环障碍造成的缺氧又引起髓内组织渗出、肿胀,加重髓内高压而形成恶性循环,最终导致股骨头缺血而发生坏死。

(4) 血管内凝血:近年来,有学者认为各种原因可引起血液呈高凝状态和低纤溶状态,导致血管内凝血而引起骨坏死。

（5）骨质疏松：骨质疏松是长期使用糖皮质激素的不良反应之一。由于骨质疏松，轻微压力即易导致发生骨小梁细微骨折，受累骨由于细微损伤的累积，对机械抗力下降，从而出现塌陷；塌陷后髓细胞和毛细血管被压缩，进而股骨头因缺血发生坏死。

另外，最近有些学者提出股骨头坏死的基因遗传易感性学说，认为股骨头坏死的发病可能与个体对激素、酒精的易感性代谢的基因多态性差异有关。

3. 病理变化过程　尽管本病的病因及发病机制各异，但病理变化基本相同，包括早期的缺血性坏死和后期的修复。但坏死和修复不是截然分开的，当缺血性坏死发展至一定阶段时，修复即自行开始，随后坏死和修复交织进行。

（1）早期股骨头坏死的病理

1）坏死前、后血管变化：静脉窦充血、外渗，组织间隙内出血，有坏死的红细胞及含铁血黄素，水肿组织间隙中出现网状纤维、间质细胞和成纤维细胞以及类似幼嫩而松软的纤维组织。静脉窦小血管扩张，动脉壁增厚并有栓塞。

2）脂髓坏死与造血髓组织坏死和再生：脂肪细胞核消失、破碎，脂滴居于细胞之内，呈圆形或多面体形，细胞核小，成群地积聚在一起。缺血首先引起造血细胞的抑制，红骨髓呈现颗粒状坏死，造血组织消失，骨髓组织坏死后可再生，纤维血管增生区与骨形成区可同时存在。

3）骨小梁的变化：并非全部骨小梁坏死，多数骨小梁显示有陷窝空虚，骨细胞消失，骨小梁坏死后的结构和密度不变。骨细胞周围骨质溶解而显得陷窝扩大。骨坏死的修复通常是从死亡的骨小梁表面开始，并在其周围出现类骨质层和大量骨细胞，呈不规则分布。

（2）晚期股骨头坏死的病理：典型的晚期坏死分为5层，即关节软骨坏死区、软骨下坏死区或中心死骨区、纤维肉芽组织区、增生硬化区或反应新骨形成区、正常骨小梁区（图6-2）。

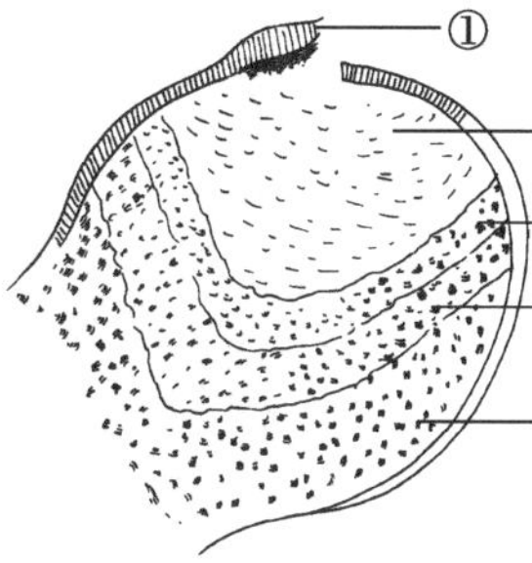

【临床表现与诊断】

（一）症状与体征

髋部疼痛通常是首先出现的临床症状，有时会牵涉膝部，出现痛性步态，伴有跛行。腹股沟中点附近可有压痛，髋关节周围肌肉及股四头肌萎缩，当髋关节半脱位时，可出现特伦德伦堡（Trendelenburg）征（+），髋关节活动功能在早期可有外展、内外旋活动轻度受限，晚期由于股骨头塌陷、增生变形、头臼不匹配，髋关节各方向活动均有不同程度受限。

（二）实验室检查

无特殊表现。激素性与酒精性股骨头坏死的患者可能与易感性代谢的基因多态性差异有关。

（三）影像学检查

1. X线检查　用于早期诊断帮助不大，Ⅱ期以上的病变可显示股骨头内多个小囊性改变，斑点状硬化，硬化带出现及软骨下骨折，但有的股骨头坏死直至股骨头塌陷方能显示阳性。同样，X线用于骨折后6个月早期诊断股骨头坏死帮助不大，但在疾病的发展过程中，可用于观察骨折愈合情况、固定螺钉是否出现移动或松脱、硬化带或囊性改变以及股骨头高度的改变，这些都是预测股骨头塌陷的指征（图6-3）。X线摄片要求为双髋正位和蛙位投影，

图6-2　晚期股骨头坏死的病理改变
①关节软骨坏死区；②软骨下坏死区；③纤维肉芽组织区；④增生硬化区；⑤正常骨小梁区

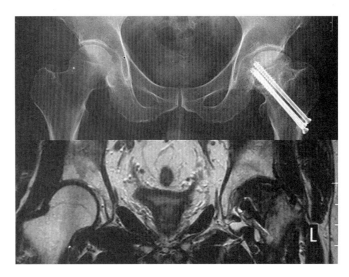

图 6-3　左侧股骨头创伤性坏死

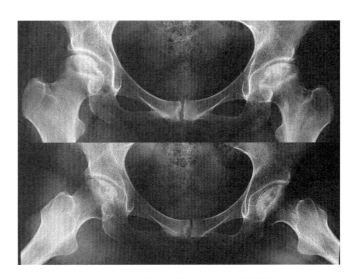

图 6-4　双侧股骨头坏死正位和蛙位片

后者可更清楚地显示位于股骨头前方的坏死区、新月征及塌陷(图 6-4)。

2. 磁共振成像(MRI)　对骨坏死诊断的特异性和敏感性可达 95%~99%,对 Ⅰ 期、Ⅱ 期股骨头坏死具有较高的诊断价值。典型的 MRI 改变为 T_1 加权像在股骨头内可见蜿蜒状带状低信号,低信号带包绕高或混合信号区。T_2 加权像出现双线征(double line sign)。建议的扫描序列为 T_1、T_2 加权像,对可疑者可另加 T_2 抑脂像或 STIR 序列。常规应用冠状位及横断面扫描。为更精确地估计坏死体积,可另加矢状位扫描。应用钆增强的 MRI 对检测早期股骨头坏死具有较高的诊断价值(图 6-5)。

3. 放射性核素骨扫描　诊断早期骨坏死依赖于成骨活性和血流增加,其敏感度高但特异性低。采用 ^{99m}Tc 二膦酸盐扫描,若显示热区中有冷区("炸面包圈")现象则可诊断(图 6-6)。如均为热区则应与髋部炎症、骨折等鉴别。放射性核素骨扫描可用于病变初筛或寻找多部位坏死灶。单光子发射计算机体层摄影(SPECT)可增加敏感性。

4. CT 扫描　对早期股骨头坏死的敏感性不如 MRI 与放射性核素骨扫描,对 Ⅰ 期诊断帮助不大,但对 Ⅱ 期、Ⅲ 期病变可更清楚地显示坏死灶边界、硬化带、坏死灶内骨修复情况,

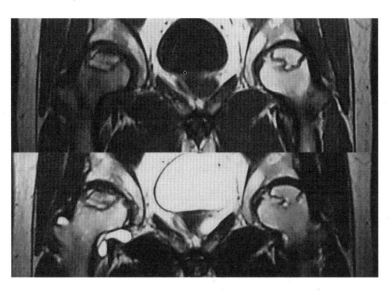

图 6-5　双侧股骨头坏死 MRI 之 T_1、T_2 加权像：股骨头内可见蜿蜒状带状低信号带包绕的高信号区

特别对于塌陷前已经发生的头内隐匿骨折要早于 MRI 和 X 线片，有利于早期发现潜在塌陷病例。二维成像可显示股骨头冠状位和矢状位的病灶大小和部位（图 6-7）。

（四）髓芯活检

该检查为有创检查，临床上很少应用。骨活检显示骨小梁的骨细胞空陷窝多于 50%，且累及邻近多根骨小梁，骨髓坏死。

根据病史、临床表现，结合 X 线片、MRI 检查，绝大多数股骨头坏死是可以明确诊断的。需要强调的是，坏死早期多数没有任何症状，而一旦出现疼痛，通常提示股骨头已发生塌陷或头内已发生隐匿骨折，因此不能以疼痛作为早期诊断的线索。

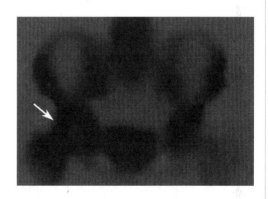

图 6-6　右股骨头坏死：放射性核素骨扫描可见右侧股骨头中心部位放射性呈缺损区，周边集聚增高，股骨头内呈热区包绕冷区的"炸面包圈"现象

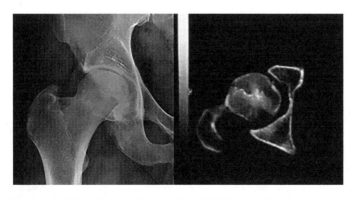

图 6-7　右侧股骨头坏死：男，38 岁，长期酗酒致右股骨头坏死。左图 X 线片可见大范围坏死，无新月征；右图 CT 扫描可见软骨下皮质断裂

全面了解病史,包括职业、生活习惯等,应着重询问激素应用史与酗酒史,并详细记录。对于患者无法确切提供用药史时,可通过了解既往病史与用药后有无出现向心性肥胖、痤疮、食欲增加等激素的不良反应表现,推测是否曾经使用过激素。典型的股骨头坏死影像学及病理学表现如下:①股骨头塌陷,不伴关节间隙变窄;②软骨下新月征阳性;③股骨头前外侧死骨;④放射性核素骨扫描显示热区中有冷区;⑤MRI 检查 T_1 加权像带状低信号或 T_2 加权像有双线征;⑥骨活检显示骨小梁的骨细胞空陷窝多于 50%,且累及邻近多根骨小梁。符合上述标准中任何两条者即可诊断。

【分期】

股骨头坏死一经确诊,则应作出分期。科学的分期可指导制订合理的治疗方案,准确判断预后,使疗效有可比性。在过去的 30 多年时间里,已有多种不同的分期方法,现介绍比较常用的 Ficat 分期、ARCO 分期与 Steinberg 分期(表 6-2~ 表 6-4)。

表 6-2 股骨头坏死 Ficat 分期

分期	临床症状	X 线片表现	同位素	MRI
0 期(前临床期)	-	-	摄入↓	+
Ⅰ期(前放射性期)	+	偶有骨质疏松	摄入↑	+
ⅡA 期(坏死形成期)	+	广泛骨质疏松,硬化或囊性变,关节间隙及股骨头外形正常	摄入↑	++
ⅡB 期(移行)	++	头变扁,新月征(+)	摄入↑	++
Ⅲ期(塌陷期)	++	头外形中断,头变扁,关节间隙正常	正常	++
Ⅳ期(关节炎期)	+++	头塌陷,关节间隙变窄或消失,骨质增生	正常	++

表 6-3 ARCO 分期系统

分期	0 期	Ⅰ期	Ⅱ期	Ⅲ期	Ⅳ期
影像学表现	所有检查均正常或不能诊断	X 线片、CT 正常,下述提及的检查至少 1 项阳性	X 线片示硬化,囊变,局部疏松,无新月征	X 线片示股骨头软骨面变扁,新月征阳性	骨关节炎,关节间隙狭窄,髋臼改变,关节破坏
检查技术	X 线片、CT、放射性核素骨扫描、MRI	X 线片、CT、放射性核素骨扫描、MRI,定量基于 MRI	X 线片、CT、放射性核素骨扫描、MRI,定量基于 MRI	X 线片、CT,定量基于 X 线片	X 线片
亚分类	无	内侧型	中央型	外侧型	无
定量	无	股骨头受累 A:<15% B:15%~30% C:>30%	新月征长度 A:<15% B:15%~30% C:>30%	股骨头表面塌陷(%)及顶部压扁(mm) A <15% <2mm B 15%~30 2~4mm C >30% >4mm	无

表 6-4 股骨头坏死 Steinberg 分期

分期	病理及影像学表现
0期	正常或不能诊断
I期	正常 X 线片,异常放射性核素骨扫描和 / 或 MRI A(轻度):<15% 股骨头受累 B(中度):15%~30% 股骨头受累 C(重度):>30% 股骨头受累
II期	X 线片显示囊性变和硬化 A(轻度):<15% 股骨头受累 B(中度):15%~30% 股骨头受累 C(重度):>30% 股骨头受累
III期	软骨下塌陷(新月征),无股骨头变扁 A(轻度):<15% 关节面 B(中度):15%~30% 关节面 C(重度):>30% 关节面
IV期	股骨头变扁 A(轻度):>15% 关节面和 <2mm 下沉 B(中度):15%~30% 关节面和 2~4mm 下沉 C(重度):>30% 关节面和 >4mm 下沉
V期	关节间隙变窄或髋臼改变
VI期	晚期退行性改变

【鉴别诊断】

髋部许多疾病与股骨头坏死有类似影像学改变,应予鉴别。

1. 髋关节结核　本病可有明显的全身症状,血沉快,髋关节功能明显受限,可有结核病史或其他脏器结核。X 线片示早期表现为股骨近端弥散性骨质疏松,继而骨质破坏和关节间隙变窄。

2. 色素沉着绒毛结节性滑膜炎　此病多见于膝关节,髋关节受累少见。累及髋关节的色素沉着绒毛结节性滑膜炎好发于青少年,髋部轻、中度疼痛伴跛行,关节活动受限,早、中期轻,晚期受限明显。CT 扫描及 X 线片可显示股骨头、股骨颈或髋臼的皮质骨侵蚀,关节间隙轻、中度变窄。MRI 示广泛滑膜肥厚,低或中等信号强度,分布均匀,累及全关节。

3. 骨髓水肿综合征　也称特发性暂时性骨质疏松症,多见于中年,部分与外伤及过度疲劳有关。X 线片示股骨头、股骨颈甚至转子部骨量减少。MRI 的 T_1 加权像显示均匀低信号、T_2 加权像显示均匀中等或高信号,T_2 抑脂像显示高信号,骨髓水肿明显,范围可至股骨颈及转子部,无带状低信号改变。

4. 强直性脊柱炎累及髋关节　此病多见于青少年男性,骶髂关节首先受累,逐步上行侵犯脊柱,出现腰背酸痛晨僵,脊柱活动受限、畸形,甚至强直,下行侵犯髋关节,但股骨头保持圆形而首先出现关节间隙变窄甚至消失。实验室检查 HLA-B27 多数呈阳性,病情活动期血沉、C 反应蛋白水平升高。

5. 类风湿关节炎　多见于女性,股骨头保持圆形,但关节间隙变窄、消失。常见股骨头关节软骨下骨侵蚀,囊状改变及髋臼骨侵蚀。

6. 髋臼发育不良继发骨关节炎　股骨头包容不全,髋臼浅,股骨头外上部关节间隙变窄、消失,骨硬化、囊变,髋臼对应区出现类似股骨头负重区的改变。

7. 创伤性关节炎　髋关节创伤性关节炎是髋关节脱位、股骨头及髋臼骨折后常见的并发症,表现为关节疼痛,行走负重时加重,休息后缓解,关节不同程度的活动受限,晨僵一般不超过半小时。X 线片见关节边缘骨赘形成,关节间隙变窄、消失,负重区骨质硬化、囊变。

8. 髋关节骨挫伤　髋关节骨挫伤是外伤引起的髋关节骨髓出血、松质骨水肿及骨小梁的微骨折,而相应的软骨和骨皮质正常。表现为关节疼痛,不能负重,功能受限。MRI 表现为骨骺或干骺端斑片状、地图状异常信号,T_1WI 呈低信号,T_2WI 呈稍高信号,边界模糊,T_2WI 脂肪抑制序列呈高信号,边界清。

【治疗】

股骨头坏死之所以成为骨科疑难病,原因就在于单一方法不能治愈所有患者,制订治疗方案应根据坏死的分期、范围、部位、有无塌陷、塌陷程度、年龄、职业、原发病控制程度、病因等综合考虑。

对于创伤性股骨头坏死,还应根据骨折的愈合情况,坏死的范围、部位、塌陷程度等选择不同治疗方法,不能贸然取出内固定物,应定期随访和观察。疼痛明显时,适当休息,避免负重,可用拐杖助行。

(一) 内治法

1. 辨证治疗　中医药治疗主要是通过中药调节全身气血运行,疏通脉络,辅以祛痰化湿、补益肝肾等整体治疗作用,达到缓解疼痛、改善功能、促进坏死修复的目的。中医药治疗的疗效有赖于诊断的及时性,对于病情发展到将要塌陷或已经塌陷阶段,单纯中医药治疗难以预防与纠正塌陷,需及时配合保髋手术。

(1) 气滞血瘀证:多见于早期(ARCO 分期 I 期、II 期)创伤性股骨头坏死。

1) 主症:①髋部疼痛,痛如针刺,痛处固定;②关节活动受限。

2) 次症:①面色暗滞;②胸胁胀满疼痛;③舌紫 / 青 / 暗或有瘀斑;④脉弦或涩。

具备主症 2 项与次症 1 项,或主症 1 项与次症 2 项,即可判定为本证。

治则:活血化瘀,通络止痛。

方药:桃红四物汤或身痛逐瘀汤加减。

(2) 痰瘀阻络证:多见于早期(ARCO 分期 I 期、II 期)非创伤性股骨头坏死。

1) 主症:①髋部疼痛,或有静息痛;②关节沉重。

2) 次症:①胸脘满闷;②形体肥胖;③舌胖大、苔白腻,或舌紫 / 青 / 暗或有瘀斑;④脉弦涩 / 滑,或脉沉涩 / 滑。

具备主症 2 项与次症 1 项,或主症 1 项与次症 2 项,即可判定为本证。

治法:健脾化痰,活血通络。

方药:加味二陈汤与桃红四物汤加减。

(3) 经脉痹阻证:多见于中期(ARCO 分期 II 期、III 期)股骨头坏死。

1) 主症:①髋痛至膝,动则痛甚;②关节屈伸不利。

2) 次症:①倦怠肢乏;②周身酸楚;③舌暗或紫;④脉涩而无力。

具备主症 2 项与次症 1 项,或主症 1 项与次症 2 项,即可判定为本证。

治法:益气活血,疏经通痹。

方药:补阳还五汤加减。

(4) 肝肾亏虚证:多见于晚期(ARCO 分期 III 期、IV 期)股骨头坏死。

1）主症：①髋部疼痛，下肢畏寒；②下肢僵硬，行走无力。

2）次症：①腰膝酸软；②下肢痿软无力；③头晕或健忘；④舌淡苔白；⑤脉沉而无力。

具备主症 2 项与次症 1 项，或主症 1 项与次症 2 项，即可判定为本证。

治法：补益肝肾、强壮筋骨。

方药：偏阳虚者右归丸加减，偏阴虚者左归丸加减。

2. 中成药　可选用通络生骨胶囊、仙灵骨葆胶囊、磷酸川芎嗪片等。

3. 西药　目前尚无疗效确切的西药。

（二）外治法

1. 药浴法　基本方药为骨碎补、透骨草、伸筋草、莪术、丹参、川芎等。

2. 中药外洗法　基本方药为威灵仙、透骨草、钩藤、苏木、荆芥等，每日外洗 1~2 次，3 个月为 1 个疗程。

3. 中药敷贴法　对于疼痛明显者，采用双柏散等清营凉血、消肿止痛药物；活动不利者，采用疗筋膏、坎离砂等舒筋活络、温经散寒、活血通痹类药物；肝肾阳虚者，则用补肝益肾、强筋壮骨兼以舒筋活血类药物。将制好的膏药贴于患处，每日 1~2 次，每次 1 贴。

4. 针灸、小针刀治疗　患部就近取穴，或远侧循经取穴，或远侧全息对应取穴。功能宣通经络，祛痹止痛。小针刀能改善关节活动功能，缓解髋周疼痛症状，提高患者生存质量。

5. 理筋手法　点按、弹拨、揉、推及牵引等手法能舒筋通络，减轻疼痛，改善关节活动。

（三）手术治疗

1. 保留自身髋关节（保髋）手术　保髋手术的目的是促进坏死修复、预防与纠正塌陷、避免或延缓人工关节置换。保髋手术应争取在塌陷前进行，一旦塌陷，软骨发生明显退变，疗效则明显下降。目前常用的保髋手术方法有如下几种。

（1）髓芯减压术：手术操作在 X 线透视引导下进行。目前，单纯的髓芯减压术多数采用细针（直径 2.0~3.0mm）经股骨大转子下向坏死病灶进行多处钻孔。

（2）打压支撑植骨术：该手术是在髓芯减压术的基础上改良而成。采用直径 10~12mm 钻头经股骨大转子下对坏死病灶进行钻孔后，运用特殊工具清除死骨，继而对死骨清除后的空腔进行打压、支撑植骨，即将自体与异体松质骨打压植入后，采用自体或异体腓骨植入支撑，适用于 ARCO Ⅱ 期、Ⅲ A 期坏死（图 6-8、图 6-9）。

（3）多条血管束植入术：日本学者 Hori（1978）经动物实验证实血管束植入坏死股骨头能促使骨坏死修复，并首先应用于临床治疗骨坏死，效果满意。袁浩教授（1984）在此基础上创用多条血管束植入术，结合死骨清除、植骨、软骨修补、头臼成形技术等治疗股骨头坏死，适用于 ARCO Ⅱ 期、Ⅲ 期坏死，以及部分Ⅳ 期坏死。

（4）带血管骨瓣移植术或吻合血管腓骨移植术：该手术的特点是在死骨清除基础上，运用显微外科技术分离带血管骨瓣或带血管腓骨进行移植，希望通过活骨移植，加快坏死修复，适用于 ARCO Ⅱ 期、Ⅲ 期坏死。

由于股骨头坏死病理改变的复杂性与多样性，以及在漫长的修复过程中极易受多种因素影响，保髋手术的成功率仍有待进一步提高。

（5）中药注射剂动脉灌注技术：本法是针对股骨头血供受阻的发病机制，借助介入技术，将活血化瘀中药注射剂超选灌注到旋股内、外侧动脉，以达到改善股骨头局部血液循环、治疗股骨头坏死的目的。适用于 ARCO Ⅰ 期、Ⅱ 期和部分Ⅲ 期坏死。

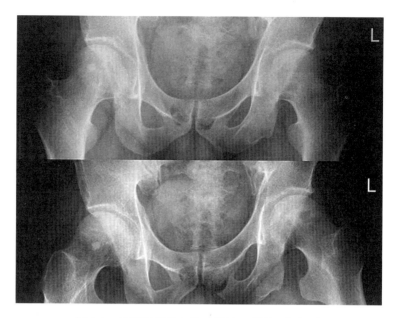

图 6-8 双侧髋关节正位及蛙位 X 线片（治疗前）

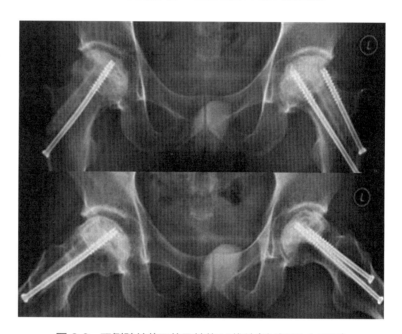

图 6-9 双侧髋关节正位及蛙位 X 线片（治疗 73 个月后）

2. 人工髋关节置换术 适用于各种症状严重的晚期坏死,但对于年轻患者要非常慎重,避免滥用。

（四）其他方法

1. 高频磁场 电磁场治疗股骨头坏死已有较长历史,但疗效差异较大,通常作为辅助治疗方法。

2. 体外震波 体外震波是一项非侵入性的治疗技术,以适当的能量强度和脉冲次数作用于骨组织时,对促进坏死修复、止痛等有一定疗效,可用于 ARCO Ⅰ 期、Ⅱ 期。

3. 高压氧 可以提高缺血组织中的微血管血流,提高缺血区氧分压,具有促进肿胀消退、骨修复和新骨再生的特点。适用于 ARCO Ⅰ 期、Ⅱ 期的辅助治疗。

【预防与调护】

1. 保护性负重 一般认为单纯保护性负重不能阻止病情的发展,但有可能延缓塌陷发生,减轻塌陷程度及疼痛。建议使用双拐以减少疼痛,不提倡使用轮椅。

2. 功能锻炼 正确的功能锻炼不仅是促使关节功能恢复的一种有效手段,也是减少病残率与降低病残程度、增强患者信心、提高患者战胜疾病能力不可缺少的方法。对于股骨头坏死已经发生髋关节功能障碍,或施行各种保髋手术后的患者,应十分重视功能锻炼。功能锻炼要贯彻筋骨并重、动静结合的原则,以主动为主,被动为辅,注意动作协调,循序渐进,并根据不同的分期分型、功能受限程度及体质情况,选择适宜的站立、坐位、卧位方式进行,着重改善功能与增加肌肉力量;通过锻炼还可以改善头臼之间的匹配,改善局部血液循环,促进坏死修复。

3. 避免长期大剂量使用糖皮质激素,是预防激素性股骨头坏死的有效方法,需要卫生主管部门给予高度重视,以及所有医务人员的参与。对于病情需要长期大量使用激素的患者,应定期做 MRI 检查,有助于及时发现股骨头坏死,一旦坏死,需根据坏死范围、部位,决定是否限制负重,预防股骨头塌陷。

4. 通过多种途径进行科普教育,宣传酗酒的危害,培养国民的健康饮酒习惯,能有效预防酒精性股骨头坏死。

5. 使患者充分了解本病的性质与后果。本病影响关节活动功能,经过保髋治疗可避免或延缓人工关节置换。即使关节严重损坏,由于现代人工关节置换技术已经十分成熟,绝大多数患者也可获得基本正常的关节功能。

病案分析

刘某,男性,50岁,因"左髋部疼痛4月余"就诊。患者因皮肤病间断性使用激素治疗1年,近4个月出现左髋部疼痛,关节沉重。查体:双髋无明显畸形及肌肉萎缩,双下肢等长,左髋活动功能尚可,腹股沟中点压痛(+)。患者形体肥胖,舌胖大,苔白腻,脉滑。X线片示股骨头可见不规则囊性状透亮影,关节面光滑完整,未见塌陷,间隙未见明显变窄。

分析思路:患者为中年男性,有间断性1年的激素使用史,激素为药邪,久用则脉络屡受邪毒戕伐,气血运行不畅,发为骨蚀。综合其临床症状及X线片表现,可诊断为非创性股骨头坏死早期(ARCO ⅡC期),中医属痰瘀阻络证。

治疗策略:患者为中年男性,根据其临床症状,予以辨证施治,单纯中药治疗。治疗后1年复查X线片示股骨头坏死病灶修复良好,囊性透亮影范围逐渐缩小,关节面及间隙未见异常。如病情进展,疼痛加重,股骨头塌陷,可考虑保髋手术治疗。

第三节 股骨头骨骺骨软骨病

股骨头骨骺骨软骨病又称儿童股骨头坏死,是指发育期的儿童因为股骨近端骨骺血运遭到破坏而发生的非炎症性、特发性股骨头坏死。其最明显的后遗症是股骨头的畸形改变，因此也被称作扁平髋。股骨头骨骺骨软骨病属于中医学儿童骨蚀病范畴。西医学对该病的描述最早源于 1910 年美国医师 Arthur Thornton Legg、法国医师 Jacques Calve 和德国医师 Georg Clemens Perthes 各自独立发表的 3 篇文献，因此本病又称为莱格 - 卡尔夫 - 佩尔特斯病（Legg-Calve-Perthes disease，LCPD）、佩尔特斯病（Perthes disease）。当时新发明的 X 线检查使他们将本病区别于炎症性关节病及髋关节结核，但在治疗上当时的医师对该病亦无所适从。而到了 100 年后的今天，股骨头骨骺骨软骨病的治疗仍然存在争议。

流行病学研究显示本病发病率约为 1/9 000。有 80% 的患儿发病于 4~9 岁。男女比例为 4∶1。该病多为单侧发病，仅 10% 为双侧受累。易感人群为 4~9 岁、生活水平较差的男性儿童。

【病因病机】

（一）中医病因病机

中医认为本病的发生与先天不足、后天失养、跌仆损伤、肝肾阴亏、筋骨失养有关。

1. 禀赋不足，后天失养　先天肾精不足，则骨不充、髓不生。肾气不足，中气不生，脾胃则虚，水谷不能运化后天之精，补充先天之不足，则骨枯筋弱，发为骨痿。

2. 跌仆损伤，筋伤骨断　筋出槽、骨错缝使气血不流通，气滞血瘀，经络不畅，筋失津养，骨痿无力。

3. 肝肾阴亏　肾精不足，无以养髓，肝阴亏损，不足以养筋，骨枯而筋挛。

（二）西医病因病理

1. 病因　本病明确的病因尚不清楚。许多学者认为股骨头骨骺骨软骨病的发病与下列因素有关：

（1）生理因素：Trueta 关于股骨头骨骺血运的研究表明，4~7 岁儿童只有一条血管即外骺动脉供应股骨头血运。此阶段血运最差，与本病的好发年龄吻合。而 7 岁以后股骨头由圆韧带动脉和外骺动脉两条血管提供血运，因而发病率显著下降。青少年期骨骺板闭合，干骺端血管进入股骨头而发展为成人型血管分布，故不患此病。

（2）关节和骨的因素：关节内压或骨内压增高，骨内静脉回流障碍，导致股骨头骨骺缺血。

（3）环境因素：包括围生期和出生后的生活条件。据报道，臀位产儿童的发病率是正常儿童的 4 倍。出生时父母年龄偏大和家庭经济状况差的儿童易患本病。

（4）创伤：大约 1/5 的患儿发病前有明确的外伤史。但引起本病的创伤常不严重，可能为多次反复损伤。也有人认为本病患儿对损伤的敏感度比正常儿童高。

（5）其他因素：如发育异常、内分泌紊乱、自身免疫性疾病、过敏反应等。还有的学者认为本病可能与遗传有关。

2. 病理变化过程　本病的病理过程，包括骨质坏死、死骨吸收和新骨形成，继之股骨头再塑造等一系列病理变化（图 6-10）。一般可分为 4 个阶段。

（1）初期或滑膜炎期：滑膜充血、水肿，关节液渗出增多，关节囊肿胀，关节内压增高。但滑液中无炎症细胞。此期延续 1~3 周。

（2）缺血坏死期：股骨头前外侧骨骺最早受累，或整个骨骺均因缺血发生坏死。此时骨结构保持正常，但骨陷窝多空虚，骨髓腔由无定形的碎骨填充，骨小梁碎裂成片状或压扁成块。由于股骨头骨骺发生缺血性坏死，使骨骺的骨化中心软骨内成骨受到暂时性抑制，而关

笔记栏

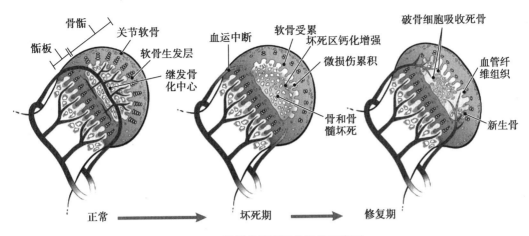

图 6-10 股骨头骨骺骨软骨病示意图

节深层软骨由滑液营养可继续生长。此期股骨头大体形态和股骨头轮廓无明显变化,临床上一般无症状。此时若能恢复血供,则病变消退,可不遗留后遗症。此期较长,需经历 6~12 个月。

(3) 碎裂或再生期:由于死骨的刺激,毛细血管和单核细胞所组成的纤维组织侵入坏死区,吸收坏死区的骨小梁碎片,并在髓腔内形成纤维组织。破骨细胞增多且功能活跃,参与吸收坏死骨小梁。同时,丰富的成骨细胞活动增强,在坏死的骨小梁之间和表面形成正常的类骨质。起初新生的类骨质所形成的骨小梁较纤细,以后转成板层骨。坏死区周围软骨仍无明显变化,但其基底层软骨因远离关节面,得不到滑液营养,可失去活性。特别是坏死区中央附近的软骨可变薄,甚至破裂。这个阶段新生的骨质强度较低,但不柔软,而是逐渐塑造成正常骨或根据承受压力的状况而改变形状。上述过程可达 2~3 年。

(4) 愈合期:新形成的骨小梁是一种不成熟的板层骨,且纤维脆弱,容易与尚未吸收的坏死骨小梁压缩在一起。压缩区多局限在部分股骨头,通常位于前外侧。如整个骺板受累,多出现不同程度的变形,类似蘑菇样外观,最终股骨头明显增大,由一个位于髋臼中心的圆形股骨头变成离心的扁平状股骨头。而股骨头颈变形是由于坏死期并发软骨下骨折,启动了坏死骨的吸收和原始编织骨沉着。同时可发生滑膜反应和肌肉痉挛,继而发生内收肌、髂腰肌挛缩,使股骨头呈扁平状或马鞍状畸形,进一步使股骨头向前外侧半脱位。股骨头持续性缺血不仅导致骨骺的缺血坏死,也造成骺板的坏死,使骺板过早闭合,因此将影响下肢的纵向生长,特别是股骨颈的生长受到抑制,而大转子则可超出股骨头顶端的水平。此畸形虽不同于髋内翻,但在功能障碍上,犹似髋内翻,不利于外展肌发挥功能,形成屈髋步态,称为功能性髋内翻。

【临床表现与诊断】

(一) 临床表现

1. 早期　主要表现为疼痛和髋关节活动范围受限(尤其是外展和内旋)。初起时,患儿可仅觉髋部不适而无疼痛。疼痛多为轻度或钝痛,有时疼痛为一过性。疼痛部位往往在腹股沟、大腿内侧和膝关节内侧。髋关节过度活动、行走或跑步后可使疼痛加重,休息后明显减轻。患髋各方向活动均可轻度受限,尤其是外展、内旋受限更为明显。强迫活动髋关节时可诱发疼痛。患儿行走时可有疼痛性跛行步态,即患儿为缓解疼痛所采取的保护性步态,缩短步态周期中的着地相。早期髋关节周围肌肉可出现痉挛,臀部和股部肌肉可发生轻度萎缩。

2. 晚期　主要表现为 Trendelenburg 步态。当出现功能性髋内翻畸形时,由于髋外展肌功能紊乱,行走时,患侧骨盆上下起伏,躯干左右摇摆,双髋也同时左右摇摆,呈"鸭步"表现。

（二）实验室检查

实验室检查一般无明显异常。此方面检查主要用于鉴别诊断。

（三）影像学检查

X线检查是临床诊断本病的主要手段和依据。通过定期拍摄高质量的双髋正位和蛙位X线片,可动态观察整个病变过程中的形态变化,包括病变部位、范围,同时可反映出病理改变。早期可出现股骨头密度增加,随着病程进展,可逐步出现骨质碎裂、股骨头扁平、髋关节半脱位等表现。

MRI是早期诊断的精确影像模式。它可以评估股骨头的缺血范围,提供对股骨头和髋臼软骨部分的清楚显示。

【分期系统】

目前,本病主要的几种分期系统都是根据X线片上的形态表现进行划分的。虽然已有研究者尝试了基于MRI表现的分期系统,但并未被广泛接受。

1. 基于病变范围的分期系统

（1）Catterall分型（表6-5）:是1971年由Catterall根据正位和轴位X线片上股骨头病变涉及范围进行的分型（图6-11）,并且Catterall还特别指出了预后的危险征表现（表6-6）。

表6-5　Catterall分型

分型	表现	分型	表现
Ⅰ型	只有前外象限受累	Ⅲ型	股骨头3/4受累,仅后方小部分完整
Ⅱ型	股骨头前半部受累	Ⅳ型	整个股骨头受累

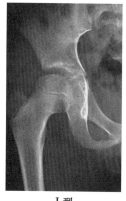
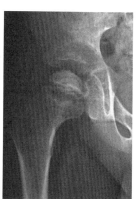
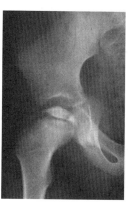
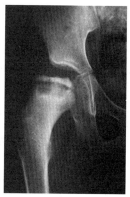

　　　Ⅰ型　　　　　　　Ⅱ型　　　　　　　Ⅲ型　　　　　　　Ⅳ型

图6-11　Catterall分型示意图

表6-6　危险征表现

危险征	表现
外侧钙化	X线片上股骨头外侧出现钙化影
半脱位	股骨头中心向外侧移位
干骺端受累	干骺端和骺板交界处出现囊变表现
Gage征	股骨头外侧出现三角形的低密度影
水平骺板	股骨头骺板的走行接近水平位

（2）Herring 分型：1992 年 Herring 提出基于正位 X 线片上股骨头外侧柱形态的分期系统（表 6-7，图 6-12）。Anthony Herring 医师从 1983 年开始成立了股骨头骨骺骨软骨病的研究小组，对诊断分型、治疗结果以及其他一些临床经验都作了详尽地分析，至今他们的研究结果仍被广泛引用。外侧柱分型更方便、更可靠，因而得到越来越多的认可。

表 6-7　Herring 分型

分型	表现
A 型	外侧柱完整
B 型	外侧柱保留 >50% 的高度
C 型	外侧柱保留 <50% 的高度

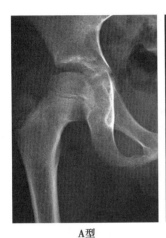 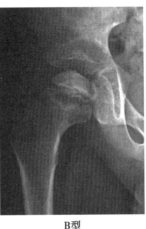 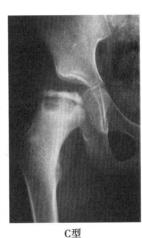

A型　　　　　　　　　　B型　　　　　　　　　　C型

图 6-12　Herring 分型示意图

2. 基于病变修复过程的分期系统（表 6-8）　股骨头骨骺骨软骨病从开始发病到完成修复可能经历数年的时间。发病年龄和病程成反比。判断不同病程阶段，对于治疗方法的选择具有重要参考价值。

表 6-8　病理分期

分期	表现
坏死期	X 线片上股骨头密度轻度增高，关节间隙可增宽，一般持续 6 个月
碎裂期	X 线片上股骨头骨骺碎裂，可见密度降低和硬化区，一般持续 6 个月
修复期	股骨头进一步骨化，X 线片上密度趋于正常，一般持续 18 个月
晚期	修复完成后不同程度畸形表现（正常形态、扁平髋、髋臼增大等），一般持续 3 年

3. 基于晚期病变表现的分期系统　Stulberg 分型（表 6-9）是 1981 年 Stulberg 根据股骨头骨骺骨软骨病晚期股骨头畸形表现进行的分期，以联系发生骨关节炎的相关性。

表 6-9　Stulberg 分型

分型	表现	分型	表现
Ⅰ型	股骨头圆形、正常股骨头	Ⅳ型	股骨头扁平、与髋臼形态匹配
Ⅱ型	股骨头圆形、髋关节变大	Ⅴ型	股骨头扁平、与髋臼形态不匹配
Ⅲ型	股骨头椭圆形或蘑菇形、髋关节变大		

【鉴别诊断】

1. 髋关节暂时性滑膜炎 为无菌性炎症,多与外伤有关,好发于3~9岁儿童。主要表现为髋关节疼痛和跛行,与股骨头骨骺骨软骨病相似,早期X线检查亦难以区别。但本病一般经休息、理疗、中药治疗后很快会痊愈,病程很少会超过4周。应早期进行MRI检查,将有助于鉴别诊断。

2. 髋关节结核 本病有较明显的全身症状,血沉快,髋关节活动明显受限,托马斯征阳性,有结核病史或其他脏器结核。X线片显示早期表现为股骨近端弥散性骨质疏松,继而骨质破坏和关节间隙变窄。而股骨头骨骺骨软骨病全身症状不明显,血沉正常,关节功能受限出现较晚。

3. 双侧股骨头骨骺骨软骨病还需与全身性疾病,如多发骨骺发育不良、脊柱骨骺发育不良等相鉴别。

【治疗】

由于本病的病因未明,因此很难针对病因进行治疗。治疗原则是应用中医药促进血管新生,促进成骨,加速修复。同时为骨骺发育和塑形营造一个好的外部环境,防止或减轻股骨头继发畸形,使坏死的股骨头顺利地完成其自限性的修复过程。为达到这一目的,主要围绕以下三方面设计治疗方法:①恢复髋关节的正常活动,防止股骨头塌陷;②将股骨头完全包容在髋臼内,依靠正常髋臼的塑形和包容作用,防止或减轻股骨头的继发畸形;③改善股骨头血运。根据辨证选用适当方药,促进坏死股骨头血管再生,促进成骨,加快修复。中医药适用于本病治疗的全过程,早期起到主导作用,中晚期起到协助作用。

本病治疗的技术和方法都不复杂,但重要的是根据病情发展和严重程度选择合适的治疗方法。股骨头骨骺骨软骨病处于碎裂期之前、处于修复期或处于后遗症期阶段,有不同的治疗侧重。而患者的年龄、股骨头畸形和与髋关节的匹配程度都是在选择治疗方法时需要考虑的重要因素。

(一) 内治法

1. 辨证治疗

(1) 气滞血瘀

症状:患处疼痛,关节活动受限,跛行,舌质紫暗或有瘀斑,脉弦涩。

治则:行气止痛,活血祛瘀。

方药:桃红四物汤加味。

(2) 气滞血瘀兼肝肾不足

症状:患处疼痛、跛行,舌质紫暗或有瘀斑,脉弦涩。发病隐蔽,四肢酸软,疼痛绵绵,神疲乏力,舌淡苔白,脉沉细无力。

治则:活血祛瘀,兼补肝肾。

方药:桃红四物汤合六味地黄汤加减。

(3) 肝肾不足

症状:神疲乏力,发病隐蔽,四肢酸软,疼痛绵绵,舌淡苔白,脉沉细无力。

治则:补益肝肾。

方药:六味地黄汤加减,可加健脾和胃中药。

2. 中成药 由于本病患儿普遍年龄较小,对于饮片中药因为气味等原因难以适应,中成药更易被患儿和家长接受。中成药给药时也需根据辨证分型给予适合方药,如气滞血瘀型可给予通络生骨胶囊、肝肾不足型可给予六味地黄丸等。

3. 西药　目前生长因子和二膦酸盐的治疗研究正被大家所关注,但临床上尚未得到广泛认可。

(二) 外治法

1. 卧床休息和牵引　一般采用单纯卧床休息或患肢皮肤牵引,可缓解疼痛,解除筋肉痉挛,减轻滑膜炎症。牵引治疗也可以作为进一步治疗的基础,特别是对怀疑为本病而不能立即确诊的病例尤为重要,这时候牵引治疗既是治疗,又是观察,有助于进一步明确诊断。

2. 外展支具和石膏固定　对于依从性差的患儿开始用石膏固定逐渐过渡到外展支具固定。依从性好的患儿可以直接采用矫形支具固定。将髋关节固定在外展 35°~45°、内旋 5°~10° 的位置,目的是增加股骨头的包容。同时将股骨头深置于髋臼内,既能缓解疼痛、解除软组织痉挛,又有利于骨骺正常发育塑形,防止坏死股骨头的变形。每 3 个月复查 X 线一次,了解股骨头骨骺生长情况。整个疗程一般需要 1~1.5 年左右。

3. 手法治疗　根据"筋束骨"理论,采用以下手法。点按揉捏:用拇指、中指点压腹股沟中点、环跳等,揉捏髋部周围肌肉,达到止痛、活血通络之功。屈伸回旋:轻柔屈伸髋关节,范围逐渐加大,屈曲挤压髋部,回旋活动关节,以松解挛缩筋肉、活络关节、减轻滑膜炎症。牵拉放松:抓住患儿足踝部,牵拉髋关节,轻轻摇动,做外展、内收动作,以减少关节压力。手法宜轻柔,每天 1~2 次,每次 20~30 分钟。

4. 练功　每天指导患儿进行臀肌及股四头肌的舒缩活动,逐渐进行关节活动度的训练。

(三) 手术疗法

手术疗法很多,主要是改善股骨头和髋臼匹配关系的手术,如 Salter 截骨术、Chiari 截骨术、股骨近端内翻截骨术、髋臼加盖术等。由于本病是一种自限性疾病,近年对其手术方法的选择更为慎重。

(四) 其他疗法

以"筋束骨"理论为主导,建立具有中医特色的康复技术与方法,防治本病发展过程中股骨头半脱位的发生。以外展运动疗法为中心,设计适合儿童天性的趣味运动项目,达到训练有用肌群、矫正畸形步态等作用。形成患儿及家长健康资料中心,有利于解决儿童发育过程中的病态心理及家长的心理顾虑。

正确运用现代康复理论,研究光、热、电、磁等在本病治疗过程中的协同作用,可在早期促进炎症吸收、减轻疼痛,中后期缓解痉挛、加强血液循环、改善组织营养,最终达到防止肌萎缩、缩短疗程的目的。

【预防与调护】

目前难以开展对本病的预防干预,但医护人员和患者家属可相互配合,注意一些调护方法有助于患儿的早日康复。

(一) 康复锻炼

医护人员针对不同患儿的具体特点,制订系列关节主动康复训练计划。患儿每项功能锻炼必须在医护人员指导之后方可进行,医护人员向患儿及家属做好解释工作,以取得患儿主动配合,坚持锻炼;要求患儿在锻炼时思想集中,呼吸均匀,动作准确,切忌粗鲁过猛;功能锻炼要做到循序渐进,切忌操之过急。

笔记栏

（二）定期随访

1. 坚持定期复查，接受医师随访，以促进康复，迅速恢复日常生活和工作能力，及时发现异常情况并进行相应处理。

2. 复查内容主要包括体格检查和 X 线检查，医师根据复查情况，对进一步的锻炼和需注意的事项进行针对性指导。

3. 复查安排一般为第 1 年每 3 个月 1 次，第 2 年每半年 1 次，以后每年 1 次。根据股骨头内的修复情况，决定患肢负重时间与方式。

第四节　其他部位骨坏死

一、膝关节骨坏死

膝关节骨坏死是仅次于髋关节的常见骨坏死，有两种类型：自发性骨坏死和继发性骨坏死。膝关节自发性骨坏死病因不明确，1968 年 Ahlbäck 等首先报道，常导致膝关节毁损进而并发重度骨关节炎；继发性骨坏死最常见的病因是激素和酒精。尽管自发性骨坏死和继发性骨坏死有不同的临床表现，但其疾病严重程度分类和治疗是相同的。

【流行病学】

1. 膝关节自发性骨坏死　好发于 60 岁以上患者，女性多于男性。一般单侧（内侧）受累，通常为股骨内髁或内侧胫骨平台。

2. 膝关节继发性骨坏死　发病率低于髋关节。年龄 <45 岁，女性多见。多关节、多部位、双侧受累（>80%），可见于股骨、胫骨的双髁、骺端、干骺端及骨干。

【病因病机】

中医病因病机参见本章第一节概述。

西医学对本病的病因病理认识如下：

1. 自发性骨坏死　具有独立的病理发展过程，原因尚不明确，过去认为继发于缺血，目前认为是软骨下骨的不全骨折所致。

2. 继发性骨坏死　直接因素包括镰状细胞贫血、潜水减压病、戈谢病、骨髓增殖性疾病。非直接因素包括：酒精、激素、烟草、肥胖等。

【分期】

目前常见的有以下 3 种，自发性和继发性骨坏死均适用。

1. Soucacos 分期　是基于放射学的分类系统（表 6-10）。

表 6-10　Soucacos 分期

分期	表现
I 期	平片正常、MRI T_2 加权图像异常者，6~8 周后可能会出现症状而确诊，进而疾病将会恶化，骨扫描阳性
II 期	发病 2~4 个月，影像学有阳性，但股骨内侧髁平整无塌陷
III 期	发病 3~6 个月，由于软骨下骨坏死和关节软骨损伤，影像学有新月征 / 线圈征
IV 期	9~12 个月后，软骨下骨和关节软骨损伤恶化，累及整个内侧髁

2. Koshino 分期　Koshino 分期是改良自股骨头坏死的 Ficat-Arlet 分级系统,基于 X 线平片。最早由 Motohashi 报道(表 6-11)。

表 6-11　Koshino 分期

分期	表现
Ⅰ期	初始阶段,影像学平片没有变化,但患者疼痛
Ⅱ期	缺血阶段,透亮线形成,周围硬化
Ⅲ期	围绕透亮线形成硬化带
Ⅳ期	退化性关节炎,关节两侧形成骨赘和硬化

3. Ficat 分期(表 6-12,图 6-13)

表 6-12　Ficat 分期

分期	表现
Ⅰ期	有症状,X 线片正常
Ⅱ期	受累的股骨髁在 X 线片上变平
Ⅲ期	受累的股骨髁在 X 线片上出现透亮区、塌陷
Ⅳ期	关节塌陷退变,硬化、骨赘形成

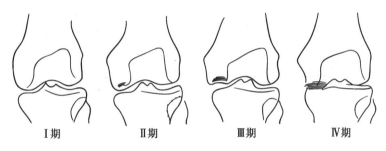

　　Ⅰ期　　　　　Ⅱ期　　　　　Ⅲ期　　　　　Ⅳ期

图 6-13　膝关节骨坏死 Ficat 分期

【临床表现】

(一)自发性骨坏死的临床表现

1. 突发的局限于膝关节内侧的疼痛,无外伤史。

2. 夜间痛明显,膝内侧负重痛。股骨内侧髁压痛。

3. X 线片　早期正常,一般 6 周后 X 线片可以看到变化。进展阶段受累股骨髁变平,出现透亮带(新月征),甚至塌陷(图 6-14)。

4. MRI 检查　MRI 检查有助于早期诊断。T_2 像显示股骨髁水肿高信号,软骨下区域低信号,骺端凹陷等特征性表现。冠状位 MRI 图像显示股骨远端和胫骨近端骨坏死。

(二)继发性骨坏死的临床表现

　　受累区域逐渐出现疼痛,疼痛部位多位于股骨髁。其余症状与自发性骨坏死相似。X线片、MRI 常见多发病灶,双侧干骺端、骨干受累(图 6-15)。骨扫描的价值低于 MRI。

【诊断】

1. 自发性骨坏死　主要基于病史、症状、体征、影像学检查进行诊断。膝关节内侧突然发作的疼痛,无外伤史;顽固性疼痛可以超过 6 周,夜间痛。没有明确骨坏死的病因。影像

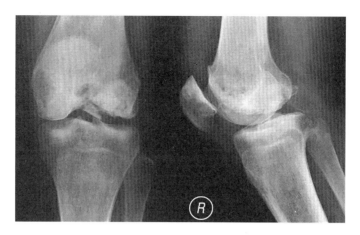

图 6-14　膝关节骨坏死 X 线表现

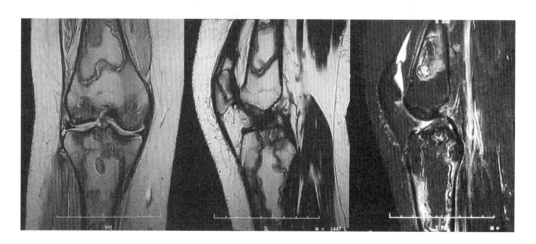

图 6-15　膝关节骨坏死 MRI 表现

学有助于诊断,但在早期,影像学特征不明显。6 周后 X 线片出现变化,MRI 可确诊。

2. 继发性骨坏死　有酒精、激素等使用史,受累区域逐渐出现疼痛。疼痛部位多位于股骨髁。诊断需要 X 线片、MRI。常见多发病灶,双侧干骺端、骨干受累。

【鉴别诊断】

1. 剥脱性骨软骨炎　常见于 25 岁以下的年轻患者,且病变位于单侧股骨髁而不影响关节其他部位。同时,影像学可显示关节软骨和软骨下骨的分离。

2. 半月板和韧带损伤　亦可导致膝关节疼痛,但会出现其他临床症状和影像学表现。

3. 骨关节炎　会有类似的症状,但疼痛通常为慢性和进行性。骨坏死后期也会出现骨关节炎的表现。膝关节自发性骨坏死与骨性关节炎最大的区别是痛点定位清晰,内侧髁多受累,负重疼痛明显。

4. 骨髓水肿综合征　好发于中年男性,女性少见;急性或亚急性疼痛起病。病因不明。膝关节内各部位均可能受累,但以股骨内髁常见。疼痛多在 1 年内自行缓解,与影像学表现一同消退。在患者就诊时 X 线片结果所示合并骨质疏松较少;MRI 和骨扫描敏感性高,症状初期就可以有阳性发现,但骨扫描特异性较差。

【治疗】

膝关节骨坏死的治疗取决于疾病进展程度。早期病变可采用中医药治疗或关节保留技术,晚期的骨坏死可能需要关节置换。

通过早期诊断,积极治疗,大多数患者预后良好。保守治疗方法除控制体重、股四头肌等长练习、保护措施进行免负重等基础治疗外,主要采用中医药治疗,配合必要的镇痛药物、双膦酸盐等。手术治疗方法有:关节镜手术、胫骨高位截骨术(HTO)、钻孔减压术、骨髓刺激术、软骨马赛克移植术、膝单髁置换术(UKA)、全膝置换术(TKA)等。需根据病变大小与分期确定最佳治疗方法。

(一)内治法

详见本章第一节概述。

(二)外治法

详见本章第一节概述。

(三)手术治疗

1. 钻孔减压术 钻孔减压治疗股骨头坏死已有成功经验。应用钻孔减压治疗膝关节骨坏死在国内外均有报道。

2. 关节镜手术 患者非手术治疗至少3个月后症状仍不缓解,需要接受关节镜检查以明确诊断。如果软骨病变剥脱和软骨下塌陷比较明确,可以进行软骨成形术和剥脱软骨清理术。如果发现半月板损伤等,可进行半月板成形或半月板切除术。关节镜手术中,可对坏死灶钻孔减压。局限性骨软骨的缺损可以采用自体非负重区转移的骨软骨移植进行治疗。

3. 胫骨高位截骨术 明显的膝内翻畸形患者,可选择胫骨高位截骨术。

4. 膝关节置换

(1)膝单髁置换术:一般应用于单侧髁(内侧)磨损严重,外侧间隙正常的骨关节炎,股骨内侧髁骨坏死。膝关节韧带正常、外侧间隙软骨正常、内翻畸形不严重,能够纠正者。

(2)全膝置换术:缺损面积过大者,适合全膝置换手术。

【预防与调护】

本病常见于老年人,女性多见,应引起充分的重视,早期发现、早期诊断,避免加重。大部分保守治疗能够缓解,在治疗的任何时期均应重视患者体质的维护。继发性坏死,原发病及老年骨质疏松等应同时治疗。重视扶正祛邪。

二、肩关节骨坏死

肩关节骨坏死是由于肱骨近端血供受损而发生肱骨头坏死的疾病。肩关节是骨坏死的好发部位,仅次于髋关节和膝关节。按照病因,可将其分为创伤性和非创伤性两类,创伤性肱骨头坏死多见于肱骨颈骨折。非创伤性肱骨头坏死多见于长期使用糖皮质激素和大量饮酒者。

【病因病机】

本病的中医学病因病机请参见本章第一节概述。

西医学对本病的认识如下:创伤性肱骨头坏死,血液供应中断是主要的发病机制,即在肱骨头缺血缺氧情况下,骨细胞大量坏死,进而引起相应的临床症状。因此,肱骨头血供的来源显得至关重要。肱骨头的血供来源被普遍认为是旋肱前动脉,特别是来自旋肱前动脉的前外侧分支——弓状动脉,而旋肱后动脉则仅仅提供骨骺后下部的一小部分。1970年,Neer提出了肱骨近端骨折分型系统,认为随着骨折部分的增多,骨坏死发生率也逐渐升高。非创伤性肱骨头坏死主要原因包括激素使用和酗酒,同时高脂血症、高尿酸血症、闭塞性脉管炎、系统性红斑狼疮和镰状细胞贫血等亦是肱骨头坏死的风险因素。

【临床表现与诊断】

（一）症状与体征

主要是肩关节疼痛和活动受限。早期表现症状不明显,患者肱骨头塌陷之前通常没有临床症状。最常见的症状是肩关节活动中逐渐出现疼痛,通常没有休息痛。疾病早期夜间疼痛不明显。疾病晚期,由于关节面不匹配,关节表面有软骨瓣或关节内存在大的游离体,关节活动时可听到痛性弹响。疾病早期肩关节可以被动活动。

（二）影像学检查

1.X线检查 典型的 X 线片表现为肱骨头密度增高,继而出现密度不均匀、囊性变(图6-16),晚期可出现肱骨头塌陷变形,形态变小、变扁,骨质硬化,关节间隙变窄及骨关节炎的表现。

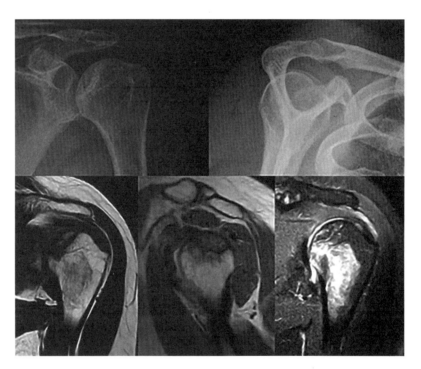

图 6-16 肱骨头坏死正侧位 X 线片及 MRI 图像:X 线片示肱骨头内密度不均匀增高,囊性变;MRI 显示肱骨头内不规则条带状低信号影,伴渗出、水肿等影像学改变

2. MRI 检查 早期即可显示肱骨头内不规则条带状低信号影,边缘混杂少许高信号,伴渗出、水肿等影像学改变,有助于早期诊断(图6-16)。

【分期】

肱骨头坏死最常用的分期系统是 1978 年由 Cruess 提出的(表6-13),该系统是对 Ficat 和 Arlet 提出的分型方法进行改良,将肱骨头坏死分为五期。

【鉴别诊断】

1. 骨关节炎 多见于中老年患者,起病缓慢,X 线片表现为关节间隙狭窄,关节面增生、硬化,肱骨头形态多正常。肱骨头坏死伴退变时,以肱骨头变形为主,密度均匀或不均匀增高。

表 6-13　肱骨头坏死的 Cruess 分期

分期	表现
Ⅰ期	X 线表现正常;MRI 中 T_1 加权像上原本正常的骨髓脂肪高信号区被低信号代替,T_2 加权像上可以出现高信号,但并不能明确区分异常信号是由创伤性水肿引起还是早期的骨坏死引起
Ⅱ期	缺血性坏死出现修复的过程,可能出现硬化区(包括楔状、广泛斑片状)或者骨密度降低表现,两者可同时出现;此时肱骨头的球形曲面仍保持完整
Ⅲ期	肱骨头出现特征性的新月形,是因为沉积于死骨之上的新骨形成硬化带,再由机械负荷使软骨下骨连接处产生微骨折和塌陷,最终形成的一个可透射区域;可以出现关节面小凹陷征
Ⅳ期	由于下面的骨小梁破坏,软骨下骨坏死,导致关节面出现广泛塌陷,可能伴随骨软骨增生
Ⅴ期	因为关节不匹配出现继发性的关节退变

2. 肩周炎　多见于 50 岁左右,临床表现以肩部疼痛和肩关节活动障碍为主,早期 X 线表现无明显异常,日久可显示肩峰、大结节骨质疏松及囊样变,偶见肩袖钙化,肩关节间隙及肱骨头形态多正常。

【治疗】

(一) 内治法

参考本章第一节概述。

(二) 外治法

参考本章第一节概述。

(三) 手术治疗

Ⅰ期、Ⅱ期(塌陷前期),当患者症状较轻时可采用非手术治疗。当非手术治疗无效时,可考虑手术治疗,手术方式有髓芯减压术、血管移植术、关节镜下清理和关节成形术、关节置换术。

【预防与调护】

1. 妥善处理肱骨颈骨折、肩关节脱位　在手法复位及切开复位内固定时,注意避免进一步影响肱骨头的血液供应而出现肱骨头坏死。

2. 定期随访　对于肱骨颈骨折、肩关节脱位患者,治疗后 3~6 个月可行放射性核素骨扫描或 MRI 检查,有助于了解有无发生肱骨头坏死。

三、足舟骨坏死

足舟骨坏死又名科勒(Köhler)病,是足舟骨骨化中心缺血性坏死,故又称为足舟骨骨软骨病。该病属自限性疾病,较少见。其特征是足舟骨变扁,硬化极不规则,附近的软组织肿胀。本病好发于 3~9 岁儿童,平均年龄为 5 岁,多为男孩,约占 75%~80%,女孩多在 4 岁左右发病。患者大都为单侧发病,约 20% 为双侧,还可同时伴有其他部位的骨骺坏死。

【病因病机】

中医病因病机参见本章第一节概述。

西医学认为本病发病原因尚不清楚,少数有外伤史。足部诸骨以足舟骨骨化最晚,同时又位于足纵弓的顶点,是形成正常足弓的关键。与其他跗骨相比,足舟骨受到的应力最大。当足舟骨尚处于软骨内成骨阶段时,过多的行走和运动可导致其受到过多挤压,由于压力增加,骨化中心受到挤压,造成营养血管阻塞,发生缺血性坏死。其基本病理改变与其他骨软骨病相似,一般1~3年内骨结构恢复到完全正常。大多数患者在足部发育到完全成熟以前,足舟骨恢复正常或留有轻度变形,不影响足的功能。个别患者晚期在足舟骨背部遗留一骨性隆起。

【临床表现与诊断】

(一)症状与体征

一般表现为疼痛、跛行、足舟骨局部轻度肿胀。行走时足部疼痛,不能跑跳,严重者不能行走,休息后缓解。为避免疼痛,呈轻度间歇性跛行。有时患儿喜用外侧足负重行走,这样可以减少足内侧纵弓的负荷,减轻对足舟骨的压力。检查患处软组织肿胀、压痛、活动受限,足内、外翻时可引起疼痛,足弓弛缓。

(二)影像学检查

1. X线检查 主要表现在两个方面:一是形态的改变,足舟骨的骨化中心比正常的体积偏小,在侧位片上可见到该骨变扁,严重者可呈一薄片,并失去光滑的边缘,呈不规则状;二是骨密度的改变,正常骨纹理消失,斑片状的骨密度增高,其间伴有骨质疏松区,但一般很少出现"碎裂"征象。关节间隙清晰,周围跗骨X线片表现正常,附近软组织阴影肿胀增宽(图6-17)。

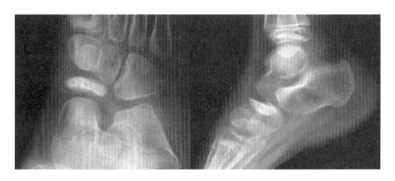

图6-17 足舟骨坏死正侧位X线片

2. MRI检查 可在X线片上无明显改变前显示病变处水肿、骨髓内出血、骨坏死等所致的异常信号,有利于早期诊断。

有时正常的足舟骨可以有2~3个分离的骨化中心,因此呈现一个不规则的骨化表现,不要误认为是异常病变。

【鉴别诊断】

3~9岁活动较多的儿童,跛行,喜欢用足外侧走路,活动后足痛,应该考虑本病。X线片的表现对确诊具有重要意义。在诊断上应注意与结核、炎症相鉴别。

【治疗】

(一)内治法

参考本章第一节概述。

(二)外治法

参考本章第一节概述。

(三)手术治疗

一般不需手术治疗,本病预后良好,最快者半年恢复正常,一般1~3年内可完全恢复,不遗留任何残疾。X线片的改变可持续2~3年,但无明显症状。

（四）其他

1. 保护性负重　对症状轻微者,不需做严格固定,但要限制活动,禁止跑、跳。可用纵弓鞋垫支持足底,以减轻对足舟骨的应力。

2. 石膏固定　疼痛症状较重、X 线片显示病变较广者,应使用行走石膏鞋,把足固定在轻度内翻(约 10°)、跖屈(20°)位以放松胫后肌。避免负重,用双拐行走数周。2~3 个月后拆除石膏,换用矫形鞋,保护足纵弓。

【预防与调护】

1. 运动适度　避免运动量过大、运动时间过长,要有正确的指导,避免足舟骨周围关节软组织的慢性劳损。

2. 鞋子舒适　尽量少穿或不穿高跟的鞋子,以防止足舟骨应力过大,扁平足者可穿用矫正垫或矫形鞋。

3. 足部护理　经常热水泡脚、足部按摩、局部热敷,以消除疲劳,促进血液循环,改善足舟骨的微循环。

四、距骨坏死

距骨坏死多发生于距骨骨折或骨折脱位后,尤以距骨体后半部的骨折脱位后最易发生。距骨骨折仅占全部骨折的 1%,但坏死率高达 50% 以上。在踝关节遭受严重损伤时,可使距骨的血供遭到完全破坏而发生坏死,最终导致距骨体塌陷变形,造成踝关节骨关节炎。

【病因病机】

中医病因病机参见本章第一节概述。

西医学病因病理具体如下:距骨无肌肉附着,75% 的表面为关节软骨所覆盖,血管进入到距骨内的部位较为集中,故易受损伤。距骨为松质骨,受伤时可因被压缩而损伤骨内血管,因此当距骨骨折有移位或距骨骨折脱位后,距骨的血供遭到破坏而发生缺血性坏死。本病的发生与骨折类型,即损伤的程度有关。

1. 距骨颈骨折

Ⅰ型:距骨颈骨折而无脱位,其韧带未受损,血液供应尚完整,距骨体坏死率不超过 10%。

Ⅱ型:距骨颈骨折合并距下关节脱位,骨间韧带遭受损伤,距骨体的血液供应将减少,坏死率为 30%~40%。

Ⅲ型:距骨颈骨折合并距骨体脱位,即胫距、距跟关节均脱位。发生半脱位时坏死率为 36%,如全脱位时,坏死率可高达 70% 以上。大多数血管丛经由距骨颈前下方进入骨内,此处发生骨折脱位,必然损伤供应血管而坏死。

2. 距骨头骨折　由于有软组织附着,头部血运丰富,几乎不发生骨坏死。

3. 距骨体部分或全部骨折脱位或半脱位　坏死率达 50%~80%。

4. 距骨周围关节脱位　单纯脱位较骨折脱位的坏死率低得多,三关节(指胫距、距舟和距跟)均脱位,坏死率达 28%。

除创伤外,酗酒、使用皮质激素、高脂血症、高尿酸血症、闭塞性脉管炎、系统性红斑狼疮和镰状细胞贫血,也可引起本病的发生。由于距小腿关节为承重关节,故距骨坏死后易发生塌陷。

【临床表现与诊断】

（一）症状与体征

主要是疼痛和活动受限。早期表现为踝部酸痛不适,易疲劳,行走能力减弱,休息后缓解。继而,关节僵硬,疼痛,跛行明显,屈伸及内外翻功能障碍,踝关节活动时有粗糙摩擦音。晚期与踝关节创伤性关节炎表现相似。

（二）影像学检查

1. X线检查 典型的X线片表现为距骨体密度增高,继而出现密度不均匀、囊性变(图6-18),晚期可出现距骨体塌陷变形,形态变小、变扁,骨质硬化,关节间隙变窄及骨关节炎的表现。依据X线片表现可分为3期:早期(坏死期)、进展期和修复期。

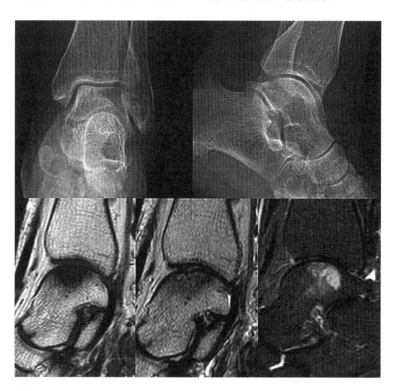

图 6-18 右足距骨坏死正侧位 X 线片及 MRI

（1）早期(坏死期):关节囊及周围软组织肿胀,关节间隙正常或较宽,周围骨质疏松。距骨外形正常,密度相对增高,或同时伴有骨质疏松。距骨顶部有骨质透明带,为骨质坏死萎缩或溶解的征象,是吸收的结果,也表明有血管再生。

（2）进展期:此期坏死与修复同时进行,以再生修复为主。距骨体死骨与周围萎缩骨质之间有不均匀的密度增高影。距骨外形变扁,顶部塌陷,密度不均匀增高,伴囊变及节裂,滑车低平,距骨头基本正常,关节面不规整,关节间隙正常或稍宽,周围软组织仍肿胀,此期为距骨坏死的典型表现。

（3）修复期:坏死骨质基本吸收,距骨密度均匀增高,趋向正常,外形变扁可更明显,滑车低平,关节面可较光整,关节间隙正常或变窄,踝关节出现骨质增生硬化,继发退行性骨关节病。

2. MRI 检查 早期即可显示距骨内不规则条带状低信号影,边缘混杂少许高信号,伴渗出、水肿等影像学改变,有助于早期诊断(图6-18)。

【鉴别诊断】

1. **骨关节炎** 多见于中老年患者,起病缓慢,X线片表现为关节间隙狭窄,关节面增生、硬化,距骨外形多正常。距骨坏死伴退变时,以距骨变形为主,密度均匀或不均匀增高。

2. **大骨节病** 距骨坏死的X线片改变与大骨节病的距骨改变类似,但坏死时距骨头一般不受累,胫腓关节面正常,早期关节间隙一般不窄。而大骨节病是以关节软骨和骺板软骨变性坏死为基本病变的地方性骨关节病,典型表现为侏儒,双手首先受累,关节病变对称、多发、粗大变形,关节面受累,关节间隙狭窄,距骨颈粗短,距骨头上翘变形。

【治疗】

（一）内治法

参考本章第一节概述。

（二）外治法

参考本章第一节概述。

（三）手术治疗

手术方式有髓芯减压术、血管移植术、带血管蒂骨瓣移植术、踝关节融合术。对于年龄大、症状严重、功能受限明显者,也有报道采用人工踝关节置换术,但多数学者认为其远期效果不理想。

（四）其他

保护性负重:早期以保守治疗为主,给予理疗等治疗,限制负重及运动,可用石膏靴或支具固定1~1.5年,目的为等待血管再生形成坚强活骨组织代替,以减少退行性关节病的发生。

【预防与调护】

1. **妥善处理距骨骨折、脱位** 在手法复位及切开复位内固定时,注意避免进一步破坏距骨血液供应而出现坏死。

2. **定期随访** 对于距骨骨折脱位患者,治疗后3~6个月可行放射性核素骨扫描或MRI检查,有助于了解距骨有无发生坏死。

📖 **知识链接**

骨梗死(bone infarction)又称骨髓梗死、骨脂肪梗死,指发生于干骺端和骨干的骨性坏死,多发生于股骨下端、胫骨上端和肱骨上端,呈多发性和对称性改变。常见症状是骨干或干骺端的疼痛,主要为隐痛或胀痛,早期基本无异常体征,晚期可出现局部深压痛,相邻关节积液、功能障碍等;急性骨梗死可出现发热,患病部位红肿、剧痛。基本病理改变分为细胞性坏死阶段和骨修复阶段。X线片显示骨髓腔内不均匀性骨化,圆形、椭圆形或不规则骨化,呈云雾状,边界不清。CT显示髓腔内呈地图样改变,周围环以硬化边。MRI扫描是早期诊断骨梗死较准确的有效方法,早期在髓腔内出现异常信号区,T_1WI为低信号,STIR为高信号,骨质硬化带表现为坏死区的外围T_1WI、T_2WI均为低信号带;中晚期肉芽组织形成,呈地图样改变,在T_2WI为高信号,死骨吸收,有新骨形成时,表现为T_1WI、T_2WI均为低信号。保守治疗无效或病变进展时,可行病损清除与残腔的充填,残腔以植骨为首选。

（陈卫衡）

复习思考题

1. 股骨头骨骺骨软骨病的治疗目的是什么？治疗方法有哪些？

2. 股骨颈骨折后是否发生股骨头坏死与哪些因素有关？

3. 膝关节骨坏死如何分类、分型？有哪些临床表现？

4. 肱骨头坏死如何诊断？

5. 距骨坏死的病因有哪些？

第七章

代谢性骨病

> ### 学习目标
>
> 通过本章节的学习,了解骨质疏松症、佝偻病、骨软化症的基本概念;熟悉中医对代谢性骨病的认识,中医对骨质疏松症的认识及分型,骨质疏松症的病因病机及鉴别诊断;掌握骨质疏松症、佝偻病、骨软化症等代谢性骨病的辨证施治规律,为今后的临床诊治奠定理论基础。

第一节　概　　述

骨是一种强韧而具有刚性的结缔组织,是机体运动的基础,其成分包括细胞、纤维和基质。骨组织的最大特点是细胞间质具有大量的钙盐沉积,具有调节体液中钙离子浓度的生理作用,是维持内环境稳定的重要因素,是人体的"钙仓库"。骨骼系统的主要作用除了支持人体、保护内部的一些重要脏器外,还对体内许多矿物质的代谢平衡起着调节作用。骨是有生命的结构,它每时每刻都与其他组织进行物质交换,特别是钙、磷、氟、镁等矿物质,钙、磷与骨的关系最密切,成人骨骼中,钙约占38%,磷占19%,镁占0.7%。从全身的无机盐来计算,骨含有全身99%的钙量,90%的磷。当机体缺少这些矿物质时,骨组织就释放出这些物质,以供急需。而当这些矿物质充足或过多时,就在骨内储存起来。这些过程都是骨组织内各细胞活动以及在多种因素(如激素等)影响下发生的。

代谢性骨病是指各种原因引起的骨矿物质或骨基质代谢紊乱,进而发生骨组织生物化学和形态学变化并出现一系列症状和体征(临床表现为骨质疏松,骨生长障碍、发育畸形和骨坏死)的骨骼疾病。中医学将这类疾病归为"骨痿"等范畴。骨痿是由肾精亏虚、骨枯髓减、骨骼失荣所致的一类疾病,临床上以腰脊不举、下肢痿弱或瘦削、足不任身为主要表现。

【病因病机】

现代医学的代谢性骨疾病,如骨质疏松症、佝偻病、骨软化症等归属于中医学"骨痿"范畴。骨痿作为病名概念首见于《黄帝内经》,属于痿证中五体痿之一。《素问·痿论》曰:"肾主身之骨髓……肾气热,则腰脊不举,骨枯而髓减,发为骨痿……有所远行劳倦,逢大热而渴,渴则阳气内伐,内伐则热舍于肾。肾者水脏也,今水不胜火,则骨枯而髓虚,故足不任身,发为骨痿。故《下经》曰:骨痿者,生于大热也。"

骨痿的发病原因,大致有以下几种。

1. **先天不足,禀赋虚弱** 父母体衰,精血不旺或妊娠期失于调摄,胎儿肾精不足,精髓虚弱不能荣骨致出生后发育迟缓、齿发难长、筋骨痿弱、步行艰难,发为骨痿。如《虚劳心传》说:"有童子亦患此者,则由于先天禀受之不足,而禀于母气着尤多。"

2. **饮食不节,后天失调** 脾胃为后天之本,脾主四肢,气血津液和肾精均赖脾胃生化水谷之精气而得以充盈。如果饮食不节、饥饱失常或嗜食偏食,损伤脾胃,久之脾胃功能衰弱,影响水谷精微化生,气血无源,精伤髓减,筋骨失养,发生骨痿。如《素问·五脏生成》说:"是故多食咸,则脉凝泣而变色;多食苦,则皮槁而毛拔;多食辛,则筋急而爪枯;多食酸,则肉胝胸而唇揭;多食甘,则骨痛而发落,此五味之所伤也。"《金匮要略·中风历节病脉证并治》说:"咸则伤骨,骨伤则痿。"另外,长期夜间工作,年老久卧,过度损伤神气,耗伤肾精,也可发为骨痿。

3. **他病累骨** 其他痿证和痹证,日久可以成骨痿。按《黄帝内经》所述五种痿证(痿躄、脉痿、筋痿、肉痿、骨痿)的成因,主要是由于温热毒邪,侵袭五脏,特别是肺热叶焦起了主导作用。肺热叶焦,日久则金不能生水,肾阴不足,髓减骨枯而成骨痿。还有风寒湿邪深入筋骨,痹阻经脉,可以先成痹证,日久气血津液亏耗,骨骼失荣,也能发为骨痿,如《医学入门·杂病提纲》说"痹久也能成痿"。

4. **烦劳恐惧** 长期过劳,包括体劳、心劳、房劳,纵欲妄为,形神过耗,则损及五脏,精血不生,最终累伤于肾,骨骼失充,发为骨痿。如《医家四要·病机约论》说:"曲运神机则劳心,尽心谋虑则劳肝,意外过思则劳脾,预事而忧则劳肺,色欲过度则劳肾。"另外,过度恐惧,长期不能解除,恐伤肾,肾精被伤,发生骨节疼痛,足痿软无力,形成骨痿。如《灵枢·本神》说:"恐惧而不解则伤精,精伤则骨酸痿厥。"

综上所述,骨痿的形成主要有先天和后天两方面因素。先天因素为肝肾不足。"肾主骨,肝主筋",禀赋不足,肾气亏损不能生髓充骨;肝血不足,不能濡养筋脉,则筋缓乏力,筋骨不健,故发为骨痿之症。后天因素为脾胃虚弱。脾胃为后天之本,气血津液、肾精均有赖于脾胃生化水谷之精气而得以充盈,如饮食不节、饱饥失常、冷热不适等,损及脾胃或因病致虚,久则脾胃功能日益衰弱,影响水谷精微之化生,气血生长受碍,内不能温煦五脏六腑,外不能洒陈营卫经脉,致使肌肉、筋骨失养,发为骨痿。

所以,骨痿主要责之于肾虚,兼见肝脾亏虚。病理关键在于肾精亏虚,骨枯髓减、骨骼失荣。

现代医学认为代谢性骨病的发病原因有营养障碍性疾病、内分泌代谢性疾病、遗传性疾病及其他系统疾病,如肾病等。

【临床表现与诊断】

(一)症状与体征

主要临床表现:体质虚弱、腰脊不举、下肢痿弱或瘦削,行走困难,甚则卧床难起,或骨骼发育迟缓、畸形、骨痛等。临床上有肝肾亏虚和脾胃虚弱之分。

1. **肝肾亏虚** 形体虚弱,少寐健忘,腰痛酸软,乏力,或有遗精,头晕目眩,耳鸣,口干,舌红,少苔,脉细。

2. **脾胃虚弱** 患者神疲形寒,肢软乏力,肌肉松弛,怕冷,大便溏泄,色淡,苔薄白,脉缓。又因胃主受纳,如胃失和降,可见恶心呕吐。

(二)X线检查

代谢性骨病不管何种原因引起,其X线片上的主要改变为骨质疏松、广泛性纤维囊性变和骨软化等。

【治疗】

(一) 内治法

《素问·痿论》有"治痿者独取阳明"之说,成为历代治疗痿证的指导思想,所谓独取阳明,泛指以补益后天为治疗原则。《黄帝内经》云:"阳明者,五脏六腑之海,主润宗筋,宗筋主束骨而利机关也。"治疗应"各补其荣,而通其俞,调其虚实,和其逆顺;筋脉骨肉,各以其时受月,则病已矣"。中药治疗应以补益肝肾、健脾益气为主,患病日久可以酌情配合活血化瘀药物和血肉有情之品,如鹿角胶、当归、丹参、鹿茸、龟板、阿胶、紫河车等。

临床上,可按肝肾亏虚和脾胃虚弱两个证型辨证施治。

1. 肝肾亏虚

治则:补益肝肾,强筋壮骨。

方药:虎潜丸加减。若偏于肾阴不足,症见头晕耳鸣,五心烦热、腰膝酸软,舌红,苔剥,脉细,宜补益肾阴为主,方用六味地黄丸、左归丸;若偏于肾阳不足,症见形寒肢冷,小便清长,阳痿早泄,舌淡胖,脉沉无力,治宜补肾壮阳,方用金匮肾气丸、右归丸加减;若命门火衰,可加用鹿茸、海马、阿胶、紫河车等血肉有情之品。

2. 脾胃虚弱

治则:健脾益气。

方药:参苓白术散加减。若脾气虚而中气下陷,症见神疲乏力,头晕纳差,大便溏泄,下肢虚浮,治宜益气升提,方用补中益气汤加减。由于脾胃虚弱,气血生化不足,故病久常出现头晕乏力、面色无华、唇舌苍白,治宜补气养血,用八珍汤、人参养荣汤加减。

除上述给予中药治疗外,还可配合饮食疗法,根据不同的病因及表现给予西药,如佝偻病、骨软化症可补充维生素 D,增加钙的摄入等。

(二) 外治法

可根据不同病因配合日光浴、中药熏洗、针灸、按摩、气功等。对于骨关节畸形者可考虑手术治疗。

第二节　骨质疏松症

骨质疏松症(osteoporosis,OP)是一种代谢性骨疾病,是指以全身性骨量减少,骨微结构破坏和骨强度降低,即单位体积内骨组织含量低于正常,导致骨脆性增加,易发生骨折为特征的疾病。临床表现为颈腰背疼痛、驼背畸形和骨折。

2001 年美国专家提出骨质疏松症是以骨强度下降、骨折风险性增加为特征的骨骼系统疾病,骨强度反映骨骼的两个主要方面,即骨密度和骨质量,提示骨量降低是骨质疏松性骨折的主要危险因素。

中医学无骨质疏松症这一病名,根据其病因病机和临床表现,可归属于"骨枯""骨极""骨痿"范畴。如《灵枢·经脉》曰:"足少阴气绝则骨枯,少阴者冬脉也,伏行而濡骨髓者也,故骨不濡则肉不能著也,骨肉不相亲则肉软却,肉软却故齿长垢发无泽,发无泽者骨先死。"《备急千金要方》曰:"若肾病者骨极,牙齿苦痛,手足痛,不能久立,屈伸不利……风历骨,故曰骨极。"

骨质疏松症的发病率相当高,多见于绝经后妇女和老年男性。早期流行病学调查显示:我国 50 岁以上人群骨质疏松症患病率女性为 20.7%,男性为 14.4%;60 岁以上人群骨质疏松症患病率明显增高,女性尤为突出。

骨质疏松性骨折的常见部位是椎体、髋部、前臂远端、肱骨近端和骨盆等,其中最常见的是椎体骨折。国内基于影像学的流行病学调查显示,50 岁以上女性椎体骨折的患病率约为 15%,50 岁以后椎体骨折的患病率随着年龄增长而渐增,80 岁以上女性椎体骨折的患病率可高达 36.6%,并有逐年增高的趋势。

【病因病机】

(一)中医病因病机

中医认为骨质疏松的病因病机主要责之于脾、肾、血瘀。《素问·五脏生成》曰:"肾之合,骨也。"《素问·逆调论》曰:"肾不生,则髓不能满。"《素问·六节藏象论》曰:"肾者,主蛰藏之本,精之处也,其华在发,其充在骨。"说明骨之强弱与肾气盛衰密切相关。脾为后天之本,气血生化之源。《素问玄机原病式》曰:"五脏六腑,四肢百骸,受气皆在于脾胃。"由于营养失调,脾胃损伤,无以化生精血以滋肾充骨,也可致本病。

1. 肾精亏虚 肾精亏虚是本病的主要病机。中医认为"肾为先天之本,肾生骨髓,其充在骨",如《中西汇通医经精义》曰:"肾藏精,精生髓,髓生骨,故骨者肾之所合也,髓者,肾精所生,精足则髓足,髓在骨内,髓足则骨强。"骨的生长、发育、强劲、衰弱与肾精盛衰关系密切,肾精充足则骨髓生化有源,骨骼得到骨髓的充分滋养而坚固有力;反之,凡可造成肾精亏虚的原因,如年迈,天癸已竭或先天禀赋不足,或他病日久累肾,房劳过度等,都可出现骨髓化源不足,不能濡养骨骼,出现骨骼脆弱乏力,形成骨质疏松症。可见,肾虚是骨质疏松症发生的重要原因。

2. 脾肾气虚 肾为先天之本,脾为后天之本、气血生化之源。肾精依赖脾精的滋养才能源源不断地得到补充。如果因为饮食失调,如嗜食偏食,饥饱无常,过服克伐药物;或久病卧床,四肢不动,可致脾气损伤,运化无力,水谷精微化生不足,不能滋养先天之精,无以充养骨髓,骨枯髓减,发生骨质疏松症。如《素问·生气通天论》曰:"是故谨和五味,骨正筋柔,气血以流,腠理以密,如是则骨气以精,谨道如法,长有天命。"《灵枢·决气》曰:"谷入气满,淖泽注于骨。"《医宗必读》曰:"阳明虚则血气少,不能润养宗筋,故弛纵,宗筋纵则带脉不能收引,故足痿不用。"

3. 瘀血阻络 随着年龄的增长,肾气渐虚。肾虚元气不足,无力推动血行,可致气虚血瘀;脾肾阳虚,不能温养血脉,常使血寒而凝;肝肾阴虚,虚火炼液,可致血稠而滞涩;骨质疏松症易发生骨折,而骨折的主要病机是瘀血阻滞。

(二)西医病因病理

现代医学认为骨质疏松症是一种病因和发病机制都比较复杂的骨代谢疾病,虽然发病因素尚未完全阐明,但已认识到骨质疏松症与激素调控、营养状态、物理因素、遗传因素、免疫功能及某些药物因素有关。这些因素引起骨质疏松症的机制表现在:肠对钙的吸收减少或肾脏对钙的排泄增多,重吸收减少,或是引起破骨细胞数量增多且活性增强,溶骨过程占优势,或是引起成骨细胞的活性减弱,骨形成减少,总之出现骨代谢的负平衡,骨基质和骨钙均减少。

骨质疏松症,按其病理生理学改变可分为两大类:一类是原发性骨质疏松症,主要包括绝经后骨质疏松症(Ⅰ型)、老年性骨质疏松症(Ⅱ型)和特发性骨质疏松症(包括青少年型);

另一类为继发性骨质疏松症,主要包括各种疾病和药物所致的骨质疏松症,营养缺乏、遗传缺陷所致的骨质疏松也属于继发性骨质疏松症。引起骨质疏松症的常见因素有以下几种:

1. 性激素 性激素包括雌激素和雄激素。雌激素是由卵巢分泌、对维持女性正常生理特征起重要作用的激素之一,常见的如尼尔雌醇、雌二醇、己烯雌酚等。它能增加降钙素分泌,抑制甲状旁腺激素活动,从而抑制骨钙融出,且雌激素可使成骨细胞活动增强,骨形成大于骨吸收,骨骼变得强壮、坚硬。此外,雌激素能帮助活性维生素 D 在肾内合成,促进骨的重建,且促进钙在肠内的吸收,所以雌激素对钙的调控作用很重要。老年妇女在绝经后卵巢功能逐渐减退,雌激素的产生减少,由于雌激素能刺激成骨细胞制造骨基质,其分泌不足直接降低了成骨细胞的活性,骨基质形成减少,同时还可使骨骼对甲状旁腺激素的敏感性增加,使骨吸收加快而升高血钙水平,使肠钙吸收及肾小管重吸收降低,尿钙排出增加。正常女性降钙素水平低于男性,雌激素缺乏使降钙素分泌进一步降低,破骨细胞活性增强,骨钙大量释放入血,骨的形成减少,骨的吸收增加,每个骨再建单位骨吸收量和骨形成量之间平衡失调,致使骨骼脱钙,骨质变薄,骨量减少,骨质变稀疏,骨密度、骨强度、骨钙含量均下降,使骨组织的正常荷载功能发生变化。现已证明卵巢功能低下,合成和分泌雌激素能力明显下降,导致雌激素不足,主要使骨吸收作用增强,虽然也可使骨重建增强,但骨吸收即骨破坏过程远远超过骨形成过程,其结果是骨量丢失,骨质变得疏松。

一般来说,绝经后骨质疏松的严重程度因人而异,主要与人体本身的峰值骨量(一定性别人群骨矿物质最大含量)和骨量丢失的速度有关。卵巢摘除或过早闭经的女性,由于雌激素不分泌或分泌过少,其骨质疏松发生率较雌激素分泌正常或绝经较晚的女性为高,更易发生骨质疏松。这一事实说明雌激素对骨量维持有至关重要的作用。

雄激素的作用是使青春期的男子男性化,生长迅速,肌肉发达,骨骼坚硬,间接地促进骨形成。由于雄激素随着年龄的增加减少不显著,所以男性骨密度、骨量随着年龄变化也不大,这一点和绝经后的女性由于雌激素急剧减少所致的骨密度、骨量显著减少形成了鲜明的对照。这也是男性较女性骨质疏松发生率低的一个原因。雄激素缺乏或明显低下,将导致骨吸收和骨形成的平衡失调,由于骨吸收大于骨形成,故出现骨质疏松;雄激素中的睾酮对维生素 D 的合成有促进作用。在紫外线的照射下,睾酮有促进皮肤维生素 D 转变的作用。一般来说,男性维生素 D 的营养状态优于女性,这也是男性骨质疏松较女性少的又一原因。临床实践已证实:少数中老年男性患者,由于雄激素不足较为严重,不但长期阳痿,性功能低下,而且出现明显的骨质疏松,伴有骨痛剧烈,骨骼畸形;经过雄激素替代疗法及康复疗法,随着性功能康复,骨质疏松症状明显改善,说明雄激素对提高骨密度、改善骨质疏松症状是有效的。

2. 年龄 年龄是影响人体骨矿含量的主要因素之一。人自出生到 20 岁,骨矿含量随年龄的增长不断增加,骨组织的形成速度快于吸收速度,骨骼逐渐变得致密、坚硬。骨量增长率男性快于女性。20~30 岁,骨的吸收与形成趋于平衡,骨量增长逐渐缓慢。30~40 岁,骨量达到一生中的峰值,并维持相对稳定,维持 5~10 年。女性 40~49 岁,男性 40~64 岁,骨量开始缓慢减少。女性 50 岁以后的 5~10 年,特别是绝经期以后,由于血中雌激素水平下降迅速,骨量急剧流失。相同年龄阶段,男性性激素水平没有明显下降,不存在骨量快速丢失现象。此后,随着年龄增长,骨量丢失又趋于缓慢,但是骨骼变得越来越脆弱。所以,骨质疏松症患者以围绝经期妇女居多;女性 50~60 岁后,男性 60~70 岁后发病率升高,80 岁以上达高峰,女性患病率接近 100%。

另外,老年人的肠道吸收功能减退,对钙盐和其他营养物质的吸收不足,常发生负钙平衡,影响骨质生成,促进了骨质疏松的发生。

3. 肢体失用　长期卧床或不活动,即无重力负荷的状态,可使正常骨代谢遭到破坏,破骨细胞相对活跃,造成骨钙溶出,尿钙排泄增加,血钙上升,骨形成作用减少,骨吸收作用增加,引起骨质疏松症。因此,各种原因引起的肢体失用都可发生骨质疏松症,如瘫痪、骨折脱位或骨病长期固定、骨关节病的关节功能障碍或丧失等。

4. 营养因素　包括钙、磷、镁、蛋白质和微量元素氟、锌等,这些物质的缺乏与骨质疏松的发生有密切关系。如蛋白质缺乏,可使骨有机基质合成的原料不足,生成减少。

钙是骨骼的重要成分,缺钙是引起骨质疏松症的一个主要原因。研究发现,每日钙的摄入量与骨矿含量、骨密度呈正相关。高钙摄入量区域的人,骨密度明显高于低钙摄入量区域的人,经常摄入高钙者,其骨矿含量较高,骨折发生率明显降低。每日摄入钙量少于600mg者容易发生骨质疏松症。

氟是构成人体牙齿和骨骼的重要微量元素之一,90%左右的氟存在于骨组织中,它作为钙磷沉着的基质,起着骨胶原的作用。适当摄入氟可促进钙磷的利用,有利于钙磷在骨中沉积,从而增加骨强度,但摄入过量的氟化物,可引起氟中毒。

活性维生素D在骨质疏松的诸多因素中颇为重要,骨质疏松患者血中的活性维生素D水平较低。

5. 内分泌疾病　很多内分泌疾病可以继发骨质疏松,如肾上腺皮质疾病,包括库欣病、艾迪生病;垂体疾病,包括垂体的嗜碱性腺瘤,肢端肥大症;还有甲状腺功能亢进,甲状旁腺功能亢进,糖尿病等。垂体的嗜碱性腺瘤和肾上腺皮质疾病可使糖皮质激素升高,抑制蛋白质合成,促进蛋白质分解,最终影响骨质形成。肢端肥大症患者,由于生长激素分泌过多,肾组织中的枸橼酸浓度低,肾小管对钙重吸收减少,尿钙增加,另外对磷重吸收增加,使血磷升高。甲状旁腺功能亢进,甲状旁腺激素分泌过多,能抑制成骨细胞,使大单核细胞转化为破骨细胞,增加骨吸收,将钙盐自骨骼动员至血循环,还可使肾小管对钙的重吸收增加,对磷的重吸收减少,故血钙升高,血磷降低。甲状腺功能亢进时,甲状腺素分泌过多,促进蛋白质分解代谢亢进,骨胶原组织破坏增强,骨钙的转换迅速加快,引起钙、磷代谢紊乱,发生负钙平衡,骨骼脱钙,尿钙排泄增加,破骨细胞活性增强,骨吸收大于骨形成,引起骨质疏松症。

6. 药物　长期服用某些药物也可发生骨质疏松症,如类固醇药物、肝素、免疫抑制剂等,尤其是类固醇药物更易发生本病。长期使用类固醇药物,可使成骨细胞减少,骨形成受抑制,造成负钙平衡,骨基质减少,骨吸收增加,导致继发性骨质疏松症。

7. 遗传　白色人种、黄色人种比黑色人种发生骨质疏松症及骨折的概率大、症状重;身材矮小较身材高大的人易发生骨质疏松症;即使生活条件、身体状态、环境因素、年龄相近,性别相同者,其骨质疏松症的发生和程度也有差别;本病还可继发于遗传性结缔组织病,这些事实都揭示了骨质疏松症与遗传因素有关。

8. 不健康的生活方式　包括体力活动少、吸烟、过量饮酒、过多饮用含咖啡因的饮料、高钠饮食、体重过低等。吸烟可使肾上腺皮质激素产生代谢性改变,导致进一步的骨吸收。烟碱可对体内$1,25\text{-}(OH)_2D_3$、甲状旁腺激素水平产生负面影响,导致肠内钙吸收减少,吸烟者体内$1,25\text{-}(OH)_2D_3$及甲状旁腺激素水平分别较不吸烟者降低10%、20%,并可直接或者间接刺激人体破骨细胞,增加碱性磷酸酶活性,使人体骨吸收和形成之间平衡失调。长期、大量的酒精摄入可降低睾酮含量,减少钙供应,促进骨质疏松的发生,经常过量饮酒者患骨质疏松性骨折的风险是不饮酒者的 1.7 倍。如果已存在骨密度降低、骨质疏松等情况，饮酒则可能成为发生骨折的重要危险因素。

局部细胞因子可影响骨代谢，在骨组织微环境中，存在有骨原母细胞、破骨细胞和免疫细胞。细胞因子通过自分泌与旁分泌和细胞黏附作用，在骨代谢过程中发挥重要作用。对骨质疏松产生作用的细胞因子有白细胞介素 -1（IL-1）、白细胞介素 -6（IL-6）、肿瘤坏死因子（TNF）、白细胞介素 -2（IL-2）、白细胞介素 -4（IL-4）、单核细胞克隆刺激因子（M-CSF）、干扰素 r（IFN-r）以及转化生长因子 -β（TGF-β）等。

骨质疏松症的病理形态学特征是全身骨量减少，即所谓的贫骨，而骨质的矿化仍然正常。骨质疏松症的主要病理变化是骨基质和骨矿含量减少。对骨质疏松症长骨组织的横断面和纵切面，以及对椎骨体和骨盆骨的切面进行观察，发现其均表现为骨皮质变薄，这是由于骨皮质的内面被破骨细胞渐进性吸收所致。与此同时，骨质疏松症的骨小梁数量减少，体积变小。骨小梁减少量可达 30%，因而骨髓腔明显扩大，并被脂肪组织和造血组织所填充，但骨外膜下的成骨细胞仍缓慢地产生新骨，因此骨的周径略有增加。骨质疏松症骨基质减少尤为突出，50 岁以后，椎体松质骨的蛋白质及氨基糖逐渐减少，到老年性骨质疏松症的程度时可减少 50% 以上，但是矿物盐减少为 6%~9%，羟脯氨酸含量增加。骨质疏松症患者的椎骨每 1cm² 骨质含量仅为正常人的一半。随着年龄的增长，骨细胞逐渐减少，部分骨细胞核固缩，空骨陷窝数量逐渐增加。70 岁以后，在哈弗斯系统内有 45% 的空骨陷窝，而哈弗斯系统以外空骨陷窝可达 75%，其周围的鞘增厚，骨小管变短且数量减少。

发生骨质疏松症的骨由于骨量减少，钙化正常而使骨变脆，因而易于发生骨折。骨折常发生于长骨和骨盆等处，严重的骨质疏松患者，常常发生椎体的压缩性骨折。

【临床表现与诊断】

（一）病史

原发性骨质疏松症无明确病史，继发性骨质疏松症则有相应病史。

（二）临床表现

1. 腰背疼痛　腰背疼痛是最常见的症状，疼痛程度与骨质疏松的严重程度呈正相关，表现形式不一。表现为局限性腰背疼痛者占 67%，腰背痛加四肢放射痛者占 9%，腰背痛加带状痛者占 10%，腰背痛加麻木感者占 4%，屈伸腰背时出现肋间神经痛、无力感者占 10%。当患者改变体位或受到震动时腰背痛加重，也可表现为全身骨痛、乏力。

2. 身长缩短，驼背畸形　骨质疏松患者，椎体内部骨小梁萎缩，数量减少，疏松而脆弱的椎体受压，导致椎体呈鱼椎样变形。如每节椎体都缩短，则导致身长亦缩短。在严重骨质疏松症时，脊柱长度可缩短 10~15cm，椎体发生压缩性骨折，每节前方压缩 1mm，即可导致脊椎前屈，形成驼背畸形。骨质疏松症患者椎体的骨吸收并非均质的，再加上外力因素，也可出现脊柱的侧凸畸形。由于脊柱畸形，可引起胸闷、通气障碍等症状，有些患者还可出现便秘、腹胀、胃脘不适等消化系统症状。

3. 骨折　骨折是骨质疏松症最常见和最严重的并发症，摔倒是主要的外部因素，好发于下胸椎、腰椎、股骨近端、桡骨远端等部位。脊椎骨折多为压缩性，严重时还可累及脊髓、马尾或脊神经根，出现双下肢的感觉运动障碍，甚至影响膀胱、直肠功能。胸椎骨折可致胸部畸形，使肺活量减少，容易引起肺部感染，甚至影响心功能。

（三）影像学检查

1. X 线检查　包括 X 线平片、皮质骨 X 线测量和骨小梁 X 线测量。前者是定性检查，只能粗略估计有无骨减少或骨质疏松,而不能确切判断骨矿量丢失的程度或多少;后两者是半定量检查,可以确定骨量消长的程度,通常以分度或分级来表示。下面分别加以介绍。

(1) X线平片:此种检查简单易行。主要依据 X 线平片上骨质密度,皮质薄厚,骨小梁多少、走向、粗细,以及有无骨折而进行骨量估计,通常认为骨钙量丢失超过 25% 时,才能在 X线片上表现为脱钙,所以早期骨质疏松很难发现,除明显骨量减少或伴发骨质疏松性骨折可依据 X 线平片作出骨质疏松的明确诊断外,一般只能作为粗筛手段。

常以椎体的 X 线表现来判断骨质疏松。X 线特点为:骨密度减低,骨小梁减少、稀疏,沿应力线保存的骨小梁呈垂直栅栏状排列,椎体呈双凹畸形,有时可见一个或数个椎体呈楔形压缩性骨折(图 7-1)。骨质疏松明显者,身体其他骨也可表现出:骨密度降低,骨质变薄,骨内膜骨质吸收,髓腔扩大,周径增宽,骨小梁数目减少,变细,干骺端处可见纵形骨小梁细且稀,小梁间隔变宽。

(2) 皮质骨 X 线测量:通常采用 Barnett 形态测量法,在左手正位 X 线片上,以游标卡尺测量第 2 掌骨中部横径 AB 及同一部位两侧皮质的厚度 CD 和 XY,则 $(CD+XY)/AB$ 所得百分数称为掌骨指数,正常值为 43%。以同样方法测得股骨干中部横径及两侧皮质厚度,则可求得股骨指数,其正常值为 45%,掌骨指数与股骨指数的和,称为周围骨指数。如果周围骨指数低于 88%,则有骨质疏松的可能。在腰椎侧位 X 线照片上,量出第 3 腰椎椎体中部高度 AB 及前缘高度 CD,则 AB/CD 所得百分数称为腰椎指数或躯干骨指数,正常均值为 80%。如果低于 80%,则有骨质疏松的可能(图 7-2)。

(3) 骨小梁 X 线测量:临床上常采用 Singh 指数,以判断骨量的变化。Singh 指数是依据股骨上端五组骨小梁减少、消失的顺序进行分度,以反映骨量丢失的半定量检查方法。股骨上端的骨小梁在 X 线片上的消失程度分为 7 度,第 7 度为正常(图 7-3)。

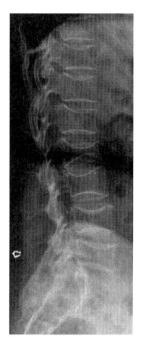

图 7-1 骨质疏松症 X 线片

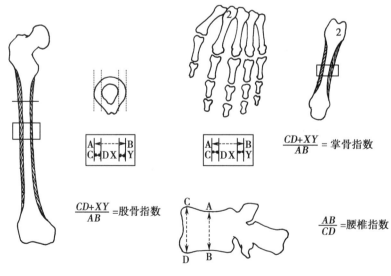

图 7-2 Barnett 形态测量法

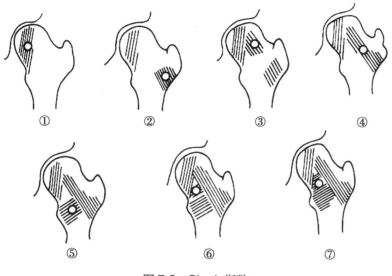

图 7-3 Singh 指数

Ⅰ度：只在①可见主要骨小梁（严重骨质疏松）

Ⅱ度：除①外，还可在②见骨小梁（重度骨质疏松）

Ⅲ度：除①②外，在③有骨小梁（中度骨质疏松）

Ⅳ度：除①②③外，在④有骨小梁（轻度骨质疏松）

Ⅴ度：除①~④外，在⑤可见骨小梁

Ⅵ度：无骨质疏松，在 Ward 三角内也可见骨小梁，见图⑥

Ⅶ度：正常，Ward 三角内的骨小梁与周围密度一样，见图⑦

📖 **知识链接**

原发性骨质疏松椎体压缩的 MRI 诊断

符合以下任何一条，建议行骨密度测定。

1. **脊柱原发性骨质疏松椎体压缩的 MRI 表现特点** 脊柱骨质疏松椎体变形可表现为凹陷形、楔形、扁平形，变形椎体邻近椎间盘多有外形改变。在部分楔形及凹陷形椎体，陷入椎体内的椎间盘压迫椎体，使椎体后上角向后翘起，突向椎管，为其他病因所致椎体骨折所少见。脊柱原发性骨质疏松的椎体信号异常，以 T_1WI 椎体终板下呈带状低信号，或除椎体后角外全椎体呈低信号最为多见。脊柱原发性骨质疏松合并椎体陈旧性压缩者常看不到信号异常改变。

2. **脊柱原发性骨质疏松椎体压缩的鉴别诊断** 外伤性椎体骨折可见于不同年龄，有明确外伤史，骨折椎体多呈楔形或不规则形，椎体有裂缝或碎块，可伴有椎体滑脱、椎间盘变形等。转移瘤所致椎体病理性骨折，椎体形状不规则，椎体前后径变长，椎管内硬膜外可见肿块影，椎体内一般均可见到异常信号，椎弓根也常有受累；Gd-DTPA 增强，病变区常可见不同程度强化；另外，肿瘤既往史也可帮助鉴别。

综上所述，原发性骨质疏松椎体压缩的 MRI 表现，包括椎体外形与椎体信号异常。椎体变形表现为凹陷形、楔形及扁平形，多伴有压缩椎体相邻的椎间盘膨大、下陷；椎体异常信号多出现在原发性骨质疏松伴椎体压缩变形初期,典型表现为 T_1WI 椎体终板下呈带状低信号或除椎体后角外,全椎体呈低信号。

2. 骨密度测定 为定量检查,可以测出单位面积的骨密度(BMD)或单位容积的骨矿量(BMC)的确切数据。常用的有单光子吸收法(SPA)、双光子吸收法(DPA)、定量计算机断层扫描(QCT)、双能 X 射线吸收法(DEXA 或 DXA)。测量部位有:非优势侧桡骨尺骨中下 1/3 交界处、椎骨、股骨颈等易于发生骨折的部位。用单位面积骨重量的克数表示骨密度的数值(g/cm^2)。

建议参照世界卫生组织(WHO)推荐的诊断标准。基于 DXA 测定:骨密度值低于同性别、同种族健康人的骨峰值不足 1 个标准差属正常;降低 1~2.5 个标准差之间为骨量低下(骨量减少);降低程度等于和大于 2.5 个标准差为骨质疏松;骨密度降低程度符合骨质疏松诊断标准同时伴有一处或多处骨折时为严重骨质疏松。现在也用 T-Score(T 值)表示,T 值 =(实测值 – 同种族同性别正常青年人峰值骨密度)/同种族同性别正常青年人峰值骨密度的标准差。T 值≥–1.0 为正常,–2.5<T 值 <–1.0 为骨量减少,T 值≤–2.5 为骨质疏松,T 值≤–2.5+ 脆性骨折为严重骨质疏松。基于 DXA 测量的中轴骨(L_{1-4}、股骨颈或全髋)骨密度或桡骨远端 1/3 骨密度对骨质疏松症的诊断标准是 T 值≤–2.5。

知识链接

测定骨密度的临床指征

符合以下任何一条建议,可行骨密度测定:

1. 女性 65 岁以上和男性 70 岁以上者。

2. 女性 65 岁以下和男性 70 岁以下,有一个或多个骨质疏松危险因素者。

3. 有脆性骨折史的成年人。

4. 各种原因引起的性激素水平低下的成年人。

5. X 线影像已有骨质疏松改变者。

6. 接受骨质疏松治疗、进行疗效监测者。

7. 患有影响骨矿代谢疾病或使用影响骨代谢药物史者。

8. IOF 骨质疏松症 1 分钟测试题回答结果阳性者。

9. OSTA 结果≤–1 者。

注:IOF 为国际骨质疏松基金会;OSTA 为亚洲人骨质疏松自我筛查工具

(四)实验室检查

根据需要可选择检测血、尿常规,肝、肾功能,血清钙、磷、碱性磷酸酶、血清蛋白电泳等检查。原发性骨质疏松症的血钙、磷和碱性磷酸酶值均在正常范围,发生骨折时血碱性磷酸酶值可轻度升高。如以上检查发现异常,需要进一步检查做鉴别诊断。

(五)骨质疏松症的诊断

临床上用于诊断骨质疏松症的通用指标是:发生了脆性骨折和 / 或骨密度低下。目前尚缺乏直接测定骨强度的临床手段,因此,骨密度或骨矿含量测定是骨质疏松症临床诊断以及评估疾病程度的客观量化指标。

1. 脆性骨折 指非外伤或轻微外伤发生的骨折,这是骨强度下降的明确体现,也是骨质疏松症的最终结果及合并症。发生了脆性骨折临床上即可诊断骨质疏松症。

2. 诊断标准(基于骨密度测定) 骨质疏松性骨折的发生与骨强度下降有关,而骨强度是由骨密度和骨质量所决定。骨密度约可反映骨强度的 70%,若骨密度低同时伴有其他危险因素会增加骨折的危险性。因目前尚缺乏较为理想的骨强度直接测量或评估方法,临床上采用骨密度测量作为诊断骨质疏松、预测骨质疏松性骨折风险、监测自然病程,以及评价药物干预疗效的最佳定量指标。骨密度测量方法有 DXA、pDXA(外周双能 X 射线吸收法)、QCT 等。其中 DXA 测量值是目前国际学术界公认的骨质疏松症诊断的金标准。

知识链接

IOF 骨质疏松症风险 1 分钟测试题

1. 父母曾被诊断有骨质疏松或曾在轻摔后骨折?

2. 父母中一人有驼背?

3. 实际年龄超过 40 岁?

4. 是否成年后因为轻摔后发生骨折?

5. 是否经常摔倒(去年超过一次),或因为身体较虚弱而担心摔倒?

6. 40 岁后的身高是否减少超过 3cm 以上?

7. 是否体重过轻?(BMI 值小于 $19kg/m^2$)

8. 是否曾服用类固醇激素(可的松、泼尼松)连续超过 3 个月?(可的松通常用于治疗哮喘、类风湿关节炎和某些炎性疾病)

9. 是否患有类风湿关节炎?

10. 是否被诊断出有甲状腺功能亢进或是甲状旁腺功能亢进、1 型糖尿病、克罗恩病或乳糜泻等胃肠疾病或营养不良?

11. 女士回答:是否在 45 岁或以前就停经?

12. 女士回答:除了怀孕、绝经或子宫切除外,是否曾停经超过 12 个月?

13. 女士回答:是否在 50 岁前切除卵巢又没有服用雌/孕激素补充剂?

14. 男士回答:是否出现过阳痿、性欲减退或其他雄激素过低的相关症状?

15. 是否经常大量饮酒(每天饮用超过两单位的乙醇,相当于啤酒 1 斤、葡萄酒 3 两或烈性酒 1 两)?

16. 目前习惯吸烟,或是否曾经吸烟?

17. 每天运动量是否少于 30 分钟?(包括做家务、走路和跑步等)

18. 是否不能食用乳制品,又没有服用钙片?

19. 每天从事户外活动时间是否少于 10 分钟,又没有服用维生素 D?

上述问题,只要其中有一题回答结果为"是",即为阳性,提示存在骨质疏松症的风险,并建议进行骨密度检查或 FRAX 风险评估。

注:BMI 为体重指数;FRAX 为骨折风险预测工具。

【鉴别诊断】

1. 强直性脊柱炎　从年龄、症状、体征、实验室检查、X 线片上鉴别。本病多见于 15~30 岁男性,以腰、髋、骶髂关节和颈部疼痛僵硬为主,往往伴有膝、距小腿关节肿痛。X 线片表现为双骶髂关节间隙模糊、狭窄甚至消失,方形椎,晚期表现为脊柱竹节样变。

2. 骨软化症　由维生素 D 缺乏、严重维生素 D 活性障碍引起,特点为骨有机质增多,钙化过程发生障碍,临床常有脂肪痢、胃大部切除和肾病病史。好发于青壮年,血清钙、磷降低,血清碱性磷酸酶升高,X 线表现为假骨折线、骨变形。

3. 骨髓瘤　常为多发性溶骨性破坏,患者常有比较严重的贫血,X 线片表现为边缘清晰的脱钙区。血浆球蛋白水平增高,尿中出现本周蛋白。

4. 成骨不全　又称脆骨病,是一种遗传性疾病,由于成骨细胞数量不足,膜内成骨发生障碍所致,以全身骨骼系统普遍性骨质疏松和脆性增加为特征,常伴有蓝色巩膜、耳聋等症状,X 线表现为长骨骨干细长,多发性骨折,颅骨骨化不良,严重时呈薄膜样。

【治疗】

(一) 基础措施

1. 调整生活方式　要求患者摄入高钙、低盐和适量蛋白质的均衡饮食;适当进行户外活动和日照,有助于骨健康的体育锻炼和康复治疗;避免吸烟、酗酒,慎用影响骨代谢药物;采取防止跌倒的各种措施;加强自身和环境的保护措施。

2. 补充钙剂　钙不足是骨质疏松的主要原因,补充钙剂是骨质疏松症的基础治疗措施。为了维持必需的钙蓄积,一定得补充较平衡维持量更多的钙,通常补钙量为 1 000~1 500mg/d。常用制剂有:葡萄糖酸钙口服液,一次 0.5~2g,每日 3 次;或葡萄糖酸钙针剂,一次 1~2g 配等量葡萄糖注射液缓慢静脉注射。氯化钙一次 0.5~1g 配等量葡萄糖注射液缓慢静脉注射。乳酸钙片一次 1~4g,每日 3 次,口服。此外还有碳酸钙 D_3 等口服。

世界卫生组织认为,钙是预防骨质疏松的基本措施,不能单独作为骨质疏松治疗药物,仅作为基本的辅助药物。目前尚无充分证据表明单纯补钙可以替代其他抗骨质疏松药物治疗。钙剂选择要考虑其安全性和有效性,高钙血症时应该避免使用钙剂。此外,应注意避免超大剂量补充钙剂,因其有潜在增加肾结石和心血管疾病的风险。

3. 维生素 D　主要来自食物中麦角固醇和皮下的 7- 脱氢胆固醇经紫外线激活而成,可促进肠道钙的吸收,提高血清钙水平,抑制甲状旁腺激素分泌,增加尿钙排泄,促进正钙平衡,降低骨折风险。成人推荐剂量为 200IU(5μg)/d,老年人推荐剂量 400~800U(10~20μg)/d,治疗骨质疏松症时,剂量为 800~1 200U(10~30μg)/d。常用制剂:维生素 AD 软胶囊,一日 6 粒;维生素 D_3,一次 30 万 ~60 万 U,肌内注射,必要时 2~4 周后重复注射;骨化三醇[1,25-(OH)$_2$D$_3$],一次 0.25μg,每日 2 次。阿法骨化醇,0.5~1μg/d。

(二) 药物疗法

1. 中医药治疗　中医按“骨痿”辨证论治,以“肾主骨”理论为指导,临床上常分为以下三型。

(1) 辨证治疗

1) 肾精亏虚型:颈腰背酸痛无力,甚则畸形,举动艰难,头晕耳鸣,健忘,男子阳痿,夜尿频,舌淡或变红,苔少,脉沉迟。

治则:益肾填精,强筋壮骨。

代表方:左归丸加减。若阴虚火旺症状明显者,可与知柏地黄丸合用;若肾阳虚症状明显者,加杜仲、淫羊藿,或合河车大造丸。

2) 脾肾气虚型:全身倦怠嗜卧,颈腰背酸痛、痿软、伸举无力,甚或肌肉萎缩,骨骼畸形,纳谷不香,面色萎黄不华,便溏,唇、舌淡,苔薄白,脉弱。

治则:健脾益肾。

代表方:参苓白术散合右归丸加减。若饮食不佳、胃脘不适者,加焦三仙等。

3) 瘀血阻络型:颈腰背骨节疼痛,呈刺痛,痛点固定不移,或合并骨折。舌紫暗或有瘀斑,苔白,脉弦涩或弦细。

治则:活血化瘀。

代表方:身痛逐瘀汤或活络效灵丹加减。

(2) 中成药:可能改善本病症状且药物有效成分较明确的中成药主要包括骨碎补总黄酮、淫羊藿苷等。此外,青娥丸、六味地黄丸、左归丸、右归丸等中成药均可根据中医辨证施治的原则运用。

2. 西药　适用于确诊的骨质疏松症或已发生过脆性骨折,或已有骨量减少并伴有骨质疏松症危险因素者。

(1) 雌激素:雌激素类药物能抑制骨转换,阻止骨丢失,不仅能维持而且可以增加骨密度。临床研究已证明激素疗法(HT),包括雌激素补充疗法(ET)和雌孕激素补充疗法(EPT)能阻止骨丢失,降低骨质疏松性椎体、非椎体骨折发生的风险,是防止绝经后骨质疏松的有效措施。此类药物只能用于女性患者,主要适用于 60 岁以前的围绝经期和绝经后妇女,特别是有绝经期症状(如潮热、出汗等)及骨质疏松症,或有骨质疏松危险因素的妇女。禁忌证为雌激素依赖性肿瘤(乳腺癌、子宫内膜癌)、血栓性疾病、不明原因的阴道出血及活动性肝病和结缔组织病。子宫肌瘤、子宫内膜异位症、有乳腺癌家族史、胆囊疾病和垂体泌乳素瘤者慎用。

给药途径以口服为主,此外还有阴道给药、经皮给药(凝胶涂剂和经皮贴片)、皮下埋植等,可根据患者的情况和现有条件进行选择。已行子宫切除的妇女,因不用担心雌激素对子宫内膜的刺激作用,故可单用雌激素;对有子宫的妇女,应雌、孕激素联合使用,以预防子宫内膜增生及子宫内膜癌诱发的可能性。

常用的雌激素制剂有:戊酸雌二醇口服,2mg/d;结合雌激素口服 0.625mg/d;雌二醇凝胶,经皮 1.5~3mg/d;雌二醇贴片经皮 0.05mg/d;炔雌醇片口服 0.25mg/d;尼尔雌醇口服,一次 2mg,每 2 周一次;替勃龙口服 1.25mg/d。

雄激素制剂有:甲睾酮,每次 5mg,一日 2 次,舌下含服;丙酸睾酮,一次 25mg,一周 2~3 次,深部肌内注射;苯丙酸诺龙,一次 25~50mg,一周 1 次,深部肌内注射。

(2) 降钙素(calcitonin,CT):降钙素是由哺乳动物的甲状腺 C 细胞或鱼类的后鳃体分泌的多肽类激素,由 32 个氨基酸残基组成,主要参与体内的钙、磷代谢。在体内的主要作用是通过抑制破骨细胞活性,有效抑制骨质吸收,促进钙在骨中的沉积,从而降低血钙浓度。有抑制骨自溶作用,使骨骼释放钙减少;还可抑制骨盐的溶解与转移,抑制骨基质分解,提高骨的更新率;可对抗甲状旁腺激素对骨骼的作用。其另一突出特点是能明显缓解骨痛,对骨质疏松性骨折或骨骼变形所致的慢性疼痛以及骨肿瘤等疾病引起的骨痛均有效。所以更适合有疼痛症状的骨质疏松症患者。

常用制剂有:鲑降钙素注射剂,每日或隔日皮下或肌内注射 50~100IU,根据病情每周 2~5 次;鲑鱼降钙素喷雾剂,100~200IU/d 或隔日 200IU;依降钙素注射剂,每次 20U,每周 1

笔记栏

次,肌内注射。

(3) 双膦酸盐类(bisphosphonates):双膦酸盐是焦磷酸盐的稳定类似物,其特征是含有P-C-P 基团。双膦酸盐与骨骼羟磷灰石具有高度亲和力,可以选择性地作用于骨骼,特异性地结合到骨转换活跃的骨表面上,通过对破骨细胞的抑制,从而抑制骨吸收,提高骨密度,增加骨量,降低骨折发生率。不同的双膦酸盐抑制骨吸收的效力差别很大,因此临床上双膦酸盐药物使用的剂量及用法也有所差异。已用于临床的双膦酸盐药物有阿仑膦酸钠、依替膦酸二钠、利塞膦酸钠、伊班膦酸钠、唑来膦酸注射液。

阿仑膦酸钠:10mg/d 或一周 70mg,餐前 30 分钟口服。还有阿仑膦酸钠 70mg 加维生素 D_3 2 800U 的复合片剂,每周 1 次。为避免该类药物口服对上消化道的刺激反应,建议空腹服药,用 200~300ml 白开水送服,服药后 30 分钟内不要平卧,应保持直立位。服药期间也应避免进食牛奶、果汁等饮料及任何食品和药品。如伴有胃及十二指肠溃疡、反流性食管炎者应慎用,有严重的肾功能不全、低钙血症者禁用。

依替膦酸二钠:一次 0.2g,一日 2 次,两餐间口服。本药需间歇、周期服药,服药 2 周后需停药 11 周,然后重新开始第二周期,停药期间可补充钙剂及维生素 D_3。服药 2 小时内,避免食用高钙食品以及含矿物质的营养补充剂或抗酸药。有肾功能损害者、孕妇及哺乳期妇女慎用。

利塞膦酸钠:5mg/d 或一周 35mg,口服,服药方法、禁忌证同阿仑膦酸钠。

伊班膦酸钠:静脉注射剂,每 3 个月 1 次间断输注 2mg,加入 25ml 0.9% 氯化钠注射液,静脉滴注 2 小时以上。肾脏肌酐清除率 <35ml/min 的患者禁用。

唑来膦酸注射液:每年 1 次,静脉滴注 5mg,用 100ml 0.9% 氯化钠注射液以输液管恒定速度静脉滴注,滴注时间不得少于 15 分钟。不可与任何含钙溶液接触,不能与其他治疗药物混合或同时静脉给药。静脉给予唑来膦酸后的不良反应包括流感样症状,如发热、头痛、恶心、骨痛、肌痛、关节痛等。这些症状多数在 4 天内逐渐消失。禁忌证同伊班膦酸钠。

(4) 氟化钠:氟对骨有特殊的亲和力,以氟磷灰石的化学方式贮存在骨中,能较强地抵抗破骨细胞的溶骨作用,从而抑制骨吸收。还能刺激成骨细胞、促进骨质形成。氟化钠:50~75mg/d,1 年为一个疗程。

(5) 选择性雌激素受体调节剂(SERMs):SERMs 不是雌激素,其特点是能选择性地作用于不同组织的雌激素受体,但兼有雌激素受体激动剂和拮抗剂的作用,在不同的靶组织分别产生类雌激素或抗雌激素作用。

由于不同 SERMs 结构上的特点,对各种受体的亲和力有所差异,从而在组织中发挥不同的生物效应。现试用于防治绝经后骨质疏松症的选择性雌激素受体调节剂有:他莫昔芬(tamoxifen,TAM)、雷洛昔芬(raloxifene,RLX)等。

他莫昔芬主要用于乳腺癌的辅助治疗,治疗骨质疏松症时,其雌激素活性可保存骨质,降低总胆固醇浓度。缺点是因刺激子宫内膜而使绝经后妇女子宫内膜癌发生率增加,故限制了其长期使用。

雷洛昔芬是新近研制成功的第二代 SERMs,有其独特的选择性,有可能克服第一代SERMs 的缺点,成为有发展前途的抗骨质疏松症药物。用法:60mg/d,口服。国外临床研究显示雷洛昔芬可降低骨转换至女性绝经期水平,阻止骨丢失,增加骨密度,降低发生椎体骨折的风险。与激素替代疗法(HRT)相比,雷洛昔芬不增加子宫内膜的厚度,不引起阴道出血,可显著降低浸润性乳腺癌的危险性,且对血脂代谢有良好的作用,可降低低密度脂蛋白胆固醇(LDL-C)和甘油三酯(TG),但又不引起 C 反应蛋白的升高。常见的不良反应是引起面部潮红、潮热和腿部痉挛痛,也可能导致深部静脉血栓,但一般不严重,很少导致停药,罕见的严重不良反应是深静脉血栓栓塞。

(6) 锶盐:锶是人体必需的微量元素之一,参与人体许多生理功能和生化效应。锶的化学结构与钙和镁相似,在正常人体软组织、血液、骨骼和牙齿中存在少量锶。人工合成的锶盐雷奈酸锶,是新一代抗骨质疏松药物。用法:2g/d,睡前服用,最好在进食 2 小时之后。不宜与钙或食物同时服用,以免影响药物吸收。肌酐清除率 <30ml/min 的重度肾功能损害者禁用。该药在临床应用当中出现了一系列较为严重的不良反应,故而实际运用当中必须十分慎重。

(7) 甲状旁腺激素类似物(parathyroid hormone analogue,PTHa):PTHa 是当前促骨形成的代表性药物,国内已上市的特立帕肽是重组人甲状旁腺激素氨基端 1~34 活性片段。间断使用小剂量 PTHa 能刺激成骨细胞活性,促进骨形成,增加骨密度,改善骨质量,降低椎体和非椎体骨折的发生风险。常见的不良反应为恶心、肢体疼痛、头痛和眩晕。用法:20μg/d,皮下注射。用药期间要监测血钙水平,防止高钙血症的发生,治疗时间不宜超过 2 年,停药后应序贯使用抗骨吸收药物以维持或增加骨密度,持续降低骨折风险。对于合并畸形性骨炎、骨骼疾病放射治疗史、肿瘤骨转移及高钙血症者禁用。

(8) 维生素 K 类(四烯甲萘醌):四烯甲萘醌是维生素 K_2 的一种同型物,是 γ- 羧化酶的辅酶,在 γ- 羧基谷氨酸的形成过程中起着重要作用。γ- 羧基谷氨酸是骨钙素发挥正常生理功能所必需的,具有促进骨形成,并有一定抑制骨吸收的作用,能够轻度增加骨质疏松症患者的骨量。用法:四烯甲萘醌胶囊,15mg/ 粒,口服,每次 15mg,每日 3 次。不良反应包括胃部不适、腹痛、皮肤瘙痒、水肿和转氨酶轻度升高。

(9) NF-κB 受体激活蛋白配体(RANKL)抑制剂:如地舒单抗,为特异性 RANKL 的完全人源化单克隆抗体,能够抑制 RANKL 与其受体的结合,减少破骨细胞形成、功能和存活,从而降低骨吸收,增加骨量,改善皮质骨或松质骨的强度。可治疗有较高骨折风险的绝经后骨质疏松症。用法:地舒单抗注射剂,规格 60mg/ml,每半年使用 60mg,皮下注射。治疗前必须纠正低钙血症,治疗前后需补充充足的钙剂和维生素 D。不良反应包括低钙血症、严重感染、皮疹、皮肤瘙痒、肌肉或骨痛等,长期应用可能会过度抑制骨吸收,而出现下颌骨坏死或非典型性股骨骨折。低钙血症者禁用。

(三) 手术治疗

适应证:骨质疏松症并发骨折者,如股骨颈骨折、转子间骨折、桡骨远端骨折、脊柱骨折等。

治疗原则:评估全身情况,确定手术指征,选择最佳治疗方案。

治疗目的:预防并发症,降低死亡率,提高康复水平,改善生活质量。

治疗方法:应及时给予恰当的手术内固定治疗。脊柱骨折可选用垫枕练功法治疗或骨水泥填充(经皮椎体成形术)疗法。

(四) 其他疗法

1. 营养疗法　适当补充蛋白质、钙盐、各种维生素。

2. 适当运动,多晒太阳,避免外伤或跌倒。

3. 病因治疗　对继发性骨质疏松,要针对原发病进行治疗,如甲状腺功能亢进,应先切除腺体或肿瘤组织,再按上述方法进行治疗。

4. 体育疗法　运动负荷直接或间接地作用于骨骼,可使骨骼产生适应性改变,应变有一个阈值范围,当应变低于其下限时,骨量将丢失;应变超过其上限时,骨量将增加;应变在上下限之间时,骨量将维持在一个稳定水平。选择合适的运动项目是达到治疗骨质疏松症最佳效果的关键,一般选用以下运动方式:

(1) 有氧运动:如运动性行走、慢跑等。

(2) 肌力训练:以较轻承重力为主的渐进性抗阻力运动。

(3) 平衡和灵活性训练:如太极拳、体操、舞蹈等。

【预防与调护】

骨质疏松症一旦发生骨折,生活质量下降,出现各种合并症,可致残或致死,因此骨质疏松症的预防比治疗更为现实和重要。

1. 获得理想的骨峰值　骨峰值是人一生中骨量的最高峰,达到骨峰值的年龄为25~40岁,骨峰值的形成70%决定于遗传因素,30%决定于环境因素,环境因素中,从儿童期开始足量的钙摄入和规则的负重运动有利于取得满意的骨峰值。

2. 预防骨量的丢失　进入成年后应重视高危因素,积极预防和及时处理以减少骨量丢失。防治的首要目标是防止第一次骨折,一旦发生骨折,尽可能防止再次骨折。

3. 防止跌倒。

病案分析

李某,女性,65岁,近两年来逐渐出现全身疼痛,以腰背部疼痛明显,到当地医院检查,胸腰椎X线片示:骨密度减低,骨小梁减少,变细,脊椎骨小梁呈栅状。血沉、抗链球菌溶血素O试验、类风湿因子无异常。

问题:(1)患者入院诊断是什么?

(2)该病的中医辨证分型常见的有哪些,各如何治疗?

(3)此病应如何预防与调护?

分析思路:诊断考虑为骨质疏松症。

治疗策略:中医辨证治疗。①肾虚精亏:治以补肾填精,方用左归丸加淫羊藿、鹿衔草;或用中成药骨疏康、骨松宝等。②正虚邪侵:治以扶正固本,方用鹿角胶丸,方中虎骨改用代用品,治疗必须考虑继发疾病的病因,审因而治。③先天不足:治以填精养血、助阳益气。方用龟鹿二仙胶汤。治疗亦需考虑患者年龄、性别、原发病病因辨证施治。

预防与调护:骨质疏松症的预防,要注意饮食营养,加强体育锻炼,增强体质以减少发生骨质疏松症的机会。重视绝经后和随年龄增大而发生的骨量丢失。对已患骨质疏松症的老年人还应加强陪护,预防发生骨折。对绝经后妇女和老年人注意饮食调养,以保证足量的钙、蛋白质和维生素的摄入。体育锻炼对于骨量的积累及减少极其有益,并有利于提高机体素质。

笔记栏

第三节　佝　偻　病

佝偻病(rickets)是指发生在婴幼儿和儿童骨骺生长板闭合以前,新形成的骨基质不能正常矿化的一种代谢性骨病。其主要原因是由于维生素 D 缺乏,或其活性代谢产物缺乏,同时合成钙或磷的能力不足,以及由此所引起的钙磷代谢紊乱,骨骼钙化不足,导致骨骼变形或骨折。多见于 3 岁以下小儿,以 6 个月至 1 岁最多见。首次报道于 17 世纪初,由科学家 Whistler 和 Glisson 对其进行了详细描述,但是病因在当时尚未明确。直到 19 世纪,佝偻病与阳光照射不足的相关性才得到认可,并于 20 世纪初得到证实,即佝偻病可通过人工紫外线或阳光照射得到治愈。根据本病的临床特征,类似于中医的"五迟""五软""背偻""鸡胸""龟背"等,属"骨痿"范畴。

【病因病机】

（一）中医病因病机

1. 病因

(1) 胎中失养,先天不足:清《医宗金鉴·幼科心法要诀》已认识到父母气血虚弱,先天有亏,可致小儿生下即筋骨软弱,步行艰难,齿不速长,坐不能稳。由于父母的因素可造成小儿先天肾气不足,形成佝偻病。尤其是母亲在怀孕期间,起居失常,户外活动少,日光照射不足,或营养失调或患有某种疾病,这都是造成佝偻病的原因。

(2) 调理不当,后天亏乏:小儿出生后,如果户外活动少,日光照射不足或饮食失节,喂养失调,损伤脾胃,脾胃运化功能失职、营养不良等,也可造成后天亏乏,促发佝偻病。

2. 病机　由于先、后天的因素,引起脾肾不足,日久不愈,影响其他脏腑,可形成五脏虚弱。肾气不足,骨失髓养,表现为生长发育迟缓,骨骼软弱;脾气不足,运化无力、水谷精微不能吸收,肌肉失养,表现为纳差,肌肉松弛、虚胖;肝气不足,筋失濡养,表现为坐立、行走无力,肝风内动则惊搐;心气不足,神不守舍,表现为惊惕不安,精神恍惚,反应淡漠或语迟;肺气不足,卫外不固,表现为多汗易感冒。后期,严重患者主要责之于脾肾,由于病久则由虚变损,肾损则髓不养骨,骨骼不坚,引起成骨迟缓,骨骼变形,出现方颅,囟门晚闭,牙迟出,胸背变形,下肢弯曲等畸形;脾损,不能充养四肢出现四肢乏力,形瘦,面色苍白。

（二）西医病因病理

现代医学认为,本病的病理特征是钙化障碍,也就是钙不能及时地沉着于骨样组织和骨前期软骨内。引起佝偻病的原因,按 Dent 的分类,有如下几种:

1. 营养性佝偻病　缺乏维生素 D 的摄入,缺乏阳光照射。

2. 肠性佝偻病　见于腹部疾患,如麸胶敏感性肠病、特发性脂肪痢。胃次全切或全切除术后,肠道瘘、胆道闭锁、胰腺炎、慢性胰腺功能不全等引起的消化或吸收不良。

3. 遗传性肾性佝偻病　主要是肾小球与肾小管功能紊乱,如伴性染色体低磷酸盐症、常染色体低磷酸血症、维生素 D 依赖症、神经纤维瘤病、范科尼(Fanconi)综合征、眼脑肾综合征、远端肾小管酸中毒等。

4. 后天性肾病性佝偻病　慢性肾功能衰竭、高尿钙症、重金属中毒、肾病综合征、尿道梗阻性疾病、丙种球蛋白病、骨髓瘤病、输尿管结肠吻合术后等。

5. 新生儿佝偻病。

这些原因可引起维生素 D 的缺乏(合成不足,吸收不足,需要量增大,羟化功能障碍等),进一步影响到血清钙磷的平衡(自肠内吸收不足,以肠和肾的排泄增加,在骨内外的游动速度受影响),血清钙磷低下,不能正常沉积于骨样组织和软骨基质,造成软骨和骨样组织不能正常钙化,使骨的生长停止在软骨和骨样组织阶段。在正常的软骨内成骨过程中,由于成熟软骨细胞柱没有足够的钙盐沉积,不能钙化,同时软骨血管的长入不规则,临时钙化带内没有再吸收,致使骨骺板的厚度增加(图 7-4)。这种病理变化以生长最快的干骺端最为显著,如腕、踝、膝、肋前端等处。由于骨骼脆弱、柔软,常因体重的应力和肌肉牵拉而变形。最早畸形发生在骨端,以后随骨骼继续生长,畸形移至骨干中部,长骨出现弯曲畸形,如"X 形腿""O 形腿",胸部和骨盆也发生畸形。

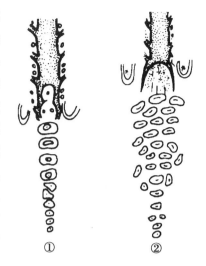

图 7-4　正常与佝偻病的骨骺板
①正常骨骺板;②佝偻病骨骺板

【诊断】

(一) 病史

常见于 6 个月至 3 岁儿童,患儿常有营养不良、胃肠道疾病、肾脏疾病等病史,多发生在冬季和日照较少的地区。英国伦敦多雾、日照较少,以往本病甚为常见,现因采取有效的预防措施,已很少见。

(二) 临床表现

早期:骨骼变化不明显,常表现为易于激动,烦躁不安,不喜玩耍,甚则全身惊厥,手足抽搐,角弓反张或精神淡漠、多汗等。病情进一步发展,可见肌肉松弛,紧张度低下,如腹肌松弛,肠壁肌肉无力,引起肠内积气,表现为腹部膨隆如蛙腹,肋下缘外翻。如四肢肌力软弱,骨骼支撑力又差,表现为走路晚且易跌倒。

后期:可发生骨骼畸形改变。如患儿额颞部隆起,枕顶部扁平,呈方颅畸形,囟门延迟闭合;胸骨隆起,胸廓横径缩小,前后径增加,呈鸡胸畸形,沿横膈附着处胸廓向内凹陷,形成横沟,即哈里森沟(Harrison groove);肋软骨处增大,在前胸两侧形成"串珠"畸形;四肢远端因骨样组织增生,使腕及踝部鼓大似"手镯""脚镯"畸形;开始行走后可见"膝内翻"或"膝外翻"畸形。近年典型病例不多,但轻型病变引起的膝内外翻畸形仍可见到。

(三) 实验室检查

血清钙正常或稍偏低,血清磷明显下降,血清碱性磷酸酶(ALP)及骨性碱性磷酸酶中度升高。尿钙减少一般在 1.25mmol/24h 左右,严重者尿钙不能测出。血维生素 D_3 及其他代谢产物测定明显低于正常(维生素 D 抵抗者则明显升高)。

(四) X 线检查

特征性 X 线变化主要见于干骺端。在早期(急性期)可见长骨骨骺端的临时钙化带不规则、模糊、变薄,骨小梁稀疏,干骺端有一定程度的凹陷。随着病变进展,临时钙化带消失,干骺端扩张增粗,中心部位凹陷呈杯口状,边缘模糊并有毛刷状密度增高,自干骺端向骨骺方向延伸。骨骺出现迟缓,骺线增宽且不规则。骨皮质密度减低,骨小梁粗糙,横骨小梁减少,纵骨小梁持续存在。四肢长骨发生弯曲变形,呈 O 形或 X 形畸形,弯曲凹侧的骨皮质多增厚。

恢复期,干骺端边缘清楚、规则,但干骺端仍宽阔粗大,骨骺相继出现,骨骺线逐渐变窄,横骨小梁再度出现,纵骨小梁逐渐变粗,但严重畸形者多难以恢复。

（五）骨密度测定

全身骨密度均明显低于正常。

【鉴别诊断】

原发性甲状旁腺功能亢进症:本病可发生于任何年龄,以 20~50 岁者较多,女性多于男性,在长骨骺板闭合以前发病者,骨骼病变与佝偻病非常相似,但本病多有高钙血症,尿结石发生率高,血液生化改变与佝偻病不同,以高血钙和高尿钙为特点,血清 ALP 也显著增高,从不发生手足抽搐症状。

【治疗】

（一）药物疗法

1. 中药　病机主要是脾肾亏虚,所以治疗应益脾补肾,补肾壮骨。

（1）辨证治疗

1）脾胃虚弱型:形体虚胖,精神疲惫,面色苍白,多汗无力,易惊多惕,夜眠不安,肌肉松弛,头颅骨软,囟开而大,发稀色黄,便溏,舌淡,苔薄白,脉缓无力,指纹淡红。早期多见此证型。

治则:益脾补肾。

代表方:扶元散加减。汗多如淋者,加煅牡蛎、煅龙骨,或用醋调五倍子粉,于睡前敷脐,次晨取下;夜惊者,加蝉蜕、酸枣仁、夜交藤、钩藤;便溏不化者,加怀山药、炒神曲。

2）肾气亏损型:形体瘦弱,面色不华,出牙、坐立、行走等发育均迟,骨骼畸形明显,其头颅方大,鸡胸,驼背,腹大如蛙及下肢弯曲,舌淡,苔少,脉迟无力,指纹淡,后期多见此型。

治则:补肾壮骨。

代表方:补益地黄汤或河车大造丸加减,偏肾阴虚者,方用六味地黄汤或知柏地黄丸;纳差者,加砂仁、茯苓;行迟者,加五加皮、杜仲;语迟者,加菖蒲、远志,发迟者,加龟板、何首乌;立迟者,加鹿茸;齿迟者,加骨碎补、补骨脂。

（2）中成药:可选用龙牡壮骨冲剂等。

2. 西药　维生素 D 400~800U/d（预防剂量）或 2 000~4 000U/d（治疗剂量）,同时加服钙剂,并接受太阳紫外线照射。低磷抗维生素 D 性佝偻病,除补充活性维生素 D 和钙剂外,还应口服中性磷酸盐制剂。

（二）手法治疗

1. 捏脊　适用于佝偻病兼有慢性腹泻、消化不良。

2. 手法矫正　适用 4 岁以下儿童、畸形较轻的膝内外翻者。

3. 外固定　适用于 4 岁以下儿童,膝内外翻畸形经手法矫正后,用夹板外固定。

（三）手术治疗

1. 折骨术　适用于 4 岁以下儿童,主要畸形是胫骨内翻者。可将小腿外侧中央放在用棉花垫好的楔形木块上,两手握紧小腿两端,然后用力垂直向下压,先折断腓骨,后折断胫骨,造成青枝骨折,纠正小腿畸形,折骨时应保护胫骨上、下端的骨骺,避免在折骨时损伤（图 7-5）。术后用夹板或管型石膏固定 3 周或更长时间。

2. 截骨术　对于 4 岁以上患儿、弯曲畸形明显且持续存在或畸形最显著处位于关节附近者,可做截骨。应在佝偻病治愈后,骨质已坚硬时进行手术。膝外翻行股骨下端截骨术;膝内翻行胫骨上端截骨术;严重的髋内翻也可做转子下截骨术。截骨时应尽量少剥离骨膜,尤应避免损伤骨骺板。术后用石膏外固定。注意:术前或术后停用维生素 D。

【预防与调护】

(一)预防

1. 从孕期开始,注意晒太阳、加强营养,供给富含维生素 D 和钙磷蛋白质的食物。妊娠中期,出现手足麻木感,应及时补充维生素 D 和钙剂。

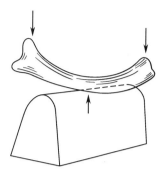

图 7-5 楔形木块折骨术

2. 小儿出生后,最好是母乳喂养,经常进行户外活动,晒太阳,适当补充维生素 D 和钙剂,随着生长发育的需要及时增加辅助食物。

3. 对于早产儿、双胞胎、人工喂养和生长迅速的婴儿,更应及时补充维生素 D 和钙剂。

(二)调护

患佝偻病以后,要注意预防上呼吸道感染,应少站立、少行走,以免造成下肢骨骼的压力畸形。已经发生轻度弯曲畸形者,应于睡眠时用夹板绷带进行矫正。

第四节 骨 软 化 症

骨软化症(osteomalacia)见于骨骺生长板已闭合的成年人,也称为成人佝偻病,是指由于维生素 D 缺乏,钙、磷摄入不足或不能在身体内被充分吸收利用,使新形成的骨基质不能矿化,以致影响骨骼发育,引起骨骼变形的一种代谢性骨病。其特点为骨质钙化不良,类骨组织增加,骨质软化,因而脊柱、骨盆及下肢长骨可能产生各种压力畸形和不完全骨折。本病多见于居住条件差,环境阴暗和阳光较少的地区,同时饮食中又缺乏钙和维生素 D。中华人民共和国成立前,由于当时经济困难和传统的不良习惯,我国某些地区的妇女在怀孕、产褥和哺乳期间,营养补充极差,每天仅喝几碗面汤或小米稀饭,也不常晒太阳,加上多孕多产,因而患骨软化症者很多。目前,这种状况得到根本改变,骨软化症已很少见。

中医古代文献无骨软化症这个病名,一般认为"骨痹""骨痿"的症状类似于骨软化症,并且与骨软化症发病过程中的两个不同发展阶段相似,"骨痹"与初期相似,"骨痿"与后期相似。

【病因病机】

(一)中医病因病机

中医认为,本病初期多由于久居阴冷之地、寒滞于骨;禀赋不足或久病不已、损伤脾肾;或多产多孕、累伤肾精;精血不足、骨失濡养、经脉气血失和,引起骨痹,出现骨重酸痛。

到了后期,由于寒闭日久,化热伤阴,导致精血亏虚,不能充养骨髓,骨枯髓减,形成骨痿,出现腰脊不举,甚而骨骼畸形。

(二)西医病因病理

现代医学认为骨软化症与佝偻病一样,最常见的原因是食物中维生素 D 和钙、磷等矿物质和蛋白质缺乏,此外,多产多育、肠道疾病、胃切除术后、肝脏疾病、胰脏疾病、长期服用抗惊厥药物,以及日照不足等都可以引起骨软化症。这些因素均使维生素 D 摄入不足或代谢发生障碍,不能产生有效的 1,25-(OH)$_2$D$_3$,以致肠道对钙的吸收减少和钙的骨转移减少,所产生的类骨组织不能钙化和骨化,因而骨质变软,强度降低,形成骨软化症。

本病患者全身普遍骨质疏松。骨皮质变薄且软甚,甚至可用刀切。骨样组织大量取代正常骨组织,以致大量致密骨为松质骨所替代,松质骨的骨小梁纤细、稀少,松质骨内充满血管性脂肪组织,破骨细胞活跃,骨陷窝扩大,骨髓腔逐渐增宽,哈弗斯管增大,间充质内血管丰富,并有幼稚结缔组织增生,骨的强度大为减弱,以致发生压力畸形及病理骨折。

【诊断】

(一)病史

有原发疾病史,或营养不良,或居住环境阴暗,日照不足。

(二)症状与体征

骨软化症的最早表现为骨痛和压痛,为周身性、自发性,以腰痛和下肢疼痛最为显著,骨痛严重时翻身、行走困难。如果局部出现剧烈疼痛,多为发生病理性骨折所致,骨折多见于股骨颈、转子间或转子下部。压痛主要在下部肋骨。之后,脊柱和下肢可见各种压力畸形,如驼背、侧弯、髋内翻、膝内翻、膝外翻、股骨和胫骨的扭曲畸形,骨盆畸形。全身肌肉无力,小腿无力表现为摇摆步态,呈鸭步,步行困难,蹲坐时起立困难;躯干肌无力,表现为下床困难。后期,少数患者可出现手足搐搦。

(三)实验室检查

血清钙水平偏低,血清磷降低,血清 ALP 升高。

(四)骨密度测定

全身普遍性骨密度均明显低于正常。

(五)X 线检查

有三个特点:即骨质广泛疏松、压力畸形和假骨折线[又称洛塞带(Looser zone)]的出现。横骨小梁消失,纵骨小梁纤细,骨皮质变薄。在股骨颈、耻骨支、坐骨支、肋骨和肩胛骨的盂下部分常见一线状透光带,横过上述骨骼,称为假骨折线。此透明亮带常为对称性,可持续存在数月至数年。线两端可见骨膜下骨质隆起,治疗生效后,此线即愈合而消失(图 7-6、图 7-7)。

因为骨质变软,在脊柱和下肢长骨常见压力畸形。如脊柱常见驼背和侧凸。椎体中部受压,呈双凹透镜形状,而椎间盘则相对扩大。此类改变与鱼类的脊椎体相似,又称鱼形椎(图 7-8),有时还可见椎体的病理性压缩骨折。下肢长骨的压力畸形有髋内翻、膝内翻、膝外翻、腓骨或胫骨向外侧凸(图 7-9)、骨盆变形、髋臼内陷、骨盆入口呈三角形等。

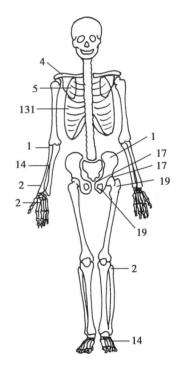

图 7-6　假骨折线的部位分布(图中数值是根据 Chalmers 等报告的临床病例所出现的次数统计的结果)

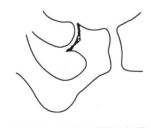

图 7-7　耻骨上支假骨折线

【鉴别诊断】

1. 骨质疏松症　老年人和妇女绝经后多见。不仅矿物质少,骨基质也少,为单位体积内骨量减少所致,骨活检看不到骨样组织,血清钙、磷、ALP 正常。无骨骼畸形,无假骨折线。

2. 泛发性纤维性骨炎 又称骨质纤维化,破骨细胞增多,骨组织破坏吸收,由纤维组织充填其中。因甲状旁腺功能亢进,甲状旁腺激素(PTH)分泌过多,以致骨吸收加速所致。由于成骨细胞的代偿活动而使碱性磷酸酶升高,患者血钙升高,血磷降低。X线片可见骨膜下骨质吸收和牙槽硬板消失。骨中常见虫蚀样或多发囊肿样改变。中节指骨桡侧的骨膜下凹迹。

3. 类风湿关节炎 病变先从手指、腕、肘等关节开始,早期可见受累关节红、肿、痛、热,晚期可见各种关节畸形。严重者因长期卧床,不见阳光,尤其长期服用皮质类固醇药物,患者可能继发全身性骨质疏松。多关节的长期肿痛,甚则手足畸形和类风湿因子阳性。

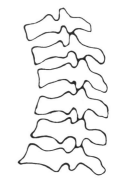

图 7-8 鱼形椎及压力畸形

【治疗】

(一) 药物疗法

1. 中药 针对肾精亏虚、骨骼失充的病机,给予益肾填精壮骨之品,再根据先后天的关系,结合具体证候,注意健脾益气、扶持后天。

(1)肾虚寒滞型:久居阴冷潮湿,腰腿或全身骨骼疼痛、压痛,酸软无力,甚则畸形,行动困难,畏寒,手足欠温,头晕,夜尿多,阳痿,舌淡胖,苔白,脉沉迟无力。

治则:益肾温阳、散寒通脉。

代表方:独活寄生汤加减。若痛甚,加制川乌、制马钱子;精亏神疲甚者,加鹿茸、狗脊;脾虚明显者,加黄芪、薏苡仁或合归脾丸。

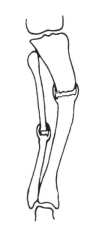

图 7-9 胫腓骨压力畸形及假骨折线

(2)肾亏骨枯型:腰腿或全身骨骼重困无力,畸形或疼痛,举动困难,手足搐搦,肌萎形削,头晕耳鸣,五心烦热,盗汗,舌红少苔,沉细数。

治则:滋肾、养阴、壮骨。

代表方:左归丸加减。

2. 西药 主要采取补充维生素 D 的方法,同时给予补钙。维生素 D 1 000~2 000U/d,常用的制剂有维生素 AD 胶丸、维生素 AD 滴剂、骨化三醇、阿法骨化醇等。补充钙剂 800~1 000mg/d。并定期监测血清钙、磷、ALP 水平,注意随时调整维生素 D 和钙的用量。伴有营养不良症及各种维生素缺乏症者,可根据需要补充足够蛋白质及多种维生素。

3. 其他治疗 注意多晒太阳;积极治疗原发病;肿瘤所致者,尽早摘除肿瘤;药物引起者,应停用相应药物。

(二) 手术疗法

严重畸形者,可采用截骨术矫正承重力线,避免日后发生骨性关节炎。手术要在骨骺线消失和疾病治愈后进行,否则畸形可能复发。手术前后停止使用维生素 D,以防止发生高血钙。

【预防与调护】

加强营养,食物以动物肝脏、脂肪、蛋类、乳类、海产品为佳;多晒太阳;已发病者避免长时间站立和行走。

（黄俊卿）

复习思考题

1. 骨质疏松症主要的临床表现有哪些？
2. 骨质疏松症的主要治疗方法有哪些？
3. 骨质疏松症有哪些分类？
4. 佝偻病的临床表现有哪些？
5. 佝偻病的治疗方法有哪些？
6. 骨软化症的治疗方法有哪些？

◆◆◆ **第八章** ◆◆◆

骨 肿 瘤

第一节　概　述

骨肿瘤是发生于骨或其附属组织(血管、神经、骨髓等)的肿瘤,包括原发性肿瘤、继发性肿瘤等。其确切病因不明。骨肿瘤有良性和恶性之分。良性骨肿瘤大多能根治,预后良好;恶性骨肿瘤发展迅速,预后不佳,死亡率高,至今尚无满意的治疗方法。在骨肿瘤中还有一类常见的类似于骨肿瘤而非骨肿瘤的病变,称为瘤样病变,其组织不具有肿瘤细胞形态的特点,但其生态和行为都具有肿瘤的破坏性,一般较局限、易根治。

骨肿瘤相当于中医的"骨疽""骨瘤""骨蚀""石疽""肉瘤"等范畴。本病最早见于唐代孙思邈的《千金翼方》:"陷脉散主二十、三十年瘿瘤及骨瘤、肉瘤、脓瘤、血瘤,或大如杯盂,十年不差。致有瘘溃,令人骨消肉尽,或坚或软或溃,令人惊惕寐卧不安。"明代薛己《外科枢要》云:"若伤肾气,不能荣骨而为肿者,其自骨肿起,按之坚硬,名曰骨瘤。"清代陈士铎《外科秘录》曰:"至于骨瘤、石瘤,亦生皮肤之上,按之如有一骨生于其中,或如石之坚,按之为疼者也。"可见中医学对本病早已有所认识,并且认识逐渐深入,促进了临床疗效的提高。

【病因病机】

(一)中医病因病机

中医学将骨肿瘤的病因概括为外因和内因。外因主要指自然界的一切致病因素,如外感六淫、饮食不节等;内因指禀赋不足、正气亏虚、情志失调、脏腑功能紊乱等。本病的发生,内因起主要作用。

1. 正虚邪侵　由于正气虚弱,五脏六腑虚损,乃至功能失常,腠理不固,外邪入侵,从而气血不和,运行不畅,结聚筋骨成瘤。

2. 气滞血瘀　外邪侵袭、跌仆损伤、饮食不节、情志失调等,可致气机不利,气不能推动血行,血瘀滞于筋脉之中,气滞血瘀,于筋骨中凝结成块。

3. 痰凝气滞　脾肺功能失调,水湿不化,津液不布,郁而化热;或七情郁结,气机阻滞,均可致痰浊凝结,阻于经络筋骨凝结成块。

4. 肾虚精亏 先天禀赋不足或后天肾精损耗太过,可致肾精不足,髓海空虚,阴阳不济,劳倦内伤,骨髓空虚,不能濡养四肢百骸筋骨,乃至骨瘤形成。

综上所述,本病的病机特点概括为"本虚标实",以肾元亏虚为本,气滞、血瘀、痰凝为标。

（二）西医病机病理

西医学认为骨肿瘤的确切原因目前尚不明确。但骨肿瘤不同的发病方式提示其可能有不同病因。近年来,经国内外学者的不断探讨,现归纳为物理因素、化学因素、生物因素、遗传因素、激素因素、营养因素和机体免疫因素等七大类。

【分类】

骨肿瘤分类基于细胞来源,特别是根据肿瘤细胞所显示的分化类型及所产生的细胞间质类型,分为良性、中间型和恶性3类。2020年WHO公布的骨肿瘤分类如表8-1所示。

表8-1 WHO 骨肿瘤分类(2020 年)

肿瘤类别	良性	中间型	恶性
软骨源性肿瘤	甲下骨疣	（局部侵袭性）	软骨肉瘤Ⅰ级
	奇异性骨旁骨软骨瘤样	软骨瘤病	软骨肉瘤Ⅱ级
	增生	非典型软骨肿瘤	软骨肉瘤Ⅲ级
	骨膜软骨瘤		骨膜软骨肉瘤
	内生软骨瘤		透明细胞软骨肉瘤
	骨软骨瘤		间叶性软骨肉瘤
	软骨母细胞瘤		去分化软骨肉瘤
	软骨黏液样纤维瘤		
	骨软骨黏液瘤		
骨源性肿瘤	骨瘤	（局部侵袭性）	低级别中心性骨肉瘤
	骨样骨瘤	骨母细胞瘤	骨肉瘤
			普通型骨肉瘤
			血管扩张型骨肉瘤
			小细胞骨肉瘤
			骨旁骨肉瘤
			骨膜骨肉瘤
			高级别表面骨肉瘤
			继发性骨肉瘤
纤维源性肿瘤		（局部侵袭性）	纤维肉瘤
		韧带样纤维瘤	
骨血管肿瘤	血管瘤	（局部侵袭性）	上皮样血管内皮瘤
		上皮样血管瘤	血管肉瘤
富含破骨性巨细胞的肿瘤	动脉瘤样骨囊肿	（局部侵袭性,罕见转移）骨巨细胞瘤	恶性骨巨细胞瘤
	非骨化性纤维瘤		
脊索源性肿瘤	良性脊索样肿瘤		脊索瘤
			软骨样脊索瘤
			分化差的脊索瘤
			去分化脊索瘤

续表

肿瘤类别	良性	中间型	恶性
骨的其他间叶性肿瘤	胸壁软骨间叶性错构瘤 单纯性骨囊肿 纤维性骨结构不良 骨纤维结构不良 脂肪瘤 冬眠瘤	(局部侵袭性) 骨纤维结构不良样釉质瘤 间质瘤	长骨的釉质瘤 去分化釉质瘤 平滑肌肉瘤 未分化多形性肉瘤 骨转移瘤
骨的造血系统肿瘤	罗萨伊 - 多尔夫曼病	朗格汉斯细胞组织细胞增生症 弥漫性朗格汉斯细胞组织细胞增生症 埃德海姆 - 切斯特病(Erdheim-Chester disease,ECD)	骨的浆细胞瘤 恶性非霍奇金淋巴瘤 霍奇金病 弥漫大 B 细胞淋巴瘤 滤泡性淋巴瘤 边缘带 B 细胞淋巴瘤 T 细胞淋巴瘤 间变性大细胞淋巴瘤 恶性淋巴瘤,淋巴母细胞性 Burkitt 淋巴瘤
骨和软组织未分化的小圆细胞肉瘤			尤因肉瘤 具 EWSR1 基因融合但与 ETS 基因组无关的圆形细胞肉瘤 CIC 重组肉瘤 具 BCOR 基因改变的肉瘤

【临床表现与诊断】

(一)临床表现

良性骨肿瘤早期多无明显症状,肿块增大后可出现相应的压迫症状,而恶性骨肿瘤早期即有明显的临床表现。骨肿瘤的症状和体征主要有:

1. 疼痛　疼痛常是恶性骨肿瘤首先出现的症状。疼痛的程度、性质、持续时间对诊断骨肿瘤有着重要意义。若开始疼痛较轻,呈间歇性,继而持续性剧痛,夜间加重,镇痛剂不奏效者,多系恶性骨肿瘤。若隐痛、钝痛、间歇性轻痛,多是良性骨肿瘤。唯有骨样骨瘤以持续性疼痛、夜间尤甚为特点,但可用阿司匹林等药物缓解,临证时要详细审查。

2. 肿块　恶性骨肿瘤肿块常出现在疼痛之后,生长迅速,边缘不清,增大的肿块可有皮温增高,局部静脉曲张,位于长骨骨端、干骺端者可有关节肿胀和活动受限。良性肿块生长缓慢,常不被发现,偶然被发现却不清楚开始时间,肿大的包块对周围组织影响不大,对关节活动影响较小。位于骨膜下或浅表部位的肿块易被发现,生长于骨髓内或深层部位的肿块,常在晚期才被发现。

3. 功能障碍　骨肿瘤所致功能障碍多是疼痛和肿块影响所致,但是差异很大。生长迅速的恶性肿瘤,功能障碍明显;良性骨肿瘤,一般无功能障碍。良性肿瘤恶变或病理性骨折时,功能障碍显著。接近关节部位的骨肿瘤,常因关节功能障碍来就诊,有时引起活动受限的原因是关节内的反应性滑膜炎,而非肿瘤本身。

4. 病理性骨折 骨肿瘤导致骨质破坏,皮质变薄,轻微外力或无明显外力作用即可引起病理性骨折。有些骨肿瘤常以病理性骨折为首发症状就诊而明确诊断。

5. 好发部位和年龄 骨肉瘤好发于 10~20 岁,多见于骨的干骺端;尤因肉瘤发病年龄与骨肉瘤相仿,但部位更靠近骨干;骨样骨瘤多发于胫骨和股骨干皮质骨,青壮年多见;软骨母细胞瘤多发生在长骨末端的骨骺,青少年多见;脊索瘤多发生在颅底和骶骨,常见于成年人;转移性骨肿瘤多发生在 50 岁以上的老年人,以躯干骨及四肢近心端多发。

(二)诊断

骨肿瘤主要根据病史、临床症状、体征和 X 线片、CT、MRI、数字减影血管造影(DSA)、放射性核素骨扫描、正电子发射计算机体层显像仪(PET/CT)检查、病理检查、实验室检查等进行诊断。

1. 影像学检查

(1) X 线检查:可以准确反映骨肿瘤的位置、范围和主要病理改变及是否存在病理性骨折,是骨肿瘤诊断中重要的、不可缺少的检查手段之一,为初步区分骨肿瘤或瘤样病变,以及区分良、恶性骨肿瘤提供极其重要的依据。

良性骨肿瘤具有边缘清楚、密度均匀的特点。肿瘤多为外生性生长,发展缓慢。一般无骨质破坏,若有破坏,亦多为膨胀性、规则、清晰的。病灶周围可有硬化反应骨,但很少有骨膜反应。

恶性骨肿瘤生长迅速,骨破坏区多不规则,密度不均,界限不清,呈虫蚀样或筛孔样。骨肿瘤病损侵蚀骨皮质的同时也可刺激骨膜产生新骨,称骨膜反应。若骨膜被肿瘤顶起,可在骨膜下产生新骨,这种骨膜反应称为 Codman 三角,多见于骨肉瘤。若骨膜的掀起呈阶段性,则形成同心圆或成层排列状骨沉积,X 线片表现为“葱皮”现象,多见于尤因肉瘤。若恶性肿瘤生长迅速,超出骨皮质范围,同时血管随之长入,从骨皮质向外放射,肿瘤骨与反应骨仍沿放射血管方向增高沉积,表现为“日光射线”样变。生长迅速的恶性肿瘤则很少有反应骨,X 线片表现为溶骨性缺损。

(2) CT 检查:对骨肿瘤的敏感性和特异性较好,明显优于 X 线检查。CT 可提供病损的横断面影像,因而可确定骨肿瘤在骨及周围软组织的侵犯范围。对较小的骨破坏、钙化和骨化的确定优于 MRI 检查。

(3) MRI 检查:MRI 能更清楚地反映肿瘤与周围组织的关系,能很好地显示软组织病变的范围。

(4) DSA:可显示肿瘤的血供情况,以利于选择性血管栓塞和注入化疗药物。化疗前后对比检查可了解肿瘤性血管的改变,以监测化疗效果。

(5) 放射性核素骨扫描:能更早发现肿瘤病灶,明确病损范围以及转移病灶,但不能定性。常用的核素有 ^{99m}Tc、^{18}F、^{87m}Sr 和 ^{87}Ga 等。

(6) PET/CT 检查:PET/CT 是目前诊断肿瘤和指导治疗的最佳手段之一。除了发现骨骼肌肉系统原发部位病变,还可以发现全身各部位软组织器官及骨骼有无转移病变,亦可鉴别肿瘤的良、恶性,对肿瘤的分期非常有帮助,并可提供准确的穿刺或组织活检部位、放射治疗的定位等。

2. 病理检查 是确诊骨肿瘤的可靠检查方法,主要有切开活检和穿刺活检两种方法。病理检查在骨肿瘤的诊断和鉴别诊断上起着重要作用,但是必须与临床表现、影像学检查等相结合,才能作出可靠确切的诊断。临床上要特别注意由于病理组织取材不当或制片不佳等因素造成的误诊。

3. 实验室检查 实验室检查是骨肿瘤的辅助诊断方法。如骨髓瘤有时以贫血为首要症状,且血沉快,血中、尿中本周蛋白含量增高;成骨型骨肉瘤、成骨型骨转移瘤碱性磷酸酶水平升高,但是儿童时期或骨折后碱性磷酸酶水平升高则应排除。另外,各系统癌症的实验室阳性结果,对骨转移癌寻找原发病灶有帮助,如为前列腺癌发生骨转移时酸性磷酸酶水平增高。

(三)鉴别诊断

良性骨肿瘤与恶性骨肿瘤的鉴别见表 8-2。

表 8-2 良性骨肿瘤与恶性骨肿瘤的鉴别

鉴别点	良性	恶性
生长情况	生长缓慢,不侵及邻近组织,但可引起压迫性移位,一般无转移	生长迅速,易侵及邻近组织、器官,可有转移
局部骨质	呈膨胀性骨质破坏,与正常骨界限清晰,边缘锐利,骨皮质变薄、膨胀,保持其连续性	呈浸润性骨破坏,病变区与正常骨界限模糊,边缘不整
骨膜反应	一般无骨膜反应,病理性骨折后可有少量骨膜反应,骨膜新生骨不被破坏	可出现不同形式的骨膜反应且多不成熟,并可被肿瘤侵犯破坏
实验室检查	一般正常	贫血,血沉增快,碱性磷酸酶可增高
周围软组织	多无肿胀或肿块影,如有肿块,其边缘清楚	长入软组织形成肿块,与周围组织分界不清

【治疗】

对于骨肿瘤的治疗,应做到早期发现、早期诊断、早期治疗。

(一)内治法

1. 辨证治疗

(1)正虚邪侵:局部包块,微微作痛,皮色不变,神疲乏力,面色无华,舌胖大、苔薄白,脉软细无力。

治则:扶正祛邪。

方药:八珍汤或十全大补汤加减。

(2)气滞血瘀:局部包块漫肿,色紫暗,肿块周围刺痛、痛有定处,固定不移,舌紫暗或有瘀点,苔薄,脉弦涩。

治则:行气活血,化瘀止痛。

方药:桃红四物汤加减。

(3)痰凝气滞:局部包块胀痛、漫肿,轻度疼痛,时轻时重,遇寒加重,舌质淡胖,苔薄白滑,脉沉涩或沉滑。

治则:温阳化痰,行气通滞。

方药:阳和汤加减。

(4)肾虚精亏:局部包块漫肿,轻度疼痛或不痛,压痛,按之凹陷,腰膝酸软无力,手足心热,潮热,盗汗,口唇淡,舌质红,少苔,脉细数。

治则:补肾填精。

方药:左归丸加减。

2. 化学药物治疗　凡是对侵袭性的病原体具有选择性抑制或杀灭作用,而对机体(宿主)没有或只有轻度毒性作用的化学物质,称为化学治疗药,简称化疗药。化疗主要针对恶性肿瘤,不仅对局部肿瘤有效,对周身多发性转移性病灶也起治疗作用,其作用机制为干扰核苷酸、蛋白质的合成,或者直接与 DNA 结合影响其结构和功能,改变机体激素状况等。常用的化疗药物有:

(1) 烷化剂:能与生物大分子中含有丰富电子的基团发生烷化反应,损伤 DNA,影响细胞代谢致使细胞死亡。主要包括环磷酰胺、异环磷酰胺等。

(2) 抗代谢药物:能与体内代谢物发生特异性结合,从而影响或拮抗代谢功能。通常它们的化学结构与体内的核酸或蛋白质代谢物相似,通过竞争性对抗干扰核苷酸代谢一起影响 DNA 的合成、组织细胞的分裂增殖,起到抗肿瘤作用。本类药物对 S 期细胞最敏感。主要有甲氨蝶呤和氟尿嘧啶等。

(3) 抗生素:此类药物一般由放线菌或真菌产生,通过嵌合于 DNA 改变 DNA 模板而干扰 mRNA 的合成。主要包括阿霉素、吡柔比星、表柔比星、米托蒽醌、放线菌素 D、博来霉素等。

(4) 植物药:从植物中提取出生物碱等多种抗肿瘤的有效成分,为细胞周期特异性药物,大部分作用于微管,阻止纺锤体的形成,抑制肿瘤细胞的分化。主要包括长春新碱、依托泊苷、替尼泊苷等。

(5) 激素:多作用于血液系统肿瘤,也可用于控制化疗的毒性反应。主要有肾上腺皮质激素、雄激素、雌激素等。

(6) 其他:包括顺铂、卡铂等药物。

知识链接

新辅助化疗

新辅助化疗也称术前化疗或早期化疗。新辅助化疗的医学定义指恶性肿瘤在局部治疗(手术或放疗)之前给予的全身化疗。新辅助化疗的优点有:①有效的术前化疗在减轻多种恶性肿瘤伴随症状的同时,也减轻了患者的精神和心理上的不适反应。②降低临床(TNM)病期,缩小原发病灶及转移的淋巴结,为无手术条件的患者提供手术的可能,提高根治性手术的切除率。由于瘤体缩小可使手术范围相对缩小,有利于手术中最大限度地保留正常组织。③新辅助化疗使手术时肿瘤细胞活力降低,不易播散入血,减少手术中转移、术后并发症的发生,有利于患者术后恢复。④及早预防远处转移的发生,提高长期生存率。⑤新辅助化疗方案与术后化疗一样,但效果优于术后化疗,并且能明确化疗方案对患者是否有效,可及时调整个体化疗方案,为术后化疗提供方案指导。

(二) 放射治疗

放射治疗是利用放射线治疗肿瘤的一种局部治疗方法,该法是通过对肿瘤的直接杀伤作用以达到治疗目的。放射治疗的疗效取决于放射敏感性,不同组织器官以及各种肿瘤组织在受到照射后出现变化的反应程度各不相同。在常见的恶性骨肿瘤中如骨肉瘤、软骨肉瘤、纤维肉瘤等,对放射治疗均不敏感。但一些低分化肿瘤如尤因肉瘤、恶性非霍奇金淋巴瘤等,放射治疗比较敏感。另外,放射治疗可以作为部分恶性骨肿瘤手术后的辅助治疗,亦可作为失去手术治疗机会的部分肿瘤的姑息性治疗,可以减轻局部疼痛。

(三) 手术治疗

骨肿瘤的外科治疗应以外科分期为指导,按照外科分期来选择手术界限和方法(表 8-3~表 8-5)。尽量达到既彻底切除肿瘤,又可保全肢体及其功能的目的。

用外科分期指导骨肿瘤治疗,已被公认为一个合理而有效的措施。外科分期是将外科分级(grade, G)、外科区域(territory, T)和区域性或远处转移(metastasis, M)结合起来,综合评价。其中 G 分为 G_0(良性)、G_1(低度恶性)、G_2(高度恶性);T 分为 T_0(囊内)、T_1(囊外间室内)和 T_2(囊外间室外);M 分为 M_0(未转移)和 M_1(有转移)。间室内骨肿瘤是指局限于皮质或骨膜范围内的肿瘤,间室外肿瘤指已侵入软组织内的肿瘤,对于尚未侵入皮质的骨旁肿瘤,其间室状态定义为囊外间室内。良性骨肿瘤的分期分别用阿拉伯数字 1、2、3 表示潜伏期、活动期和侵袭期。其中 1 期、2 期的病理组织学呈良性表现,病变位于囊内,无转移;3 期的病理组织学也为良性表现,但肿瘤具有侵袭性,可扩展至囊外,偶有转移。恶性骨肿瘤用罗马数字 Ⅰ、Ⅱ、Ⅲ 表示,分为 Ⅰ 期(低度恶性)、Ⅱ 期(高度恶性)、Ⅲ 期(远处转移),其中 Ⅰ 期、Ⅱ 期肿

表 8-3　良性骨肿瘤的分期及治疗原则

分期	分级	部位	转移	治疗要求
1	G_0	T_0	M_0	囊内手术
2	G_0	T_0	M_0	边缘或囊内手术 + 有效辅助治疗
3	G_0	T_0	M_0	广泛或囊内手术 + 有效辅助治疗

表 8-4　恶性骨肿瘤的分期及治疗原则

分期	分级	部位	转移	治疗要求
ⅠA	G_1	T_1	M_0	广泛手术:广泛整块切除(保肢)
ⅠB	G_1	T_2	M_0	广泛手术:保肢或截肢
ⅡA	G_2	T_1	M_0	根治手术:根治性整块切除(保肢)加辅助治疗
ⅡB	G_2	T_2	M_0	根治手术:截肢或保肢加辅助治疗
ⅢA	$G_{1~2}$	T_1	M_1	肺转移灶切除,根治性切除或姑息手术加辅助治疗
ⅢB	$G_{1~2}$	T_2	M_1	肺转移灶切除,根治性截肢或姑息手术加辅助治疗

表 8-5　手术界限

类型	切除范围	镜下所见达到要求	手术方法	
			保肢	截肢
囊内手术	在病损内	肿瘤限于边缘	囊内刮除	囊内截肢
边缘手术	在反应区 - 囊外	反应组织 ± 微卫星肿瘤	边缘整块切除	边缘截肢
广泛手术	超越反应区,经正常组织	正常组织 ± "跳跃病损"	广泛整块切除	广泛经骨截肢
根治手术	正常组织 - 间室外	正常组织	根治整块切除	根治截肢

注:①囊内手术:在病损囊内手术,最常见的是刮除术。②边缘手术:在反应区内手术,边缘整块切除,包括囊和周围反应组织。③广泛手术:在反应区外正常组织内手术,广泛整块切除,包括病损、假包膜、反应区及肿瘤周围部分正常组织。④根治手术:在正常组织内手术,根治整块切除或根治截肢,包括病损、假包膜、反应区以及整块骨或肌肉作整块切除。具体的手术方式有:瘤骨切除术、肿瘤刮除加植骨术、瘤段截除重建术、人工假体置换术、瘤段截除关节融合术、截肢术等。

瘤可再分为间室内（A）和间室外（B）肿瘤；而肿瘤无论分级高低，间室内或间室外，如有转移均属Ⅲ期。在肿瘤发展过程中，其分期有可能发生改变。

【预防与调护】

1. 预防骨肿瘤的发生。可根据已知有关因素，尽量采取必要措施，力求达到预防其发生的目的。如避免接触放射性辐射，尤其是青少年。避免外伤，如果不慎受伤，要及时妥善处理。多吃蔬菜水果；少吃或不吃不健康食品等。

2. 对已发生的骨肿瘤，则应重视早诊断、早治疗，贵在一个"早"字。要预防良性骨肿瘤转变为恶性骨肿瘤，以及恶性骨肿瘤发展、扩大和转移。防止病理性骨折，尽可能保留关节功能，提高生存率。

3. 给予患者积极的心理辅导和护理，使患者保持健康心态，心情舒畅，遇事不躁、不怒，善于调节情绪，心态积极向上。

4. 加强营养，改善生活习惯，加强体育锻炼，增强体质，提高对疾病的抵抗力，增强免疫功能，预防病毒感染，促进机体康复。

第二节 良性骨肿瘤

一、骨瘤

骨瘤（osteoma）是由骨膜性成骨过程异常，以致密骨小梁结构过度增殖所形成的一种少见的良性骨肿瘤。最常见的发生部位是颅骨和下颌骨表面。发病年龄10~79岁不等，以30~50岁常见，男性发病率为女性的2倍。发病率占骨肿瘤总数的5%，占良性骨肿瘤的9%。骨瘤伴随人体的生长发育而生长，发育成熟后大部分骨瘤也停止生长。生长于颅骨表面的骨瘤，大多是由于可见的皮内骨性突起而求医确诊；一部分是由于生长部位特殊，引起刺激、压迫、阻塞导致相应症状而就诊。

【临床表现与诊断】

（一）症状与体征

骨瘤生长缓慢，为位于骨表面的无痛性肿块，除局部畸形外，常无症状。生于颅骨表面者，可见皮下丘状突起，皮肤颜色正常，骨性硬度，无压痛，肿瘤与皮下无粘连，巨大者可引起面部不对称畸形。生于鼻窦部者，可引起鼻窦炎，鼻腔梗塞而影响呼吸。生于眼眶内者，常造成眼球突出，视力减退，甚至失明。生于下颌骨，则可使牙齿松动。少数向颅内生长者，可引发局灶性癫痫及头痛、头晕。

（二）影像学检查

1. X线检查　正位片可见颅骨内圆形或椭圆形密度增深的骨化影，边缘光滑，周围无反应骨，向表面生长的切位片可见起源于外板。位于鼻旁窦内的，可见鼻旁窦内边缘整齐，密度不同、不规则的结节状阴影，骨小梁结构显示不清（图8-1）。

2. CT检查　可见与正常骨皮质相连续的一高CT值的骨性肿块。源于皮质骨的CT值与皮质骨等同，源于松质骨的骨瘤内CT值稍低于皮质骨，CT值大小不一。

3. MRI检查　T_1加权像及T_2加权像均显示为低信号。

（三）病理检查

大体：为致密骨块。呈球形或分叶状，表面光滑，质地坚硬，剖面为正常骨小梁结构，排列不均，骨质有致密和疏松两种。

镜下：主要由纤维组织与新生骨组织构成瘤体，偶见血管、纤维组织和脂肪组织。

【鉴别诊断】

颅骨骨瘤发生于鼻窦、下颌骨者，多无诊断困难；而发生于颅骨内板者，需与颅骨内板增生症相鉴别。

颅骨内板增生症：多见于停经后妇女。常以头痛、眩晕、耳鸣、复视就诊，偶有合并尿崩症和糖尿病症状。X线片表现为颅骨内板或额骨内板波浪状骨质增生，严重者增生厚度可达 2cm 以上，外板不受侵犯。增生密度低于骨瘤。

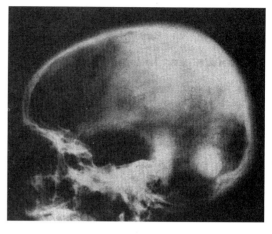

图 8-1 颅骨骨瘤 X 线片表现

【治疗】

对于无症状而又不继续生长的骨瘤不需要治疗。如肿瘤生长快，且向眼眶、颅内扩张产生相应压迫刺激或引发面部畸形者，可予手术切除治疗。手术方式可行囊内或边缘切除，术后少有复发，至今未见有恶性病例报道。

二、骨样骨瘤

骨样骨瘤（osteoid osteoma）是一种孤立的、形小而圆的、以持续性疼痛为主的良性骨肿瘤。本病青壮年多见，男女发病率之比约 2∶1。任何骨均可发病，但以股骨和胫骨为多见。病因迄今不明。

【临床表现与诊断】

（一）症状与体征

1. 疼痛　骨样骨瘤起病隐匿，初起为局限性固定疼痛与压痛。疼痛可因劳累加重，休息后缓解或消失。经半年以上的发展，为持续性剧痛，夜间尤甚，可影响睡眠。服用水杨酸盐与非甾体抗炎药能在半小时内明显有效地缓解症状，本特征被认为是诊断该疾病的重要表现，但个别病例无效。无痛者罕见，儿童较成人多。骨样骨瘤可引起肢体的传导性疼痛，位于下肢者可出现痛性跛行及坐骨神经痛。疼痛刺激可导致肢体失用性肌萎缩，位于体表者常可见局限压痛。

2. 肿胀　位于长骨骨干皮质部的骨样骨瘤可引起显著的皮质骨反应性增生，部位浅表者可触及骨干的局限性膨胀。儿童长骨干可因皮质骨增生形成局限的纺锤状增粗。位于关节附近者，可因肿痛刺激出现关节肿胀、关节渗出，皮肤颜色正常。

（二）影像学检查

1. X线检查　显示病损为圆形或椭圆形阴影，直径一般小于 1cm。位于骨干者，骨皮质上可见致密阴影，整段骨干变粗、致密，其间有小透亮区，中央可见小死骨，构成形似鸟眼的"瘤巢"。位于松质骨者，仅见小透亮区，周围仅有少许致密影（图 8-2）。

2. CT检查　采用普通断层检查可明确诊断，能精确地显示瘤巢的大小、范围及确切位置，在脊柱、骨盆、股骨颈的特殊部位对诊断有较大价值。瘤巢显示为低密度 CT 值，巢内可见钙化,巢周围有 CT 值高低不等的高密度区。

3. MRI 检查 有利于观察瘤巢和周围反应带。对发现髓内或关节周围的病变及病变周围水肿有效。

（三）病理检查

大体:完整切除时,剖面见暗灰红色颗粒状、沙砾状骨样组织,呈小梁放射状排列,圆形或椭圆形瘤巢,直径多数在 1cm 以内,质地较脆弱,大多数位于皮质骨内,与周围反应骨界限清晰,无包膜。硬化区为高度钙化的骨组织。

镜下:肿瘤组织由骨样组织和新生的骨小梁组成。有较多的骨母细胞和纤维细胞。成骨细胞产生成片的淡红色骨小梁样骨样组织,因钙化程度不同,有瘤体,中央呈不规则地向四周放射排列。成骨细胞如上皮样细胞覆盖于骨样组织表面。周围硬化组织系骨样组织钙化而形成的新生骨小梁,其间血管丰富,可见到多核巨细胞。肿瘤位于松质骨内时,骨小梁显著粗大,位于骨膜下时可见大量反应性新生骨。

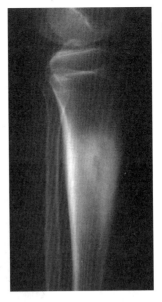

图 8-2 胫骨骨样骨瘤

【鉴别诊断】

皮质骨脓肿:系毒力较弱的化脓菌侵袭感染所致。胫骨为好发部位,局部有红、肿、热、痛及压痛。X 线检查可见皮质骨内密度减低的病灶及其周围骨的增生硬化,有时可见密度增高、无结构的死骨。使用抗生素治疗症状可减轻。病情时轻时重。术中可见脓液、肉芽组织及纤维组织,局部骨膜增厚,镜下肉芽组织内有大量多核白细胞和淋巴细胞浸润。

【治疗】

以手术治疗为主,力求将瘤巢连同周围硬化骨完整切除。瘤巢切除后,症状可以很快消失,一般也不复发,如有遗留则不仅症状存在而且会很快复发。故应坚持术后复查,不主张用刮除术。病灶切除较大、影响功能者,应做植骨术。发生于难以切除部位的骨样骨瘤,如脊柱部位可采用刮除术,术后局部放射治疗。本病是良性肿瘤,预后良好,至今尚无恶变或转移的报道。

三、骨软骨瘤

骨软骨瘤(osteochondroma)又称骨软骨性外生骨疣,是最常见的良性骨肿瘤。确切病因不明。肿瘤发生于骨表面,有软骨组织骨化形成的疣状骨性突起,表面有软骨呈帽状覆盖,随骨的发育而生长,绝大多数在骨骺闭合后停止生长。全身骨均可发病,常见于长骨的干骺端,多发生于股骨远端、胫骨近端和肱骨近端的干骺端,其余散见于脊柱、肩胛骨、髂骨、尺骨、桡骨、跟骨等骨。男性多见,男女性别比为 2 : 1。11~30 岁为好发年龄,发病率占良性骨肿瘤的 20%~50%,占所有骨肿瘤的 10%~15%。可分为单发与多发两种,其病理改变是一致的。

【临床表现与诊断】

（一）症状与体征

1. 肿块 骨软骨瘤常可触及皮下骨性硬度肿块,肿块不与皮肤粘连,无压痛,表面可以光滑,也可呈分叶状表现为凹凸不平。形成表面滑囊炎时,具有疼痛与囊状感。肿块生长缓慢,巨大肿块可压迫周围组织,如肌肉、神经、血管等,会引起疼痛等不适。

2. 畸形 多发者常常可伴有骨的发育障碍,特别当一骨多发时可造成骨的严重畸形。

3. 疼痛 一般情况下,骨软骨瘤部位不发生疼痛,由于骨软骨瘤对周围组织压迫刺激可发生不适感。平时稳定的肿块突然变大,同时伴有疼痛时,考虑肿瘤恶变。

（二）影像学检查

1. X 线检查 可见骨干骺端的一侧骨皮质向软组织内所伸出的骨性突起。根据形状和基底的大小,临床上习惯将其分为蒂柄型和广基型。蒂柄型,其底较小,形如柿蒂;广基型,相对矮圆,基底宽大。其基底与骨皮质相连,中心部可见有骨小梁通过,边缘部可呈波纹状改变,有时尚可见到钙化影(图 8-3、图 8-4)。当软骨帽钙化密度变淡、似云雾状,边界不清,有骨皮质的破坏缺损,甚至波及基底部或停止生长后又开始增大,则提示有恶性变的可能。

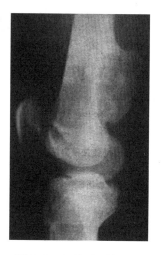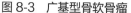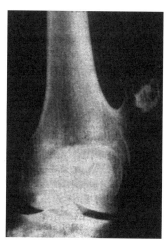

图 8-3　广基型骨软骨瘤　　　图 8-4　蒂柄型骨软骨瘤

2. CT 检查 对解剖较复杂的部位,如肩胛骨、骨盆、脊柱等,CT 有较大帮助。可见与正常骨皮质相连续的骨性突起,肿瘤皮质骨与正常皮质骨 CT 值等同,松质骨与肿瘤松质骨 CT 值也相同。可清楚地显示肿瘤底部与正常骨的关系。软骨帽内出现钙化和骨化时,可见不规则的高密度或混杂密度图像。

3. MRI 检查 可从多个角度显示肿瘤与受累骨的关系,主骨髓腔与病变呈连续性,能确定软骨帽厚度。

（三）病理检查

大体:肿瘤的切面由内向外可见肿瘤的基底、软骨帽和包裹在外层的纤维包膜 3 个部分,基底可分为蒂柄型和广基型两种。

镜下:主要为成熟的骨小梁和软骨组织。软骨细胞的排列与正常骺软骨相似,即幼稚细胞在表层,成熟细胞在深层。

【鉴别诊断】

骨膜软骨瘤:是一种起源于骨膜或骨膜下结缔组织的良性软骨瘤。因肿瘤是位于骨皮质外的一个圆形或卵圆形不同大小肿块,故需与骨软骨瘤鉴别。本病多发于长管状骨,特别是肱骨及股骨,约占病例总数的 70%。手、足部骨骼发病率为 25%。肿块表面有纤维组织构成的包膜覆盖,切面可见肿瘤呈分叶状,为浅蓝色或灰白色透明软骨,其中有黄白色的钙化点或者条纹,肿瘤一般不侵犯软组织及髓腔。临床表现为在发病之初,较长时间存在的肢体局部肿胀,伴有轻度至中度的间歇性疼痛,或在肢体上发现生长缓慢的不规则硬块。骨皮质旁软骨瘤应做手术治疗,如切除彻底,预后良好。

【治疗】

对无症状、体积小者,可不必治疗。若肿瘤增大,影响关节活动,或压迫神经、血管,应予手术切除。切除必须彻底,其范围应包括被膜、软骨帽盖、瘤体和基底及其周围的部分正常骨组织。若在肋骨、腓骨等处,可行节段切除;若发生于脊柱,为防止压迫脊髓,应及早切除。

本病若手术切除不彻底则会复发,有人统计复发率为2.5%。恶性变机会较大,恶性变率为1%左右,主要转化为软骨肉瘤,少部分转化为骨肉瘤,多发的骨软骨瘤高于单发,骨盆、脊柱区高于四肢骨。

四、软骨瘤

软骨瘤(chondroma)是以透明软骨为主要病变的良性骨肿瘤。好发于手、足部短管状骨。起源于骨髓腔内的称内生软骨瘤,是软骨瘤中最多见的一种类型。起源于骨膜或骨膜下结缔组织的软骨瘤称骨膜软骨瘤。软骨瘤仅发生于单骨者,称为单发性软骨瘤,较常见。多骨发生或一骨多处发生则称为多发性软骨瘤。多发性软骨瘤有较高的恶变率,又称Ollier病,常与肢体的畸形并存。多发性软骨瘤同时伴有体表或脏器的血管瘤,则称为Maffucci综合征。软骨瘤的发病年龄以20~40岁多见,发病率较高,仅次于骨软骨瘤,男女性别比约为1:1。

【临床表现与诊断】

(一)症状与体征

软骨瘤起病隐匿,可以没有任何临床不适,只是偶尔因外伤或其他原因摄片时被发现。Ollier病及Maffucci综合征由于肢体短缩、不对称或体表有血管瘤表现而确诊。单发性软骨瘤最常见的表现是指掌骨部位发病,局部肿胀,有时有隐痛,触之坚硬,表面光滑,轻度压痛,不影响关节功能,发生病理性骨折时,疼痛剧烈。

(二)影像学检查

1. X线检查 单发性内生软骨瘤病变位于干骺端,与骨骺相连,可以沿骨干纵轴生长至骨骺端。X线片可见骨内椭圆形云雾状或毛玻璃状密度减低区,皮质骨变薄,呈鼓状膨胀,内生的可见条形间隔,呈分隔状,密度减低区内有点状、斑片状密度增高的钙化和骨化影,无骨膜反应。偏心生长的可见骨的一缘清晰,髓内亦呈毛玻璃样密度减低,内有斑片、点状或团絮状密度增高影。当发生于长骨,出现密度减低区,边界不清,或发现骨膜反应时,要警惕软骨瘤的恶变(图8-5)。骨膜软骨瘤表现为皮质旁有一软组织肿块阴影,骨表面粗糙不平,并有硬化现象。

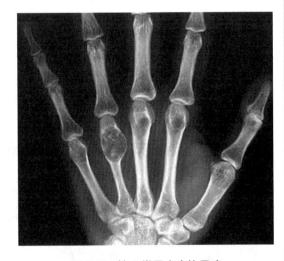

图8-5 第2掌骨内生软骨瘤

2. CT检查 CT表现为骨瘤腔内圆形或椭圆形低密度区,CT值80~90HU,周围有菲薄、完整的高密度骨包绕,瘤区内可见CT值600HU以上的点片状钙化。

3. MRI检查 较之X线、CT检查更能显示髓腔内侵袭范围,在T_1加权像呈等、低信号强度,在 T_2 加权像呈高信号强度。

（三）病理检查

大体：内生软骨瘤骨皮质一般情况下完整,皮质骨破坏时要注意肿瘤细胞形态,警惕恶变。骨膜正常,皮质骨硬度基本正常,瘤区为一囊腔,囊壁上有较硬的脊状突起,瘤体为浅蓝白色、有光泽的透明软骨样组织,坚韧,手感有沙砾样感觉。典型的骨膜软骨瘤是位于骨膜外的一个圆形或卵圆形不同大小肿块,肿块表面有纤维组织构成的包膜覆盖,切面可见肿瘤呈分叶状,肿瘤一般不侵犯软组织及髓腔。

镜下：内生软骨瘤主要成分是透明软骨。瘤组织被纤维结缔组织分割成小叶状,小叶周边,瘤细胞密集成堆,细胞核大小均匀,染色深,偶可见双核。软骨基质可见明显的软骨小囊,基质内可见钙沉着,部分区域可骨化,小叶间有较多的血管组织。发生于长管状骨者,如出现细胞核大小不一、核肥大、软骨小囊消失等组织学的轻度变异,要结合临床及X线片表现,警惕恶变。软骨恶变时,核分裂象是极少见的,而且发生于短管状骨的组织学变异也很少诊断恶变。骨膜软骨瘤是由透明软骨小叶组成,为浅蓝色或灰白色透明软骨,其中有黄白色的钙化点或者条纹。

【鉴别诊断】

1. 骨巨细胞瘤 骨巨细胞瘤好发部位是长骨骨端,极少发生在指骨和掌骨。长骨端的内生软骨瘤有时会被误认为是骨巨细胞瘤,尤其是没有钙化和骨化的病例。内生软骨瘤一般很少有极度膨胀,同时病损也比较局限。在诊断困难时,必须依靠病理检查。

2. 骨囊肿 长骨干骺端的内生软骨瘤有时会被误认为骨囊肿。骨囊肿多见于儿童和青少年,病灶在长骨的干骺端,症状一般很轻。X线片表现为骨干中央有透亮病损,骨皮质薄、略膨大,而内生软骨瘤在透亮内常可见圆形钙化点。组织学上,骨囊肿壁内有一层纤维结缔组织薄膜,并杂有多核巨细胞和一些骨小梁,这些都是骨囊肿的特征。

3. 骨干结核 偶见成人的骨干结核,可见类似软骨瘤的X线图像,但根据临床表现和相关检查可以作出鉴别。

【治疗】

孤立性内生软骨瘤的治疗应视症状的有无而定。无症状、病变范围小者,可不手术,以定期观察。若有症状、病变范围较大、在长骨者,可行刮除植骨术或切除植骨术,只要彻底,很少复发。对有的部位如腓骨近端,也可行节段切除术。若术后复发,有恶变者,可考虑截肢。

多发性内生软骨瘤,目前尚无肯定治疗方案。对于无症状者,可以不手术,予随诊观察。有症状的部位,可行刮除植骨术,有明显肢体畸形者,可予外科手术矫正畸形,如采用截骨矫正术纠正膝内翻。一般来说,到骨骺生长成熟后,病情也就停止发展。但也有一些病例,特别是手指处的软骨瘤,仍会继续发展,构成严重畸形。若这些畸形指有功能障碍,可行切除,但对拇指切除,则应持慎重态度。若发生恶变,则应按恶性肿瘤处理。

对骨膜软骨瘤,应予手术治疗。手术时应将肿瘤、覆盖在软骨性肿块的纤维组织(包膜)和已受到侵蚀的骨皮质与部分正常骨皮质一并切除。若缺损较大,为防止骨折,可行骨块植骨术。一般只要切除彻底,很少复发。

五、软骨母细胞瘤

软骨母细胞瘤(chondroblastoma,CB)是一种少见的,来源于幼稚软骨细胞(软骨母细胞)的良性肿瘤。发病多见于青少年,发病在 10~25 岁之间占 90%。男性多于女性,男女之比为

（2~3）：1。发病部位主要位于长骨末端的骨骺,股骨远、近端,肱骨、胫骨近端最为常见。

【临床表现与诊断】

（一）症状与体征

本病可表现为局部疼痛,肿胀,压痛,关节功能受限,可有中度关节积液,肌肉萎缩。症状出现晚且轻,症状往往持续数月甚至数年后才得以诊断。

（二）影像学检查

1. X 线检查　长骨骨骺或骨端有一位于中心或偏心的囊性破坏灶,为溶骨性骨质破坏区,呈圆形或椭圆形,边缘清晰,伴有不同程度硬化,病灶内可有钙化点,很少或没有骨膜反应。

2. CT 检查　能更清楚地显示病灶的内部结构、病灶分隔、边缘硬化及病灶内的钙化情况、向干骺端及关节内侵袭情况,钙化的检出率明显高于 X 线平片,尤其是细小的沙砾样钙化。

3. MRI 检查　有较为特征性的信号变化,一般 T_1 加权像为低信号,T_2 加权像为显著高信号,周围有低信号的硬化圈包绕。

（三）病理检查

大体:软骨母细胞瘤与周围骨松质分界清楚,病变呈灰黄、灰棕色,可见坏死、钙化区,有明显沙砾感。大的囊性区含有陈旧血液,血腔排空后很像动脉瘤样骨囊肿。

镜下:组织学检查显示病变内含有软骨母细胞,细胞呈圆形、椭圆形或多边形,饱满,有活性,细胞核大,呈圆形、椭圆形、肾形。细胞间有少量疏松间质,有时呈明显的软骨样基质,细胞周围有钙化,呈网格状,故称为"格子样钙化",是软骨母细胞瘤的特征性改变。细胞中散布着大的多核巨细胞。有时其功能类似破骨细胞,有时类似巨噬细胞,这些细胞与纤维基质混杂在一起。

【鉴别诊断】

1. 软骨肉瘤　与软骨母细胞瘤一样,好发于长骨的干骺端,但软骨肉瘤亦好发于髂骨,并且软骨肉瘤见于成人,影像学检查显示边界不清,在组织学上可清楚地与软骨母细胞瘤区分开。

2. 骨巨细胞瘤　多发生在成年人,如果生长软骨仍存在时,骨巨细胞瘤不侵及骨骺,影像学检查骨巨细胞瘤的边界模糊,呈膨胀性生长,皮质变薄,病灶内缺乏钙化,病理检查镜下显示细胞组成与软骨母细胞瘤不同,未见软骨母细胞,无软骨样基质。

【治疗】

软骨母细胞瘤多为良性肿瘤,手术应予刮除病灶并植骨。病变刮除过程中,靠近软骨甚至到软骨下骨的病变,最好采用不同大小的钻头磨削为好,以使病灶清除彻底,同时也保护了软骨面。行病灶刮除植骨是常用方法,当考虑到患者年龄和病变部位,认为经骺板手术所致的生长畸形比较小时,应首选经骺板手术,以避免关节内复发。

软骨细胞瘤偶有侵入关节间隙或软组织中者,皮质有破坏,应考虑有恶性变可能,应边缘性或广泛性切除。若出现肺部转移,处理应更加广泛。

本病对化疗不敏感,对放疗属于禁忌,因患者多为青少年,放疗有促使肿瘤恶变的可能。

六、骨血管瘤

骨血管瘤（bone hemangioma）是由于骨内血管结构增生而形成的肿瘤,多由毛细血管瘤或海绵状构成。本病好发于脊柱的椎体,其次为颅骨、下颌骨、肋骨和四肢长骨等。可单发,也可多发。无明显性别差异,发病年龄为 10~30 岁。病程长,有些可在生长发育中静止和退化。

【临床表现与诊断】

(一)症状与体征

本病的主要症状为局部疼痛和肿胀。较小者甚至可无症状,有时发生病理性骨折时才被发现。位于脊柱和颅骨者,可产生神经压迫症状,有时发生瘫痪,但发生率较低。

(二)影像学检查

1. X 线检查　可分为以下 3 种类型。

(1)垂直型:多见于椎体。由于大部分骨小梁吸收,小部分骨小梁增粗,在 X 线片上可见有条纹交叉的阴影,呈"纱窗"或"栅栏"样改变。

(2)日光型:多见于颅骨。在肿瘤破坏的囊性透亮区内,出现向四周放射的骨间条纹状阴影。

(3)泡沫型:多见于长骨和下颌骨,肿瘤呈泡沫囊肿状,周围骨皮质薄,一般无骨膜反应。

2. CT 检查　CT 诊断有典型的高度特异的影像学表现,病变椎体呈典型的"火柴束样"断面改变。

3. MRI 检查　T_1 与 T_2 加权像上均呈现信号增强。MRI 检查常可发现无症状的椎体内小范围病灶。

(三)病理检查

大体:蓝色或褐色软性肿块,边界清楚,可见于椎体内、长骨髓腔内和骨膜下。

镜下:有广泛血窦,且有一层扁平内皮细胞包绕,并有毛细血管增生。

【鉴别诊断】

本病应与骨巨细胞瘤和骨转移性瘤、结核等鉴别。发生在长骨者,尚应与骨囊肿等鉴别。

【治疗】

对于无症状的骨血管瘤可不予治疗,但需定期观察。对血管瘤占据椎体大部、有发生病理性骨折风险者应积极手术治疗,目前多采用椎体成形术。对骨血管瘤侵犯脊髓引起截瘫时,可行椎体肿瘤切除减压手术。对于不易手术的椎体血管瘤可以放射治疗为主,放射治疗也可作为手术后的辅助治疗。四肢血管瘤则做瘤段切除。

第三节　原发性恶性骨肿瘤

一、骨肉瘤

骨肉瘤(osteosarcoma)是原发于骨组织的最常见的恶性肿瘤,特点是恶性瘤细胞能直接生成骨样组织,故也称为成骨肉瘤。常形成梭形瘤体,可累及骨膜、骨皮质及髓腔。好发于青少年,男性发病率高于女性,约为 2∶1,10~20 岁发病率最高,以股骨远端、胫骨近端最为多见,其次是肱骨近端。随着外科手术技术的进步、新辅助化疗理念的提出、术后放化疗水平的提高,传统截肢术逐渐被新辅助化疗联合保肢手术所取代,患者生存率得到了明显提高。

【临床表现与诊断】

（一）症状与体征

1. 早期出现的症状是疼痛，多为隐痛，后日渐加剧，呈持续性，夜间加重，压痛明显。局部出现肿块，发展迅速、质韧硬，与深部组织粘连固定。皮温高，静脉怒张，偶可摸到颤动，并听到血管杂音。少数干骺端病例可侵越关节软骨，进入关节腔，引起关节疼痛、功能障碍、肌肉萎缩。少数发生病理性骨折。

2. 可伴有全身症状，出现低热、贫血、乏力、消瘦等症状。有肺转移的患者早期可无临床症状，晚期可见咯血、胸闷、呼吸困难等症状。

（二）影像学检查

骨肉瘤可分为传统型、毛细血管扩张型和小细胞型。85%以上的骨肉瘤为传统型，通常位于长骨的干骺端，表现为以肿瘤性成骨为主的骨肉瘤，在X线片或CT片中十分致密，称为成骨型；而肿瘤以软骨样、梭形细胞或组织细胞占优势，表现较为透明的低密度，称为溶骨型。骨肉瘤通常以成骨型和溶骨型共同存在的混合性占多数。约10%的原发性骨肉瘤具有极丰富的骨组织（硬化或成骨），有时有大量的骨和类骨质沉积，通常矿物质可延伸至软组织内。毛细血管型的骨肉瘤和小细胞型也表现为溶骨型病变为主。

1. X线检查　应拍摄发病部位、胸部和可疑的转移部位。骨肉瘤的X线片表现可因病理类型不同而有很大差异，约2/3的病例可从X线片上获得正确诊断，1/3病例的X线片只能提示有恶性肿瘤的可能。还必须经CT、MRI检查来进一步明确诊断。X线诊断要点如下：

（1）成骨型：有大量瘤骨形成，在肿瘤两端的髓腔内，早期均匀的磨砂玻璃样密度增高，继呈絮状、片状或团块状阴影，也可以出现反应性骨硬化（图8-6）。

（2）溶骨型：以髓腔、皮质的溶骨性破坏为主，自内而外迅速生长，故骨膜反应、新生骨、Codman三角不易形成；松质骨内形成者，出现较大的囊状溶骨区，在囊内很少有肿瘤骨阴影，常合并病理性骨折。

（3）骨皮质：骨皮质的破坏和肿瘤骨的形成常同时存在，故X线片上显示纹理杂乱、密度致密的肿瘤骨阴影重叠于破坏的松质骨上。若系溶骨型，则以皮质骨破坏、残缺为主。

（4）骨膜：早期骨肉瘤将骨膜自骨面上剥离，其下产生反应性新骨，X线片表现为"日光放射线状"或"针状骨膜反应"。在肿瘤与骨干连接处，即骨膜自皮质骨上掀起处，新生骨可形成三角区，称Codman三角。随着肿瘤继续发展，新生骨受挤压和破坏，骨膜反应可变成毛发蓬松状，Codman三角消失（图8-7）。

（5）软组织：肿瘤穿过骨皮质进入软组织内而形成软组织肿块时，X线片显示梭形、圆形、棉絮状、云片状界限不清的软组织阴影。在软组织内，也可出现不规则的骨化区，即在软组织内形成瘤骨。

（6）肺部：约半数病例在半年内可发生肺转移。早期很难在X线胸片上发现转移灶，应定期复查。

（7）DSA：可见增粗的肿瘤供血动脉，大小和形状不一的新生肿瘤性血管，静脉显影时间提前，肿瘤染色（瘤内平行血管和窦性血管显影），肿瘤血管湖形成，肿瘤内血管末端造影呈斑片状影。

2. CT检查　骨质破坏在干骺端的溶骨型骨肉瘤，表现为边缘模糊的骨质缺损；成骨型表现为一团块状钙化致密影。CT显示髓腔内肿瘤侵蚀范围较X线平片更广泛，髓腔内见高低不等的混杂密度的瘤性组织替代了正常骨髓组织。CT切面可见肿瘤突破骨皮质的部位，

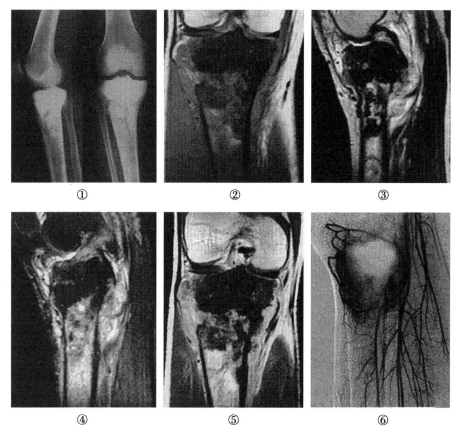

①   ②   ③

④   ⑤   ⑥

图 8-6　成骨型骨肉瘤

①X 线平片:右胫骨近端长 8cm 致密高密度影,未见明显软组织块影;②T$_1$ 加权像:右胫骨近端可见偏低和更低的混合信号,骨皮质破坏,软组织肿块;③T$_2$ 加权像和④STIR 像:病灶可见以低信号为主的混合信号,胫骨后明显的软组织块影;⑤T$_1$ 加权增强扫描:低信号区周围及软组织明显强化;⑥DSA:病灶部位可见血管包绕及肿瘤血管

骨皮质呈虫蚀样或不规则破坏。内部显示多种形式的瘤骨形成,点状、斑片状或针状,长短不一的骨针可向软组织内伸展,成骨型髓腔内可见大量致密增高的瘤骨。

3. MRI 检查　MRI 可显示肿瘤组织在骨髓内或软组织内的浸润范围及跳跃性病灶。大多数骨肉瘤在 T$_1$WI 表现为不均匀低信号,而在 T$_2$WI 表现为不均匀高信号。骨膜反应、瘤骨和松质骨破坏均表现为低信号,软组织肿块内的非成骨部分为高信号。MRI 的多种平面成像可清楚显示肿瘤与周围正常结构的关系,也能清楚显示肿瘤在髓腔以及向骨骺和关节的蔓延。

4. 放射性核素骨扫描　可显示肿瘤范围,浓聚区形状大小可供手术参考。此外,尚可发现"跳跃"转移病灶。

(三) 实验室检查

实验室检查常见血红蛋白含量低,血沉增快,血清碱性磷酸酶水平增高。

(四) 病理检查

大体:肿瘤多侵蚀皮质骨而进入软组织内。局部充血、肿瘤质硬或有沙砾感。切面呈鱼肉状,成骨型者黄白色、质硬;成软骨型者灰蓝色、发亮、质韧硬;成纤维型者暗红或灰黄色、质软。其中掺杂出血区、坏死区。

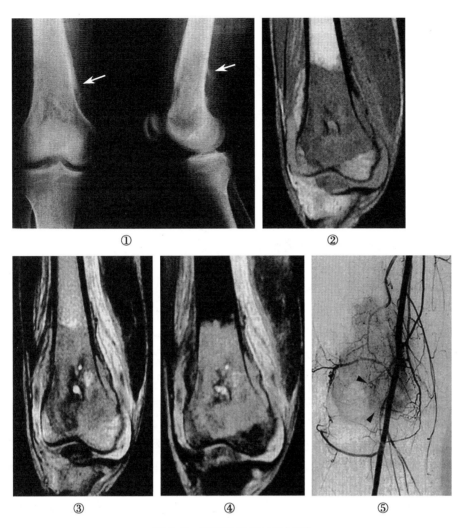

图 8-7 骨肉瘤 X 线片及 MRI

①X 线平片:右股骨远端干骺端骨膜反应,未见明显骨皮质破坏,皮质旁可见 Codman 三角;②矢状面 T_1 加权像:骨皮质破坏和软组织块影;③冠状面 T_2 加权像:骨皮质破坏和软组织块影;④STIR 像:病灶呈高信号;⑤DSA:显示肿瘤血管及血管湖

镜下:见不规则多角或梭形瘤细胞,核大,深染,有分裂象和巨核等。细胞间有骨样组织形成。成骨型者,以瘤骨为主;成软骨型者,有较多瘤软骨成分;成纤维型者,以瘤细胞为主,骨样组织少,常有多核巨细胞积聚。

【鉴别诊断】

骨肉瘤应与一些良性疾病作鉴别,如外伤性骨化、骨关节结核、慢性化脓性骨髓炎等。这些良性疾病一般均有较长病程,血清碱性磷酸酶水平显著不高,X 线检查有其特点,故容易鉴别。对一些恶性肿瘤,则鉴别较难,所以首先应确定是否恶性。用放射性核素骨扫描可及时察觉为恶性,然后用活体检查和石蜡切片检查,获得比较正确的诊断,以防单用冰冻切片检查而造成误诊,而误行截肢术。

1. 血源性骨髓炎 有时在临床、X 线片上的表现与骨肉瘤相似,如局部肿胀、热感、压痛、体温增高、白细胞增多;X 线片见干骺端骨质破坏及骨膜反应。血源性骨髓炎产生的骨质破坏及骨膜反应均规则,骨肉瘤则相反。血源性骨髓炎的骨质破坏周围有新生骨围绕,而骨肉瘤与此相反,在骨化阴影中无破坏存在,在骨破坏周围无成骨。血源性骨髓炎发展比较缓慢,而骨肉瘤发展迅速,破坏性较大,很快侵犯软组织。

2. 疲劳骨折　多发生于青少年,往往在强烈而长时间的运动后发生,以股骨、胫骨为多,一般发生在骨干或近干骺端处。疼痛、压痛明显,肿胀不很明显,于休息后疼痛减轻。X线片见骨膜反应,但较规则。仔细观察时,即可在附近见到不完全骨折的骨折线。保守治疗即可治愈。

3. 软骨肉瘤　多见于30~60岁。主要表现为骨皮质膨胀变薄或增厚,软组织阴影内有大量棉絮状和砂粒状钙化影。部分有放射状骨针或Codman三角。若继发于内生软骨瘤,则出现溶骨性破坏,不规则的骨膜反应,软组织阴影或不规则钙化。

4. 骨纤维肉瘤　好发于长骨骨干或干骺端,近半数发生于膝关节周围,为一比较局限的溶骨破坏区,没有瘤骨组织,较少有骨膜反应。

5. 尤因肉瘤　亦多见于青少年,但发病部位以长骨骨干居多。确定诊断需通过活检。

6. 骨巨细胞瘤　一般起病缓,病程长,症状轻,有较清楚的边界,周围骨质正常。但有时恶性骨巨细胞瘤与骨肉瘤不易区分,需病理检查确定诊断。

【治疗】

近年来,骨肉瘤的治疗主要有两方面的进展:一是以大剂量化疗为主的综合治疗的应用;一是保肢手术的开展,使肢体的截肢率明显降低。因此,骨肉瘤的5年存活率已大有提高,可至50%以上。

(一)化学治疗

目前,骨肉瘤的治疗模式是术前新辅助化疗+手术切除+术后辅助化疗。采用术前新辅助化疗后,多数截肢的骨肉瘤患者可延长寿命和推迟肺转移。化疗药物可选用大剂量的甲氨蝶呤、阿霉素、顺铂等多种方案及化疗药物。术前化疗8周以后,再做局部切除,评定肿瘤细胞的破坏情况。若患者对术前用药反应良好,术后可继续使用术前所使用的化疗药物,并增加一些其他药物。相反,若对术前用药反应不甚敏感,则不再使用原来的术前药物,改用另一种化疗药物。整个术后辅助治疗为期1年。

(二)手术治疗

根据肿瘤浸润范围,一般多采用根治性切除保肢手术或截肢术,目前保肢治疗已达到80%。但术前、术后均要进行大剂量化疗。对于保肢术后形成的局部巨大骨组织及软组织的缺损,可以采用以下几种方法进行重建:①自体或异体骨移植;②瘤段骨切除加关节融合术;③瘤段骨灭活再植;④人工假体置换术;⑤旋转成形术。

(三)放射治疗

由于骨肉瘤细胞对放射治疗的低敏感性,所以放疗一般作为新辅助化疗联合保肢手术的辅助治疗方案。

(四)肺转移的治疗

肺转移是患者死亡的主要原因。近年来多主张切除转移灶,可以提高患者生存率及生存质量。手术主要适用单一转移灶,多发者并非禁忌。转移瘤切除术前、术后同样需要常规化疗,并可配合中药、免疫疗法等。

(五)辨证施治

用于术前、术后的治疗。治疗原则:①整体与局部并重;②标本兼顾。根据患者的全身情况和局部病变,辨证施治。中药可减轻化疗带来的不良反应,提高患者的生存质量。

二、骨旁骨肉瘤

骨旁骨肉瘤(parosteal osteosarcoma)起源于骨膜或骨皮质邻近的成骨型结缔组织,是一种骨的恶性肿瘤。本病临床少见,女性发病率高于男性,25~45 岁青、中年人居多。好发于股骨,尤其是股骨远端后方,其次是肱骨、胫骨、腓骨、桡骨、尺骨等。通常转移较晚,也有少数富有侵袭性的肿块可早期发生转移。

【临床表现与诊断】

(一)症状与体征

以肿块为主,发展慢,症状轻微,可为疼痛轻微或无痛性肿块,可持续数年。晚期常影响关节活动。肿块硬,压痛轻。

(二)影像学检查

1. X 线检查 干骺部或偏干部一侧皮质外,见基底宽广的丘状突起,肿块致密犹如象牙样瘤骨,边缘呈多叶状,有的密度不均。肿瘤向骨内生长部分与正常骨质间没有明显界限。除基底部与骨皮质相连外,肿瘤与骨之间常有一线状透明带,称"自由间隙"。晚期皮质破坏,可进入髓腔内。

2. CT 检查 肿瘤位于骨皮质表面,形成一个分叶状高密度影。肿块和骨皮质之间有一条较细的、不规则的低密度带和骨皮质分开。局部骨膜反应不明显,很少见软组织肿块,相应的骨髓无肿瘤浸润。

3. MRI 检查 肿瘤于矢状面 T_1 加权像上呈低信号块影,其块影的边缘有一低信号薄膜包绕,局部相应部位的骨皮质部分中断,骨松质呈半圆形、边缘较清楚的低信号区,但周围的骨髓和软组织无明显浸润,也无骨膜反应。在 T_2 加权像上,肿块的信号增高,块影内可见小点状的散在低信号区,其肿瘤仍可见一低信号薄膜包绕,薄膜外有一条高信号带,局部的骨髓和软组织未见明显信号改变(图 8-8)。

(三)病理检查

大体:标本为多叶状硬骨块与骨膜和皮质相连,其周围由瘤软组织构成的假包膜。截面呈黄白色骨面,截面为骨结构和纤维组织。

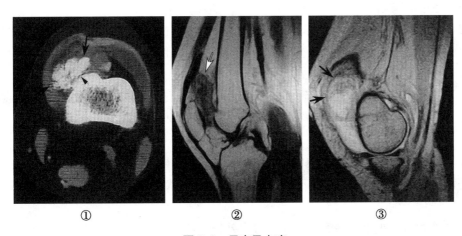

①   ②   ③

图 8-8 骨旁骨肉瘤

①CT 片:左股骨远端外侧呈菜花状的斑点状骨性肿块,有一条低密度带与骨皮质分开;②T_1 加权像:在股骨与髌骨之间见一分叶状低信号区,髌骨前移;③T_2 加权像:病灶呈高信号,块影内可见散在点状低信号区,见一线状低信号带包绕

镜下：较成熟骨小梁散在于致密的纤维结缔组织中，梭形细胞较规则，无明显移行性。也有分化差的肿瘤。有人将其分为3级：Ⅰ级偏良性；Ⅱ级为中间型，占大部分病例；Ⅲ级为恶性。

【鉴别诊断】

1. **骨化性肌炎（或异位骨化）** 当骨化性肌炎不是孤立地在肌肉中出现，而是累及骨膜和骨皮质粘连时，容易与骨旁骨肉瘤相混淆。骨化性肌炎常由创伤或反复的慢性损伤所致，常见部位为骨干。创伤后异位骨化的骨化骨先从病变的周缘开始，向中心发展。骨旁骨肉瘤内骨化的特点是从基底向其周围发展，骨化可以均匀，也可以含有透亮区、囊性区。

2. **周围型软骨肉瘤** 周围型软骨肉瘤以肿块开始，疼痛轻，在软组织内形成硬性肿块，与骨紧密相连。X线检查有明显的软组织包块，包块内可见散在的钙化灶，周围的骨质外层呈凹陷缺损，边缘不齐，可侵犯入髓腔。

【治疗】

骨旁骨肉瘤主要采用手术治疗。手术方式取决于肿块的部位、大小和侵袭性。对肿瘤范围不广泛，且未侵袭重要神经、血管者，可行瘤段截除重建术。对不能行局部截除术者，则需行截肢术，术后配合中药、化疗。本病预后较好，10年生存率可达80%。

三、软骨肉瘤

软骨肉瘤（chondrosarcoma）是发生于软骨细胞的恶性骨肿瘤。本病大约占骨肿瘤总数的4%，占原发恶性骨肿瘤的14%，发病率仅次于骨肉瘤。本病分为原发性和继发性两种，后者继发于良性骨来源的肿瘤。按肿瘤发生部位分为中央型和周围型，前者起自髓腔，破坏穿破骨皮质向软组织扩散；后者起自骨膜，侵袭骨皮质和软组织。本病较常见，男性发病率高于女性，30~60岁居多，好发于长管状骨和髂骨，长管状骨大多位于干骺端，如股骨、胫骨、肱骨的近端等。症状因病变部位而异，原发者病程短、症状重；继发者病程长而症状轻。

软骨肉瘤除临床表现、组织学和恶性程度有很大差异外，生化组成也有显著差别，因此易给诊断、治疗造成混乱。

【临床表现与诊断】

(一)症状与体征

患者最常见的症状是疼痛，最初感觉患处不适，间歇性疼痛，之后逐渐加重，转为持续性疼痛，夜间更为明显，止痛药无效。检查可发现有压痛的包块，关节活动受限，部分患者可发生关节积液。不同类型有不同的症状与体征。

1. **中央型** 以疼痛开始，逐渐加剧，肿胀，病程较慢，持续1~2年。局部压痛，硬性肿块。

2. **周围型** 以肿块开始，疼痛轻，在软组织内形成硬性肿块与骨紧密相连，可出现静脉曲张。

3. **位于骨盆者** 肿瘤向盆腔内生长，可导致脏器受压而出现相应的临床症状。

恶性程度高者，病程短、症状重，晚期可出现全身症状。

(二)影像学检查

1. **X线检查** 根据不同病理变化有很大差异。

(1)中央型：发展慢的原发中央型可见髓腔扩大，骨皮质破坏，骨膜反应及新骨生成(图8-9)，部分可见Codman三角；若病程短、发展快者，可见骨质破坏明显，软组织阴影，可有钙化。干骺端肿瘤，破坏松质骨，发生囊性变，囊性破坏区内有散在钙化斑点或絮状阴影(图8-10)。

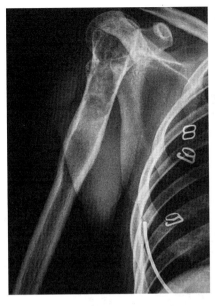

图 8-9　肱骨近端中央型软骨肉瘤

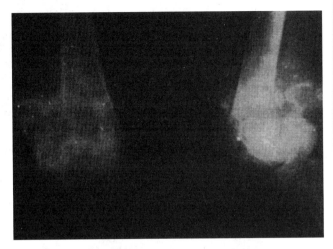

图 8-10　股骨远端软骨肉瘤并病理骨折

（2）周围型:有明显的软组织包块,包块内可见散在钙化灶,周围骨质外层呈凹陷缺损,边缘不齐,可侵犯入髓腔。

（3）继发性者,多有良性肿瘤的典型 X 线片表现,在良性病变的基础上,出现溶骨性破坏,不规则的骨膜反应,软组织阴影或不规则钙化。

2. CT 检查　可发现肿瘤中粗钙化点的特征,因此,CT 对评价钙化及软骨肿瘤的骨化比 X 线、MRI 检查更敏感。CT 横断面扫描能确定肿瘤范围,但对病变纵向范围的显示不如 MRI 检查。周围型软骨肉瘤显示为较厚软骨帽,若软骨帽钙化大于 2cm,提示恶变为主。中央型软骨肉瘤局限在长骨的髓腔内,病变表现出恶性的特征为周围骨皮质破坏、肿瘤内出现坏死区及巨大病变内无钙化区。

3. MRI 检查　是鉴别软组织受累的最佳方法。原发性中央型软骨肉瘤的中心位于长骨的干骺端或骨干。T_2 加权扫描对基质钙化和软组织肿块比较敏感。在 T_1 加权像上肿瘤呈高信号,在 T_2 加权像上,钙化呈低信号而肿瘤呈非常高的信号。均匀的高信号透明软骨被低信号的纤维间隔分隔成分叶状改变,或信号不均匀,则恶性程度更高(图 8-11)。

继发性软骨肉瘤常继发于内生软骨瘤、骨软骨瘤及软骨黏液样纤维瘤等良性骨来源的肿瘤,在 T_2 加权像上,病变信号比附近的内生软骨瘤更高。明显的骨皮质破坏、软组织肿块形成、骨膜反应,以及病变的大小与周围内生软骨瘤不成比例,则提示为内生软骨瘤的恶变。内生软骨瘤和中央型软骨肉瘤,两者均可在骨内显示为软骨基质的扇贝、点状或丛状的钙化和透明区。周围型软骨肉瘤也同样存在诊断上的困难。但是,病变部位的疼痛和病变明显增大可怀疑恶变,应考虑做活检。

（三）病理检查

大体:中央型者,骨肥厚,皮质膨胀,髓腔内鱼肉样变组织,其间夹杂有透明软骨、黏液变和钙化区。周围型者,除有骨缺损外,肿瘤本身与上述相同。

镜下:显示的组织学图像差异很大,分化良好的软骨肉瘤可极似良性软骨肿瘤;分化不良者则瘤细胞密集,细胞间质较少,胞核肥大而奇特,核分裂明显。在同一肿瘤内可出现分

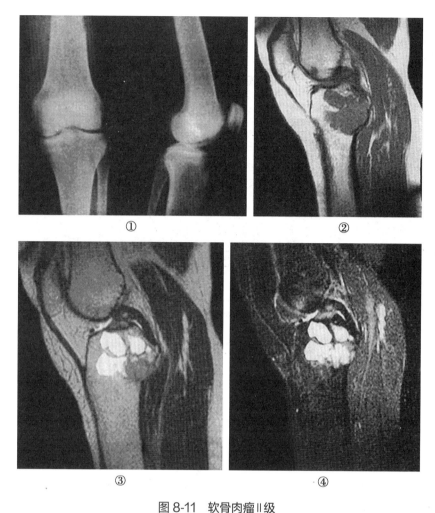

图 8-11 软骨肉瘤Ⅱ级

①X 线平片:无异常发现;②T₁加权像:右胫骨近端骨皮质不规则变薄,见分叶状
低信号区;③T₂加权像和④STIR 像:病灶显示更清楚

化程度不同的组织像,若只看到其中一种图像,极易误诊,故应多处取样、多做切片,并参考
X 线片和临床表现,方能明确诊断。根据软骨肉瘤的结构和细胞学异型性,软骨肉瘤在组织
学上分为 1、2 和 3 级。1 级:以分叶状软骨透明样基质和散在的软骨细胞为主,伴有轻度核
增大和陷窝内多核化,与良性内生性软骨瘤可能难以鉴别;2 级:细胞增多,分叶状结构丧失,
黏液样改变,细胞密度增加;3 级:高度细胞性,具有严重的核异型性和外周梭形细胞形态,
也可表现有丝分裂活性和广泛坏死。

【鉴别诊断】

1. 软骨瘤　好发于儿童时期,一般无疼痛,不引起软组织肿胀,X 线片表现为肿瘤不影
响皮质骨。

2. 滑膜软骨瘤病　本病源自关节内或肌腱旁,软骨组织可形成巨大的小叶状肿块充填
关节腔,而中央型软骨肉瘤虽可能侵犯关节,但其源于骨骺。

3. 骨肉瘤　发病年龄以 10~20 岁为主,而软骨肉瘤很少在青春期前出现,X 线片表现
也不相同,但最终应通过组织学检查加以鉴别。

【治疗】

软骨肉瘤以手术治疗为主,需根据病理检查结果决定手术方案。对于恶性程度较低的

软骨肉瘤可行广泛切除加植骨重建术或病灶内局部切除,辅以强力的局部辅助放射治疗,在合适的部位也可以考虑行人工关节置换术。对恶性程度高者,应以截肢和关节离断术为主。总体来讲,软骨肉瘤对放疗不敏感,放射治疗通常被认为是残留疾病的辅助治疗,而不是初始治疗。化疗作为一种新辅助治疗手段,可抑制肿瘤的生长和进展,对不能手术者可采用。

软骨肉瘤的预后较骨肉瘤好,5 年生存率远高于骨肉瘤。

四、骨巨细胞瘤

骨巨细胞瘤(giant cell tumor of the bone)是一种潜在恶性或介于良恶性之间,以基质细胞和多核巨细胞为主要结构的侵袭性骨肿瘤。临床多见,女性发病率略高于男性,20~40 岁成人多见。好发部位为长骨的骨端,以股骨、胫骨、肱骨、桡骨骨端多见。

【临床表现与诊断】

(一)症状与体征

早期间歇性疼痛,多为酸痛或钝痛,偶尔有剧痛和夜间痛,部分患者可出现肿胀或包块,皮温可升高,静脉充盈、皮薄光亮。生长慢的可呈现乒乓球样感的骨壳。出血坏死者,可迅速增大并有囊性感或波动。有时易将骨巨细胞瘤误诊为"关节痛",外敷药物后疼痛和功能改善,但包块不减小。1/3 的病例可出现病理性骨折。躯干骨发生肿瘤可压迫神经,出现剧痛、瘫痪等症状,压迫直肠,可造成排便困难。

(二)影像学检查

1. X 线检查　典型者位于长骨的干骺端,偏心性溶骨破坏,肥皂泡样变,多无明显硬化,皮质膨胀变薄或消失而无骨膜反应。溶骨区可呈多房、单房,边缘多呈筛孔状,边缘清楚,大多无明显硬化边缘(图 8-12)。肿瘤穿破骨皮质,可形成软组织肿块,若边缘不清,提示恶变(图 8-13)。长骨以外骨巨细胞瘤者,X 线检查缺乏特征性表现,没有典型的 X 线图像。

2. CT 检查　骨巨细胞瘤的 CT 检查仅是平片的进一步补充。CT 具有可摄横断面及密度高对比的优点:①有利于评估溶骨性破坏的膨胀程度,描述不均匀生长引起的多房样改变及边缘部梁状假分隔特征;②可观察到骨皮质或包壳变薄、冲破、骨膜反应及其伴随的软组织肿块;③瘤体内缺少钙化或骨化,如有钙化或骨化,则排除巨细胞瘤;④X 线平片上无明显硬化缘是其特征之一,但 CT 片上显示边缘部分硬化可高达 30%,多见于膝关节周围长骨的

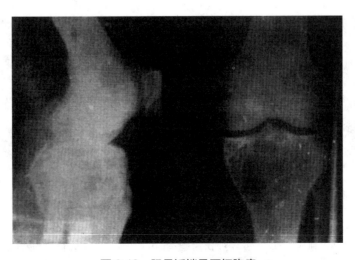

图 8-12　胫骨近端骨巨细胞瘤

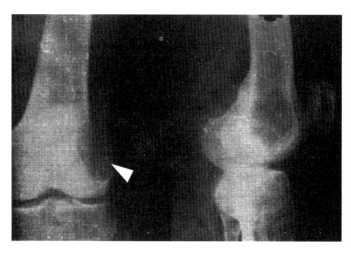

图 8-13　股骨远端骨巨细胞瘤:肿瘤穿破骨皮质,形成软组织肿块

病灶,有明显硬化边缘的病灶,倾向于良性,而骨壳严重破坏和骨质不完整,则多倾向于恶性;⑤特殊部位的肿瘤及其与血管、神经的关系,如骶骨巨细胞瘤 CT 片优于 X 线平片;⑥增强扫描可反映病灶内血供,显示液化、坏死区。

3. MRI 检查　MRI 图像的优势主要在于能够清晰显示病灶的存在,对骨髓、关节腔的实际受累情况,周围软组织肿块的显示,与周围神经、血管的关系方面,MRI 也明显优于其他影像学检查方法,更利于早期发现转移及恶变。但 MRI 显示骨质破坏、骨皮质或骨壳改变不如 X 线片或 CT 直观。多数巨细胞瘤 MRI 图像上边界清楚,少数病灶边缘有低信号的环圈,相当于轻度的硬化边缘。瘤体信号无明显特征性。在 T_1 加权像上多数呈均匀的低信号或中等信号,在 T_2 加权像上常信号不均,呈低、中等或高信号混杂,正常的瘤组织一般呈相对高信号,陈旧出血形成明显高信号的囊变区,含铁血黄素沉着则为低信号。病灶穿破骨皮质在 T_2 加权像上显示最好,表现为低信号的骨皮质被相对高信号的瘤组织取代,同时可侵及周围软组织形成肿块(图 8-14)。

(三)病理检查

大体:瘤组织松软脆弱,呈灰红色,可见黄色的含铁血黄素物质沉积。

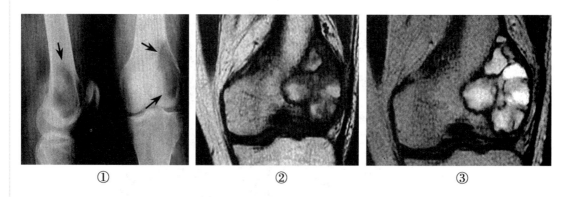

①　　　②　　　③

图 8-14　左股骨下端外侧巨细胞瘤

①X 线平片:病灶区溶骨性破坏,边缘清楚无硬化;②冠状面 SE 序列 T_1 加权像:大片低信号区内有多结节状高信号,提示亚急性出血;③FSE 序列 T_2 加权像:多结节状明显高信号,外侧骨皮质明显变薄,周围软组织层增厚并有信号增高,其他层面显示关节囊内有少量积液

镜下:见基质细胞呈均匀椭圆形和多核巨细胞,并有丰富血管、出血或坏死区。根据肿瘤分化程度,将骨巨细胞瘤分成3级。Ⅰ级显示细胞形态大小一致,分布稀疏,核分裂少,多核巨细胞数目多,含细胞核数也多。Ⅱ级系中间型,基质细胞密集而多,大小及形状变异较大,部分胞核深染,核分裂较多,多核巨细胞数目减少,分布不均,胞核出现异型性,一般认为属潜在恶性。Ⅲ级又称恶性巨细胞瘤,基质细胞体积较大,排列不规则;细胞核异型性明显。多核巨细胞数目更少,大小不一,体积也小,细胞核数目也少,明显异型性,类似纤维肉瘤。应该指出,细胞学的分级仅能反映一般规律,临床个别Ⅰ级病例发生远处转移,而Ⅲ级有时预后也不太差,这说明对骨巨细胞瘤属性的认识应结合临床和影像学检查情况综合考虑。

【鉴别诊断】

骨巨细胞瘤的表现有时差异性较大,临床上应与以下病变区别:

1. 动脉瘤样骨囊肿 患者多属青少年,好发于椎体或长骨的干骺端、骨干的髓腔内。X线片显示透亮的破坏区,呈气球样囊状,囊腔内充满血液,冷冻切片不能明确诊断时,只能靠蜡片确诊。

2. 骨囊肿 发生于儿童或青少年,症状轻。X线片显示骨干或骨端呈透亮病变,皮质轻度膨胀,边界清晰,囊内充满液体。大体标本很易与骨巨细胞瘤鉴别。

3. "棕色瘤" 是指甲状旁腺功能亢进所致的局限性骨破坏,多见于30~50岁成年人。除局部肿痛外,还有全身不适症状。主要是血清钙水平升高、血清磷水平降低和X线片显示骨质广泛疏松或局限性溶骨破坏,呈穿凿样变,易与之区别。

4. 纤维肉瘤 发病年龄比骨巨细胞瘤大,只有溶骨而无扩张现象。肿瘤质地坚韧。活检有助于鉴别诊断。

5. 有时还应与骨纤维异样增殖症、成软骨细胞瘤及骨肉瘤等鉴别。

【治疗】

骨巨细胞瘤以手术治疗为主。因其具有潜在恶性、肿瘤属性不清、手术后复发率较高的特点,因此应根据肿瘤部位、性质来选择不同的手术方法。属 $G_0T_0M_{0~1}$ 者,采用切除术加灭活处理,再植入自体或异体骨或骨水泥。对于复发者,应行切除或节段切除术或假体移植术。属 $G_{1~2}T_{1~2}M_0$ 者,采用广泛或根治切除,化疗无效。术后配合中药,常收到良好效果。

1. 生长在腓骨小头、尺骨远端、桡骨近段、肩胛骨、锁骨等处者,可做肿瘤全切除。

2. 对支持躯体的重要骨,如股骨、胫骨,属早期者行刮除植骨术,应加灭活处理。恶性骨巨细胞瘤则行切除重建术或截肢术,截肢术应慎重,仅限于确已明显恶变或局部广泛浸润无法彻底切除的病例。产生病理性骨折者,应考虑行肢段切除或肿瘤段切除,术后形成骨缺损,可行自体植骨、人工关节或异体关节移植术。

3. 椎骨巨细胞瘤并截瘫者,清除肿瘤,减压并行自体植骨或人工椎体进行修复。骶椎的晚期巨大肿瘤,可按脊索瘤的术式行肿瘤切除术。

4. 对于不能手术的骨巨细胞瘤,可采用放疗控制其发展,放疗对骨巨细胞瘤仅有抑制作用。

五、尤因肉瘤

尤因肉瘤(Ewing sarcoma)起源于骨髓的间充质细胞,以小圆细胞含糖原为特征。病损多位于骨内。发病比较少见,好发于10~20岁青少年,男性发病率高于女性。主要发生于含有造血骨髓的骨区,多见于股骨、胫骨、腓骨、髂骨等。

【临床表现与诊断】

（一）症状与体征

主要表现为肿瘤生长快速，并有广泛的反应区，有较多的新生血管和炎症反应，酷似炎症疾病，因而早期易被误诊为骨髓炎。其症状为局部疼痛、肿胀，进行性加重，夜间尤甚；局部软组织明显肿胀，广泛压痛，患肢功能障碍。病程较快。全身症状明显，体温升高，白细胞计数升高，血红蛋白含量降低，血沉加快等。

（二）影像学检查

1. X线检查 病变广泛，可波及主骨干。骨膜反应，新骨形成呈葱皮样变（图8-15）。骨干皮质增生变厚，髓腔内扩张性破坏，虫蚀样骨缺损，软组织肿胀阴影非常突出。可有广泛性骨质疏松，极易产生病理性骨折。扁平骨尤因肉瘤则出现溶骨或硬骨化，或两者并存。有时出现骨的缺血性坏死的X线图像。

2. CT检查 骨干和干骺端的骨质呈侵蚀样破坏，常因硬化和溶骨而呈混合性。软组织肿块，肿瘤穿破骨皮质侵犯软组织，形成巨大的软组织肿块。骨膜反应常表现为葱皮样。

3. MRI检查 尤因肉瘤通常表现为溶骨性，因此病变在T_1加权像上呈低信号，在T_2加权像呈高信号。MRI可评价尤因肉瘤累及骨外肌肉和神经、血管的情况。甚至在尤因肉瘤的早期，尚无骨皮质破坏和骨膜反应，MRI就能显示髓腔内的信号变化，亦能显示葱皮样骨膜反应、

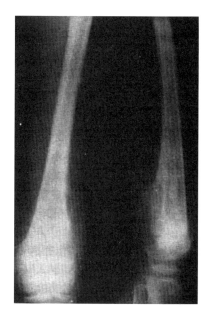

图 8-15 股骨干尤因肉瘤

非典型骨皮质的增厚和碟状的骨皮质破坏。化疗后MRI也能正确地显示肿瘤的边缘和判断肿瘤周围水肿的程度（图8-16）。

（三）病理检查

大体：见灰白色鱼肉样组织。

镜下：见小圆细胞密集成堆，核大深染呈圆形或椭圆形，胞质少，胞膜不清，细胞排列成圈，如菊花，但无蕊，故称"假菊花团"。细胞堆之间有纤维间隙。组织化学检查以显示丰富糖原为特征。

【鉴别诊断】

尤因肉瘤的诊断比较困难，所以必须将临床、影像学、病理三者结合，综合分析，方能作出正确诊断。临床上应与以下疾病相鉴别：

1. 急性化脓性骨髓炎 本病极易与尤因肉瘤相混，两者的症状、X线片表现几乎相似，难以区别。但骨髓炎全身恶化不明显，抗生素治疗后症状明显改善。最后确诊必须依靠病理检查。

2. 骨原发性网织细胞肉瘤 发病年龄多在20~40岁，临床症状不明显。X线片显示融冰样破坏，无骨膜反应。病理嗜银染色可见大量网状纤维。组织化学显示无糖原。

【治疗】

属$G_2T_{1\text{-}2}M_0$者，对放疗极为敏感，小剂量照射后能使肿瘤迅速缩小，局部疼痛明显减轻。但由于尤因肉瘤易早期转移，单纯放疗远期疗效差。化疗也很有效，目前多采用化疗的多药

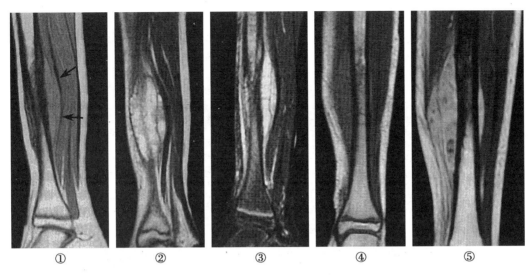

① ② ③ ④ ⑤

图 8-16　左胫骨尤因肉瘤

①矢状面 T_1 加权像：胫骨骨干可见低信号区，骨皮质模糊，且见梭形的软组织块影；②矢状面 T_2 加权像：梭形软组织高信号；③矢状面 STIR 像：病灶呈低信号，软组织块影高信号较病灶范围大；④冠状面 T_1 加权像：表现同①；⑤冠状面 Gd-DTPA 增强扫描：病灶增强不明显，软组织块影呈不均匀明显强化。

联合方案，常用药物有环磷酰胺（CTX）、多柔比星（AMD）、放线菌素 D（ACTD）、长春新碱（VCR）等，但预后差。现采用放疗加化疗和手术（保肢或截肢）的综合治疗，生存率已显著提高。

六、非霍奇金淋巴瘤

非霍奇金淋巴瘤（non-Hodgkin lymphoma）也称网状细胞肉瘤，为原发于骨髓内的网织细胞，恶性程度较低，较少向远处转移。组织图像并非完全以肿瘤性网织细胞为主，有时是淋巴细胞占优势，故目前采用非霍奇金淋巴瘤这一名称。本病与起源于淋巴组织发生的网织细胞肉瘤截然不同，后者恶性程度较高，病势较急，容易多处转移。本病多见于 40~60 岁男性。

【临床表现与诊断】

（一）症状与体征

病程长，多数患者长期无症状。主诉为局部轻痛、肿胀。随着病情加重而疼痛加剧，肿胀明显，局部皮温升高，压痛明显，20% 的患者合并病理性骨折，少数患者可出现贫血和白细胞增多。

（二）影像学检查

1. X 线检查　早期在松质骨内有点状溶骨性病灶，并逐渐扩大，汇成片状破坏区，边缘不清。在溶骨区内，常残存骨组织形成"融冰"样现象。无骨膜反应，软组织内可有阴影。病理性骨折后，可有轻度骨膜反应及骨痂，但新骨形成较少。

2. CT 检查　因髓腔内没有钙化，故早期的非霍奇金淋巴瘤常被 X 线检查遗漏。一旦发现，病灶范围已较大。CT 横断面对骨皮质破坏及软组织肿块较 X 线平片敏感。肿瘤常侵及骨皮质的内缘。

3. MRI 检查　由于 MRI 对发现骨髓内的肿瘤非常敏感，肿瘤具有较长的 T_1 弛豫时间，T_2 加权扫描对发现骨髓内肿瘤的价值不大。假如仅用 T_2 加权扫描，常不能发现肿瘤，因为骨髓和肿瘤具有相似的 T_2 弛豫时间。采用 STIR 序列来检查骨髓肿瘤非常敏感,正常骨髓被抑制,而肿瘤可清楚地显示为高信号。肿瘤进一步发展,MRI 对骨皮质破坏和软组织肿块较 CT 更为敏感(图 8-17)。

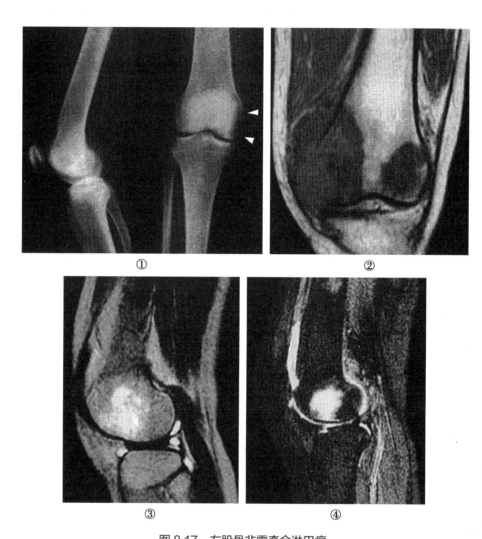

图 8-17　左股骨非霍奇金淋巴瘤

①X 线平片:左股骨内上髁少许皮质破坏;②冠状面 T_1 加权像:左股骨内、外上髁各 1 个病灶,内上髁骨皮质破坏,见软组织肿块;③ T_2 加权像和④STIR 像:病灶显示更清楚

(三) 病理检查

大体:灰白色韧性组织,当中有出血。

镜下:见圆形细胞,均匀密集,胞膜清楚,胞质丰富,核圆或卵圆,或呈分叶状。糖原阴性,银染色见丰富的网状纤维与瘤细胞相连,细胞间质少而血管丰富。

【鉴别诊断】

尤因肉瘤:瘤细胞也属圆细胞,与非霍奇金淋巴瘤相似。但非霍奇金淋巴瘤的细胞核较大,常有切迹或凹陷。网织纤维染色时,见有网织纤维包围瘤细胞群,并穿插于瘤细胞之间。临床症状较尤因肉瘤为轻,病变进展较缓慢,发病年龄多在 20 岁以后。

此外,非霍奇金淋巴瘤尚应与骨纤维肉瘤、骨转移瘤相鉴别。

【治疗】

放疗和化疗为首选,手术为辅。手术可采用保肢手术或截肢术,预后较好。

七、骨髓瘤

骨髓瘤(myeloma)是起源于骨髓造血组织,以浆细胞为主的恶性肿瘤。骨髓瘤分为多发性和单发性,以多发性骨髓瘤为最常见,单发者极其罕见。通常所说的骨髓瘤一般指多发性骨髓瘤。多见于 40 岁以上男性,好发于富含红骨髓的椎骨、肋骨、颅骨和髂骨等。

【临床表现与诊断】

(一) 症状与体征

病程 1~20 年不等,在此期间,少数患者以背痛为首发症状。常仅发现血沉快,贫血、尿蛋白、血清蛋白水平增高。由于骨髓瘤病变可涉及许多脏器,故症状繁多不一。由于骨髓破坏和红细胞生成减少,造血功能被抑制,患者可有不同程度的贫血,皮肤、黏膜可有渗血或紫癜,晚期可发生内脏和颅内出血。有的患者因病理性骨折而就诊。全身主要有消瘦、乏力、贫血、背痛等。肿瘤浸润骨时,出现肿胀、畸形、病理性骨折。椎骨受侵犯时,可出现剧烈放射性疼痛或截瘫。

(二) 影像学检查

1. X 线检查 圆形或椭圆形的多个溶骨性破坏和广泛骨质疏松,溶骨病灶呈穿凿样变,边缘锐利、清晰,无骨膜反应。小缺损可呈弥漫斑点状,大缺损可达 4~5cm,皮质骨变薄。发生病理性骨折者,可有轻度骨膜反应和骨痂,以及软组织内形成肿块。

2. CT 检查 孤立性浆细胞瘤常表现为溶骨性或膨胀性的骨质破坏。骨皮质破坏、连续性中断,且常见软组织内肿块。多发性骨髓瘤呈多灶性病变。

3. MRI 检查 多发性骨髓瘤 MRI 的信号表现与骨恶性淋巴瘤类似,采用 T_1 加权和脂肪抑制技术来发现肿瘤及明确肿瘤范围较 CT 敏感(图 8-18)。

(三) 实验室检查

1. 血常规 主要为贫血,血沉快。少数病例可在外周血内见骨髓瘤细胞。

2. 血生化检查 半数患者血清蛋白含量升高,白蛋白含量可正常或降低,A/G 倒置。20%~50% 的患者血清钙水平升高。血内尿酸含量可增多,胆固醇含量降低。

3. 骨髓象 骨髓涂片检查可发现大量畸形浆细胞,畸形浆细胞超过 3% 时可疑,超过 10% 即可作为诊断依据。浆细胞增多而无畸形者,应结合临床才能作出诊断。对未能发现异常浆细胞但临床高度可疑者,应在其他部位再做骨髓穿刺。

4. 尿 多数患者有蛋白尿,少数有血尿和管型。草酸钙结晶、碱性磷酸盐明显增高。尿本周蛋白在 60% 的患者出现阳性,早期可间歇出现。

5. 肾功能 多有肾功能不全,出现氮质血症、肌酐水平增高、高尿酸血症。

(四) 病理检查

大体:暗红色脆弱组织。

镜下:见浆细胞增大、核深染,呈年轮状,分化程度不一,可分好、中、差三等,后者属未分化癌细胞(间变型)。

【鉴别诊断】

本病主要与骨转移瘤鉴别,故化验检查很重要。病理检查应与大量浆细胞浸润的炎症相鉴别,后者多富含血管基质,浆细胞缺乏恶性特征。

笔记栏

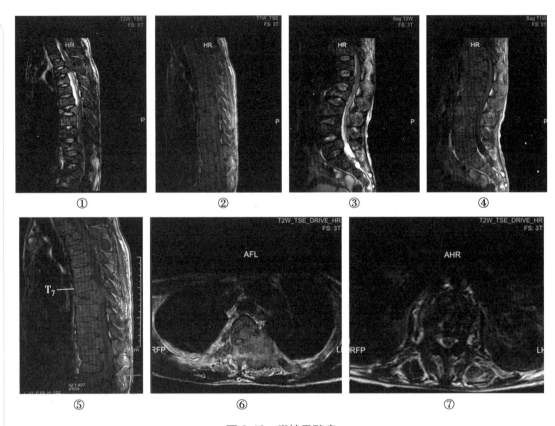

图 8-18 脊柱骨髓瘤

①、②、⑥胸椎 MRI：胸椎可见弥漫性异常信号影；③、④、⑦腰椎 MRI：腰椎可见弥漫性异常信号影；⑤可见椎体病变呈不规则肿块,侵及邻近椎管

【治疗】

以化疗和放疗为主。配合中药辨证施治,可收到较好疗效。除止痛、输血、纠正水电解质紊乱外,还可使用苯丙酸诺龙改善贫血。

化疗常用氮甲、长春新碱、环磷酰胺等。采用多种药物联合使用,并配合肾上腺皮质激素和睾酮等长期持续治疗。

对长管状骨病理性骨折,髓内钉固定,严重者可行截肢。若因脊柱骨折引起脊髓压迫,可行椎板切除减压术。

病案分析

艾某,男,63 岁,1 年前不明诱因出现背痛,但无明显肿胀及活动受限,无全身发热、乏力等症状,拍 X 线片未见骨质结构改变。按"肩背部筋膜炎"指导患者进行休息、热敷、理疗,服用非甾体抗炎药后症状缓解不明显,但能耐受疼痛。3 个月前觉腰部疼痛加重,呈持续性,难以耐受。复查 X 线片,加拍 CT 及 MRI,见 X 线片、CT 显示肋骨、胸椎有多发性骨破坏,MRI 示胸椎、腰椎、骶椎骨质破坏和软组织肿块影。诊断为：多发性骨髓瘤可疑待查。患者住院行止痛及纠正贫血治疗。逐渐发展至完全卧床不能起、坐,肋骨多处隆起样改变,渐消瘦。嘱行发射计算机断层显像（ECT）检查,回报：肋骨及椎体多发性骨破坏,请结合临床诊断。嘱 PET/CT 检查,回报：多发性骨髓瘤。病理穿刺证实为多发性骨髓瘤。患者家属以患者总体状况差为由不同意放、化疗。1周前家属搬动患者,患者突觉胸部剧痛后下肢感觉、运动消失,经查:双乳头下感觉、运动功能丧失,肌力0级。诊断:多发性骨髓瘤,胸椎骨折,脊髓压迫,截瘫。患者家属接受拟行的放、化疗方案及椎板切除减压、椎弓根钉棒系统内固定术的治疗方案。

分析思路:①该患者后背疼痛为首发症状,早期症状不明显,无特征性体征。②3个月后出现持续性难以耐受的疼痛,故复诊X线片,加拍CT、MRI,至此,高度怀疑是多发性骨髓瘤。住院期间加拍ECT,又做PET/CT确切显示多发性病变部位,病理穿刺检验,最后确诊为多发性骨髓瘤。③医生向患者推荐放、化疗方案,以及应用胸背支具保护固定避免病理性骨折的措施,患者家属未予重视,最后出现病理性脊柱骨折引起脊髓压迫,导致截瘫。④该病例自发病到截瘫大致1年的时间。多发性骨髓瘤早期比较隐匿,多以后背的肌肉筋膜症状就诊,而确诊时大多已有广泛的骨破坏,此时特别容易误诊为骨转移瘤。

治疗策略:对于这种全身血液系统的恶性肿瘤,强调早期诊断及放、化疗,预防脊柱骨折以及脊髓侵袭造成截瘫。

八、脊索瘤

脊索瘤(chordoma)是一种先天性、来源于残余的胚胎性脊索组织的恶性肿瘤。本病可发生于任何年龄,以20~50岁多见,男性发病率略高于女性,易发于脊索组织容易残留的部位,如骶尾部、颅底、蝶骨、枕骨、颈椎等,个别可见于胸椎、腰椎。病程发展较慢,一般为单发。

【临床表现与诊断】

(一)症状与体征

以疼痛和肿块为主,晚期出现压迫症状。生于颅骨者,多出现进行性颅内压升高。位于骶骨者约占50%,主要为腰骶疼痛,随着肿瘤的增大,可在盆腔内或腹膜内形成巨大肿块,压迫直肠、膀胱或其他脏器而出现相应症状。若波及骶神经,则出现大小便困难或失禁。由于骶尾部脊索瘤向前增大多于向后生长,所以在骶后的肿块不明显,做肛门指检时,可扪及质硬、光滑、基底部宽的肿块,肿块固定,有压痛,有时可与直肠粘连。

(二)影像学检查

1. X线检查　早期骨膨胀生长,骨内正常结构消失,呈磨砂玻璃样阴影,晚期为广泛溶骨性破坏,骨病灶周围可见大而边缘清楚的软组织阴影;肿块内可见残存骨片或钙化斑。胸椎、腰椎受累时,椎体可因破坏而压缩,但椎间隙仍保持正常宽度。

2. CT检查　骶椎部肿瘤,位于骶椎中心的骨质破坏主要向前发展,形成一个球形、边缘光滑、密度尚均匀的软组织块。

3. MRI检查　肿瘤延长了T_1和T_2弛豫时间,故在T_1加权像上呈低信号,在T_2加权像和STIR像上呈高信号,其信号常较均匀。由于MRI对骨髓敏感,故常可见肿块的后半部向髓腔内侵犯。肿块向前推移至直肠、膀胱及女性的子宫等。MRI显示肿块的范围及与周围的关系较CT更清楚。注射Gd-DTPA后,肿块常均匀强化。MRI矢状面对显示位于斜坡区域的脊索瘤更清楚,可明确肿瘤范围、生长方向及与邻近组织结构的关系。在T_1加权像上肿瘤呈低于脑组织的信号,在T_2加权像上呈高信号。肿瘤内的钙化和血管常表现为不规则

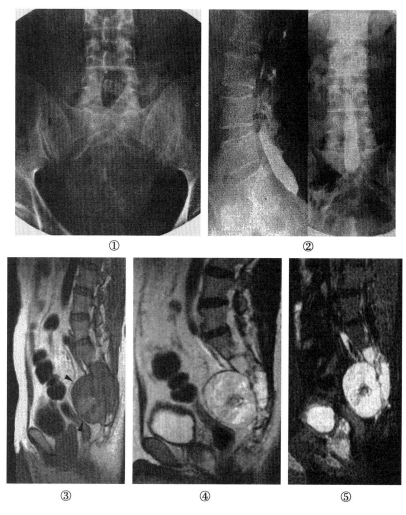

图 8-19 骶椎脊索瘤

①正位 X 线平片:第 2~4 骶椎骨质破坏;②椎管造影:未见椎管狭窄和占位性病变;③T₁ 加权像:第 2、3 骶椎可见直径约 4cm 的圆形低信号区;④T₂ 加权像和⑤STIR 像:病灶显示更清楚,且见髓腔内浸润

低信号影(图 8-19)。

(三) 病理检查

大体:质软凝胶状肿块,有时呈明显分叶状,有的体积很大,假包膜不完整。切面为灰白色胶状物,出血,坏死区呈暗红色。部分区域可液化、囊性变和钙化。钙化越多,肿瘤恶性倾向越大。

镜下:见大小不等、形状各异的上皮细胞排列成束状或成片,细胞间为黏液基质。大的瘤细胞胞质内含有大量空泡。这些大细胞多位于瘤小叶的中央。大细胞的大空泡胀破或将核推到外围,形成"印戒"状空泡细胞。小的细胞呈梭形或多边形,空泡较小,核仁和核清晰,核分裂较少见。有时可见到骨和软骨小岛,甚至出现骨肉瘤和纤维肉瘤的结构。

【鉴别诊断】

位于骶骨的脊索瘤常需与骨巨细胞瘤、成骨细胞瘤、动脉瘤样骨囊肿等鉴别。此三种肿瘤多发生在 40 岁以下,肿瘤发展较快,疼痛较重。X 线片多为偏心位溶骨性病变,皮质层膨胀明显。穿刺病理检查即可确诊。最后应除外转移瘤,尤其是直肠黏液癌的直接浸润转移者。

【治疗】

以手术彻底切除为主。对于不能切除或切除不彻底的,术后配合中药辨证施治。放疗可以减少复发率。若瘤在 S_3 以下者,切除骶骨不损伤骶丛神经;位置过高者,有人主张做全骶骨切除术并做人工肛门和输尿管转移,但给患者的生活带来很大不便。化疗无效。

第四节 转移性骨肿瘤

转移性骨肿瘤(metastatic tumor of bone)是指原发于骨外器官或组织的恶性肿瘤,经血行或淋巴转移至骨骼并继续生长,形成子瘤。任何器官的恶性肿瘤都可以发生骨转移,最容易发生骨转移的恶性肿瘤有乳腺癌、肺癌、宫颈癌、腺癌、甲状腺癌、前列腺癌、胃癌、直肠癌、神经母细胞瘤等。转移性骨肿瘤多发于 50~60 岁老年人,好发于脊椎骨、骨盆和股骨,发生在脊柱的转移性骨肿瘤,腰椎最多,胸椎次之,颈椎最少。

【临床表现与诊断】

(一)症状与体征

骨转移瘤的临床表现因原发肿瘤的类型、转移部位和生长速度而各不相同。早期仅有局部疼痛或反射性疼痛,开始疼痛轻,为间歇性。随病变进展,疼痛呈持续性。早期服止痛药可缓解疼痛,故易误诊为风湿痛或腰腿痛。晚期疼痛剧烈,夜间尤甚,麻醉药物仅能暂时缓解。

发生于表浅部位的转移瘤,局部出现肿块。甲状腺癌、肾癌的转移瘤,多发生膨胀性改变,或突破骨质侵入软组织形成肿块而被误诊为原发性肿瘤。脊柱转移瘤常发生压缩性骨折,压迫神经根、脊髓,引起剧烈疼痛和截瘫。在肋骨和胸骨者,还可发生环状疼痛。多发性骨转移者,常伴有严重贫血、体重减轻、消瘦和恶病质。约有 1/4 的患者并发病理性骨折,有的以病理性骨折为首发症状而就诊(图 8-20)。

(二)影像学检查

1. X 线检查 分溶骨型、成骨型和混合型 3 型。溶骨型者,表现为不规则溶骨,皮质无膨胀,可塌陷或折裂,无骨膜反应,可有软组织阴影;成骨型者,病灶呈斑点状、棉絮状硬化影,边缘不规则,缓慢性病灶可见患骨增厚,骨膜新骨形成呈放射状,椎体广泛转移时呈均匀硬化,疑似骨硬化病;混合型者,兼有溶骨型和成骨型的变化。

2. CT 检查 CT 片显示骨皮质破坏的敏感性要优于 X 线片,转移性肿瘤累及周围软组织的较少。成骨型骨转移呈斑片状或大片状高密度影。

3. MRI 检查 MRI 对评价转移性病变很敏感。X 线片为阴性的患者,MRI 图像却能证实有转移病灶,可表现为多发性局灶性病变,并累及骨皮质和骨髓。大多数为溶骨型骨转移,其溶骨性病灶在 T_1 加权像上呈低信号,在 T_2 加权像上呈高信号。骨转移性病灶累及周围软组织较少。成骨型骨转移较少见,其在 T_1 加权像和 T_2 加权像上均呈低信号。所谓"晕征",则在 T_1 加权像上呈圆形的低信号,在 T_2 加权像上信号明显增强。少数发生于长骨的囊样膨胀性的骨转移,于长骨骨干可见蜂窝状块影,在 T_1 加权像上,其信号与软组织相似,块影内夹有小点状高信号,周围有花边状低信号环绕,周围软组织无明显改变;在 T_2 加权像上呈分叶状高信号,块影仍由低信号环绕,环状低信号外有一层薄的高信号。肿瘤两端的骨干软组织呈高信号,其肿瘤在 STIR 像上呈团块结节状高信号影。注射 Gd-DTPA 能增加对骨与软

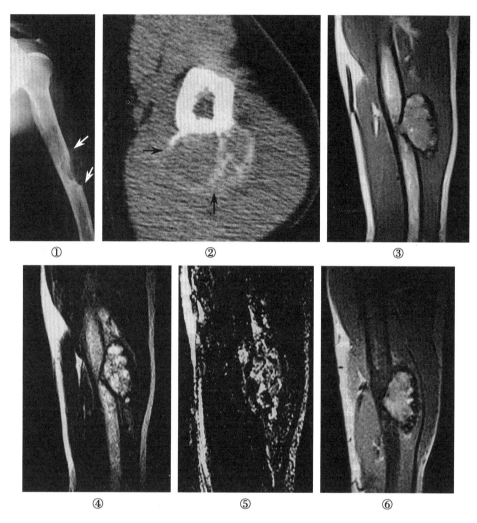

图 8-20　甲状腺癌转移至左肱骨

①X 线平片:左肱骨骨干见多房囊样扩张,骨皮质膨胀变薄;②CT 片:分叶状膨胀性、菜花状改变,骨皮质部分中断;③T_1 加权像:骨干见中等信号蜂窝状影,周围花边呈低信号;④T_2 加权像和⑤STIR 像:蜂窝状高信号,花边呈低信号;⑥增强扫描:病灶明显增强

组织转移病灶的敏感性(图 8-20)。

(三) 实验室检查

1. 血清钙、磷　溶骨型转移瘤因释放大量钙、磷,故血清钙、磷水平可升高;成骨型者也释放钙、磷,但在生骨过程中又被利用,故血清钙、磷水平可稍低或正常。

2. 碱性磷酸酶　成骨型者,成骨过程中产生大量碱性磷酸酶并进入血液循环,故血清碱性磷酸酶水平显著升高。溶骨型多无变化。

3. 酸性磷酸酶　前列腺癌骨转移时酸性磷酸酶可增高。

4. 本周蛋白　仅在个别病例中阳性。

5. 血清蛋白水平升高,白蛋白和球蛋白仅比例倒置,是转移瘤和骨髓瘤的特点。

(四) 病理检查

大体上为灰白色或暗红色;镜下多系腺癌,鳞癌很少。对分化良好的肿瘤,可识别其原发肿瘤,但大多数的病例很难识别,甚至难以确定是骨转移性肿瘤还是原发性骨肿瘤。溶骨型骨转移瘤中骨质大块破坏,骨小梁消失或减少;成骨型骨转移瘤中骨质呈小灶性破坏,并有新骨形成。

【鉴别诊断】

凡有过恶性肿瘤病史,躯干或四肢近端疼痛者,即应高度怀疑骨转移。X线检查若不能发现病灶应做放射性核素骨扫描,可提前发现病变。MRI可提前发现局部变化。多发性转移性骨肿瘤应与多发性骨髓瘤、甲状旁腺功能亢进症等相鉴别。单发性转移性骨肿瘤需与骨肉瘤、骨嗜酸细胞肉芽肿、骨网织细胞肉瘤或骨巨细胞瘤相鉴别。椎骨转移早期应与老年性骨质疏松症鉴别。

1. 骨肉瘤　好发于青少年,病变多在四肢长管状骨。X线片中可见骨质破坏较广泛,骨膜反应及软组织肿块也较明显。

2. 骨嗜酸细胞肉芽肿　患者多为儿童或青少年,一般情况良好,化验检查多属正常。

3. 骨网织细胞肉瘤　患者年龄多在30岁以上,X线片征象也以溶骨性破坏为主,与发生在长骨干骺端的单发性转移性骨肿瘤相似。但后者血清钙、血清磷或碱性磷酸酶水平可能升高,发展快,预后差。而网织细胞肉瘤症状轻,发展慢。有时需靠活组织检查进行鉴别。

4. 甲状旁腺功能亢进症　本病也有单发性溶骨破坏,但伴有全身骨质疏松。化验检查有血清钙和碱性磷酸酶水平升高、血清磷水平降低等作为鉴别依据。

5. 老年性骨质疏松症　存在代谢和内分泌紊乱,椎骨骨质疏松合并病理性骨折,病程较长,周身情况良好,症状时轻时重,X线片随诊变化不大,无进行性骨质破坏,且经抗骨质疏松治疗后逐渐好转。

【治疗】

对转移性骨肿瘤应采取积极态度,以延长寿命、减少痛苦、改善生活质量为目的。需针对原发癌和转移瘤进行治疗,采用化疗、放疗、中药辨证施治,以及手术治疗。

手术治疗以姑息手术为主。对于椎骨的转移性瘤可行固定手术,防止截瘫发生。骨盆肿瘤可行局部切除,内固定或人工髋关节置换术。为了减少患者痛苦,可采用WHO推荐的"三步阶梯疗法"镇痛;对极难耐受的疼痛可行姑息性截肢。

第五节　其 他 病 变

一、骨囊肿

骨囊肿(bone cyst)是一种骨的囊肿样局限性瘤样病损,并非真正的囊肿。其发病原因可能与外伤、感染、破骨细胞异常增殖,骨组织细胞本身病变有关。目前,大多认为与骨内血液循环障碍使压力增高有关。本病临床多见,男性发病率高于女性,5~15岁儿童最多,以骨干或骨端为多见,如股骨近端、肱骨近端等处好发。

【临床表现与诊断】

(一) 症状与体征

多数无明显症状,有时因疼痛或局部肥厚而就诊,或因病理性骨折而入院治疗。多为单发,少数可多发。

（二）影像学检查

1. X 线检查　在骨端有椭圆形或圆形透亮区,中心位,骨皮质膨胀变薄,溶骨质内呈单房或多房的囊状阴影,边缘可见少许硬化现象(图 8-21)。合并病理性骨折时,可出现"冰裂样"变(图 8-22)。

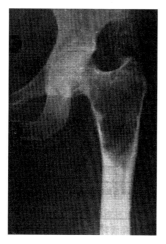
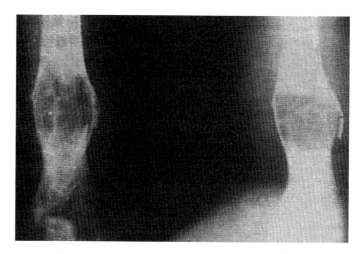

图 8-21　股骨近端骨囊肿(多房性)　　　图 8-22　肱骨远端骨囊肿合并病理性骨折

2. MRI 检查　单纯性骨囊肿内含液性成分,因而在 MRI 图像上呈特征性的液体信号,在 T_1 加权像上为中低信号,在 T_2 加权像上为均匀高信号;如边缘有硬化则呈低信号;如合并骨嵴隆起,在 X 线平片上所显示的不规则的分房状结构,在 MRI 图像上显示不清。偶尔单纯性骨囊肿可无膨胀性改变,在 X 线平片上可能难以与纤维结构不良鉴别,但 T_2 加权像上特有的高信号使之易于同骨纤维结构不良鉴别。单纯性骨囊肿易合并病理性骨折,并导致囊肿内出血,MRI 图像可显示骨折碎片和骨膜反应,尤其能显示囊肿内出血引起的液 - 液平面。单纯性骨囊肿在 X 线平片上易与许多良性骨肿瘤混淆,但在 MRI 图像上其特征性的液性信号可与大部分良性实质性骨肿瘤相鉴别。如合并囊肿内出血,主要需与动脉瘤样骨囊肿鉴别,有时鉴别诊断有一定难度,通常骨囊肿轮廓光整,病程亦较长;而动脉瘤样骨囊肿轮廓常呈分叶状,且以偏心性居多。X 线平片和 MRI 图像结合分析有助于诊断(图 8-23)。

（三）病理检查

大体:见囊肿有包膜,内含浆液。

镜下:见包膜为结缔组织结构,有丰富血管,主要为成纤维细胞及多核巨细胞。

【鉴别诊断】

骨囊肿根据发病年龄、部位、影像学表现,诊断并不困难,必要时可以进行穿刺活检。骨囊肿需要与动脉瘤样骨囊肿、纤维性骨结构不良、骨巨细胞瘤、骨嗜酸性肉芽肿等进行鉴别。

1. 动脉瘤样骨囊肿　X 线检查多表现为偏心性,具有侵蚀性,可穿破骨皮质包壳,边缘呈虫蚀状,骨皮质呈气球样膨胀,病变内液体为血性。

2. 纤维性骨结构不良　发生于长骨干骺端,是骨组织逐渐被增生的纤维组织所代替的一种疾病,但是纤维性骨结构不良病变范围一般较广,除干骺端外还可侵犯骨干。畸形是纤维性骨结构不良的主要症状,X 线检查表现为"磨砂玻璃样"改变,骨囊肿主要应与其中的单发型相鉴别。

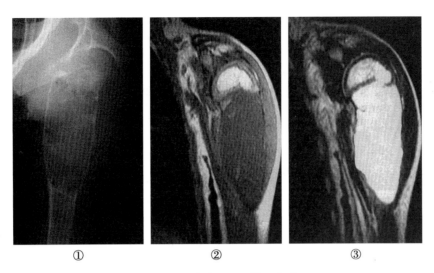

图 8-23 左肱骨干骺端骨囊肿

①X 线平片:肱骨近端膨胀性骨质破坏,骨皮质薄,内见骨嵴隆起;②冠状面 SE 序列 T_1 加权像:病灶呈低信号,内伴小斑片状高信号;③冠状面 FSE 序列 T_2 加权像:病灶呈明显高信号

3. 骨巨细胞瘤　好发于股骨远端和胫骨近端,而骨囊肿好发于股骨近端和肱骨近端。骨巨细胞瘤早期会有局部疼痛症状出现,X 线片表现为偏心性膨胀性溶骨性破坏,病变为多房性、泡沫状,当骨巨细胞瘤内出现囊性变时鉴别较为困难,病理检查提示囊性变囊内液体少,常为坏死组织。对于临床上诊断有困难的病例,可以通过病理检查进行鉴别。

4. 骨嗜酸性肉芽肿　病变范围较小,可发生于骨的任何部位,疼痛明显,白细胞计数和嗜酸性粒细胞计数增高。X 线显示病变边缘不如骨囊肿清晰,有骨膜反应。病理检查可有助于鉴别。

【治疗】

分为非手术治疗和手术治疗。

1. 非手术治疗　骨囊肿可以自愈,特别是在骨折后,囊肿可被新骨填塞,用甲泼尼龙注入囊腔有一定的疗效。

2. 手术治疗　刮除和植骨术是最适当的手术治疗方法。刮除应彻底,以防止复发。

二、动脉瘤样骨囊肿

动脉瘤样骨囊肿(aneurysmal bone cyst)是由于骨质局部破坏性病损,同时外周有骨膜反应、骨沉积,类似动脉瘤样膨胀而得名。本病是一种从骨内向骨外膨胀性生长的骨性血性囊肿,其内充满血液和骨样组织。本病好发于青少年,好发部位为长骨的干骺端,如肱骨近端及脊柱。

【临床表现与诊断】

(一)症状与体征

主要是疼痛、肿胀,局部压痛,可合并关节活动受限。病程发展不一,有的较快,数月即明显;有的缓慢,1~2 年才较明显。病理性骨折是部分患者就诊的首发症状。

(二)影像学检查

1. X 线检查　典型病程为气球样膨胀性囊状透亮区,内有骨性间隔,将囊腔分隔成多房或泡沫状。骨皮质变薄或被穿破,无骨膜反应,多数无硬化边缘。脊柱病损为皮质变薄,病椎膨胀或压缩变扁。血管造影可见部分造影剂滞留于囊腔内,呈斑块影。

2. CT检查　CT对证实病灶的内部特征和解剖关系很有帮助,对囊腔内容物的密度、周围软组织的侵犯及病灶周缘的钙化均较X线平片敏感,同时也能显示动脉瘤样骨囊肿特征性的液-液平面。

3. MRI检查　所有囊肿的边缘在T_1加权像和T_2加权像上均呈薄而光整的低信号,囊肿内由残留骨小梁和纤维组织构成的分隔可显示不清楚。动脉瘤样骨囊肿的信号强度无规律性,同一病灶内相邻囊腔内的信号强度也可不一致,这很可能反映了各个囊腔内血液的降解处于不同的时间。囊腔内液-液平面的显示则是血液降解产物或其他物质沉淀的结果。在T_1加权像上,液面上层相对于下层可呈低信号、中等信号或高信号;在T_2加权像上通常均呈高信号,但相对而言,上层的信号通常要高些(图8-24)。

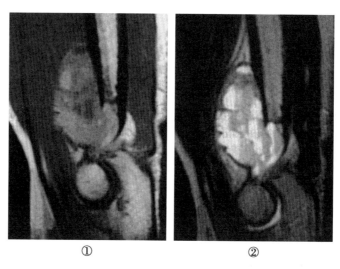

① ②

图8-24　肱骨远端动脉瘤样骨囊肿
①矢状面SE序列T_1加权像:肿块明显膨胀,大部分突于骨外,呈不均匀中等信号,隐约见液面;②矢状面FSE序列T_2加权像:肿块内信号差异明显,液面右侧(即上方)信号明显增高,肿块边缘光整

（三）病理检查

大体:见多房性充满血液的囊肿,病损内有纤维间隔,其中有时含骨组织。

镜下:见纤维膜,有的无内皮细胞包绕,有的则有一层内皮细胞。深层胶原纤维较多,有出血灶,含有大量巨噬细胞和多核巨细胞,有时可见含铁血黄素沉积。

【鉴别诊断】

1. 骨囊肿　与发生于干骺端中央的动脉瘤样骨囊肿难以鉴别,但是骨囊肿骨质膨胀程度轻,病变呈圆形或椭圆形、多为单房性改变,囊肿内液体呈透明淡黄色或淡血色,常因病理性骨折偶然发现就诊;而动脉瘤样骨囊肿的主要临床表现为进行性局部疼痛和肿胀,病变囊内液体呈血性。

2. 骨巨细胞瘤　X线检查表现与动脉瘤样骨囊肿有相似之处,为膨胀性生长,病变多呈球形,内为"肥皂泡样"影。但是动脉瘤样骨囊肿的CT及MRI检查可以显示特征性的"液-液平面"征象,病理检查囊腔内充满血性液体和血凝块。对于影像学难以鉴别的病例,为明确诊断应做病理活检以确诊。

【治疗】

刮除植骨术是主要的治疗方法。术前要充分估计有大量出血的可能。对位于椎骨等处不易手术切除的部位,可行放射治疗,效果较好。对儿童行放疗有破坏骨骺和恶变的危险。对关节破坏严重者,可考虑行人工假体置换术。

三、骨嗜酸细胞肉芽肿

骨嗜酸细胞肉芽肿(Mignon eosinophilic granuloma)是一种骨肿瘤样病变,为局限性朗格汉斯细胞增生症。溶骨性病损内含有组织细胞增生和嗜酸性粒细胞浸润为主要特点。本病好发于青少年,好发部位为颅骨、肋骨、脊柱、肩胛骨等,长骨多见于干骺端和骨干。

【临床表现与诊断】

(一)症状与体征

临床起病缓慢,症状轻,体征不明显,仅有局部疼痛、肿胀,可伴有病理性骨折,嗜酸性粒细胞水平可增高。

(二)影像学检查

1. X线检查　主要为独立而界限清楚的骨缺损,并可出现卵圆形多房溶骨区,髓腔扭曲,皮质膨胀变薄,骨膜反应,新骨形成。椎体发生病变可表现为扁平椎体。

2. MRI检查　病灶在T_1加权像上通常呈低信号,在T_2加权像上呈略高信号。但由于病灶发生的部位、时间及病理方面的差异较大,可导致MRI表现不一致。如急性期病灶周围水肿、慢性期边缘的增生硬化和颅骨病变内常见的纽扣状死骨,均可造成相应的MRI图像改变(图8-25)。

(三)实验室检查

白细胞和嗜酸性粒细胞可增多。血清钙、磷及碱性磷酸酶正常。

(四)病理检查

大体:病变位于髓腔,为肉芽样组织,切面呈灰色、灰红色或黄色,质软而脆,局限性骨质破坏的边缘有骨硬化。

镜下:见肉芽肿内大量毛细血管增生,或纤维细胞、炎症细胞浸润,以嗜酸性粒细胞最明显,并有不等量的淋巴细胞、泡沫细胞和浆细胞。

【鉴别诊断】

1. 慢性化脓性骨髓炎　骨嗜酸细胞肉芽肿的病理表现类似于慢性化脓性骨髓炎,但慢性化脓性骨髓炎的X线影像可以同时出现骨的破坏、坏死、增生。

2. 骨巨细胞瘤　以成人多见,好发部位主要在长骨干骺端,X线影像显示肿瘤内有典型的"肥皂泡样"改变。

3. 尤因肉瘤　起病快,患者多有明显疼痛、肿胀及发热,血红蛋白含量降低,而白细胞计数及血沉升高。组织学检查可确诊。

【治疗】

刮除植骨术或放射疗法均为有效的治疗方法。对单发性局限性病变,刮除后植骨即可治愈;对于多发病可行化疗;对于不宜手术患者,可行放射治疗,或术后辅助放射治疗。

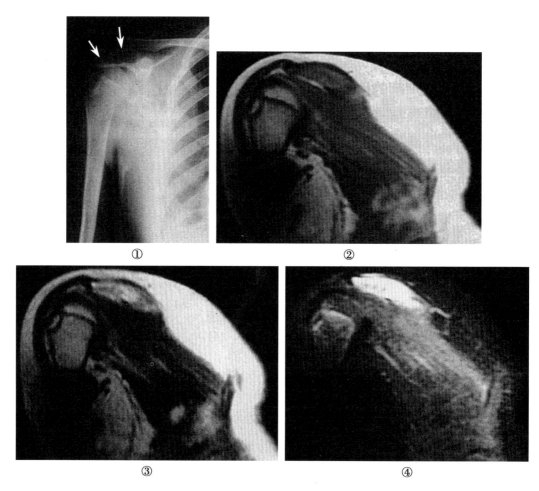

图 8-25 右肩峰嗜酸细胞肉芽肿

①X 线平片:右肩峰示 1 个梭形、边缘光滑的低密度病灶;②T₁ 加权像:右肩峰可见梭形的中等信号区,边缘呈线状低信号;③T₂ 加权像:该病灶呈高信号,边缘仍为线状低信号;④STIR 像:病灶呈高信号

四、纤维性骨结构不良

纤维性骨结构不良(fibrous dysplasia of bone)是以骨纤维变性为特征的类肿瘤疾病,好发于青少年和中年。在骨的髓腔内有纤维骨,可以是单发性或多发性,有时可有反应骨形成。本病可分为 3 种类型:①单发型:病变单发一骨,以肋骨、上颌骨最多,次为长管状骨,可侵犯骨的一端或整个骨干。②多发型:病变侵犯多数骨,常偏于一侧肢体,双侧患病时也不对称。发病部位以股骨、胫骨、髂骨为主,掌骨、跖骨次之,躯干以肋骨居多,颅面骨同时受累者并不少见。③合并内分泌紊乱型(又称奥尔布赖特综合征):骨病变与多发型相同。绝大部分为女性,皮肤有片状、点状色素斑,不高出皮肤,散在于腰、臀、大腿等处。儿童期出现性早熟症状。

【临床表现与诊断】

(一)症状与体征

病程进展较慢,症状不明显,畸形是主要症状。颅面骨受累,出现面额发育不对称;肋骨和椎骨受累,出现胸部不对称,脊柱侧凸畸形,甚而脊髓受压症;四肢骨受累,多表现为骨干膨胀弯曲,尤以下肢为甚,出现髋、膝内外翻畸形。由于弯曲畸形和骨骺早期闭合,患肢短缩,多发者则身材矮小。病理性骨折为最常见并发症,约 2/3 患者发生,近半数为多次骨折。骨折多属裂纹,移位很少,但可加重畸形,骨折均能愈合。

（二）影像学检查

1. X 线检查　受累骨膨胀变粗,皮质变薄,髓腔扩大呈磨砂玻璃样变,有的有假囊状阴影,但无骨膜反应,股骨近端病损可使股骨颈弯曲,酷似"牧羊人手杖"（图 8-26）。

2. CT 检查　CT 片的密度分辨率高于 X 线平片,对病骨内的囊变、破坏、钙化和骨化显示较 X 线平片敏感、准确。CT 横断面成像克服了常规 X 线平片前后重叠的缺点,可用于头颅、脊柱和骨盆等重叠较多的部位。

3. MRI 检查　骨纤维性结构不良的病理成分是纤维或纤维骨样组织,因而病灶在 T_1 加权像和 T_2 加权像等常规 MRI 图像上均呈低信号。由于骨纤维性结构不良在病变的不同阶段可有不同的病理改变,如病灶内的坏死液化在 T_1 加权像上呈低信号,在 T_2 加权像上呈高信号。如坏死组织合并出血,在 T_1 加权像上呈高信号。病灶内的钙化和周缘的硬化在 T_1 加权像和 T_2 加权像上呈明显的低信号。此外,部分病灶边缘在 T_1 加权像和 T_2 加权像上呈薄带状环状高信号。其病理机制尚不清楚。某些病灶在 T_1 加权像上呈不均匀的中低信号,而在 T_2 加权像上呈弥漫分布的小斑片状高信号,结合 X 线平片所见应属典型的所谓"丝瓜筋"样纤维结构不良（图 8-27）。

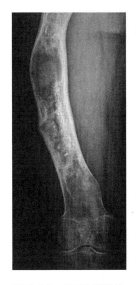

图 8-26　股骨纤维性骨结构不良

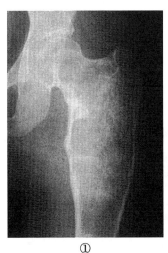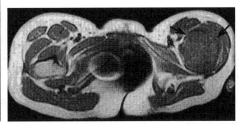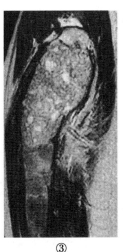

①　　　　　　　　　②　　　　　　　　　③

图 8-27　股骨近端纤维性骨结构不良

①X 线平片:股骨近端膨胀增粗,骨皮质变薄,骨小梁粗乱呈"丝瓜筋"状;②横断面 SE 序列 T_1 加权像:病灶呈不均匀中低信号;③矢状面 FSE 序列 T_2 加权像:病灶内散在小斑点状高信号,为多发坏死液化灶

（三）病理检查

大体:见灰白色干脆组织,橡皮硬度,截面沙砾感。

镜下:见纤维细胞和其产生的胶原纤维。胶原呈束状或旋涡状,其间杂有散在新生骨小梁,呈棒状、弧状。

笔记栏

【鉴别诊断】

单发者应与骨囊肿、软骨瘤区别;多发者需与甲状旁腺功能亢进症、神经纤维瘤、畸形性骨炎等鉴别。

1. 孤立性骨囊肿 该病多发生于 20 岁以下者。X 线片表现的典型特征是长骨的干骺端可见有圆形或椭圆形的透亮区,透亮区阴影多接近骨骺,骨膨大程度较轻,无骨膜反应。

2. 孤立性内生软骨瘤 常见于足部、手部的小骨,为多发病变,X 线影像显示为偏心性溶骨性破坏,病变内可有钙化灶。

3. 骨巨细胞瘤 多为单发病变,位于骨端,呈明显膨胀,单纯溶骨性改变,周围无明显硬化。X 线影像显示肿瘤内有典型的"肥皂泡样"改变。

4. 甲状旁腺功能亢进症 可引起广泛的骨质疏松,畸形明显,无骨新生或硬化。主要病理改变为骨吸收和纤维瘢痕形成,其内有出血现象。血清钙水平增高,血清磷水平降低,尿中钙、磷含量均增加。

【治疗】

可采用刮除植骨术。对有些长骨、肋骨可行节段性切除。对有畸形者,可行截骨矫形术。

五、滑膜瘤

滑膜瘤(synovioma)是一种发生于关节囊滑膜、滑膜囊和腱鞘组织等处的良性肿瘤,多为外伤性组织细胞集聚滑膜增生而形成。

【临床表现与诊断】

(一)症状与体征

本病初起时局部仅为瘤性小结节,生长缓慢,病程可为数月数年,常因结节突然增大或影响关节功能而就诊。本病多见于青壮年,一般为单发,偶见多发。肿瘤多位于关节附近。

(二)影像学检查

X 线检查:病变局部可仅见软组织增大阴影,有时也可见到压迫性骨皮质凹陷,而骨皮质破坏性改变则较为少见。

(三)病理检查

大体:肿瘤呈圆形或椭圆形结节性改变,质地较硬。

镜下:主要为滑膜细胞、纤维细胞或多核巨细胞,增生的纤维结缔组织可有粘连变性和骨化性改变。

【鉴别诊断】

滑膜肉瘤:无论从发病年龄、发生部位、发生率,滑膜肉瘤的早期都与滑膜瘤相似,尤其是发生于肘部和膝部者,要认真鉴别。当滑膜肉瘤早期或肿瘤处于静止期时,都表现为无症状性肿块。临床与影像鉴别十分困难。晚期两者的区别是明显的,滑膜肉瘤多数生长速度快,症状呈进行性加剧,肿瘤也较大,对骨组织除压迫引起骨萎缩外,还可直接破坏骨组织而造成大块溶骨性破坏;肿块界限不清,局部皮温升高,如不治疗则很快出现肺转移,这些都是滑膜瘤不具备的。病理检查可将两者鉴别。

【治疗】

手术切除,范围应包括整个瘤体和周围的部分正常滑膜。若切除不彻底,则可复发,但很少恶变。

六、色素沉着绒毛结节性滑膜炎

色素沉着绒毛结节性滑膜炎（pigmented villonodular synovitis）是一种关节滑膜、滑囊和腱鞘的良性增生性病变。根据发病部位和病变范围的差别，将其分为弥漫型和局限型两种，通常将前者称为色素沉着绒毛结节性滑膜炎，后者称为腱鞘巨细胞瘤或结节性腱鞘炎。本病病因不明，其为炎症抑或肿瘤，各家意见不一。然而，局部反复出血和脂质代谢紊乱可能是主要原因。本病好发于青少年，女性多见，病程缓慢，往往至 30~40 岁时始被发现。

【临床表现与诊断】

（一）症状与体征

半数以上患者有局部外伤史。关节周围可触及局限性肿块，症状较轻，但当发现关节积液甚至关节面被破坏时，可有关节活动障碍。临床上局限型较多。

（二）影像学检查

1. X 线检查　X 线平片可无明显骨异常，局部可显示无钙化的软组织肿块。通常色素沉着绒毛结节性滑膜炎形成的肿块大，密度高；而结节性腱鞘炎则稍小，密度也较低。约 50% 的病例在关节的两侧有骨质缺损，早期边界可模糊，后期趋于清晰伴硬化。

2. CT 检查　CT 检查在显示骨质的破坏、滑膜的增厚以及关节周围软组织肿块方面较 X 线平片有一定优势，如辅以增强扫描，可显示增厚的滑膜组织及相邻肿块的硬化，但其特异性不如 MRI。

3. MRI 检查　MRI 能清晰显示滑膜增厚和积液的程度、滑膜的绒毛状或结节状的隆起，以及关节间隙周围的软组织肿块。由于病变滑膜组织内含铁血黄素的沉积，故在 T_1 加权像和 T_2 加权像上均呈低信号。这是 MRI 诊断色素沉着绒毛结节性滑膜炎特异性的征象。部分病变可侵蚀骨结构，文献报道约为 50%，MRI 显示尤为敏感。通常早期骨质缺损边界较模糊，后期趋于清晰伴硬化（图 8-28）。

部分色素沉着绒毛结节性滑膜炎形成的软组织肿块，由于高度纤维化，其 MRI 表现可类似于软组织，在 T_1 加权像上呈中等信号，在 T_2 加权像上呈较高信号。此种情况需与滑膜源性肿瘤及其他软组织肿瘤鉴别。但肿瘤性病变通常无滑膜组织的增厚。

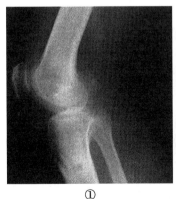
①

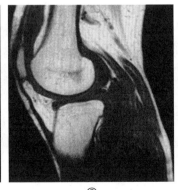
②

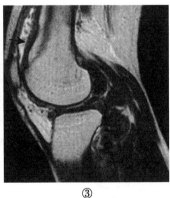
③

图 8-28　右膝关节色素沉着绒毛结节性滑膜炎

①侧位 X 线平片：骨结构正常，局部软组织稍肿胀；②SE 序列 T_1 加权像：右膝关节滑膜组织明显增厚，后下方见软组织肿块，均呈低信号；③FSE 序列 T_2 加权像：髌上囊积液呈高信号，内可见增厚滑膜绒毛状突起（黑箭头），关节后方软组织肿块呈低信号为主的混杂信号

（三）病理检查

色素沉着绒毛结节性滑膜炎以受累关节的滑膜组织增生和含铁血黄素沉积为特征，关节抽出液为血性或黄色液体，含大量胆固醇。滑膜增生呈绒毛状突起，绒毛长短不一，可从数毫米至数厘米不等。多数小的绒毛结节相互融合形成肿块，晚期可呈广泛纤维化，易误认为纤维肉瘤。增大的滑膜结节可压破、侵蚀相邻骨质，形成大小不等的囊状骨质破坏。

【鉴别诊断】

色素沉着绒毛结节性滑膜炎主要需与早期滑膜软骨瘤病相鉴别，后者无相邻关节面的骨质破坏，滑膜增厚一般不明显，如中后期显示游离体伴钙化，则诊断可明确。

【治疗】

彻底切除病变滑膜，刮除病灶，但易复发。复发可能由于滑膜切除不彻底，也可能由于滑膜增生，可再次手术。对无法彻底手术者，可小剂量放疗。

七、滑膜软骨瘤病

滑膜软骨瘤病（synovial chondromatosis）是一种由滑膜结缔组织化生引起的滑膜病变。本病原因不明，多见于男性，好发年龄是 30~50 岁。50% 累及髋关节，其余主要累及肘关节、膝关节、腕关节、踝关节和肩关节。本病通常单发，偶尔对称性发生于双膝。

【临床表现与诊断】

（一）症状与体征

病程缓慢。早期无症状，常持续多年，渐出现关节肿胀、疼痛和功能障碍。临床上以关节受损和急性疼痛为特点，但经过一段时间，疼痛减轻，关节功能可恢复。

（二）影像学检查

1. X 线检查　典型 X 线片表现为关节内外大小不一的钙化或骨化结节，而关节间隙和关节面常保持正常。但由于在此病的早、中期可无关节游离体或无游离体的钙化，常规 X 线片可显示正常，病变的晚期可伴发骨关节炎或关节畸形。

2. MRI 检查　尽管 MRI 对各种软组织的分辨率较高，难以显示早期轻度的滑膜病变，即使显示滑膜的增厚和积液，亦难以与慢性骨膜炎相鉴别。但一旦出现关节及关节周围游离体，包括 X 线平片不能显示的软骨性游离体，在 T_1 加权像和 T_2 加权像上通常显示为低信号结节，尤其在 T_2 加权像上易与滑囊内高信号的液体形成对照，上述表现则高度提示诊断。某些骨化的游离体中央可形成脂肪髓，在 T_1 加权像上可呈高信号，易于在 T_1 加权像上显示（图 8-29）。

（三）病理检查

关节滑膜组织增厚，滑膜面形成大小不等的黄色软骨结节，约 3~5mm，可单发或多发。大的结节可有蒂和滑膜相连，也可脱落于关节腔内而成为游离体，并逐渐增大，大部分可钙化或骨化。

【鉴别诊断】

滑膜软骨瘤病的诊断可无特异性，在早、中期可能难以与慢性滑膜炎、色素沉着绒毛结节性滑膜炎相鉴别。如出现关节内、外游离体，诊断应首先考虑本病，但仍需与色素沉着绒毛结节性滑膜炎相鉴别，后者游离体无钙化，同时滑膜的增生较明显，在 T_2 加权像上呈特征性的低信号。

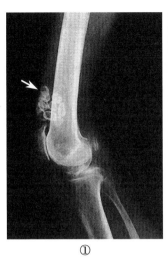
① 　　　　　　　　② 　　　　　　　　③

图 8-29　左膝滑膜软骨瘤病

①侧位 X 线平片:髌骨上方 10 余枚黄豆大致密影,中央稍透亮(白箭头);②矢状面 SE 序列 T_1 加权像:左髌骨上方多个结节影,边缘光滑,信号低,中央信号稍高;③矢状面 FSE 序列 T_2 加权像:髌骨上方结节影信号和 T_1 加权像大致相似,周围高信号为髌上囊积液肿胀

【治疗】

病程长,瘤体大、多,影响关节功能者,行瘤体摘除术。瘤体小、少,症状轻或无症状者,暂不手术。

●（卢建华　孟宪宇）

复习思考题

1. 恶性骨肿瘤严重危害患者生命,根据其临床表现及病理特点,请考虑恶性骨肿瘤的主要治疗目的是什么? 如何达到?

2. 试述中医药在骨肿瘤治疗中的前景。

第九章

骨与关节畸形

> **学习目标**
>
> 通过学习先天性骨与关节畸形的概念、病因病理、临床表现与诊断、治疗、预防与调护,为今后从事骨科临床工作打下基础。

第一节 概　述

骨与关节畸形主要指骨与关节的一些先天性疾病,包括骨与关节发育障碍、脊柱和四肢的先天性欠缺,其中多数畸形临床少见,甚至罕见。究其原因迄今仍不清楚。其临床表现以肢体残缺、骨与关节变形为主,且多有肢体功能障碍,治疗多无可靠疗法,主要在于早发现、早预防、早治疗,以期功能恢复,纠正畸形。此外,骨与关节畸形亦可由损伤和骨的后天性病变造成,即获得性(后天性)骨与关节畸形,其原因可分为两类:一类为创伤所造成的骨与关节畸形,另一类为骨关节或软组织病变所造成的畸形,这些均不在本章节论述。

【病因病机】

导致骨与关节先天性畸形的真正原因至今还不完全清楚。中医学认为多属先天禀赋不足,加之后天营养缺乏所致。西医学认为可能与下列因素有关:

1. 遗传因素　主要是单基因缺陷和染色体异常,少部分是多基因遗传病。

2. 环境因素　许多环境因素可以干扰胚胎的发育,影响先天畸形的发生率。环境因素可分为母体外环境、母体内环境和胚胎微环境三个方面。

(1) 母体外环境:这是距胚胎最远也是最复杂的环境,大部分致畸因子都来源于这一环境。①生物致畸因子:病毒及其他病原体;②物理致畸因子:电离辐射(X线等)、微波辐射、高温、噪声及机械性压迫损伤等;③药物致畸因子:某些抗生素、镇静药、抗癫痫药、抗精神病药、激素等;④化学致畸因子:工业"三废"(重金属铅、汞等)非金属砷、硒等);有机化合物苯等)、农药(有机磷、有机氯等);⑤其他因素:居住环境、生活习惯、职业、不良嗜好(妊娠酗酒、抽烟、被动抽烟)等。

(2) 母体内环境:营养、代谢、近亲结婚、是否有某些重要疾病等。

(3) 胚胎微环境:胎膜、胎盘、羊水因素是直接作用于胚胎或胎儿的微环境。

3. 发育因素　在胚胎和胎儿的发育过程中,各系统器官有其形成的关键时期,或称畸形易发期。如骨骼系统的畸形易发期为妊娠第5~9周,这个时期受到外来干扰容易出现骨骼肌肉系统的先天性畸形,在胚胎发育后期,则可因机械压迫因素的作用出现程度较轻的先天性畸形。分娩时接生不当产伤,胎儿的胸锁乳突肌被拉伤,伤部出血,血肿机化,可发展为先天性斜颈。

本类疾病的病变机制不同,病理表现不一,常因先天性形成因素或发育障碍发生各种畸形。表现为骨数量的异常(增加或阙如);骨对线对位的异常(弯曲、成角及旋转);骨长度的异常(过长或过短);骨关节连接的异常(融合或假关节)等,从而导致骨与关节形态及功能的异常。

【临床表现与诊断】

(一)病史

诊断骨与关节畸形时,询问病史十分重要,包括家族史、妊娠期间患病用药、出生情况等。

(二)症状体征

由于致病因素不同,导致各种各样的骨与关节畸形。其主要临床表现为骨先天性残缺,如先天性肱骨阙如、先天性桡骨阙如、先天性股骨阙如、缺指(趾)等;再有关节的先天性畸形,如先天性髋关节脱位、先天性马蹄内翻足、先天性肌性斜颈等。此外,还有骨本身的营养代谢障碍所致的一些骨关节畸形,如成骨不全、骨硬化病、软骨发育不良及软骨发育不全等,症状表现为骨脆易断、骨软易弯、肢体短小等畸形。

检查时要注意动态观察肢体的功能状态,包括站立时躯干的屈伸活动、下肢行走的步态、上肢的灵活使用情况等;对畸形的检查应明确畸形的结构性质与程度,畸形发生的部位是骨关节还是软组织;关节活动度的检查要包括主动活动与被动活动,测量各个方向的活动度;肢体的长短粗细均应正确测量;对于有神经症状的畸形,检查时应包括神经系统检查。检查时注意双侧对照。

(三)影像学检查

骨与关节畸形的诊断中最有价值的检查是影像学检查,包括 X 线、CT 及 MRI 检查。

X 线摄片一般多采用正位、侧位,必要时特殊体位投照,如颈椎开口位(观察寰枢椎情况)、双斜位(颈椎、腰椎、骶髂关节等)、轴位(足舟骨、跟骨等)和切线位(髌骨)等,有时根据病情需要拍摄脊柱或四肢的全长像。在观察 X 线影像时,应注意畸形的部位、特征、关键部位的角度测量,除此之外还应当注意骨质的密度变化情况。近年来随着 CT 及 MRI 的广泛应用,骨关节畸形的诊断有了新的发展,尤其是对于骨关节以外因素造成的畸形,诊断的准确性增加。三维 CT 重建影像,能全面反映脊柱和骨盆等部位畸形的立体影像,有利于正确的诊断和治疗。

(四)诊断

骨与关节畸形的诊断要结合病史(如家族遗传史、母亲妊娠期不当接触史等)、畸形的临床症状特征及影像学检查。对小儿的先天性畸形诊断要体现一个"早"字。

【治疗】

骨与关节先天性畸形的病因尚未完全明确,因此临床很难审因论治。治疗以矫正畸形、改善或恢复肢体功能为主要目的。治疗方法主要是以手法矫正畸形、松筋解痉,用支具、夹板或石膏固定肢体,协助患肢恢复功能,必要时手术矫形。尽量做到早预防、早诊断、早治疗。

中医认为此类疾病属先天禀赋不足、肝肾亏虚,后天营养不良、脾胃虚弱。故治疗时可配合服用补肝肾、健脾胃、强筋骨、通血脉等中药,以强健筋骨,促进病愈,同时配合功能锻炼,以加速肢体功能的恢复。

（一）内治法

1. 肾精不足 肾精有主骨、生髓之功效,有促进骨生长发育的功能,若先天肾精不足,则骨髓空虚,骨易脆或发生各种缺陷、畸形。

治则:补肾益精,滋阴生津。

方药:河车大造丸加减。

2. 肝血不荣 肝主筋,可束骨利机关,开窍于目。肝血不荣,血不养筋,则筋腱痿弱,关节松弛;目也依赖肝之阴血濡养,血气不足,则睛目失养,出现异常病证,如脆骨病出现蓝色巩膜。

治则:养血和血,滋阴补肝。

方药:补肝汤加减。

3. 筋脉瘀阻 产时受伤,血离经脉,瘀积不散,阻隔筋脉,发生筋肉挛缩畸形,如先天性斜颈。

治则:活血祛瘀,舒筋活络。

方药:圣愈汤或桃红四物汤加减。可配合应用活络油膏外敷,或用手指蘸药揉按患处。

4. 脾胃虚弱 脾为后天之本,气血生化之源,脾主肌肉四肢,脾气不足,水谷吸收不利,胃肠功能失调,肌肉松弛,生长迟缓。

治则:益脾健胃。

方药:扶元散或四君子汤加减。

（二）外治法

1. 按摩推拿 对畸形的关节进行主动、被动活动,可以促进骨、肌肉组织发育,又可提高肢体活动范围和功能。关节保持运动,肌肉、肌腱保持有规律的被动牵拉,还可减少软组织粘连、挛缩,可减轻及治疗某些先天性畸形。按摩推拿适用于筋肉挛缩或骨畸形较轻的患儿,如先天性肌性斜颈、马蹄内翻足等。

2. 支具 外固定支具包括拐杖、夹板、支架、矫形鞋、轮椅、石膏固定等,可支持、矫正或辅助病残肢体,以利于恢复或发挥畸形部位的功能,广泛用于小儿骨与关节先天性畸形的矫形,如先天性马蹄内翻足、发育性髋关节脱位。通过早期应用支架矫形,持续固定维持复位,可获得治愈。外固定支具还可以预防畸形加重,减少骨、软组织继发病理改变,对维持手术后矫形、帮助肢体功能恢复都是必不可少的。有一些畸形甚至需要长期应用支具,以防畸形复发。支具常用的材料有木材、皮革、橡胶、塑料、金属等。合理的支具应结构简单、轻巧耐用、佩戴舒适、外形美观。常用支具按不同需要可分为固定、保护、矫形、承重、工作及牵引等不同类别(图9-1)。

3. 练功活动 患者及家属积极主动地配合进行功能锻炼,有利于改善畸形肢体的活动功能与提高健康肢体的代偿能力。早期轻度的脊柱侧凸畸形可通过做医疗体操达到治疗和防止畸形加重的目的。对上肢畸形,应通过功能训练尽可能恢复其肌力和灵活性,可采用牵拉皮条、伸掌握拳、腕部屈伸、屈肘旋腕、滑车拉手等。对下肢畸形,应尽量恢复其站立和行走功能,可采用扶杆站立、扶杆行走、轮车助行、双拐练走、蹬车活动等。此外,成人还可配合练习太极拳、五禽戏、八段锦等功法或医疗体操以增强体质、防病治病。

（三）手术治疗

小儿先天性骨与关节畸形用上述方法治疗失败时,或畸形严重及就诊较晚者,常需手术

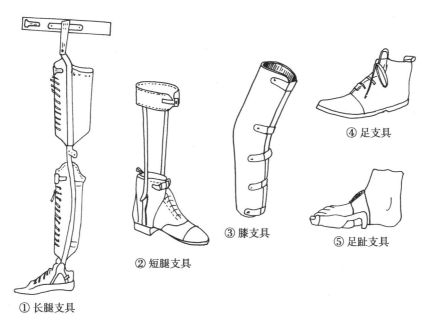

图 9-1　下肢常用支具

矫形治疗。手术方法包括软组织手术、肌性手术、骨性手术。一般早期,尽可能采用软组织手术,术中注意不可损伤骨骺,否则会影响其生长发育,术后产生严重畸形。对于肌力不平衡或肌腱挛缩造成的畸形,关节结构正常者,可考虑行肌腱转移、肌腱延长以矫正畸形。对畸形严重、骨关节结构发育异常者,可考虑行骨性手术以达到矫形目的,常用的手术方式有截骨矫形术、植骨术、关节成形术、骨与关节融合术、骨延长或缩短术、人工关节置换术等。此外,要考虑到手术的最佳时机、最佳术式,要权衡手术的利弊,制定好术后功能康复措施等,以使手术后的肢体既矫正了畸形又改善了功能,使肢体达到最大的功能康复。近年来,随着显微外科技术的进步,一些先天性骨不连(胫骨骨不连)、先天性缺指等畸形的治疗取得了满意疗效,前景可观。

（四）康复训练

康复训练可使矫正后的肢体发挥出最大功效,适用于遗留的不可矫正的畸形,使患者可不依赖他人而独立地生活、学习。同时康复训练是一个群体工程,医师、康复师、理疗师、支具和假肢研制者及患者家属,都与患者的康复训练、功能恢复有密切关系,需要极大的耐心,因为这是一个长时间的心理和体能的训练过程。

【预防与调护】

在胎儿期及早预防,强调婚前检查的重要性,做好妊娠期指导及产前检查,去除诱导因素,尽可能减少遗传病及先天性畸形的发生。

知识链接

预防先天性畸形发生的措施——遗传咨询、产前诊断

1. 遗传咨询　遗传咨询是由咨询医师对寻求咨询的夫妇就其家庭中遗传病的诊断、预后、复发风险、防治等问题,进行解答讨论。咨询医师需要掌握遗传学的原理,向子代有潜在患遗传病风险的夫妇阐明其遗传病的性质,用医学统计概率论的方法,说

明复发风险,并了解其生育计划,提出对策,衡量利弊,有效地预防遗传病的发生。

2. 产前诊断　产前诊断亦称出生前诊断,是对胎儿出生前是否患有遗传病或先天性畸形作出诊断,以便进行选择性流产。产前诊断主要适用于下列情况:①有遗传病家族史或为近亲婚配者;②生育过先天性畸形患儿者;③生育过代谢患儿或夫妇之一有代谢病者;④原因不明的习惯性流产者;⑤35岁以上的高龄孕妇;⑥夫妇之一或双方有致畸原接触史者。

第二节　骨关节发育障碍

一、成骨不全

成骨不全(osteogenesis imperfecta)又称脆骨病,是以骨的脆性增加及胶原代谢紊乱为特征的全身性结缔组织疾病。其病变不仅限于骨,还常常累及其他结缔组织如眼、耳、牙齿、皮肤等,一般认为属遗传性疾病。

【病因病机】

(一)中医病因病机

本病中医学相当于"骨痿""五迟"等范畴,多是由于先天不足、后天失养、肝肾亏虚、脾胃虚弱所致。

(二)西医病因病理

西医学对本病的确切病因不十分明确,本病有明显的遗传性和家族史,以常染色体显性遗传为主,但个别也表现为常染色体隐性遗传。其主要病理改变为骨基质内胶原纤维成熟障碍。软骨化骨过程中,干骺端成骨细胞及骨样组织稀少,形成的骨小梁纤细稀疏,且纵向排列,无交叉的骨小梁出现。膜内化骨过程中,骨膜增厚但骨皮质菲薄,缺乏板层状结构,骨髓腔内有大量脂肪及纤维组织。

【临床表现与诊断】

本病常有明显的家族遗传史,根据发病年龄和病变严重程度分为产前型和产后型。产前型病变较严重,在子宫内即可发生骨折,预后不良。产后型又分为产后早发型和产后晚发型。本病的典型特征是骨脆、易骨折。

(一)临床表现

1. 轻微外伤即发生骨折　见于幼童,甚至出生前或婴儿期就发生多处骨折,随着年龄增长,病情可以减轻。

2. 骨骼畸形,身材矮小　发生骨折后愈合多不受影响,但骨脆、易反复骨折;骨折后畸形愈合,发生肢体弯曲或脊柱胸部畸形。很多患者发育缓慢,身材矮小。

3. 蓝巩膜症　患儿两眼巩膜呈蓝灰色,系由巩膜变薄、透明度增加、内层的脉络丛静脉通过巩膜折射出来所致。

4. 耳聋　多发于成年患者,主要是听小骨硬化、声波传导受阻所致。

5. 其他症状　患者还可见到头颅畸形,成齿不全,牙齿松动,皮肤松弛易拉长,韧带松弛致关节异常活动或反复脱位,轻度突眼等。患者智力正常,不影响生育。

（二）实验室检查

血清钙、血清磷及碱性磷酸酶水平一般为正常。皮肤活检可获得上皮成纤维细胞进行培养,进行胶原合成分析。对有此病风险的胎儿,建议在妊娠期间做产前 DNA 突变分析。

（三）影像学检查

X 线检查:X 线片表现为长骨细长弯曲,骨皮质变薄,干骺端膨大。多数存在广泛骨质疏松,严重者可见囊性变,患肢短缩,弯曲畸形。脊柱常见压缩骨折,并有脊柱侧弯及后凸畸形。骨盆可见畸形（图 9-2）。

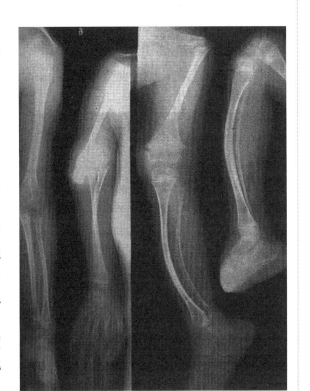

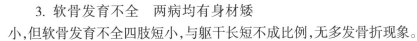

图 9-2　成骨不全畸形改变

【鉴别诊断】

本病根据病史及临床表现多不难作出诊断,但要与以下几种疾病相鉴别:

1. 佝偻病　虽有密度减低及长骨弯曲,但弯曲程度不及成骨不全明显,且无多发骨折。佝偻病的干骺端和骨骺线有明显变化,前者表现为杯口状凹陷,后者表现宽阔。

2. 维生素 C 缺乏症　表现为骨密度减低,但无弯曲变形,且干骺端先期钙化带增厚,其下有一骨质稀疏区,称为"坏血病线"。

3. 软骨发育不全　两病均有身材矮小,但软骨发育不全四肢短小,与躯干长短不成比例,无多发骨折现象。

【治疗】

本病目前尚无有效的治疗方法,主要是预防骨折及对症处理。

（一）骨折及畸形治疗

患儿一旦发生骨折,要及时给予妥善固定,防止畸形发生,骨折一般愈合时间正常。对畸形严重者,可考虑矫形手术。成人后,病变常有改善,且很少再发生骨折。

（二）药物治疗

1. 中医中药　临床常用河车大造丸、金匮肾气丸、参苓白术散等化裁加减使用。

2. 降钙素　治疗成骨不全对缓解症状有一定疗效,但长期效果有待进一步观察。此外,可配合应用维生素 D、氟化物等,效果均不肯定。

3. 双膦酸盐　口服或静脉注射双膦酸盐类药物,可减少儿童骨痛及骨折的发生率。

【预防与调护】

1. 本病发病与家族遗传有关,故对有此类发病倾向的患者,做好婚前检查;已婚妊娠者,做好产前检查、产前指导,必要时终止妊娠。

2. 预防骨折。对婴儿应加强看管或采用必要的保护性支具,如下肢行走支具。

3. 加强营养,平时及骨折固定期间进行功能锻炼,增加肌力。

二、软骨发育不全

软骨发育不全(achondroplasia)是一种软骨发育障碍,四肢与躯干长短不成比例的矮小畸形。表现为四肢短小,躯干近于正常(图 9-3)。本病通常在出生后即表现畸形,有明显的家族性及遗传性。

【病因病机】

本病的病因不详,有明显的遗传性及家族史,常为常染色体显性遗传。但 80% 以上的病例可以不通过遗传发病,而是由形成胚胎的卵细胞或精细胞内的新突变引起。

基本的病理改变发生在软骨化骨过程。长骨纵向生长受阻,而膜内化骨不受影响,骨的粗细正常但长度变短而相对变粗。骨骺软骨不能正常的钙化与骨化,骨端增大。镜下可见,软骨细胞分散及不规则排列,骨化过程多个区域紊乱,软骨黏液样变性。

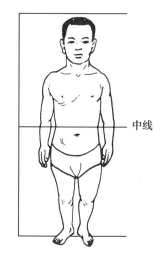

图 9-3　软骨发育不全:正常人的脐在中线以上;软骨发育不全者,脐在中线以下

【临床表现与诊断】

(一) 临床表现

1. 四肢短小,与躯干长短不成比例,表现为身材矮小,身体中点在脐以上,且常有 O 形腿畸形。

2. 头颅增大,部分患者有轻度脑积水,颅骨穹窿及前额突出,马鞍形鼻梁,扁平鼻,厚嘴唇,下颌突出。

3. 胸椎后突、腰椎前突、胸腔扁而小、肋骨异常短。

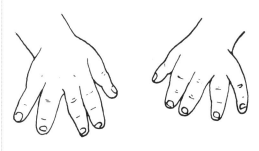

图 9-4　软骨发育不全典型的手指车辐样畸形

4. 四肢短粗,手掌短而宽,手指短粗,呈车辐样散开(图 9-4)。

5. 下肢呈弓形,摇摆步态。

6. 智力、性特征和肌肉发育均正常。

(二) 影像学检查

X 线检查:显示四肢长管状骨粗短和弯曲,干骺端增宽,中心凹陷,呈喇叭口状,骺线边缘不齐。在曲面的骨皮质明显增厚,而骨松质和骨髓腔结构无异常。

腰椎正位片见椎弓根间距自上而下依次减小(正常依次加大),侧位片见椎弓根变短,椎管矢状径变小,脊柱长度接近正常(可配合 CT、MRI 进一步检查)。骨盆扁平而狭窄,可见髋内翻。头颅颅底狭小、颅盖扩大,额部前凸,下颌骨肥大,鼻呈内陷。

【鉴别诊断】

1. 垂体性侏儒症　患者虽身材矮小,但躯干与四肢比例相称,性腺常发育不良。

2. 佝偻病　躯干与四肢比例正常。患儿可见方颅、串珠肋、膝内翻或外翻畸形等。X 线片示骨质疏松,干骺部扩大或呈杯状,骨骺板不规则,骨骺边缘模糊等。抗佝偻病治疗有明显效果。

3. 克汀病　患者智力低下,皮肤有黏液水肿,骨骺骨化中心出现较晚,但躯干与四肢的比例正常。

【治疗】

主要为对症处理,根据情况,必要时可行截骨术以矫正下肢弯曲畸形。一般要到骨停止生长后进行治疗。若有腰椎管狭窄症或神经根受压时,可行椎管减压及神经根松解术。

由于本病很少有合并症,所以一般无痛苦,且不影响其寿命,多预后良好。

第三节　先天性脊柱畸形

一、颈肋

颈肋是指颈椎一侧或两侧生有肋骨,因绝大多数人颈椎无肋骨,所以颈椎若长有肋骨,则称为先天性颈肋畸形。一般颈肋无症状,仅有 5% 的颈肋患者可产生臂丛神经受压症状,即"颈肋综合征",属于胸廓出口综合征的一种。

【病因病机】

(一)病因

本病病因不详。目前认为颈肋的发生有以下学说:

1. 偶然变异说　主要指遗传基因的变异。

2. 发生学因素　胚胎期,臂丛神经进入肢芽时,神经发育较快,抑制了肋骨的生长,若神经发育稍慢,则可能发生颈肋。

(二)病理表现

颈肋的病理形态分为 3 型:

1. 短小型　仅第 7 颈椎肋突较长,有一纤维带与第 1 肋骨相连,X 线检查不易发现。

2. 中间型　有颈肋,较短小,远端有纤维带与第 1 肋骨相连。

3. 长大型　颈肋为近似完整的肋骨,有纤维带与第 1 肋骨相连。

颈肋位于前斜角肌、中斜角肌和第 1 肋骨构成的三角区后内侧。颈肋的存在使该三角区空隙变小,通过该三角区的锁骨下动脉、静脉和臂丛神经易受压出现症状(图 9-5)。第 7 颈椎发生的颈肋很易出现,外颈肋可发生于第 6、第 5 颈椎,但极为少见。颈肋是胸廓出口综合征的病因之一。

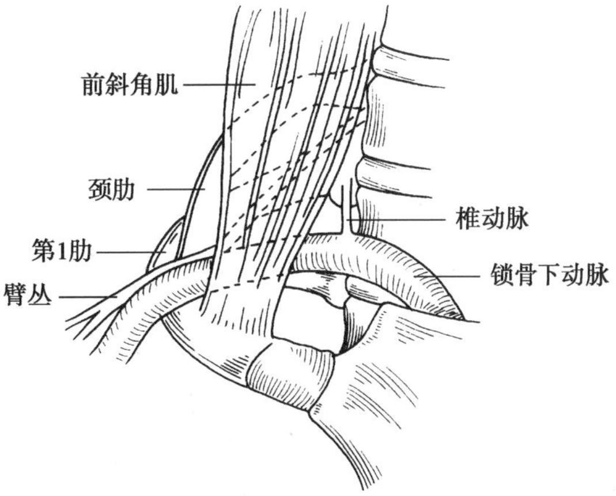

前斜角肌

颈肋

椎动脉

第1肋

锁骨下动脉

臂丛

图 9-5　颈肋

【临床表现与诊断】

(一)症状与体征

多数颈肋患者无任何临床表现,少数颈肋可造成臂丛神经和锁骨下血管受压而出现症状。

1. 臂丛神经受压症状　常出现于 30 岁以后,因肩部负重,或肩胛下降之故导致,表现为肩胛部及前臂酸痛,手部刺痛、麻木,以尺侧明显;上肢后伸及手活动量较大时症状加重。

严重时可出现大鱼际肌、小鱼际肌萎缩,手内在肌萎缩,握力减弱,精细动作困难。臂丛神经牵拉试验阳性。

2. 锁骨下血管受压症状　锁骨下动脉受压时,患侧上肢发凉、皮肤苍白、无力,脉搏减弱;锁骨下静脉受压,患侧上肢肿胀、青紫,表浅静脉怒张。斜角肌压迫试验(患者端坐,双手置于膝上,将头转向患侧,下颌抬起使颈伸直,嘱患者深吸气后屏气,如桡动脉搏动减弱或消失,则为阳性)常为阳性。

3. 颈部症状　受累侧肩下垂,锁骨上窝可摸到肿块,有时有波动及压痛。

(二)影像学检查

X线检查:第7颈椎两侧或一侧有肋骨,颈肋形态各异,有的有显影,有的为纤维带、不显影,有的仅表现为第7颈椎肋突较长。

【鉴别诊断】

1. 颈椎病　主要同神经根型颈椎病鉴别,其主要表现是神经根受压症状,颈椎活动受限,颈椎X线检查无颈肋发生。

2. 腕管综合征　临床上较颈肋多见,主要是正中神经分布区出现感觉障碍,仅鱼际肌萎缩,颈椎X线检查无颈肋发生。

3. 尺管综合征　主要是尺神经支配区受累,表现为小指、环指屈伸功能受限,夹纸试验阳性。

4. 肩袖损伤　本病有外伤史,肩关节活动受限及活动疼痛,肱骨大结节区广泛压痛,无颈肋发生。

5. 肋锁综合征　肋锁试验阳性为鉴别本综合征的依据,即当肩部受重压,使肩关节向后、向下时,由于第1肋骨与锁骨间隙变窄,桡动脉搏动变弱或消失,肋锁试验为阳性。

【治疗】

1. 症状较轻者,注意休息,避免提重物和做上肢过度外展动作,积极进行提肩胛肌锻炼,可防治本病。

2. 外敷中药、配合理疗有一定作用。

3. 手术治疗　保守治疗无效可考虑手术治疗。术式有前斜角肌切断术、颈肋切除术,以解除压迫。

二、斜颈

斜颈是指颈部倾斜畸形。临床上有原发性和继发性之分,又有肌性与骨性之别。原发性斜颈见于婴幼儿,可由胸锁乳突肌痉挛、先天性颈椎畸形、颈椎半脱位、高肩胛症等引起;继发性斜颈可见于颈椎外伤、颈椎结核、强直性脊柱炎等疾病。本节介绍的斜颈主要是指先天性肌性斜颈,临床比较常见,若及时治疗多可治愈;若治疗不及时,可留下斜颈及头面五官不对称畸形(图9-6)。

【病因病机】

先天性肌性斜颈的真正病因,目前仍不十分清楚,但与以下因素有关:

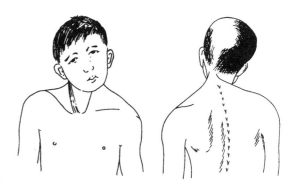

图9-6　斜颈畸形示意图

1. 胚胎位异常 认为是胎儿在子宫内胎位不正所致。

2. 产伤 认为分娩时由于难产,使胸锁乳突肌发生撕裂伤,肌肉出现血肿、机化、变性、增生、挛缩而致。

3. 缺血变性 认为胸锁乳突肌内的动脉在出生时发生闭锁梗阻、缺血变性、机化增生所致。

4. 其他 如胸锁乳突肌瘤形成及少数病例有家族史,为先天或遗传因素所致。

主要病理变化是胸锁乳突肌肿块,在该肌内或该肌胸骨头和锁骨头内呈梭形硬结。随着年龄增长,肌肉发生纤维化、短缩,并在此处皮下呈索条状。头部被该肌肉牵拉,出现头部向患侧倾斜、面部偏向健侧。

【临床表现与诊断】

(一) 病史

多有胎位不正、难产及产伤史。

(二) 症状体征

1. 颈部包块硬结 在出生后 1~2 周即明显可见,常在胸锁乳突肌中下部可触及梭形硬块,头面部向健侧偏斜,肿块逐渐增大、质硬,无压痛,肿块可在数月内消散,约半年后形成纤维性挛缩的条索。

2. 斜颈畸形 患者头枕部偏向患侧并稍后仰,下颌转向健侧,整个面颈部绕颈椎纵轴旋转。

3. 五官不对称 2 岁之后,头颅及面部发育变形,呈不对称。患侧面部生长缓慢致扁平,健侧圆而长,双眼、双耳不在同一平面。患侧口角到眼外角的距离小于健侧的距离,眼睛和面部的不对称更为突出。

以上畸形皆因患侧胸锁乳突肌挛缩,头面部长期位于偏斜位置,受重力影响导致发育障碍所致。

4. 颈胸椎代偿性侧弯 少数严重病例,患侧肩部抬高,上胸段凸向对侧,呈侧凸畸形,双肩高低不一,随着年龄的增长畸形逐渐加重。

(三) 影像学检查

X 线检查:摄颈椎正侧位片,除外颈椎骨性因素畸形,如楔形椎、椎体融合等骨性畸形。

【鉴别诊断】

1. 颈椎椎体畸形 如半椎体畸形。此病随生长发育而斜颈逐步明显,但无胸锁乳突肌条索状挛缩。此种畸形称为骨性斜颈畸形,X 线片即可作出明确诊断。颈椎椎体融合后期也会产生斜颈,颈部肌肉普遍有挛缩,颈部长期固定在一种姿势,不能活动,下颌向内侧收进,转向患侧。

2. 眼性斜颈畸形 一般发生于儿童,因一侧视力缺陷而造成。斜颈程度较轻,无胸锁乳突肌挛缩,头颈部运动亦无限制。视力矫正之后经过训练,斜颈症状即可消失。

3. 炎症性斜颈 如局部淋巴结炎、中耳炎或齿部疾患造成的疼痛反射性斜颈,斜颈往往发展很快。根据局部的疼痛、炎性肿块及压痛,与先天性肌性斜颈很容易鉴别,病灶治愈后斜颈即可消失。

4. 脊髓灰质炎后遗症 一侧胸锁乳突肌瘫痪造成斜颈畸形,体检时往往可发现其他的肌肉瘫痪。做卧位抬头动作时可清晰显示出一侧肌无力,且斜颈偏向健侧。

【治疗】

（一）外治法

适用于 1 岁以内的婴儿，局部挛缩程度较轻者。

1. 手法治疗　医师用拇指对挛缩部位进行柔和的捻散揉顺手法治疗，边揉捻边将患儿头颈部扳正，逐渐至过度矫正位，每次 15 分钟，每日 1~2 次。也可将此法教给家长，以便进行家庭治疗。可逐渐使挛缩的胸锁乳突肌得到舒展，斜颈恢复正常。

2. 平时诱导　家长还可以将玩具或奶瓶放在健侧，以吸引患儿做头部向畸形相反方向的转头活动。

3. 器械固定　平时可配合沙袋倚在患侧或用特制的头圈、颈领对畸形进行矫正固定。

4. 局部热敷　可活血、消肿、散结、解痉，以达到治疗目的。

上述方法可配合使用。

（二）手术治疗

理想的手术年龄是 1~4 岁，年龄超过 12 岁者，脸部和颈部畸形已难于矫正，但手术疗法仍可使畸形有所改善。手术方法为切断胸锁乳突肌的胸骨头和锁骨头；也有将胸锁乳突肌全切，或将此肌延长者(图 9-7)。但手术要达到对胸锁乳突肌彻底松解，但不能损伤血管(颈内静脉、颈总动脉)和神经(副神经)。同时术后要将头颈置于过度矫正位，用石膏颈领固定；亦可用特制头圈肩颈固定器。术后 6 周解除固定，并进行颈部功能锻炼。

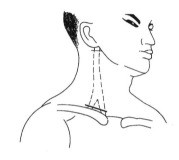

图 9-7　斜颈畸形手术切断胸锁乳突肌胸骨头、锁骨头示意图

【预防与调护】

1. 本病的发生多为胎位不正、产伤造成，故做好妊娠期指导及产前检查很重要。妊娠期做好保健，定期检查，如发现胎位不正及时处理。生产时，接产手法要熟练轻柔，注意产程变化，切不可手法粗暴。

2. 患儿治疗期间，注意医患配合，坚持治疗，循序渐进。医师应将简单的治疗手法及调护教给家长，以使治疗保持连续性。

三、腰椎骶化和骶椎腰化

腰椎骶化和骶椎腰化又称移行椎，系脊柱先天性发育变异所致。各段脊柱交界处互有移行现象，出现部分或全部具有邻近椎骨形态和结构，整个脊柱椎骨的总数不变，而各段脊柱椎骨的数目互有增减。此种变异多发生在腰骶段，胸腰段少见。下腰椎向骶椎移行者，称腰椎骶化；骶椎向腰椎移行者，称骶椎腰化。

【病因病机】

（一）中医病因病机

中医认为本病是由于禀赋不足、发育不良，加之肝肾渐亏，兼有气血亏虚或外伤、劳伤过度等因素，而致筋骨失养、风寒湿邪乘虚侵入、痹阻经络而发病。

（二）西医病因病理

西医认为腰椎骶化是指第 5 腰椎全部或部分转化为骶椎形态，使其构成骶骨结构的一部分；骶椎腰化是第 1 骶椎演变成腰椎，一般多无症状。当影响脊柱的稳定性时可逐渐产生症状。由于负重及运动不平衡，可引起腰痛。由于移行椎的假关节发育不完全，对外力抵抗力低,较轻微的损伤即可使其劳损而发生损伤性关节炎。

【临床表现与诊断】

(一)临床表现

1. 一个椎体双侧均有移行现象时,对称性结构对脊柱活动影响小,一般多无症状。

2. 脊柱移行不全,仅单侧发生腰椎骶化和骶椎腰化时,常易引起腰骶部疼痛。腰椎退变出现炎性改变时,疼痛加重,腰椎活动受限。

3. 坐骨神经痛。少数椎间盘两侧负重不均,椎间盘退变或突出时,出现神经放射痛。

(二)影像学检查

X线检查:①腰椎骶化为第5腰椎移行为骶椎,成为4个腰椎,6个骶椎。表现为第5腰椎单侧或双侧横突增大,与髂骨呈骨性融合或形成假关节。②骶椎腰化为第1骶椎向上移行为腰椎,成为6个腰椎,4个骶椎。

【治疗】

(一)保守治疗

1. 中医辨证治疗 本病多属气滞血瘀、脉络不通,肝肾不足、筋骨不利。治宜活血化瘀、通络止痛,补益肝肾、强筋壮骨。方用桃红四物汤、身痛逐瘀汤加减;或用健步虎潜丸、补肾壮筋汤加减。

2. 其他疗法 配合中药外敷、理疗、腰背肌功能锻炼等。

(二)手术治疗

症状明显伴有椎间盘突出症者,可考虑椎间盘髓核摘除、椎间融合术。

【预防与调护】

该病为先天性脊柱畸形,一经发现确诊,应注意预防诱因,避免重体力劳动及湿冷环境。

四、椎弓峡部裂及脊椎滑脱

椎弓峡部裂是指椎骨一侧或两侧椎弓根或关节突间骨质失去连续性。如果断裂的椎弓上方椎体向前或后滑移,称为脊椎滑脱症,这种脊椎滑脱称为脊椎真性滑脱。此外,临床上尚有脊椎假性滑脱者,即由于椎间小关节增生或炎性改变,所引起的椎体向前移位,形成脊椎滑脱现象,此种滑脱与本病所述真性滑脱有着本质上的不同,后者的椎弓根保持完整,是以椎小关节退变引起,所以又称为退行性脊椎滑脱。男性峡部裂性脊椎滑脱的发生率是女性的2~3倍,但是女性重度滑脱的发生率是男性的4倍。峡部裂性脊椎滑脱患者症状出现的时间多为活动增加的儿童晚期或青少年早期。本节重点讨论常见的椎弓峡部裂及峡部裂性脊椎滑脱。

【病因病机】

本病病因尚不明确,多数认为可分为先天性和外伤性两种。

1. 先天性因素 有明显的家族史和遗传性,为骨化过程发生障碍、先天形成不全或遗传性缺损。

2. 外伤性因素 椎弓峡部因先天性发育不良,具有潜在的薄弱性,当发生外伤时(亦可因慢性劳损发生疲劳骨折),应力可使椎板断裂。

正常人直立时躯干重量通过第5腰椎传达到骶骨,由于骶骨上面向前倾斜,故第5腰椎在其上受到体重压力时,有向前、向下滑移的倾向。这种向前的剪力在正常人被后关节突所抵消,即第5腰椎的下关节突被阻挡在第1骶椎上关节突的后面,而防止第5腰椎向前滑移。

峡部裂以第 5 腰椎最多,峡部的不连接使第 5 腰椎椎体及上关节突与其棘突、椎板、下关节突分离,减弱了阻挡向前滑脱的能力。正常第 5 腰椎与第 1 骶椎间的椎间盘连接,亦有防止向前滑脱的作用。椎间盘退行性变,使椎间隙失去稳定性,也使上位椎体易于向前滑移。当第 5 腰椎峡部不连接,以及第 5 腰椎与第 1 骶椎间的椎间盘发生退变时,即可发生第 5 腰椎向前滑脱。病变多发生在第 5 腰椎,其次为第 4 腰椎,其他椎体少见。

【临床表现与诊断】

（一）症状与体征

儿童或成年时可无症状,因其他原因摄片而偶然发现,但常在某次腰部负重或扭伤腰部后出现腰痛或腰腿痛。起始症状较轻,以后为持续腰痛或腰痛并下肢痛。卧床休息可缓解,活动后加重。腰椎滑脱较重的患者,可出现双侧下肢疼痛和大小便功能障碍。

检查时腰椎前凸增加,两侧腰褶加深,两侧臀部较平,L_5 或 L_4 棘突向后隆起,棘突间有台阶感。腰椎前屈受限,腰背肌痉挛,腘绳肌紧张。直腿抬高试验时,腘窝处有紧张感。若有神经根受压时,直腿抬高试验呈阳性。踇背伸力减弱,跟腱反射减弱或消失。

（二）影像学检查

1. X 线检查　投照位置为腰椎正侧位及左右 45°斜位片。

（1）正位:在椎弓根处可见斜形裂隙,多为两侧。

（2）侧位:对诊断椎弓峡部裂非常重要,在椎弓根后部可见由后上斜向前下方的裂隙,椎体前移程度越大,裂隙就越宽。滑脱程度测量根据 Meyerding 四分法,即将第 1 骶椎上缘分为四等份,正常时第 5 腰椎与第 1 骶椎的后缘构成连续的弧线。滑脱时,则第 5 腰椎前移,根据第 5 腰椎后缘在骶骨上的位置,分别定为 I~IV 度(图 9-8)。此外,在侧位上还可分别真性滑脱与假性滑脱。真性滑脱椎body前后径增大,病椎的棘突与下位椎骨保持原位,仅椎体前移;而假性滑脱者其前后径不变,棘突移位,小关节增生退变。

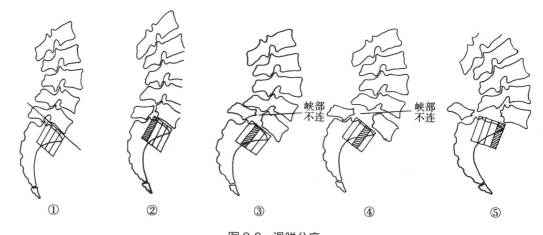

图 9-8　滑脱分度
①正常;②I度;③II度;④III度;⑤IV度

（3）双斜位:即左右 45°斜位片,显示椎弓峡部裂隙最清楚,为诊断峡部裂的最好位置。此位置正常椎弓附件投影像"猎狗",狗头为同侧横突,狗耳为上关节突,狗眼为椎弓根的纵切面影,狗颈即为峡部,狗身为椎体,前、后腿为同侧和对侧的下关节突,尾巴为对称的横突。当椎弓峡部裂时,则在"狗颈"处可见一带状裂隙(图 9-9)。

2. MRI 检查　可了解硬膜囊及马尾神经受压情况。

【鉴别诊断】

1. 退行性脊椎滑脱 亦称为假性脊椎滑脱,好发于50岁以上的老年人,女性多见。主要由于椎间盘退行性改变引起。伴神经根受压时,出现根性坐骨神经痛症状。X线侧位片显示椎体移位,但测量椎体前缘中点至相应棘突间连线距离,可区分脊椎滑脱与退行性假性滑脱。前者因椎弓峡部裂,椎体前移而棘突保持原位,

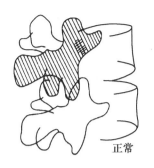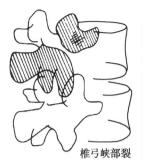

正常　　　　　　椎弓峡部裂

图9-9 椎弓峡部裂示意图

故连线间距增大。后者间距不变。此外,可见椎间隙变窄,相邻上、下椎体边缘增生硬化。

2. 腰椎间盘突出症 临床上可出现腰痛及一侧或两侧根性坐骨神经痛症状,与椎弓峡部裂、脊椎滑脱很相似。临床检查鉴别有困难,需经X线片加以明确。有时脊椎滑脱合并坐骨神经痛是由移位椎骨的下位椎体后上缘牵拉引起的,也可能是滑脱椎体邻近的椎间盘突出所致,此时较难区分,需要做脊髓造影或CT扫描以进一步确诊。

【治疗】

(一) 保守治疗

临床无症状或症状轻微者,即使伴有轻度椎体向前滑脱,可采用保守疗法。如短期使用腰围,在软腰围低位保护下,加强腰腹肌锻炼。牵引疗法、推拿按摩可以松解肌肉痉挛。可配合用针灸、理疗、中药内服外用,以达到疏通经络、活血止痛、补益肝肾、强筋壮骨之功效。

(二) 手术治疗

适用于腰痛较重,经长期非手术治疗症状不缓解者,青壮年椎弓峡部裂伴椎体滑脱有加重趋势者及有脊髓和神经根明显受压的脊椎滑脱者,或出现下肢瘫痪及二便功能障碍者。手术的方法,轻者椎体融合,重者椎板减压、钉棒系统固定。

【预防与调护】

避免过劳,加强腰腹肌锻炼,减少腰椎前凸,避免腰部受寒。

五、先天性脊柱侧弯

脊柱侧弯又称脊柱侧凸,是指脊柱的一个或数个节段在冠状面上偏离身体中线向侧方弯曲,形成一个带有弧度的脊柱,通常还伴有脊柱的旋转和矢状面上生理弯曲的变化,同时胸廓、肋骨、骨盆等也会随之变化,严重者会影响呼吸功能、心脏变位。它是一种症状或X线征象,可由多种原因引起。

脊柱侧弯按其病因可分为非结构性或功能性脊柱侧弯、结构性或器质性脊柱侧弯两类。本节所介绍的先天性脊柱侧弯即属于后一种。

1. 非结构性或功能性脊柱侧弯 ①姿势性侧弯;②刺激性侧弯;③骨盆倾斜性侧弯;④癔症性侧弯。

2. 结构性或器质性脊柱侧弯 ①特发性脊柱侧弯;②先天性脊柱侧弯;③肌肉神经性脊柱侧弯;④神经纤维瘤病合并侧弯;⑤间质病变所致脊柱侧弯;⑥后天获得性脊柱侧弯;⑦骨软骨营养不良合并脊柱侧弯;⑧代谢性障碍合并脊柱侧弯;⑨脊柱外组织挛缩导致脊柱侧弯;⑩其他:创伤、脊柱滑脱、风湿病、骨感染、肿瘤等。

【病因病机】

（一）病因

先天性脊柱侧弯的发病率仅次于特发性脊柱侧弯，排在第2位。发病原因不完全清楚，常与下列因素有关：

1. 遗传因素　先天性脊柱侧弯多有家族史。

2. 环境因素　与妊娠期间母体受到内外环境变化刺激有关，如高龄产妇、初产难产、孕妇营养不足、妊娠期使用激素等均有引起脊柱侧弯畸形的可能。先天性脊柱侧弯可分为两类：一是脊椎分节障碍型，即胚胎期脊椎发生的分节不完全，脊椎有一部仍相连，形成骨桥，因相连部位没有骨骺，不能发育，而对侧骨骺发育正常，因此形成椎体的楔形改变，造成侧弯。二是脊椎形成障碍型，虽然分节完成，脊椎发育不完全，造成半椎体，如为一侧半椎体或楔形变，即可形成侧弯。半椎体可为单发也可为多发，多发者可以相连在一起，也可以间隔几个椎骨的距离，因此产生比较复杂的畸形。混合型畸形就更为复杂，多种多样（图9-10）。

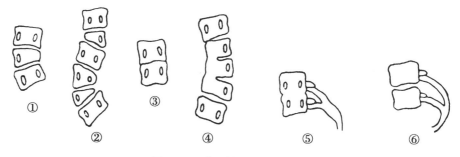

图9-10　先天性脊柱侧弯类型

①梯形椎体；②完全性分段缺失；③椎体未分段；④单侧或部分分段；⑤椎体未分段伴有邻近肋骨融合；⑥肋骨在远端有融合

此外，椎板裂合并脊柱侧弯也是一种特殊类型。先天性椎板裂的程度不一，有的合并脑脊膜膨出。有时脊髓也有畸形，常见如脊髓纵裂。先天性脊柱侧弯也可以合并脊柱以外的畸形，如先天性心脏病、先天性足畸形、先天性泌尿系畸形等。由于从小就有畸形，到青少年时期畸形加重，普遍发育不良，影响身高。

（二）病理改变

本病的病理特征主要体现在椎体、棘突、椎板、小关节、肋骨、椎间盘、肌肉、韧带以及内脏的改变。

1. 椎体、棘突、椎板及小关节的改变　侧凸凹侧椎体楔形变，并出现旋转。主侧凸的椎体向凸侧旋转，棘突向凹侧旋转。凹侧椎弓根变短、变窄，椎板略小于凸侧。棘突向凹侧倾斜，使凹侧椎管变窄。在凹侧，小关节增厚并硬化而形成骨赘。

2. 肋骨的改变　椎体旋转导致凸侧肋骨移向背侧，使后背部突出，形成隆凸，严重者形成"剃刀背"。凸侧肋骨相互分开，间隙增宽。凹侧肋骨相互挤在一起，并向前突出，导致胸部不对称。

3. 椎间盘、肌肉及韧带的改变　凹侧椎间隙变窄，凸侧增宽，凹侧的肌肉可见轻度挛缩。

4. 内脏的改变　严重胸廓畸形使肺脏受压变形，由于肺泡萎缩，肺的膨胀受限，肺内张力过度，引起循环系统梗阻，严重者可引起肺源性心脏病。

【临床表现与诊断】

（一）病史

详细询问与脊柱畸形有关的一切情况,如患者的发现畸形年龄、畸形发展速度等。注意既往史、手术史或外伤史。还应了解其母亲妊娠期的健康状况,妊娠前3个月内有无服药史,怀孕及分娩时有无并发症等。家族史应注意其他成员脊柱畸形情况。

（二）症状与体征

1. 脊柱外观侧弯畸形 棘突偏离中线,并表现双肩高低不一,胸廓不对称。多无疼痛不适(图9-11)。

2. 驼背、"剃刀背"畸形 严重的脊柱畸形可造成胸部扁平,骨盆侧倾,双肩倾斜(图9-12)。

3. 内脏功能障碍 表现为内脏移位或受到挤压时,出现相应症状。如心肺受到挤压出现呼吸困难,心慌气短;腹部脏器受到挤压,则出现腹痛、腰痛,甚至消化不良、食量不多、形体消瘦等。

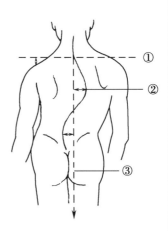

图9-11 脊柱侧弯
①肩部不在一个水平面上;②棘突偏离中线;③铅垂线偏离臀裂

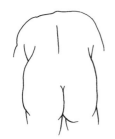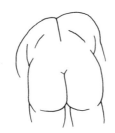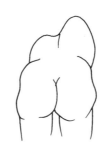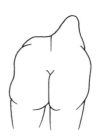

图9-12 脊柱侧弯前屈位检查,可显示各种不同程度的脊柱畸形

4. 其他畸形 如下肢畸形、脊柱裂、腭裂、泌尿生殖系统畸形等。

（三）影像学检查

1. X线检查 X线片应有站、坐、卧及侧向屈曲的正位片,并应包括自胸椎到骨盆全长片等。站立位的脊柱全长正侧位片,可了解侧弯的原因、类型、位置、大小和范围。根据不同的需要,可选择其他特殊X线检查。如通过左右弯曲像、悬吊牵引像和支点弯曲像判断侧弯的柔韧性。对于严重的脊柱侧凸,尤其是伴有后凸、椎体旋转者,可以行Stagnara像检查。

（1）观察侧弯程度:脊柱侧凸者,一般脊柱正位片显示脊柱呈S形,侧弯主曲多在胸腰段,侧凸明显,代偿副凸较小。

（2）测量侧弯度数:测量方法常用Cobb法(图9-13),即首先在X线正位片上确定主弯的上端,选取倾斜最大的椎体(上端椎)的上缘及主弯下端同样位置的椎体(下端椎)的下缘分别画线,两条线的夹角就是侧弯角,又叫Cobb角。该角度的大小说明脊柱侧凸畸形的严重程度,通常Cobb角大于10°即为脊柱侧弯。

（3）脊椎旋转程度:在脊柱侧弯中,病变中心的椎体常有不同程度的旋转畸形。测量旋转角度的方法常用Nash-Moe法(图9-14),根据正位X线片上椎弓根的位置,将其分为5度。0度:椎弓根对称;Ⅰ度:凸侧椎弓根移向中线,但未超出第1格,凹侧椎弓根变小;Ⅱ度:凸侧

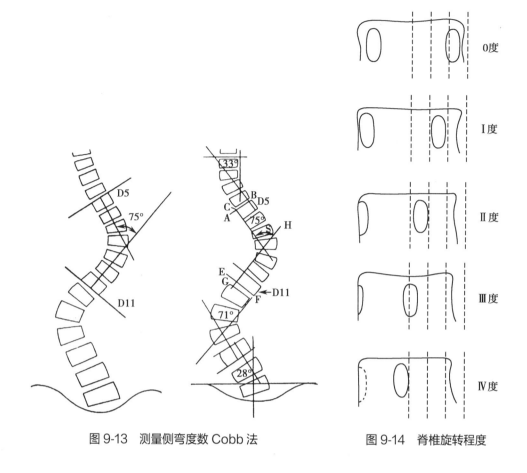

图 9-13 测量侧弯度数 Cobb 法　　　　图 9-14 脊椎旋转程度

椎弓根已移至第 2 格,凹侧椎弓根消失;Ⅲ度:凸侧椎弓根移至中央,凹侧椎弓根消失;Ⅳ度:凸侧椎弓根越过中央,靠近凹侧。

(4) 观察椎体畸形情况,如半椎体、椎体楔形变及先天融合等。

(5) 发育成熟度鉴定:成熟度的评价在脊柱侧凸的治疗中尤为重要。必须根据生理年龄、实际年龄及骨龄来全面评估。主要包括以下几方面:

1) 第二性征:注意男孩的声音改变,女孩的月经初潮、乳房及阴毛的发育情况等。

2) 骨龄:手腕部骨龄,20 岁以下患者可以拍摄手腕部 X 线片,有助于判断患者骨龄。

3) Risser 征:将髂嵴骨骺分为 4 等份,骨化由髂前上棘向髂后上棘移动,骨骺移动小于 25% 为Ⅰ度,25%~50% 为Ⅱ度,50%~70% 为Ⅲ度,移动到髂后上棘为Ⅳ度,髂嵴骨骺与髂骨融合为Ⅴ度。

4) 椎体骺环:侧位 X 线片上骨骺环与椎体融合,说明脊柱停止生长,为骨骺成熟的重要表现。

5) 髋臼 Y 形软骨:如果髋臼 Y 形软骨闭合,说明脊柱生长接近停止。

2. CT 或 MRI 检查　必要时进一步做 CT 或 MRI 检查,明确脊髓受压情况,除外脊髓其他病变,如脊髓纵裂、脊髓空洞症等。三维 CT 可观察脊柱侧弯的立体影像(图 9-15)。

【鉴别诊断】

1. 脊柱结核　当有椎体一侧破坏、压缩时,常出现脊柱侧凸畸形或后凸畸形,有低热、盗汗等中毒症状,脊柱活动受限,局部叩击痛等。X 线片表现椎间隙狭窄和椎体骨质破坏,或有寒性脓肿等。实验室检查示血沉加快。

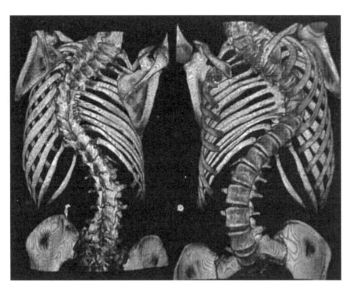

图 9-15　脊柱侧弯三维 CT 立体影像

2. 脊髓空洞症　当患者存在脊柱侧凸和神经障碍时,应考虑脊柱侧凸合并本症。通常在脊柱畸形的平面可查出阶段性分离性感觉障碍,在病变范围内,痛觉、温度觉消失而触觉与深部感觉相对完好。

【治疗】

先天性脊柱侧凸的进展程度影响治疗方式的选择,而先天性脊柱侧凸的进展则取决于畸形类型和发病部位。治疗的目的包括:矫正畸形、获得稳定、维持平衡。

(一) 非手术治疗

1. 观察　主要目的是观察侧凸畸形是否发展。适用于自然史不清的病例。非进展性侧凸在生长高峰期(0~5 岁,10~15 岁)需要定期观察,每年拍摄 2 次高质量的 X 线片。对于预后很难确定的多发畸形患者,观察也有一定的益处。

2. 支具治疗　先天性脊柱侧凸的畸形非常僵硬,支具治疗多数无效;对于少数自然病史为良性的先天性脊柱侧凸可采用支具治疗。支具治疗期间侧凸仍然加重,则应行手术治疗。常用的支具有以下 2 种:

(1) Milwaukee 支具(图 9-16):用经躯干的伸缩性钢条联结骨盆部皮套或塑料套。钢条上端连一颈圈,在最隆凸部位侧方加一压垫,联结在钢条上。目前使用 3 条钢条,前方 1 条,后方 2 条,目的是避免前方 2 条钢条压迫女孩双乳。原来的支具有下颌托、后枕托,但下颌受压,致使发育不良,现改用颈圈,对主弯在上胸椎的侧凸矫正更为有效。一般要穿戴至骨发育成熟。

(2) Boston 支具:不能延伸,没有牵引力,适用于胸腰段侧凸。用聚丙烯材料制成,轻而牢固,可穿在衣服内。

3. 石膏矫形固定　适用于 3 岁以下婴幼儿、不宜采用支具者。Risser 定位石膏矫正(图 9-17):患者在牵引矫形下打石膏,包括双肩、骨盆用石膏固定。在胸腹部开窗,以利呼吸。背侧凹侧也开窗,以利于肋骨扩张。每隔 3 个月更换石膏 1 次。畸形不再进展后,可改用支具维持固定。

4. 电刺激治疗　从理论上来讲,凸侧肌力增强有利于阻止侧凸的增加。因此,在凸侧

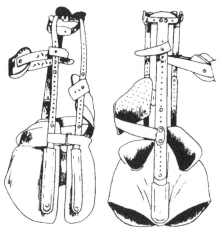

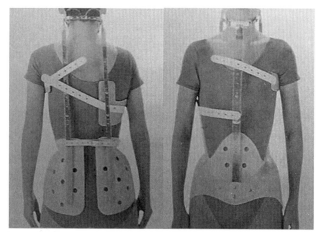

图 9-16 脊柱侧弯 Milwaukee 矫形支具

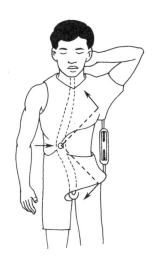

皮肤表面安放电极,刺激肌肉按时收缩,增加凸侧肌力,阻止侧凸的进展。现已被用于治疗年幼轻度的脊柱侧凸。

5. 体育运动法 包括肌力锻炼、医疗体操,适用于轻度的脊柱侧凸,通过有针对性地加强凸侧肌肉的收缩运动,阻止侧凸的进展。体育锻炼有利于全身肌肉的协调,加强腹肌、背部肌肉的力量,锻炼可因地制宜,特别是单杠、双杠、床边运动等,可以发挥躯干肌牵引力的作用。但必须持之以恒,才会收效(图 9-18)。

(二)手术治疗

严重或进展性先天性脊柱侧凸通常需手术治疗。手术方法的选择必须根据患者的具体情况而定,注意患者年龄、畸形种类(侧凸、后凸、前凸或联合畸形)、畸形位置、弯曲类型、畸形自然史以及是否合并其他系统先天性畸形。对于进展性弯曲,特别是支具治疗无效者,应尽早手术治疗。手术方法主要有以下几种:原位融合、凸侧骨骺阻滞、后路脊柱矫形融合、前后路联合脊柱矫形融合、半椎体切除脊柱矫形融合、非融合脊柱矫形固定、脊柱截骨矫形融合。

图 9-17 Risser 定位石膏加螺丝矫正杆

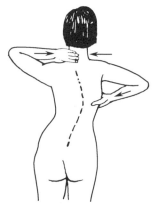

①肌肉的自动性锻炼

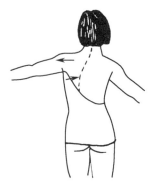

②借助石膏固定的肌肉锻炼

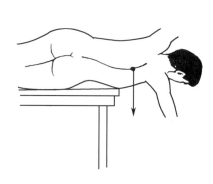

③卧床借助重力的脊柱锻炼

图 9-18 脊柱侧弯功能锻炼方法

【预防与调护】

1. 本病目前尚无有效的预防措施,但对有家族史者应做好产前教育及产后指导,对正常母亲妊娠期应教育指导需要注意的内外环境,避免发生胎儿的先天性畸形。对脊柱侧弯的发生应做到早发现、早诊断、早治疗,效果较好。

2. 锻炼及医疗体操对预防和治疗脊柱侧弯有一定效果,要持之以恒。平时要注意行、立、坐、卧的姿态,纠正不良习惯和错误姿势,减少随意性和懒惰表现。户外运动时避免外伤,注意避免从高处往下跳、避免身体撞击。横向的水平外力对脊柱的撞击是非常危险的。

3. 脊柱侧弯的术后调护及康复训练很重要,要听从医师的指导,循序渐进,不要操之过急,贵在持之以恒。

第四节　上肢畸形

一、先天性高肩胛症

先天性高肩胛症亦称高位肩胛,是以肩胛骨高于正常解剖位置为特征的一种先天性畸形,1891 年由 Sprengel 首次对该病病因详细论述,故又称 Sprengel 畸形。患侧肩部高于健侧,患肢肩关节上臂上举、外展和旋外活动受限,常合并先天性脊柱侧凸、半椎体、楔形椎等颈椎、胸椎畸形。

【病因病机】

在胚胎时期,颈椎旁的肩胛带自胚胎的第 4 个月起逐渐下降至第 2~7 肋间,形成肩胛骨。由于受遗传、子宫内压力过高或肌肉组织缺损等因素的影响,肩胛带的下降过程受阻,不能到达正常解剖位置,则形成高位肩胛。由于下降过程中断或受阻,使肩胛骨处于胸廓后较高处,肩胛骨正常发育受到影响,发生形态结构的变化。

1. 骨性结构变化　肩胛骨的位置高,常较健侧高 3~10cm。有时高位的肩胛骨几乎与枕骨相接,其上部向前弯曲呈钩状,超过胸廓的顶部;而其内缘与下角均向内移,甚至接近或紧靠邻近椎体的棘突。肩胛骨体一般发育很小,并可与邻近的颈椎与上胸椎的棘突异常联结(包括骨性、软骨性或纤维性联结)。可合并脊柱侧凸、椎体阙如、肋骨融合及肋间隙变窄等畸形。

2. 肌性结构变化　肩胛骨的诸组肌肉部分或完全缺损,肩胛提肌和菱形肌变得纤细并有不同程度的挛缩或纤维化。

【临床表现与诊断】

(一)病史

无特殊病史。

(二)症状与体征

患儿呈耸肩短颈的外形,多见于单侧肩胛骨,肩胛骨向上、向前变位,两侧肩胛骨不对称,患侧高于健侧,肩关节上举、外展和旋外活动有一定限制。部分病例可触及肩胛骨 - 椎体骨桥或纤维束条,胸锁乳突肌可有挛缩,肩胛周围的肌力不足,可伴有脊柱侧凸和后凸畸形(图 9-19)。

（三）影像学检查

X 线检查:表现为肩胛骨位置升高,肩胛上角位于第 4 颈椎至第 1 胸椎,肩胛骨发育较小,近似方形或三角形,肩胛上角变尖,肩胛下角内收且逆时针旋转,下角升高,上界可超过胸廓高度,肩胛骨的腋缘与脊柱缘之间(横径)宽度增加,下角转向腋部,内上缘转向脊柱,可见肩胛骨与脊柱有骨桥相连以及其他的胸椎、颈椎及肋骨畸形。

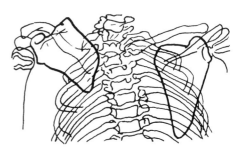

图 9-19 先天性高肩胛症

【鉴别诊断】

本病需与冈上肌肌腱断裂相鉴别。

冈上肌肌腱断裂:多发于成年,多有外力损伤史,伤后肩部疼痛和外展活动受限。肩关节外展时呈耸肩状,患者愈是用力,患肩耸得愈高,但肩外展超过 90°时,便可自动外展。病程长者,冈上肌肌肉萎缩,冈上窝部出现凹陷。

【治疗】

治疗目的是矫正畸形,改善肩关节功能。轻度畸形,功能障碍不明显者,可行非手术治疗;畸形严重,肩关节功能障碍明显的患儿,应手术治疗。

（一）非手术治疗

对于畸形不严重、无显著功能障碍者,加强功能锻炼和被动牵引,如肩关节外展、上举、下压及内收,以伸展、牵引短缩的肌肉,增进肩胛骨在胸壁的活动力,维持肩关节的最大活动范围,改善和增进肩关节的外展、上举和旋外功能。

（二）手术治疗

适用于畸形严重,功能障碍明显的患儿。手术适宜年龄尚不统一,一般认为手术的最佳年龄为 3~7 岁,超过这个年龄界限,手术可能导致臂丛牵拉性损伤。如合并其他脊柱及肋骨的严重畸形,预计术后功能改善不大,则不予手术治疗。肩胛骨内上部和肩胛骨 - 椎体骨桥切除术、Woodward 手术是常用的手术方法。

【预防与调护】

加强患侧主动与被动的功能锻炼,伸展牵引缩短的肌肉,以改善上肢外展和上举功能。

二、并指畸形

并指畸形是指两个或两个以上手指部分或全部组织先天性相连,是一种常见的先天性手部畸形,少数患者有家族史。

【病因病机】

并指畸形与胚胎时期手指分化障碍有关。胚胎发育到第 4 周时,上肢芽的末端开始分化为手指,至第 8 周时手指分化完成。如果手指分化末期,胚胎受到极轻微损伤,使手指分化停止,导致并指畸形,并指处常伴皮肤短缺、骨畸形和血管神经畸形。

【临床表现与诊断】

（一）症状与体征

常见两指并连,也有三指或四指并连,甚至五指并连者,以中指、环指相并连最多见,其次是环指、小指并连,约半数患儿有双侧性并指。并连长度不一,有的为局部并连,有的为全部并连。并连的深浅多样,有的仅是皮肤和皮下组织的并连,有的则连指骨亦紧密相并,有的为骨性融合的骨性并指,有的并指只有一组肌腱、神经、血管束。若并指的指骨间关节或掌指关节不在同一水平面,则影响关节功能。

（二）影像学检查

X 线检查:可明确并指是否有骨性融合。

【鉴别诊断】

本病根据临床表现和 X 线摄片可明确诊断,不需鉴别诊断。

【治疗】

并指畸形通常需要手术治疗。手术一般在学龄前后为宜。若并指严重或明显影响手的功能应提早手术(在 2 岁左右),以免影响手与上肢的发育;若并指较轻而功能尚好者,可推迟手术至少年期或不手术。分离并指间的皮肤时,应采用锯齿状切口(图 9-20),不做直线切口,避免形成皮肤直线瘢痕挛缩。手术时分指要彻底,通过皮瓣成形术,采用皮瓣移植重建指蹼,遗留的创面也要游离植皮,以减少瘢痕面积,使并指分离后具有良好的功能。对于多个手指并连,要分期手术矫正,以免造成中间手指缺血坏死。常用手术方法有:矩形皮瓣法、三角形皮瓣法。

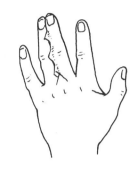

图 9-20　并指畸形手术切口

【预防与调护】

术后加强手部功能锻炼。

三、多指畸形

多指畸形是指位于正常手指上形成的指状赘生,包括手指、手指的指骨、单纯软组织成分或掌骨等的指状赘生,是临床上最常见的先天性手部畸形。

【病因病机】

目前多指畸形的病因尚未明确。部分患者有家族遗传病史或有隔代遗传的家族史。在胚胎发育过程中,由于致畸因素(如部分药物、病毒性感染外伤、放射性物质或环境污染等)的影响,肢芽胚基分化早期受到损害,外胚层顶脊发育异常而致本病的发生。

【临床表现与诊断】

（一）症状与体征

患者出生后,手指数目的增多易于发现,可分为桡侧多指、尺侧多指及中央多指,可以单个手指多指畸形,也可以是多个手指多指畸形。通常多见于拇指桡侧和小指尺侧。多指的形态结构不一,从仅以皮蒂相连的软组织赘生物到一个具有完整组织结构的手指,甚至与正常手指难以区别。

（二）影像学检查

X 线检查:可明确多指的骨关节情况。

【鉴别诊断】

本病根据临床表现和 X 线摄片可明确诊断,不需鉴别诊断。

【治疗】

多指畸形需手术治疗。手术矫正不仅要恢复正常手部的外观,更重要的是重建手部功能。手术前必须明确所要切除的是多指,其外观和功能不正常,而且 X 线片显示靠近近端骨骺阙如或不发育。功能正常或接近正常的正指应予保留。

应把握好手术时机,皮蒂相连的软组织多指于出生后即可切除;无严重畸形的多指和多个多指者,于出生后 3~6 个月手术;有严重畸形,需要掌指骨截骨矫形的多指应在 1 岁以后手术;对掌功能重建,则应在 3 岁以后为宜。皮蒂相连的软组织多指只需切除及局部皮肤整形,具有骨关节的多指除了多指切除以外,还需进行相关骨关节畸形矫正、韧带修复及皮肤整形等。

【预防与调护】

术后加强手部功能锻炼。

第五节 下 肢 畸 形

一、发育性髋关节发育不良

发育性髋关节发育不良(developmental dysplasia of the hip,DDH),又称先天性髋关节发育不良、发育性髋关节脱位,是先天性或婴儿及儿童期发育性髋关节结构异常的统称,发病率在 1‰左右,女孩的发病率约为男孩的 6 倍,左侧约为右侧的 2 倍,双侧约占 35%,是较为常见的先天性畸形之一,主要由于髋臼、骨盆、股骨头、股骨颈,以及关节囊、韧带和髋关节周围肌肉先天性发育不良或异常所致。根据病情严重程度,可分为髋臼发育不良、股骨头半脱位(部分脱位)和股骨头完全从真臼脱位。在新生儿期,真正的先天性髋脱位之股骨头可从真臼脱出和复位,但年龄较大儿童的先天性髋脱位,股骨头则为持续性脱位,股骨头和髋臼也发生继发性改变。

【病因病机】

(一)病因

先天性髋关节发育不良的病因学说包括机械学说、激素学说(引起关节松弛)、原发性髋臼发育不良和遗传学说等。目前较统一的观点为:本病与遗传、地区、种族、家族、性别、季节、胎位、出生后伸直内收位的错误包裹方法、髋关节及其周围组织发育不良等因素有关。本病有明显的家族史,患者的家族中发病率达 20%~30%。胚胎期髋臼、关节囊和韧带等结构发育不良或异常也是本病的主要原因。另外,由于子宫内压力的影响、孕妇妊娠期患病或外伤等子宫内外环境的改变,以及臀位胎儿,都可能与本病的发生有密切关系。臀位产使髋关节在异常的屈曲位置上遭受机械压力,容易引起股骨头脱位。出生后婴儿的不良体位习惯也是导致本病的重要因素之一,若婴儿在襁褓中髋关节呈伸直位,可使该病的发病率增加。

(二)发病机制

先天性髋关节脱位的病理变化包括骨质变化及周围软组织改变两部分。

1. 骨与关节变化

(1)髋臼:髋臼变小变浅,臼内充满脂肪纤维组织,髋臼盂唇增厚。髋臼后上方由于股骨头的挤压形成假臼,髋臼前缘内上方也可有缺损,臼内的股骨头韧带由于长期牵拉而增粗。

(2)股骨头:脱位后股骨头失去与髋臼的正常刺激,早期股骨头发育延迟,股骨头变小,骨化中心出现得晚。随着年龄的增长,脱位后由于髋骨的压迫使股骨头受压处扁平。

(3)股骨颈:股骨颈变粗短,前倾角变大,一般在 60°~90°。

(4)骨盆和脊柱:髋关节脱位侧的骨盆往往伴有发育不良情况,髂骨翼倾斜,可伴脊柱侧弯。

2. 髋关节周围软组织变化

（1）盘状软骨：在胚胎期，由于机械刺激等因素的影响，髋臼内出现肥大的盘状软骨，髋臼难以容纳股骨头，这是导致髋关节脱位的主要原因。

（2）关节囊：由于股骨头脱离髋臼向外向上脱位，使关节囊拉长，髂腰肌经过关节囊的前方可使之出现压迹，引起关节囊挛缩，甚而使关节囊形成哑铃状，阻碍股骨头复位。

（3）圆韧带：脱位后的圆韧带改变不一，部分患者拉长、增宽和肥厚，部分圆韧带消失。

（4）肌肉：由于股骨头向上脱位，大腿内收肌群及髂腰肌明显缩短，后侧肌群包括臀肌亦有缩短，肌力减弱，影响关节稳定性，出现摇摆步态。

（5）筋膜：臀筋膜有挛缩，髋关节内收受限。

【临床表现与诊断】

先天性髋关节发育不良的临床表现因患儿的年龄不同而异，在新生儿和婴儿期进行细致的临床检查特别重要，因为在这个年龄组依靠 X 线检查诊断先天性髋关节发育不良不太可靠。因此，根据患儿的年龄不同，其临床表现和诊断方法也不相同。

（一）临床表现

1. 新生儿和婴儿期　症状不明显，若有以下体征，则高度怀疑髋关节脱位的可能。

（1）患儿会阴部增宽，双侧脱位者较单侧更为显著。

（2）两下肢长短不一，且患侧下肢活动力较差，常处于屈曲位，不愿伸直，牵拉时可伸直，松手后又呈屈曲状。蹬踩力量低于另一侧。一侧（患侧）髋关节较不易向外展开。

（3）臀部、两侧大腿内侧、鼠蹊部或会阴部之皮肤皱褶不对称，患侧皮纹较健侧皱褶增多、加深，一侧（患侧）的大腿粗隆向上外凸起。

（4）在为患儿更换尿布时，髋关节部位可闻及弹响声，被动外展困难。

（5）外展试验（又称蛙式试验）阳性：患儿仰卧位，检查者位于患儿的臀侧，双手握住患儿双下肢，使其屈膝屈髋 90°，两手握住患儿双膝同时外展、外旋，正常膝外面可触及床面，当外展一定程度受限而膝外侧不能触及床面，则为外展试验阳性。

（6）Ortolani 试验及 Barlow 试验阳性：患儿仰卧，检查者双手握住患儿双下肢，拇指放于大腿内侧小转子位置，其余四指放于股骨大转子处。首先保持患儿双侧髋关节、膝关节屈曲 90°，然后轻轻外展双侧髋关节，并用手指向前方推顶股骨大转子，此时，检查者可感到股骨头滑入髋臼时的弹响声，即为 Ortolani 试验阳性。Barlow 试验与此相反，检查者拇指向外上方推压股骨头，若感到股骨头从髋臼内滑出于髋臼外弹跳，即为 Barlow 试验阳性，说明髋臼发育不良。一般应用于新生儿期检查髋臼发育不良，超过 3 个月者，即使检查阴性，也不能排除髋关节脱位。

（7）Allis 征阳性：患儿仰卧，双膝屈曲，双足底平放在床面，双足跟对齐，观察双膝高低差，患侧膝平面低于健侧。

（8）套叠试验阳性：适用于新生儿检查。患儿仰卧，屈髋 90°、屈膝 90°，医者一手压迫两侧髂前上棘以固定骨盆，一手握住膝关节向下推动，感到股骨头向后脱出，当上提膝部时，股骨头又进入髋臼，称为套叠试验阳性，提示髋关节周围软组织松弛，容易脱位。

2. 幼儿及儿童期　进入幼儿及儿童期，发育性髋关节脱位的症状较新生儿期明显。此期已开始步行，患儿可有典型症状。

（1）走路较晚，步态异常：患肢短缩，行走时呈摇摆状跛行、Trendelenburg 阳性步态。双侧髋关节脱位,患儿出现典型的"鸭步"。患儿大约 2 岁才能站立行走,晚于正常幼儿。本病幼儿站立时臀部向后突出,腰部明显前凸。

(2) 臀部扁而宽,股骨大转子突出,如为双侧脱位,表现为会阴增宽,臀部后耸,腰前凸增大。

(3) 正常情况下,患侧屈髋屈膝各 90° 并旋转小腿时,可在腹股沟韧带深面触及活动的股骨头。髋关节脱位时,腹股沟韧带深面空虚,而在臀部触及活动的股骨头。

(4) Allis 征阳性。

(5) 髋关节承重功能试验(Trendelenburg 征):适用于能行走后的幼儿检查。正常人单足站立时,臀中肌、臀小肌收缩,对侧骨盆上提,以保持身体平衡。如果站立时对侧骨盆不但不能抬起,反而下降,说明站立侧有先天性髋关节脱位,这是臀中肌、臀小肌松弛所致。

(6) 大转子上移,髂坐连线改变:正常情况下,自髂前上棘经大转子顶点至坐骨结节呈一条直线,称为髂坐连线。若股骨头向上脱位,大转子随之上移,而且髂前上棘、大转子和坐骨结节不在一条直线上。

(二)影像学检查

1. B 超检查 适用于新生儿和婴儿期诊断先天性髋关节发育不良。该技术具有无射线损害、对软骨组织敏感、允许重复操作等特点,广泛运用于青少年先天性骨骼肌肉系统疾病的普查。

2. 6 月龄以上婴儿,骨盆正位 X 线检查是先天性髋关节发育不良筛查诊断的金标准(图 9-21)。

(1) 髋臼指数(也称髋臼角)增大:自髋臼髂部斜面所引的斜行线,与两侧 Y 形软骨中点连线所形成的夹角,即髋臼角或髋臼指数。正常新生儿髋臼指数为 30°~40°,1 岁为 23°~28°,3 岁为 20°~25°。如果髋臼角超过此范围,提示髋臼发育不全、髋臼窝较浅,即使股骨头的骨化中心在髋臼内,以后仍可能脱位。

(2) Perkin 象限(波金方块):自髋臼顶最外侧的骨化边缘,向下画一垂线,与水平

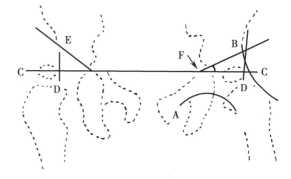

图 9-21 先天性髋关节脱位 X 线片测量法(右侧脱位,左侧正常)

A. Shenton 线;B. Simon 线;C. Hilgenreiner 线;D. 髋臼外缘向 Hilgenreiner 线做垂直线;E. 髋臼外缘;F. 髋臼角

的 Y 线将髋关节分成 4 个方块。正常股骨头骨化中心应在内下方块内,不在此方块,根据程度分为半脱位或脱位。新生儿和婴儿股骨头骨骺多未出现,可观察股骨近端干骺端的鸟嘴状突起,此突起应在内下方块。

(3) Von-Rosen 拍片法:双侧下肢伸直外展 45°,髋关节内旋位拍片。正常情况下股骨干中轴线向上延长,此线通过髋臼内侧。半脱位、脱位时此线通过髋臼外侧。

3. 幼儿及儿童期 X 线检查 股骨头骨骺已骨化,X 线片可见股骨头脱出髋臼,向外上方移位,股骨头骨化中心较健侧小,髋臼变浅、变小,髋臼指数增大。其他表现如下:

(1) CE 角(也称中心边缘角)减小甚至成负角:Parkin 线与股骨头中心至髋臼外缘(即髋臼顶部外侧上缘)连线相交之角为 CE 角,正常为 20°~40°。髋关节脱位者,CE 角减小或成负角。

（2）Shenton 线不连续：自股骨颈下缘开始与闭孔上缘及内侧画一条连续的弧线,正常为一条连续完整的弧线。若髋关节脱位或髋臼及股骨头有破坏,此线连续性中断。

（3）臼头指数减小：股骨头内缘到髋臼外缘的距离与股骨头最大横径之比为臼头指数,正常值为85%。臼头指数反映髋臼对股骨头的覆盖情况,髋关节脱位时覆盖面积减小,指数降低。

（4）股骨颈前倾角增大：髋关节侧位片可见股骨颈前倾角增大。

4. MRI 检查 MRI 不但可以显示骨性改变,同时可比较清楚地显示关节囊、韧带、关节盂唇及髋臼内的填充脂肪纤维组织。MRI 具有非损伤、无射线伤害、软组织分辨良好等优点。MRI 对于手术方案的选择也有一定的参考价值。MRI 冠状面能显示股骨头向外上方脱位,并可见关节盂唇与股骨头的关系;横断面可显示股骨头前后位的脱位以及髋臼发育的情况。髋关节脱位时,髋臼与股骨头的关系是三维立体的结构关系,因此常规的 MRI 二维成像有局限性,目前髋关节三维重建的 MRI 图像已出现,它对于手法或手术复位的随访情况均较普通 X 线检查优越。

【鉴别诊断】

1. 佝偻病 患儿走路时可呈两侧摇摆步态,两下肢向内或向外弯曲畸形,呈 X 形腿或 O 形腿,坐、立和走路都晚于正常幼儿,无跛行,腹部膨隆,常有方颅,肋骨串珠,胸骨前凸呈"鸡胸"。X 线片无股骨头脱位或半脱位征。

2. 先天性髋内翻 患儿走路时呈跛行步态或摇摆步态,髋关节外展明显受限,单足站立试验阳性,套叠试验阴性。X 线片可明确诊断。

3. 小儿股骨头坏死 又称股骨头骨骺骨软骨病。早期行走时呈跛行步态,髋外展、旋内活动受限,发病年龄在 3~9 岁,多发生于男孩,常伴患髋屈曲内收畸形。X 线片显示股骨头骨骺密度增高、囊性变,或骨骺破碎、变扁等,股骨头可稍向外移位,髋关节内侧间隙增宽,但股骨头仍在臼中,髋臼指数正常。

【治疗】

先天性髋关节脱位的治疗要根据不同年龄,采用不同的方法。总的原则是早期诊断、早期治疗。早期治疗方法简单,患儿痛苦小,效果好,并发症少。根据年龄不同可分为 3 组,即 1 岁以内、1~3 岁、3 岁以上。患儿在 1 岁以内,保守治疗的效果是最好的,患儿可以佩戴外展架,或者用蛙式石膏固定。1 岁以后的患者,需要尽早进行手术,髋关节术后要尽早进行功能锻炼并配合中药熏洗。

（一）1 岁以内

1. 手法复位 有髋关节脱位的患儿经轻手法即能复位,忌暴力手法。复位时将患儿双髋屈曲至 90° 后逐步外展,并将股骨大转子由外向前内方推压即可使其复位。

2. 固定 为了使复位后的髋关节保持在稳定状态,需用支具使髋关节保持在外展 70°、屈曲 70° 位 3~4 个月,以便髋关节正常发育,促使关节稳定。常用 Pavlik 挽具、连衣袜套等。

（1）Pavlik 挽具：为 1957 年 Pavlik 设计的被动制动支具,由胸带、2 个肩带和 2 个蹬带组成。该挽具使两下肢屈曲 90°,由于两下肢本身的重量而自然下垂达到外展位,使髋关节自然复位并维持复位位置,有利于髋关节的发育和塑形,同时髋关节可以做一定范围的活动（图 9-22）。

（2）连衣袜套：由无袖衣、袜套和连接带组成,通过连接带调整髋关节的屈曲、外展位,承受压力分散均匀,穿戴舒适,外形美观（图 9-23）。

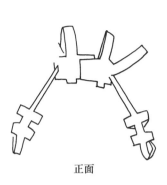

正面

图 9-22　Pavlik 挽具

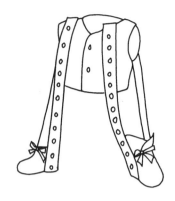

图 9-23　连衣袜套

（二）1~3 岁

当患儿到达爬行阶段（约 6 个月），支具逐渐成为束缚患儿活动之物，治疗效果下降。该阶段的治疗应包括术前牵引、内收肌松解、闭合手法整复。若闭合手法整复失败，应做切开复位。

1. 牵引　克服髋关节周围软组织挛缩，使股骨头牵引至髋臼水平。牵引时间一般不超过 2 周，防止因牵引过久，发生失用性脱钙。对复位前内收肌挛缩者，做经皮内收肌切断术，有利于复位，并减少股骨头缺血性坏死的发生。经牵引准备后，即可行轻柔的手法整复。

2. 闭合手法整复　患儿仰卧位，麻醉后，助手固定骨盆，术者将患侧髋、膝关节各屈曲 90°，沿大腿长轴方向牵引，同时压迫大转子部位，使股骨头纳入髋臼内，此时常可触及或听到弹响。复位时手法应轻柔、缓慢。如果手法复位失败，应施行切开复位。

3. 石膏外固定

（1）蛙式石膏外固定：患儿尚未能站立前，可采用该固定法。复位成功后，用蛙式石膏固定，即髋关节屈曲 90°、外展 70°、中度旋外位。一般 2~3 个月更换一次石膏，每次更换石膏都适当减小外展度数，更换石膏前均需要拍摄 X 线片以证实股骨头在髋臼内的位置。如发现脱位者，须再行复位。当患儿可以站立后，则采用"人"字石膏外固定，避免股骨头发育受限及产生缺血性改变。

（2）"人"字石膏外固定：复位成功后，采用"人"字位石膏外固定，使髋关节外展 80° 左右，膝关节稍屈曲，石膏固定后患儿可以带石膏踩地活动。解除外固定后，应对患儿进行髋、膝关节功能锻炼，使双髋关节恢复至功能位置，然后测定股骨颈前倾角度，如前倾角大于 30°，应用双下肢外展内旋石膏固定 3 个月。解除石膏后，如过大的股骨颈前倾角仍未纠正，可以继续随诊观察 1 年左右，再决定是否进行股骨近端外旋截骨术。

4. 截骨手术　对于早期有症状但发病时间较短的患者，应休息为主，配合口服消炎镇痛药、软骨营养剂，对于服用中药等保守治疗效果不佳、关节功能较差、有明显骨性关节炎的患者，可行髋臼周围或股骨侧截骨手术。截骨手术通过改善股骨头和髋臼匹配关系以及应力分布，从而预防和延缓关节炎的发生。

（三）3 岁以上

3 岁以上的患儿，由于体重的增加，髋关节病理损害严重，手法复位的成功率很低，需要进行切开复位和髋骨截骨术等以加深髋臼，维持复位后的稳定性。术前采用骨牵引，以松弛挛缩的软组织，使股骨头牵至髋臼水平，利于手术复位，防止因肌肉挛缩而发生再脱位及股骨头缺血性坏死。先天性髋关节发育不良患者多于 50 岁以后出现骨性关节炎的表现,随着年龄的增长,骨性关节炎的症状日益加重,晚期骨性关节炎患者的关节软骨磨损严重、骨质增生明显、关节间隙严重狭窄甚至消失。先天性髋关节发育不良患者常常合并较严重的髋关节脱位,表现为明显跛行、髋部疼痛难以缓解、髋关节活动严重受限,休息和药物治疗无效,对于此类患者,通常采用人工髋关节置换术治疗。

1. 切开复位术 适应证:影像学表明髋臼发育良好,复位后比较稳定。手术时采用髋前外侧切口,充分清理关节囊周围粘连组织,髂腰肌做 Z 形延长,清理髋臼内充填物,加深和扩大髋臼,然后将髋关节旋内,同时牵引患肢,轻压大转子,使股骨头入臼。术后石膏固定 6 周。

2. 髋臼成形术 适应证:①年龄较大,髋臼发育不良,髋臼指数大于 45°,髋臼不能容纳股骨头者;②手法或手术复位后,髋臼仍然发育不良,股骨头仍处于半脱位或全脱位者;③年龄大(7 岁以上),耻骨联合软骨已骨化,虽髋臼指数未超过 45°者,也可行该手术。

3. 髂骨截骨术(Salter 截骨术) 适应证:患儿年龄在 18 个月至 6 岁;股骨头与髋臼达到同心性复位;术前髋关节功能正常。

4. 髋关节囊周围髂骨截骨术 适应证:年龄较大,比较严重的髋臼发育不良的患儿。

5. 髋臼造顶术(髋臼成形术) 适应证:大年龄儿童髋臼发育不良、髋臼指数 >45°者。

6. 骨盆三骨联合截骨术 适应证:①大龄儿童无严重股骨头畸形,髋臼、股骨头比例基本匹配,但发育很差者;②体质好,无其他器官严重畸形者。

7. 骨盆内移截骨术 适应证:青少年患者。髋关节半脱位,股骨头、髋臼比例不协调,髋臼浅,股骨头大,大部分股骨头未被髋臼所覆盖。

8. 髋臼延伸术 适应证:①任何年龄的儿童髋关节半脱位和髋关节脱位复位成功后仍有髋臼发育不良,或不能完全达到同心圆复位者;②采取骨盆截骨术也不能达到髋臼完全覆盖股骨头者。

9. 成人人工髋关节置换术 适应证:伴有严重髋关节疼痛和跛行,对髋关节功能要求较高的先天性髋关节脱位成年患者。

【预防与调护】

对孕产期妇女及家庭成员进行相关知识教育,是预防本病发生和获得早期诊断的关键。已明确诊断者,对患儿家长进一步教育,使之配合治疗,则是获得最佳疗效的保证。主要包括:

1. 发病的危险因素 如臀位胎产史、阳性家族史及不正确的抚育方式等。

2. 患儿下肢可疑情况的观察 如下肢活动减少,或双下肢活动能力不一致,或牵拉下肢时出现异常哭闹,或双下肢外观不对称等。

3. 对治疗及疗程的正确认识和心理准备 如患儿治疗初期不适应,治疗中发生某些可逆性并发症等,强调不可随意中断治疗。

4. 治疗过程中的观察及护理 对于早期无症状患者,治疗原则为预防或延缓髋关节骨性关节炎、髋关节脱位的进展。适当、合理的功能锻炼有助于延缓甚至免于手术治疗。功能锻炼提倡不负重运动与保护下负重活动相结合,如游泳、骑自行车、髋关节伸展运动以及非负重肌肉锻炼等。不主张髋关节过大范围活动,如打球、瑜伽、田径等。另外,日常生活与工作中应尽量避免长时间负重行走或站立。应加强并发症的观察,正确的康复训练,严格的定期随诊等。

二、先天性髋内翻

先天性髋内翻(congenital coxa vara)或称发育性髋内翻,是由于股骨颈的颈干角在幼儿时期呈进行性减小,导致跛行日益加重的一种先天性畸形。临床上较少见,约占新生儿的1/25 000,多为单侧发病,约30%为双侧病变,女性多于男性。颈干角是由股骨颈与股骨干两者的轴线构成的钝角,在儿童期为135°~145°,成人为110°~140°。若颈干角<110°,则称为髋内翻。

【病因病机】

（一）病因

先天性髋内翻的病因尚未有定论,有家族遗传史,与先天性股骨颈骺板发育异常有关。

（二）病理过程

股骨头内侧与股骨颈交界处见三角形骨缺损区,又称骨发育不全区。由于该区处于股骨颈的主要负重力线径路上,使股骨颈承重能力下降;同时该线的近端为骺软骨板,患儿站立行走负重后,颈干角呈进行性减小,髋内翻日益加重,大转子上移,最后髋内翻畸形呈手杖形(图9-24)。

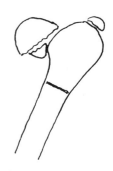

图9-24　先天性髋内翻

【临床表现与诊断】

（一）症状与体征

早期患肢以髋痛为主,患肢无力易疲劳,行走时身体摇晃、跛行。站立时,患肢呈外旋及轻度内收位,骨盆斜向患侧,脊柱侧凸畸形,双侧病变表现为腰前凸增大。患侧臀肌萎缩,臀沟比健侧下降,Trendelenburg征阳性。患者仰卧位检查,腹股沟部可触及增生的股骨头颈。大粗隆顶点高出髂坐线,患髋外展、内旋及后伸受限,但内收、外旋及屈髋可正常。

（二）影像学检查

X线检查:颈干角减小,股骨颈内侧与股骨头接壤处可见一三角形骨块。该三角形骨块密度减低,呈倒V形,为骨质发育不良区;其边缘与周围骨质有明显界限,内侧界为股骨头的骺线,外侧界为X线透亮增加的发育异常区域;随着年龄的增长、体重的增加,局部薄弱的透亮带更加增宽与变直,髋内翻愈加严重。晚期股骨头呈椭圆形,髋臼变浅,颈干角达90°以下。

【鉴别诊断】

1. 先天性髋关节脱位　先天性髋关节脱位由于股骨头位于髋臼之外,套叠试验阳性,而后期髋关节功能受限显著,X线片可明确诊断。

2. 多发性骨软骨发育不良　多发性骨软骨发育不良也有跛行,但以身材矮小为特征,累及四肢,有家族史。

3. 股骨颈骨折　先天性髋内翻与股骨颈骨折均有跛行步态,但后者有明显的外伤史。

【治疗】

治疗原则:一般认为对先天性髋内翻的病儿,应早期进行矫正手术,不宜采用非手术治疗。随年龄增长,负重活动频繁,颈干角会越变越小,甚至代偿而出现其他畸形,使手术效果不佳。

（一）非手术治疗

轻度髋内翻(颈干角大于100°):X线检查异常透明带较窄,其方向接近水平,而且病情进展较为缓慢者,可先试用非手术疗法,包括用坐骨负重支架减轻髋部负重,小针刀、手法松解髋周软组织挛缩等,如果非手术治疗效果不佳,则应尽早手术治疗。

(二)手术治疗

如果颈干角小于100°,须手术矫形,加大颈干角,恢复其正常的生理压应力,消除剪应力。手术目的是通过截骨矫形,把原来垂直的骨骺线,变成水平骨骺线。截骨方式主要有股骨转子下斜行截骨术、股骨转子楔形外展截骨术、股骨转子间倒 V 形插改角截骨法。手术时要避免损伤股骨近端骨骺,避免骨骺早期融合;截骨后应充分外展髋部,防止髋内翻复发。

【预防与调护】

进行必要的肌力和关节活动度训练,配合髋周软组织挛缩的手法松解等,以防止肌肉萎缩及关节活动度的受限。术后患者如有石膏固定,应注意外固定并发症。患肢用髋"人"字石膏固定或皮肤牵引,儿童牵引重量约为2kg。6~8周后可去掉牵引、拆除石膏,在床上活动。去除外固定后,注意关节功能的康复训练。经 X 线片检查证明截骨已愈合后,可下地行走。

三、膝内翻、膝外翻

膝内翻、膝外翻是常见的下肢畸形,寒冷地区的发病率高于温热地区。

膝内翻俗称 O 形腿,当两下肢自然伸直时,以膝关节为中心,股骨和胫骨形成一个向内的弧度,双足并拢后,两膝内侧之间有 O 形间隙(图 9-25);如果为单侧小腿畸形,则为 D 形间隙。

膝外翻与膝内翻相反,指两下肢伸直时,以膝关节为中心,股骨和胫骨形成一个向外的弧度,两膝相碰时,双踝不能并拢,下肢呈 X 形,故又称为 X 形腿(图 9-25);如果为单侧畸形,则表现为 K 形畸形。

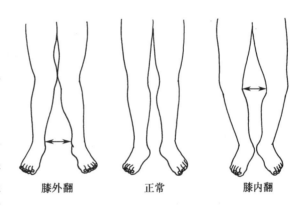

图 9-25 正常下肢与膝外翻、膝内翻对比

【病因病机】

(一)病因

膝内翻、膝外翻的病因较多,主要与缺钙、遗传、走姿、站姿及坐姿有关,其中前两者是内因,后三者是外因。

(二)发病机制

1. 膝内翻 膝内翻按发病机制可分为先天性膝内翻和发育性膝内翻两种。

(1)先天性膝内翻:与胚胎发育障碍有关。胚胎发育障碍可引起股骨远端骨骺发育异常或胫骨近端骨骺发育异常,导致膝内翻。

(2)发育性膝内翻:缺钙是发育性膝内翻的发病基础。佝偻病患儿往往伴膝内翻,这是由于维生素 D 缺乏、日晒不足、腹泻、内分泌紊乱等因素,导致钙的缺乏,进而骨软化,在负重的影响下,股骨和胫骨向外突出呈弓状,且胫骨向内旋转,导致膝内翻。另外,膝关节化脓性感染、膝关节结核、骨骺损伤、骨折畸形愈合以及半月板损伤等原因,也可引起膝内翻。

2. 膝外翻

(1)先天性膝外翻:先天性膝外翻也与胚胎发育障碍有关。当胚胎发育障碍使胫骨向外旋时,则导致膝外翻。

(2)发育性膝外翻:各种因素所致的缺钙及股骨或胫骨发育异常,相关创伤、骨病导致的股骨、胫骨以及膝关节畸形,形成膝外翻。

【临床表现与诊断】

(一)病史

患者多有佝偻病史或幼年时长期腹泻史,以及股骨、胫骨或膝关节创伤或感染病史。

(二)症状和体征

1. 膝内翻

(1)患者行走时呈左右摇摆步态,两膝内侧无法接触,小腿旋内畸形,甚至足部也呈轻度旋内畸形,膝关节向外侧突起,患侧小腿外侧隆起,肌肉发达。

(2)由于内翻导致膝部软组织劳损,所以常伴膝关节疼痛,膝关节内侧压痛。

(3)股骨内侧髁间距测量:股骨远端内侧髁间距反映膝内翻的程度,间距越大,膝内翻程度越重。测量时两下肢自然伸直,双足并拢,然后测量股骨远端内侧髁间的距离。

2. 膝外翻

(1)轻度膝外翻没有明显的临床表现,若膝外翻明显,小腿明显向外旋转,患者行走不灵活,步态异常,即双膝摩擦(故称碰膝症),两足分开。

(2)常伴膝部、小腿后侧或大腿前部疼痛,可合并髌骨脱位、扁平足等畸形。

(3)双内踝间距测量:双内踝间距反映膝外翻的严重程度,距离越大,表示外翻程度越严重。测量双内踝间距离时患者仰卧位,两下肢自然伸直,双侧膝关节靠拢,然后测量双内踝间最短距离。

(三)影像学检查

1. 膝内翻　膝内翻主要观察膝关节正位片,以明确畸形部位和严重程度。膝内翻者可见胫骨角加大,膝关节面倾斜,股骨内髁发育小,骨骺线在凸侧增宽,骨干内侧骨皮质较外侧增厚。若有佝偻病者,则骨骺边缘不清,骺板增厚,预备钙化带模糊,呈毛刷状骨质疏松。此外,还可在 X 线片上确定两股骨远端内侧髁间距离。

2. 膝外翻　对膝外翻患者,需测量胫骨和股骨纵轴所成的夹角即胫股角,以判断膝外翻及外翻程度,所以要拍摄两侧股骨和胫骨全长,并进行两侧对比。正常膝关节有 5°~15° 外翻角,大于此角应考虑膝外翻。

【鉴别诊断】

1. 外伤导致的胫骨近端或股骨远端骺板早闭引起的发育畸形　有明显的外伤史,骺板闭合必定偏向一侧且有骨桥形成。

2. 佝偻病　全身骨骺板均受累,病变广泛,骺板增宽、边缘不清,临时钙化带模糊,呈毛刷状改变,骨质稀疏,还有方颅、鸡胸等畸形。

3. 胫内翻(Blount 病)　为儿童病理性膝内翻畸形的常见原因,胫骨近端内侧骨骺的获得性疾病,可能是遗传因素与发育因素共同作用的结果。本病多有家族史,其特征性的临床表现是胫内翻、内旋并膝反屈,60% 双侧发病,膝内翻进行性加重;X 线片表现为胫骨近端向内成角,胫骨近端骨骺内侧半变薄,呈鸟嘴样改变,骨骺形态不规则并内倾。

【治疗】

(一)膝内翻

应及早治疗,防止畸形加重。

1. 病因治疗 如由佝偻病引起者,应同时治疗佝偻病。

2. 非手术治疗 当内翻畸形不严重时,可在膝踝间加软垫,双腿用绷带缠绕固定,每日数次,间歇性固定,多在夜间使用,每次 1~3 小时;或用夹板捆绑矫正。内翻矫正后,再用支架长时期维持以防复发。

3. 手术治疗 非手术治疗效果不佳时,在患儿 5~6 岁以后,畸形趋于稳定,可通过截骨矫正术来矫正内翻畸形。手术时先将腓骨近段斜行切断,再截断胫骨近段外侧,矫正内翻,截断间隙植入骨块,术后石膏固定。

(二)膝外翻

1. 病因治疗 如有微量元素缺乏,如缺钙、磷,应给予相应的对症治疗。

2. 非手术治疗

(1)采用夹板固定法或布带捆绑法矫正后,再用支架长时间维持以防复发。

(2)手法治疗:按摩大腿肌肉,特别是内侧肌肉,包括股四头肌、内收肌、缝匠肌等,并结合练习主动运动,以增强膝外翻的拮抗力量;同时通过推拿手法松解下肢外侧软组织的挛缩,尽可能在骨弹性较大的时候矫正畸形。

3. 手术治疗 非手术治疗效果不佳时,在患儿 5~6 岁以后再施行手术。手术时在股骨髁骨骺线以上部分进行 V 形截骨术或楔形截骨术,术后石膏固定。

四、先天性马蹄内翻足

先天性马蹄内翻足是指先天性足下垂、内翻、内收畸形,形似马蹄状(图 9-26)。先天性马蹄内翻足是临床上最常见的先天性足部畸形,据统计,约占先天性足部畸形的 77%。国外报道其发病率高达 1‰~3‰。不同地区和种族发病率有所不同,中国为 0.39‰,男性发病多于女性,可为单侧发病,也可双侧发病,单侧略多于双侧,偶尔伴有并趾、多趾等其他先天性畸形。

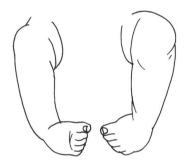

图 9-26 先天性马蹄内翻足

【病因病机】

(一)病因

病因至今尚未明确,目前主要倾向于与胚胎早期发育异常和胎儿足在子宫内的位置不正有关。

(二)病理变化过程

在发病初期主要以软组织异常和骨的排列改变为主,后期则出现明显的骨关节畸形。随着年龄增长,畸形日趋严重。先天性马蹄内翻足的主要畸形为三部分,即足跟内翻、前足内翻和距小腿与距下关节跖屈,呈马蹄状畸形。构成这些畸形有软组织和骨组织的病理变化。

1. 骨关节畸形 骨关节畸形随着年龄的增长呈进行性加重,早期主要表现为骨的排列改变。随着年龄的增长,尤其是站立行走后,跗骨及跖骨的形态变异和关节位移逐步加重,主要表现为:

(1)距小腿关节跖屈畸形,距骨前移,距骨滑车几乎从踝穴脱出。

(2)跟骨跖屈内翻,跟骨结节上提变小。

(3)足舟骨向内下方移位,距舟关节呈半脱位。

（4）跖骨呈明显内收畸形。

（5）由于足中、前外侧缘成为负重区，骰骨和第4、第5跖骨和趾骨代偿性粗大。

（6）严重者小腿胫骨远段也呈轻度旋内畸形。

伴随着以上骨关节的变化，患者足外形表现为足跟内翻、前足内翻以及距小腿关节与距下关节跖屈等畸形越来越明显，呈马蹄状畸形。

2. 软组织改变　随着骨的形态结构变化，患足软组织也出现相应的改变，主要是足内侧和足底的软组织短缩，跟腱、跖腱膜以及胫骨后肌、趾长屈肌、姆长屈肌等肌腱极度挛缩，足部外侧软组织及肌肉持续被牵拉而延伸。

【临床表现与诊断】

（一）症状与体征

1. 轻型　大多为1岁以内患儿，足轻度内翻下垂，足前部内收，足跟大小正常，腓肠肌轻度萎缩，足被动背屈、外翻时有弹性阻力，但可以矫正其内翻、内收畸形。足跖面出现皱褶。

2. 重型　畸形较严重，足部跖屈内翻畸形，足前部内收、内翻，足跟变窄小，小腿后肌群萎缩。行走时足外侧部着地，若为单侧畸形，行走时跛行步态，若为双侧畸形，则行走时呈摇摆步态。

（二）影像学检查

X线检查：距骨与第1跖骨纵轴线交叉成角大于15°，跟骨跖面和距骨纵轴线夹角小于30°。

【鉴别诊断】

1. 先天性多发性关节挛缩症　四肢多关节畸形，发病初期即有明显的骨关节改变。

2. 脑性瘫痪　肌张力增强，腱反射亢进，有病理反射以及其他脑受累的表现。

3. 脊髓灰质炎后遗症　有脊髓灰质炎病史，部分肌肉肌力下降或完全丧失，肌电图或体感诱发电位检查可明确诊断。

【治疗】

治疗越早，效果越好，应在出生后即开始进行。研究表明，新生儿时期是治疗先天性马蹄内翻足的最佳时机。本病的治疗目标是早期、完全矫正畸形并维持矫正至生长停止。治疗的方法依年龄和畸形类型加以选择，包括非手术治疗和手术治疗。

（一）非手术治疗

适用于轻型患儿。

1. 中药外洗　如舒筋活血汤足浴，可理气活血，舒筋通络，改善瘀血阻滞、筋脉痉挛而引起的关节疼痛、屈伸不利等症状，效果明显。每日1次，每次20分钟。

2. 手法治疗　由家属进行矫正。患儿仰卧、屈膝，家属用手掌握住患儿足底部，用另一手将前足推向外，矫正前足内收，握住足跟部的手使足跟外翻，然后在足跟外翻基础上背伸足跟部，以矫正其马蹄内翻足畸形。在矫正下垂时，切忌将前足强力背伸，应先将后跟向下拉，然后背伸。否则单纯将足前部背伸，将造成"摇椅足"畸形。每日2次。手法宜轻柔，免致骨伤，逐步加大矫正角度，忌暴力手法。畸形矫正后，用可调矫形支具固定。

3. 石膏外固定　先矫正前足内收内翻，然后矫正足跟内翻，最后矫正马蹄畸形。否则距舟关节和跟骰关节未恢复正常，此时矫正马蹄畸形，使仍处于脱位状态的距舟和跟骰关节交锁在一起，马蹄畸形不能矫正。若用暴力则会形成"摇椅足"，形成难以处理的困境，应绝对避免。当前足内收内翻、足跟内翻纠正后，手法矫正马蹄畸形有困难者，宜做皮下跟腱切断,以助矫正畸形,然后再上石膏固定。石膏固定范围应自足趾到腹股沟,并且要求膝关节屈曲 90°,以防石膏滑脱,也可防止胫骨内旋。手法治疗及更换石膏每周 1 次,6 周后每 2 周 1 次,畸形基本矫正后可延长至 4 周更换 1 次,直至完全矫正。

（二）手术治疗

适用于经非手术治疗无效的重型患儿。

1. 软组织松解术　适用于 6 岁以上、12 岁以下患儿,因为此阶段足部骨发育尚未成熟,不宜行截骨矫正。软组织松解术主要有跟腱延长术、足底腱膜松解术。

2. 截骨矫正关节融合术　适用于 12 岁以上的足部骨关节畸形基本定型的患者。手术时将距舟关节、跟骰关节、跟距关节 3 个跗骨间关节融合以及跟骨截骨,以矫正内收、内翻及跖屈畸形,同时做足底腱膜松解术和跟腱延长术或肌腱移位术等,以保持矫正后足骨关节正常的力学平衡。

【预防与调护】

由于该病与母体条件、胚胎发育、宫腔环境等因素有关,因此应注意妊娠期卫生,避免使用不必要的药物,预防病毒和细菌感染。孕妇宜穿宽松的衣服,给胎儿发育创造良好环境。婴儿出生后一旦出现马蹄内翻足,应指导家长掌握按摩手法技巧。

五、扁平足

扁平足又称平足症,是由于足部骨、关节、韧带的结构异常,导致足弓下陷甚至消失,为常见的足部畸形。足弓低平者较为常见,但是并非全部都出现临床症状,尤其值得注意的是在婴幼儿时期,由于足弓下方存在较厚的脂肪垫,足弓尚未显现,随着年龄的增长,脂肪垫变薄,足弓在外观上明显表现出来。有临床症状的扁平足,部分合并足跟的外翻或足前部外展畸形。

【病因病机】

（一）病因

可分为先天因素和后天因素。

1. 先天因素　由于遗传因素或足骨发育畸形等原因,导致足弓扁平。

2. 后天因素　主要有慢性劳损、足部外伤、足骨关节病、中枢性疾病等因素。

（1）慢性劳损:如长期站立过久,长途行军或负重过多,导致构成足弓的关节韧带和肌肉松弛、薄弱,使足弓下陷。

（2）足部外伤:足部创伤后,如跟骨骨折、楔骨骨折,骨关节畸形愈合或韧带断裂,可导致足弓低平。跟骨骨折后,跟距关节、距舟关节、跟骰关节等发生创伤性关节炎,也可引起扁平足。

（3）足骨关节病:包括类风湿关节炎、足骨关节结核等。

（4）中枢性疾病:脊髓灰质炎后遗症、脑性瘫痪等中枢性疾病,由于足部肌肉失去神经的正常支配,肌力减弱或麻痹痉挛,导致扁平足。

（二）发病机制

在软组织方面,其发病机制主要是连接跟距关节、距舟关节和舟楔关节的韧带松弛,使跟骨内旋,其前端向背侧及外侧移位,距骨反向移位,跟舟跖侧韧带更加松弛,无法支持距骨头,使足纵弓降低;此外,跟距韧带松弛致使跟骨外翻,加剧了足纵弓下降。在骨关节方面,其发病机制主要是损伤后足骨关节向跖侧成角畸形愈合,导致足弓低平。

【临床表现与诊断】

（一）病史

可有家族遗传、足外伤、慢性劳损、足骨关节病或中枢性疾病等病史。

（二）症状和体征

临床上按扁平足的发病因素及临床表现，分为以下 3 类。

1. 姿势性扁平足　这是扁平足的初期阶段，足弓具有可变性，负重时出现平足，不负重时足弓则恢复正常。过久行走和负重后觉足疲劳、灼热和疼痛，时伴小腿外侧和外踝疼痛，足底中部尤其在舟骨结节处肿胀、压痛，足背也可见肿胀，负重时足跟外翻，足内纵弓和横弓低平，前足外翻。休息后，症状、体征逐步消失。

2. 痉挛性扁平足　站立或行走时足部疼痛严重，由于足部固定于外翻、外展位，行走时呈"八"字步态。腓骨长肌呈强直性痉挛，足内、外翻和外展活动受限。足跟变宽，跟腱向外偏斜，舟骨结节完全塌陷并向内突出。足外翻、外展和背伸位活动明显受限，休息后症状难改善。可见足印内侧纵弓空缺部分消失，跗中部、跟部变宽。

3. 强直性扁平足　多见于 40 岁以上，部分患者由以上两型转变而来。主要的临床表现是足纵弓无论负重与否均消失，足活动很少，多保持在外翻位，不能内翻，行走、站立困难，疼痛却减轻。腓肠肌挛缩，骨间韧带永久性挛缩，由于足部正常功能丧失，下肢其他关节和腰椎可继发创伤性骨关节炎。

（三）影像学检查

X 线检查示，姿势性扁平足：在站立负重状态足部侧位片显示正常足弓消失，跟骨纵轴与距骨纵轴角增大；痉挛性扁平足：除足弓消失外，还有足后部关节的炎性改变或骨性融合现象；有足外伤史者，有时可见骨关节的炎性改变和成角畸形（图 9-27）。

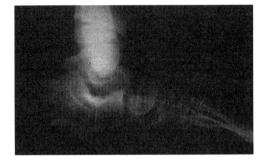

图 9-27　扁平足 X 线片表现

【鉴别诊断】

在诊断因韧带松弛所致的原发性扁平足时，应仔细做好鉴别诊断。除了因副舟状骨畸形、第 1 跖骨短缩、先天性马蹄内翻足术后并发的扁平足外，还要排除神经肌肉疾病如脊髓灰质炎所致的麻痹性扁平足，以及大脑性瘫痪所致的痉挛性扁平足。根据发病年龄、详细的病史及体格检查、X 线检查，多可作出正确诊断。

【治疗】

扁平足的治疗要根据患者的年龄及自觉症状而定。只要没有症状，可不需治疗，对症状较轻及年龄在 15 岁以下者，尽可能选用非手术治疗。非手术治疗的目的为减少足底韧带牵张，将足的负重点外移至足外缘，锻炼足弓的悬吊肌及内在肌。

（一）非手术治疗

1. 功能锻炼　加强跖屈肌的锻炼，如用足前部着地行走、足跖屈等。

2. 中药外洗　如舒筋活血汤外洗，松弛痉挛的腓骨长、短肌。

3. 手法治疗　用分筋理筋手法解除腓骨肌痉挛，用对抗跖屈手法加强跖屈肌肌力。

4. 矫形鞋　鞋底根据正常足弓弧度设计，足弓部位凸起，鞋跟高背设计，紧束足跟。

（二）手术治疗

痉挛性扁平足非手术治疗的疗效较差，可行骨桥切除矫形术或三关节融合术。

【预防与调护】

预防扁平足最重要的方法是锻炼足部内在肌和外在肌，通过加强足部肌力，使足弓得到加强。锻炼时注意循序渐进，长期坚持。平常行走时采用先足跟、后足趾的顺序行走。足部感到疲劳，应及时休息，用热水泡脚以帮助恢复。鞋子要注意宽松合脚，鞋底不滑，鞋尖不窄，鞋帮松软，鞋腰稍窄，鞋跟宽而不高。

六、跗外翻

跗外翻是指跗趾向足的外侧过度倾斜，是常见的足部畸形，多呈对称性。畸形形成后，难以自行矫形，局部疼痛逐渐加重，影响穿鞋，步行困难。跗外翻后由于第 1 跖趾关节内侧明显向内突出，行走时与鞋子长期摩擦，所以常见第 1 跖趾关节内侧红肿、疼痛。跗外翻大多有家族史，女性发病多于男性。

【病因病机】

（一）病因

本病主要与遗传、穿鞋不适和各种炎症破坏关节形成向外半脱位有关。患者大多有家族史，经常穿高跟鞋或尖头鞋也容易导致本病。

（二）发病机制

与遗传相关的跗外翻出生时即有外翻畸形，或出生后逐渐出现畸形。经常穿高跟鞋或尖头鞋者，由于跗长伸肌、跗长屈肌和跗内收肌紧张牵拉，跗趾沿其长轴旋前外翻，跗展肌和跗短屈肌内侧头及其籽骨向外移位，外侧的跗内收肌与跗短屈肌外侧头挛缩，外侧关节囊挛缩并增厚，跗趾向外半脱位，跗趾外翻后，推挤第 1 跖骨向内翻，加宽足横弓，行走时第 1 跖骨头内侧与鞋帮摩擦，导致局部肿痛，日久则第 1 跖骨头变大，并有骨赘形成。此外，由于第 1 跖趾关节处于半脱位的位置，在长期不正常应力的作用下，逐渐出现骨关节炎（图 9-28）。

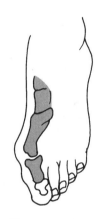

图 9-28　跗外翻

【临床表现与诊断】

（一）病史

患者可有家族史或长期穿高跟鞋、尖头鞋史。

（二）症状与体征

按照临床表现改变与治疗选择不同，将跗外翻分为早晚两期。早期双侧跗外翻畸形和第 1 跖骨头内侧肿胀、疼痛，急性期皮温升高，疼痛较重，影响行走，第 1 跖骨头内侧皮肤增厚，推之有滑动感，这是由于第 1 跖骨长期受到摩擦所导致的滑囊炎，皮肤可出现溃疡、感染。足掌前部增宽，足部容易疲劳。晚期，随着跗外翻畸形加重，第 1 跖趾关节还出现疼痛加重、活动受限、足底皮肤增厚和疼痛等骨关节炎症状。

（三）影像学检查

X 线检查：跗趾向外偏斜，可见第 1 跖骨内翻，第 1 跖趾关节半脱位，第 1 跖骨头内侧或第 1 跖趾关节周围有骨质增生，常见第 1 跖趾关节间隙变窄；第 1 跖骨长轴与跗趾近节趾骨长轴所形成的夹角（即跗外翻角）大于 15° 为跗外翻。

笔记栏

（四）诊断

由于姆趾异常外翻导致局部疼痛、穿鞋、行走受限等临床表现，X 线片上可见第 1 跖趾关节半脱位，第 1 跖骨头内侧增生骨赘，第 1 跖骨内翻。锤状趾及胼胝并非每例所必有。在早期，姆趾可被动扳动至正常位置，后期因关节囊与肌肉挛缩，则不能被动扳回到正常位，并发姆趾骨关节炎时已为晚期。

【鉴别诊断】

痛风性关节炎：多发于第 1 跖趾关节，常在夜间急性发作，关节剧痛，从梦中惊醒。诱因为酗酒、暴饮、暴食、着凉、过劳、外伤、精神紧张及手术刺激等，血尿酸水平升高。

【治疗】

（一）非手术治疗

1. 中药外敷　如消肿散、双柏膏等，以清热解毒、消肿止痛。

2. 手法矫正　患者自己将姆趾向内侧掰动，可以有效防止姆外翻加剧。

3. 选择合适的鞋子　以解除对第 1 跖骨头的挤压。须穿合适的平跟鞋，鞋前部宜宽松，鞋内侧部平直，使姆趾可内收，消除对姆趾的外翻压力，同时在姆趾与第 2 趾之间置软垫隔开。

4. 佩矫正带　矫正带的内侧部分为弹力硬质结构，后外侧部为固定带，前外侧部为牵引部，可将姆趾向内侧牵拉，逐步矫正姆外翻畸形。

（二）手术治疗

治疗目的主要是减轻疼痛，纠正畸形，恢复足的正常功能，适用于中晚期患者。有些姆外翻畸形很严重，但并不痛，则不需手术治疗。畸形时间较长，非手术治疗不能矫正畸形和减轻足部疼痛者，需行手术治疗。手术方法：已报道的有 200 多种，可归纳为五类：①软组织手术：主要将姆收肌在近节趾骨的止点切断，移位于第 1 跖骨头的腓侧，以 McBride 手术为代表；②骨切除术：切除部分骨骼，使挛缩的软组织松弛，解除症状，常用的有 Mayo 手术和 Keller 手术；③矫正第 1 跖骨内翻截骨术，或同时施行软组织手术和 / 或骨切除术；④第 1 跖趾关节融合术；⑤小切口手术。术后避免穿尖头高跟皮鞋。

【预防与调护】

1. 避免长时间穿尖头高跟皮鞋是预防姆外翻的主要措施，平日穿鞋应尽量选用前部较宽、没有高跟的鞋，尤其是在运动或需长距离行走时。

2. 轻度姆外翻可在第 1、2 趾间夹棉垫，夜间在姆趾内侧缚一直夹板，使姆趾逐渐变直。

3. 术后功能锻炼对姆外翻的恢复是极其重要的。

思政元素

慎思明辨，格物致知

"大学之道在明明德，在亲民，在止于至善。"大医之道，也是如此。"立德修身、谦恭自省"乃立志为医之首。为医者当先怀仁人爱物之念、悲悯普度之心，思患者之所思、虑患者之所虑，谦和辞让、贫富同视、淡泊名利、慎独内省。

"慎思明辨，格物致知"乃为医治学之则。治学需勤，勤于术业、持之以恒；需谨，虚心求教、审慎求真；需和，和而不同、善解能容；需缓，琢磨推敲、斟酌损益；需精，精研医术、深思笃行；需博，博采众长、守正创新。

故欲为医者,必先立德而后求索,必先正心而后求思,以大医大德、仁心仁术,兼爱天下、施济苍生。

（陈雷雷 李华南）

复习思考题

1. 西医学认为骨与关节先天性畸形可能与哪些因素有关? 应如何预防该病的发生?
2. 发育性髋关节发育不良有哪些影像学表现?

第十章

其 他 病 症

> **学习目标**
>
> 　　学习本章节可以进一步认识到中医骨病除了骨本体疾病以外,还包括由环境气候影响导致的地方性疾病,如大骨节病、骨硬化病等;以及因神经肌肉疾病导致的肢体畸形及功能障碍性疾病,如臀肌挛缩症等。需掌握大骨节病、氟骨病、骨硬化病、臀肌挛缩症、畸形性骨炎的定义、病因病机、症状与体征、诊断与鉴别诊断及治疗方法。

第一节　大 骨 节 病

　　大骨节病(Kaschin-Beck disease)是一种病因目前尚未明确的地方性变形性骨关节病,具有较强的地域性,主要分布在我国东北、华北及内蒙古、河南等地的山谷及潮湿寒冷的地区,平原少见。其症状主要以患者成年后身材矮小、四肢和手指短小、关节粗大、关节畸形、活动受限、丧失劳动能力为主要特征,无明显性别差异。本病属中医学“骨痹”范畴。

【病因病机】

　　(一)中医病因病机

　　人体禀赋不足,风、寒、湿三邪杂至侵犯人体,留于肌肉筋骨之间,闭阻经络,致使气血运行不畅,引起肌肉、筋骨、关节疼痛,得热痛减,遇寒痛增,肌肉挛缩,关节增粗、变形。

　　1. 风寒湿邪侵袭　《素问·痹论》指出:“风寒湿三气杂至,合而为痹也……寒气胜者为痛痹。”感受风寒湿邪而以寒邪为主,是引起痛痹的主要原因。

　　2. 禀赋不足　其内因主要与肾虚有关,中医认为“肾主骨,生髓”,肾中精气的盛衰与人体骨的发育有密切关系。《灵枢·五邪》云:“邪在肾,则病骨痛。”若肾气衰微,在风寒湿三邪杂至的情况下,可导致大骨节病的发生与加重。

　　因此,禀赋不足是本病发生的主要内因,风寒湿三邪杂至是本病发生的主要外因。

　　(二)西医病因病理

　　西医学对本病病因尚未明确,目前主要有三方面的假说。①地理化学因素:流行病学调查发现低硒、低镁、低钙或高锶地区易发生大骨节病,因此认为本病的发病与特定的地理环境有关,是一种与地理分布形态密切相关的“水土病”。②有机物中毒因素:流行病学调查发现大骨节病好发地区,多分布于植物发育好、土壤中有机质较为丰富的地方,尤其是邻近草甸沼泽和低洼地带,因此认为本病的发生可能与有机质中毒有关。③真菌毒素中毒因素:这一观点最早于 20 世纪 40 年代由谢尔盖耶夫斯基等提出,认为本病的发生可能与长期摄入谷物中的真菌(毒性镰刀状菌)毒素或破坏蛋白质产生的有毒胺类物质有关。

大骨节病的病理变化是全身性的骨软骨改变,以负重大和活动多的四肢管状骨发育障碍最为明显,如股骨、胫腓骨远端、手指指骨、腕骨、跟骨、距骨等,主要的病理变化为骨发育障碍和畸形。目前认为病变最先侵犯骨骺软骨板,进而累及关节软骨,软骨内发生明显的营养不良性变化。受累的骺板变形弯曲、厚薄不均,软骨细胞排列不齐。同时骨髓内的毛细血管向骨骺板内长入,并将骺板分隔成软骨岛。由于骨骺板变性和破坏,使骨的纵向生长受阻。骨骺早期骨化融合,长骨停止生长,因此肢体变短。与此同时,由于软骨发育不均匀,所以关节软骨面变得粗糙,并可形成破溃,软骨边缘常有明显增生,部分软骨可脱落成为游离体。骨端骨松质内骨小梁排列紊乱,骨髓内可出现坏死灶和囊变区,进而由于应力作用,致使骨端粗大变形。

随着分子生物学研究技术的发展,有学者从分子生物学的角度对该病进行研究并取得了显著成果,为阐明大骨节病的分子发病机制提供了新的线索。

1. 细胞因子与大骨节病 大骨节病患者血清中炎症因子含量升高而透明质酸含量降低。一氧化氮能抑制关节软骨蛋白多糖以及胶原蛋白的产生并可以促进其分解,这使得原本光滑的软骨表面变得粗糙干涩,易磨损破裂。在骨关节损伤中,白细胞介素会促进白细胞与血管内皮黏附与渗透;促进基质溶酶与胶原酶等金属蛋白酶的表达;并且与细胞增殖、分化、凋亡等有密切的关系。同时,关节软骨蛋白多糖与胶原蛋白的暴露会激活机体的自身免疫,肿瘤坏死因子和白细胞介素作为炎症介质,又能激活软骨细胞产生一氧化氮造成恶性循环。

2. 细胞凋亡与大骨节病 大骨节病患者关节软骨细胞的胞质中细胞色素 c、活性氧含量等显著高于正常人。与线粒体相关的细胞凋亡调控因子位于线粒体外膜,调控因子的增加会刺激线粒体细胞色素 c 的释放,细胞色素 c 的释放增加会使线粒体产生的超氧阴离子和过氧化氢增加,增加到一定程度的活性氧会导致细胞凋亡;同时,活性氧的增加又会增加线粒体膜通透性,增加了细胞色素 c 的释放,对活性氧的产生起到正反馈的放大作用。线粒体的改变促进软骨细胞的凋亡是大骨节病的始动环节,这对于大骨节病发病机制的研究而言,实现了质的飞跃。

3. 基因与大骨节病 大骨节病具有家族聚集性,其易感性可能与某些基因调控有关。胰岛素样生长因子结合蛋白具有调控、储存和转运胰岛素样生长因子的作用,以及独立于胰岛素样生长因子的作用,尤其在骨、软骨疾病中表达明显升高。作为一种负性调控因子,胰岛素样生长因子结合蛋白对关节软骨的肥大以及软骨外基质的生成具有重要的调节作用。

【临床表现与诊断】

(一) 症状与体征

大骨节病主要见于流行病地区的青少年和儿童,而在发病区域居住多年的成人也可患本病。患者的智力、生育能力、寿命均不受本病病理变化影响。本病常缓慢起病,初期可无明显症状,仅自觉四肢无力,皮肤感觉异常(如蚁走感、麻木感等),肌肉酸麻、疼痛等;后期病程较长,病变多以四肢趾(指)骨间关节开始,多呈对称性,以后逐渐影响全身关节发育。儿童发病者,畸形一般均较严重,患者有手指变形(图 10-1)、骨端粗大、出现短指、指节粗大(图 10-2)、短肢、四肢关节增粗、明显形体矮小,呈侏儒样,膝内翻或膝外翻畸形(图 10-3)等,局部有疼痛,但多不伴发红、发热,可见肌肉萎缩和肌肉痉挛,关节运动受限,步态不稳,

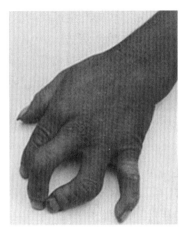

图 10-1 手指畸形

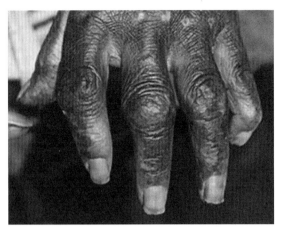

图 10-2 指节变粗

走路时呈摇摆状。发病晚的成年人一般仅出现退行性骨关节病症状而无躯干畸形表现。

（二）实验室检查

1. 血清碱性磷酸酶（ALP）活性升高,特别是 X 线片有典型改变的大骨节病儿童,较病区健康对照和非病区健康对照均有显著增高。

2. 尿中羟赖氨酸水平明显增高,且随 X 线片所反映的病情加重而上升。

3. 尿中硫酸软骨素（CS）的排泄量升高,反映软骨基质的分解增多。

（三）影像学检查

X 线检查:四肢管状骨骨骺和干骺端早期融合及骨端变形是本病在 X 线片上的主要表现,两侧对称,尤以指骨的改变最为明显。陈旧性病例可见关节间隙狭窄、关节面不整齐、软骨下硬化及骨刺

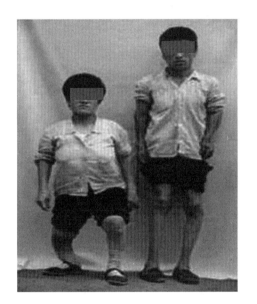

图 10-3 膝内翻畸形

形成等改变,常伴有关节内游离体。这种关节改变多见于下肢负重关节,如膝关节、踝关节（图 10-4）。

大骨节病的 X 线片改变以指骨变化出现最早,其次是距骨和跟骨变化。距骨的主要改变为上方关节面呈波纹状不整齐,跟骨则为跟骨结节骨骺提前闭合和跟骨结节变短。

【鉴别诊断】

1. 骨关节炎 该病一般都在成年后发病,其症状、体征和 X 线片所见与大骨节病相似,但散在发生,无特定地方性,多发生于脊柱、膝、髋等负重关节,并且多为单发。

2. 类风湿关节炎 这种慢性多发性关节炎,可发生于任何年龄,身材正常,四肢与躯干比例正常,且多无对称性发作,后期可发生关节强直与畸形。实验室检查可见血沉加快、类风湿因子阳性等。

3. 佝偻病 该病是由于维生素 D 缺乏引起的钙吸收、利用障碍的幼儿疾病。患儿多见发育延迟,出现方颅、鸡胸、肋串珠、“手镯”“脚镯”等典型表现,无肌肉萎缩,重症者出现 O 形腿或 X 形腿,可见血中碱性磷酸酶水平增高。

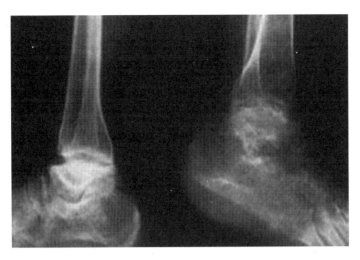

图 10-4　踝关节融合

4. 脆骨病　该病发生在幼儿,容易发生骨折,眼巩膜蓝色,肌力差,无肌肉萎缩,X 线检查见骨质疏松、骨皮质菲薄,碱性磷酸酶水平增高。

【治疗】

本病的治疗原则是缓解症状,修复骨质,保持和恢复关节活动功能;对儿童及青少年应以积极修复骨质、控制病变为主。

（一）内治法

1. 辨证治疗

(1) 湿留关节:关节疼重,头重体痛,腹胀烦闷,昏不知人,四肢倦怠,腿膝肿痛,身重浮肿,大便泄泻,小便黄赤,苔腻,脉沉而微缓。

治则:温中健脾,除湿通络。

方药:加味术附汤或渗湿汤加减。

经验方:卤碱疗法,口服卤碱片,每日量成人 6~9g,10~15 岁 3~5g,10 岁以下 2~3g,分 3 次饭后服用。粉剂需化水口服,以免损伤口腔黏膜。

(2) 风寒入络:肢节疼痛,活动不灵,腰膝酸冷,遇寒痛增,得暖痛减,肌肉瘦削,步履维艰,舌淡苔白,脉迟缓。

治则:祛风散寒,温中除痹。

方药:风盛者宜防风汤,寒盛者用五积散,兼夹风寒湿痹者用独活寄生汤。

经验方:①川牛膝、制草乌、制川乌各半份,红花 1 份,研末成散剂,每次服 1g,每日 2 次,每疗程 40 天;②松节 7.5kg,蘑菇 0.75kg,红花 0.5kg,加水 50L,煮沸至 25L,滤弃药渣,滤液加白酒 5kg,每次服 20ml,每日 3 次。

(3) 肝肾不足:病程缠绵,身材矮小,关节粗大,挛缩畸形,活动障碍,肌肉瘦削,神疲乏力,腰膝酸冷,行走困难,夜尿频多,或遗尿失禁,舌淡苔白,脉沉细无力。

治则:补益肝肾,强筋壮骨。

方药:补肾丸或虎潜丸加减。

2. 中成药类　常用的有三乌胶囊、马钱子丸、止痛活血散、小活络丸等。

3. 西药　这类药物适用于早期患者,旨在缓解病情发展,促进病变修复。常用的有:

(1) 硒酸钠和维生素 E:针对患者体内有低硒改变和膜损伤的表现而采用。一般用亚硒酸钠片口服,疗效最好,其次为硒 + 维生素 E、硒酵母片、硒、硒 + 维生素 C。由于硒的生理适宜用量范围较窄,因此要严格掌握适应证及控制剂量,不可滥用。

(2) 硫酸软骨素片剂:针对患者有硫酸软骨素代谢障碍而采用。

(3) 硫酸盐:用于硫酸软骨素代谢障碍。常用复方硫酸钠片或硫酸镁片、1% 稀硫酸加温开水口服。

(4) 水杨酸类:可用阿司匹林肠溶片或其他水杨酸制剂。据报道不仅有止痛作用,还能抑制蛋白质水解酶,促进软骨病变修复。但长期服用应注意其胃肠道及凝血功能方面的不良反应。

(二) 外治法

外治法对局部症状的控制和关节活动的缓解均有比较好的疗效,但不能从根本上解决畸形的发生。针灸、理疗等是止痛、解痉和改善关节功能的对症疗法,还可因地制宜,采用泥疗、蜡疗、矿泉浴等疗法,也可使用热电刺激疗法、离子导入疗法等。

1. 中药熏洗 可用海桐皮汤或八仙逍遥汤熏洗患肢。

2. 卤碱软膏外敷 取过筛后的卤碱粉 30g,加液状石蜡适量调匀,然后用融化的凡士林加至 1 000g,调匀即成。

3. 针灸疗法 可应用针刺、艾灸及拔火罐等疗法,取穴以病变部位为主,上肢选肩髃、曲池、手三里、外关、合谷等,下肢选环跳、秩边、风市、委中、足三里、三阴交等。

4. 按摩推拿 前驱期与早期可选用镇痛或舒筋手法;中、晚期关节活动功能障碍者,可选用活节展筋手法,如摇法、抖法等。有明显止痛和恢复关节功能的作用。

5. 物理疗法 可应用矿泉浴、日光浴、热敷、蜡疗、红外线照射、超短波及 1%~2% 卤碱离子导入等方法。

(三) 手术治疗

X 线或 MRI 检查明确有关节内游离体及骨赘增生影响功能者,可行关节清理术,手术摘除;有严重关节畸形者,可行截骨矫正术;疼痛严重者,可行神经关节支切断术;关节功能严重障碍且疼痛剧烈者,方可行关节融合术或关节成形术。

【预防与调护】

本病重在预防,若关节已经发生变形,其病变是无法治愈的。几十年来,人们一直建议大骨节病患者和生活在流行区的居民,应该通过补充硒、改善饮用水条件、改变谷物和改善饮食模式来预防和治疗大骨节病。由于本病原因尚不明确,因此持不同观点的学者主张采用不同的预防措施:流行区若锶、钡及铁过多,钙、镁及硫酸根缺少,则应改良水质,以饮用深井水为宜;有人认为与食物真菌感染有关,因此宜改善小麦等粮食的储存,防止真菌感染;而更多人认为应采用综合预防方法,即"吃杂、改水、讲卫生"。

一旦发生本病,除必须及时治疗外,患肢需经常按摩理筋,配合主动功能锻炼,预防畸形的发生和发展。从饮食上调节,食用一些含硒高的食物,如蘑菇、海鱼、海虾等对控制疾病的发展有所帮助。

第二节 氟 骨 病

氟骨病(fluorosis of bone)是指长期摄入过量氟化物引起氟中毒并累及骨组织的一种慢

性侵袭性全身性骨病。1932年,丹麦的Moller和Gudjonsson首先提出氟中毒(fluorosis)一词,之后又有较多学者发现此症有较强的地域性,与饮水中氟含量密切相关,故命名为地方性氟中毒(endemic fluorosis)。

【病因病机】

（一）中医病因病机

中医学认为本病与感受外邪,气血阴阳亏虚等因素有关。

1. 感受外邪　病程迁延,暗耗气血,气血不足,不以荣养全身。

2. 素体虚弱　骨伤内动于肾,暗耗肾阴,阴虚则生内热;年老肾亏或久病及肾,损及肾阳,阳虚则寒,不能温煦机体;因气血不足,肾之阴阳失调,久之脏腑虚弱,卫阳不足,则易感外邪。

（二）西医病因病理

本病多在饮水与大气污染的高氟区流行。西医学认为本病多由于长期饮食含氟量高的水或食物而引起慢性骨氟中毒所致。摄入过量的氟,可导致中毒性病变,人体的骨中以脊柱及骨盆最易被累及,其次是胸廓及颅骨,四肢骨改变较晚,手足部位很少被累及。工业性氟化物的蒸气和粉尘多由呼吸道和皮肤吸收,而地方性氟中毒主要从消化道吸收进入人体。人体摄入的氟化物中90%通过饮水摄入,仅10%通过食物摄入。氟被吸收后,很快分布至全身。

西医学认为本病的病理机制在于氟与钙具有特别强的亲和力,当氟化物进入体内,氟与钙在血中直接结合成难以溶解的氟化钙,大部分沉积在主要的靶器官——骨和牙齿中,其中骨松质中分布最多,小部分氟化钙沉积在骨周围的软组织内。由于氟化钙的沉积,使骨的质地硬化,密度增加,结果可使骨皮质增厚,髓腔变小,严重时可使椎管或椎间孔变窄,引起脊髓或神经受压的表现。与此同时,由于血内可利用的钙成分减少,从而出现低钙综合征的表现。少年儿童的生长发育阶段,对氟的蓄积能力较成人高很多,但氟骨病的发病年龄多见于16岁以上的青壮年。肾是氟的主要排泄器官,血中氟化物的80%由尿中排出,当患者由高氟区域转移至低氟区域,在一定时期内,患者的尿液中依然会有一定浓度的氟化物。

【临床表现与诊断】

（一）病史

患者有长期于高氟地区生活史,该地区多有氟骨病患者高发的情况。

（二）症状与体征

临床症状轻重不一,轻者表现四肢软弱无力,食欲不振,贫血,骨痛及腰腿痛;中度者疼痛加重,肢体麻木,影响劳动;严重者四肢变形,运动受限,脊柱呈骨性强直,出现驼背畸形,可有神经根压迫或刺激症状,或造成椎管狭窄压迫脊髓,引起截瘫。主要有以下4项表现:

1. 氟牙症　又称斑釉牙,是氟中毒的早期表现,在牙齿形成时期即8~10岁之前,过量的氟进入人体,可造成难复性的牙釉质细胞受损害,进而影响牙齿正常钙化过程。乳牙很少发生氟牙症,且程度也不重,这可能与胎盘屏障保护胎儿免遭高氟的损害有关(图10-5)。

2. 脊柱与四肢关节疼痛　患病多由腰痛开始,适当活

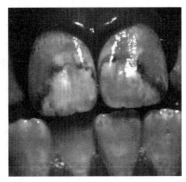

图10-5　氟牙症

动后疼痛缓解,静止后加重,尤其晨起时比较明显。病变逐渐向上发展,最后累及颈部,四肢关节中以膝关节、肘关节疼痛较为常见。疼痛多为酸痛、胀痛,重者可出现刺痛或电击样疼痛,发作时患者拒绝他人触碰,甚至不敢翻身、咳嗽。

3. 脊柱与四肢关节活动受限和畸形 本病早期脊柱活动尚好,逐步出现活动受限,晚期可见到严重强直和驼背畸形。四肢关节多无明显的红肿或积液,晚期可见轻度挛缩畸形。

4. 脊髓和神经根受累 颈椎和胸椎椎管内的骨质增生、致密,使椎管和椎间孔狭窄,压迫脊髓或神经根,从而产生相应的神经症状。脊髓受压时,所属区域的肢体感觉和运动功能改变、腱反射亢进、病理反射阳性;神经根受压时,主要表现为相应肢体的放射性疼痛、感觉异常和肌力减退、肌肉萎缩等。另外,氟中毒对肌肉也会有损害,肌电图检查可发现异常。

(三)实验室检查

血氟和尿氟的测定值对于诊断本病非常重要。我国正常人群血氟一般为0.97~6.32μmol/L,尿氟为 1.0~3.0mg/24h。一般认为血氟超过 6.48μmol/L,尿氟超过 3.0mg/24h 即可考虑为本病的发生。血清钙水平多低于正常,但如果继发甲状旁腺功能亢进者,血清钙水平可高于正常。

(四)影像学检查

1. X 线检查 X 线片显示有骨密度增高,最先表现于脊柱和骨盆等躯干部的松质骨;除骨密度增高外,还可见纹理粗糙,骨小梁模糊。肌腱韧带的钙化是本病的特殊表现,好发于少动或不动的关节,在脊柱旁出现最早,严重改变可使脊柱呈竹节样,与强直性脊柱炎所见相似,但缺少后者骶髂关节的特征性改变。此外,骶结节韧带、骶棘韧带及其他韧带均可产生广泛钙化。

X 线片表现可分为 3 型。①硬化型:骨密度增高,骨小梁增粗、融合,骨皮质增厚,髓腔变窄或消失,骨间膜及骨周围韧带骨化;②疏松型:骨密质减低,骨小梁稀疏,骨质有不同程度的吸收脱钙或造成骨髓变形,骨间膜或骨周围韧带骨化;③混合型:兼有以上两者特点,同时存在不同程度的骨质增生及吸收,松质骨呈网状或囊状结构,皮质骨结构松散,单位面积内骨小梁数目明显减少。

2. CT 检查 随着病情进展可分为三期:Ⅰ期主要表现为骨质密度增高,可见沙砾状、颗粒样骨结构,骨周韧带斑点状、结节状骨化。Ⅱ期表现为骨质密度明显增高,骨小梁模糊呈磨玻璃状,可见斑片状骨斑,骨周韧带斑片状、小条状骨化。Ⅲ期主要表现为骨质密度显著增高,椎体骨质呈棉絮状、大理石样硬化,骨周韧带长条状骨化,可跨过椎体形成桥状结构。且脊柱各段都有不同程度的椎体骨质增生变尖甚至骨桥形成,椎小关节退行性改变。

具体的 CT 表现可分为以下两种。①骨质改变:表现为椎体骨质密度增高,可见沙砾样骨结构、骨斑形成、骨小梁模糊、密度增高如磨玻璃状,最重者呈大理石样硬化。骨质疏松患者表现为骨小梁稀疏、粗疏,见斑片状低密度影,同时可见少许密度稍高的沙砾状骨结构。伴有骨质软化、硬化并存的患者则表现为部分椎体双凹变扁,骨质密度增高。②骨周改变:可有前纵韧带骨化,棘上韧带骨化,黄韧带骨化,后纵韧带骨化,棘间韧带骨化,项韧带骨化,寰椎横韧带骨化并发椎管狭窄。

【鉴别诊断】

1. 骨硬化病 多见于儿童,X 线片上虽也呈骨质致密、硬化,但椎体表现为浓淡 3 层形象,形成所谓"夹心椎",髂骨呈多层同心弧状,骨干作杵状。自躯干至四肢手足骨末端均可同时受累,不同于氟骨病的向心性骨硬化为主的趋向。

2. 强直性脊柱炎　主要表现为下背疼痛及进行性脊柱僵硬,脊柱普遍性骨质稀疏,椎体呈方形,小关节面模糊,间隙变窄甚至消失;而氟骨病大多表现为骨硬化或在硬化基础上出现稀疏,无"方椎"及小关节破坏改变。实验室检查多见血沉加快、人类白细胞抗原B27检测多呈阳性改变。

3. 成骨型转移瘤　硬化性改变一般分布不规则,并常引起骨质结构的改变,常不是全身性病变,疼痛及功能障碍往往较为局限。

4. 肾性骨病　与某些氟骨病极相似,骨质普遍致密或疏松,骨小梁粗糙模糊等,常难以单纯从X线征象区别,需结合流行病学、临床表现和肾功能检查进行鉴别。

【治疗】

治疗原则:①控制饮食,减少机体对氟的吸收;②增强机体新陈代谢,促进氟化物的排泄;③减轻患者症状,消除疼痛,改善体征;④如神经根或脊髓组织受压并产生瘫痪或肢体功能障碍时,应手术减压;⑤加强营养,提高机体抗病能力,恢复生活质量及劳动强度。

(一) 内治法

1. 辨证治疗

(1) 气血两虚:因病程迁延,耗伤气血所致。症见少气懒言,四肢软弱,乏力自汗,纳差,面色苍白或萎黄,心悸失眠,舌淡而嫩,脉细弱。

治则:补养气血。

方药:八珍汤或当归补血汤加减。

(2) 肾阴虚:骨伤内动于肾,暗耗肾阴。症见眩晕耳鸣,健忘少寐,形羸消瘦,四肢变形疼痛,躯干伛偻,腰膝酸软,咽干舌燥,五心烦热,盗汗颧红,男子遗精,女子经少经闭或见崩漏,舌红苔少而干,脉细数。

治则:滋补肾阴。

方药:六味地黄汤或左归饮加减。

(3) 肾阳虚:年高肾亏或久病及肾。症见面色㿠白,形寒肢冷,精神不振,肢节变形,屈伸不利,弯腰驼背,腰膝酸冷,阳痿,女性宫寒不孕,舌淡苔白,脉沉细无力。

治则:温补肾阳。

方药:金匮肾气丸或右归饮加减。

2. 西药　口服氢氧化铝凝胶、钙片可以吸附肠道内氟化物,抑制氟的吸收。

(二) 外治法

1. 中药外治　可用八仙逍遥汤或海桐皮汤熏洗,外擦活络水或麝香正骨水等。

2. 针灸疗法　脊柱部可取大椎、身柱、命门、腰俞、后溪、风门、大杼、肾俞、气海俞等穴;上肢可取肩髃、肩井、曲池、手三里、外关、合谷等穴;下肢可选环跳、居髎、秩边、风市、委中、足三里、阳陵泉、阴陵泉、三阴交、解溪、昆仑、悬钟等穴。

3. 按摩推拿　可用点穴、震颤、镇痛等手法,配用舒筋法。有关节活动功能障碍者,可用摇法、抖法等。

4. 物理疗法　可用温水浴、热气浴、日光浴、热敷、蜡疗、红外线照射或超短波理疗等,均可促进局部血液循环、加速局部炎症介质的代谢,从而达到疏通经络、止痛活血的作用。

(三) 手术治疗

对于病情严重、产生继发性椎管狭窄及神经根管狭窄,并引起相应神经损害,甚或导致截瘫者,可行椎板切除减压术。

【预防与调护】

本病以预防为主,高氟区应采取饮水与大气污染等除氟措施,对接触氟化物的职工应采取有效的劳动保护措施。轻症患者改换饮水水源,避免接触氟化物后,多可恢复正常;重症患者除改善饮食与居住条件外,应予以按摩理筋,并配合主动功能锻炼,改善肢体的活动能力。

高氟地区的居民应尽量不饮高氟水,另寻低氟水源,如深井水、自来水、雨水或雪水等,同时还要定期测量水质。要加强宣传教育,提高对氟中毒的危害及其预防方法的认识。在南方,特别是饮用含氟量高的温泉水的地方,打深井,饮用非高氟水是一项重要的措施;改进不良的粮食储存与烹饪习惯,避免食用氟污染食物。

第三节 骨硬化病

骨硬化病(osteopetrosis)又名大理石骨病、骨硬化性增生性骨病、粉笔样骨或泛发性脆性骨硬化症,是一种少见的遗传性代谢骨病、骨发育障碍性疾病。其主要特点是骨密度增加,广泛性骨质硬化,但骨的形态不改变,使骨变脆。过于密集的骨骼结构并没有赋予其强度,反而掩盖了容易导致骨折的结构脆性。骨骼畸形会干扰骨骼的正常重塑和平衡。此外,骨髓腔扩张和颅神经孔扩张可分别损害血液学和神经功能:前者可使骨髓腔过早封闭,造成贫血、出血、频繁感染和肝脾大的发生;后者可导致失明、耳聋和神经麻痹。本病常为家族性,以隐性遗传为主。

【病因病机】

本病的病因目前尚未明确,可能与骨吸收异常有关,致使钙盐过量沉积于骨内,骨的外观呈大理石或象牙样,脆性增加。本病患者有家族史,多见于近亲结婚的子女中,一般认为属遗传性疾病。

本病的主要病理表现为:破骨细胞明显缺乏,且吸收活动减弱,使应在生长期中被破坏吸收的钙化软骨基质得不到破坏而贮沉。大量钙化的软骨基质使骨髓腔明显缩小,甚至闭塞,骨小梁消失,骨皮质增生,骨松质致密,骨内血管、脂肪及髓样物质减少,皮质骨与松质骨因硬化而不能分辨,骨质脆弱。因骨髓腔改变,使骨髓造血功能受阻,而其他的造血器官如肝、脾及淋巴结均可增大,从而产生无功能性贫血。

【临床表现与诊断】

(一)临床表现

临床上可见患者身材矮小,常主诉四肢隐痛,贫血,耳聋,视力下降,面神经麻痹;骨质脆弱、容易骨折,骨折之后愈合慢,骨折后塑形能力差。颅骨硬化,可产生脑积水及脑神经受压,如眼萎缩、面瘫、失听等。多有严重贫血。常伴有代偿性肝、脾及淋巴结变大。氟斑牙为易见体征。

骨硬化病可分为两种类型,即幼儿型(也为恶性型)和成人型(良性型)。前者为常染色体隐性遗传,较少见;后者为常染色体显性遗传,较多见。

1. 幼儿型(恶性型) 主要在幼儿或儿童期发病,病势急剧,因贫血严重和感染重复发作,常导致患儿死亡。特点是自发性骨折,进行性贫血,肝脾大,血小板减少和脑积水等。由于颅底畸形可出现脑神经压迫症状,常出现失明。患者的抗感染能力下降,病程进展快,常因重度贫血和反复感染等原因导致死亡。少数患儿可生存至儿童期,患儿生长迟缓,智力低下,常并发佝偻病、龋齿和骨髓炎。

2. 成年型(良性型)　此类型多见于成年人,一般无症状或症状轻微,常在进行 X 线检查时才被发现,无严重后果。病变主要在骨骼系统,骨髓变化及贫血情况不明显。患者主要症状有面神经麻痹、视力障碍和听神经功能障碍等,其原因为三叉神经、听神经被增生骨压迫所致,当骨硬化增生引起茎乳孔缩窄时可出现面瘫。可伴有肝脾大。

(二)实验室检查

患儿常有肝、脾、淋巴结增大等明显髓外造血征象,外周血红细胞、白细胞、血小板明显下降,有时可见幼稚红细胞、幼稚粒细胞,红细胞形态异常。因造血障碍,血液生化检查可能出现血酸性磷酸酶水平显著增高。骨质坚硬,骨髓穿刺不易成功,骨髓象类似于再生障碍性贫血的表现。

(三)X 线检查

1. 基本表现　全身骨广泛性致密硬化,骨密度增高,骨小梁变粗、模糊,皮质增厚,髓腔狭窄甚至消失。骨密度增高有明显的均匀对称性,以四肢、肋骨和骨盆较明显。

2. 骨内骨　主要见于掌指、跖趾关节及肋骨等。骨内骨表现为边界比较明显的致密骨岛。股骨的近端及胫腓骨的远端受其影响更重,骨皮质、骺板、骨松质及骨髓腔难以辨别,骨质致密,髓腔变窄或消失,于干骺部显示多条互为平行或呈波状致密线纹,干骺部可呈杵状变形,尤其胫骨近端内侧可表现为边缘不整、呈粗锯齿改变。

3. 夹心椎　又名"夹心蛋糕"征,其形成是由于椎体上下软骨板富含血管,在钙吸收不足的情况下,该部位骨基质沉积过多。骨基质对破骨细胞具有明显的抑制作用,而椎体中部缺乏这种骨基质,故而被破骨细胞侵蚀,形成椎体上下高密度而中间低密度,形如三明治样(图 10-6)。但椎间隙一般不受影响。

4. 髂骨翼年轮样改变　平行髂嵴的多层同心弧状硬化带(图 10-7)。

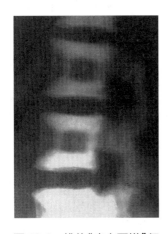

图 10-6　椎体"夹心蛋糕"征

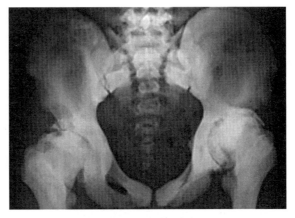

图 10-7　髂骨翼年轮样表现

5. 颅骨穹窿、颅底均增厚硬化　以颅底骨质增生最明显。

(四)病理检查

大体:骨质高度致密如大理石状,骨松质与骨皮质界限不清,骨髓腔变窄,其中被纤维组织填塞。

镜下:骨皮质分化不良,排列不整齐,哈弗斯系统残缺变形,新生骨小梁粗糙、不整齐。

【鉴别诊断】

1. 氟骨病 氟骨病累及头颅时,可表现为颅板增厚,密度增高,特别是颅底可出现明显硬化。氟骨病的骨硬化表现不如骨硬化病那样均匀致密,同时氟骨病病变以躯干为主,而向四肢递次减弱,骨纹增粗呈网眼样改变,晚期可见韧带钙化和骨间膜钙化,而不具备骨硬化病的上述特征。氟骨病的尿化验氟化物可达 3.0mg/24h。另外,氟骨病有斑釉齿出现,特别是门齿,表面显示粗糙、无光泽、呈棕黄色,并有散的褐色斑点。

2. 磷、铅中毒症 病变在儿童期多局限于骨的干骺部,不及骨硬化病广泛,此病有明显的中毒物接触史。

【治疗】

骨硬化病无特效疗法,一般采取对症治疗,减少钙摄入无明显效果。及时纠正贫血,一旦骨折,固定治疗时间要长于正常人,平时应注意保护,防止皮损出血及感染。

对良性型骨硬化病患者,一般给予对症治疗,如控制感染、输血、加强护理、防止外伤性骨折,给予低钙和磷酸纤维素食物,可延缓骨硬化过程。

对恶性型骨硬化病患者,有效的治疗途径只有造血干细胞移植,但治疗费用昂贵。

【预防与调护】

青年男女在婚前应该了解双方的家族病史,实行优生优育。一旦诊断明确,发现骨性变化,应以生活起居保护为主,避免外伤,调节饮食,防止骨折及感染的发生。一旦发生感染应积极治疗,尽早控制炎症。

第四节 臀肌挛缩症

臀肌挛缩症(gluteal muscle contracture,GMC)是由多种原因引起的臀肌、髂胫束及其筋膜纤维变性、挛缩,导致髋关节功能受限所表现出特有步态、体征的临床综合征。自 1970 年由 Valderrama 最先报道到目前为止,本病的病因及分类仍不十分明确。本病好发于儿童,双侧多见。

【病因病机】

(一)中医病因病机

中医学认为小儿为稚阴稚阳之体,腠理疏松,易患外感,嗣后因气虚血行不畅,感受外邪,致经络阻塞,不能荣养筋脉,出现筋脉挛缩,弛纵不收,故见臀部挛缩,步履异常。

(二)西医病因病理

1. 注射因素 多数学者认为该病与反复多次的臀部注射(主要以青霉素为主)有关。研究发现,在反复肌内注射患儿的病理组织检查中发现注射部位有水肿和出血,继发引起纤维化,之后瘢痕收缩导致挛缩。

2. 儿童易感因素 ①免疫因素:有研究认为患儿红细胞免疫功能低下,不能及时有效地黏附和清除药物注射后产生的免疫复合物,而免疫复合物可造成血管壁损伤,引起血管内凝血,导致组织缺氧,进而肌细胞损伤,成纤维细胞活化,最终引起臀肌纤维化;②瘢痕体质:部分学者认为臀肌挛缩症的发生存在个体差异,尤其是瘢痕体质的患者,较容易诱发局部肌肉挛缩;③遗传因素:经流行病学调查,发现部分患儿的家族中也有长辈亲属发生臀肌挛缩,因此认为本病与遗传有关。

3. 外伤、感染等因素　部分学者认为本病的发生与局部外伤或感染相关。先天性髋关节脱位术后并发症、臀肌筋膜室综合征后遗症以及臀部感染等均能导致本病的发生。

4. 特发性　此类患者发病前无以上多种因素。发病年龄不等,可为 3 岁以后或青春期发病。起病后症状逐渐加重,多为对称性双侧病变,病变较轻,多位于臀大肌外下靠近髂胫束处,呈片状挛缩,臀肌变性相对较轻,以筋膜变性增厚为主。

本病的病理学特征为直视下可见患儿臀部有凹陷、肿块或束状带,术中可见红色的肌肉纤维被灰白色的纤维组织替代,股骨大转子上更为明显,增厚的筋膜挛缩,深入臀大肌、臀中肌的部分肌纤维呈灰黄色,可夹杂于正常肌纤维中,严重者较少有正常肌纤维。镜检下发现大部分挛缩臀肌可见肌细胞萎缩,多为局灶性或肌束外围性,越接近纤维化部位萎缩越明显。肌细胞横纹消失,核皱缩溶解,部分形成均质无结构物质。肌细胞间及肌束间纤维间隔增大,形成纤维束,其内可见许多成纤维细胞。肌纤维间血管数目减少,管壁增厚,管腔小而不规则,有的闭塞,管周可见中性粒细胞及淋巴细胞浸润。

【临床表现与诊断】

(一) 症状及体征

本病常为双侧性,单侧少见,有报道称男性发病率高于女性。

多数患儿早期不能发现症状,仅感觉不能并膝下蹲,典型的发病状态是患儿两足跟着地、双腿并拢下蹲困难,下蹲动作时必须踮起脚跟并双膝分开外展,呈蛙式样。单侧或双侧臀部后硬结,呈条索感或块状,屈髋功能受影响。患者行走常有外"八"字、摇摆步态,快步呈跳跃状态。坐下时双腿不能并拢,双髋分开蛙式位,一侧大腿难以放在另一侧大腿上(交腿试验)。下蹲活动时,轻者蹲时双膝先分开,然后下蹲后再并拢(画圈征)。

体检可发现臀部挛缩肌肉处皮肤有一凹陷,髋内收时凹陷更明显,臀部可有紧缩感,下肢呈外展、外旋位,主动及被动进行髋内收、内旋的动作受限,患侧下肢中立位屈髋活动受限,必须患髋外展、外旋方能完成屈曲。伸屈髋部时可扪及股骨大转子部有弹跳感。髂胫束紧张试验阳性。

骨盆变形:病程长、程度重者,可有髋臼底凸向盆腔,形成 Otto 骨盆。臀中、小肌挛缩的患儿,有大转子骨骺肥大。双侧不对称性臀肌挛缩患儿,可有骨盆倾斜及继发性腰段脊柱侧凸。严重侧的髂前上棘较另一侧低,严重侧脐踝距离长于另一侧,两侧大转子到踝部距离相等。

(二) 影像学检查

1. X 线检查　多为正常。

2. MRI 检查　临床意义较大,可显示早期炎症病变,晚期随着病情的发展累及多组肌束,肌纤维被结缔组织替代,表现为肌肉体积缩小、密度增高,肌筋膜间隙增宽,最后形成瘢痕时呈索条影。MRI 可明确病变的部位、范围及严重程度,提供有价值的临床资料。

【鉴别诊断】

1. 多发性肌筋膜挛缩症　本病为全身多部位可发生的疾病,臀部的局部表现为挛缩症状缓慢出现、逐渐加剧,病变侵及臀肌筋膜时,可出现类似于臀肌挛缩的症状。本病病残率较高。

2. 臀部软组织肿瘤　儿童中最为常见的是韧带样瘤,大多数肿瘤无痛或疼痛不明显而易被忽视。肿瘤侵及臀肌及其筋膜导致功能障碍时,常因类似于臀肌挛缩的临床表现而就诊。故对单侧臀部硬结、功能部分障碍的儿童要高度警惕,臀部圆润、无尖臀征,同时触及浸润臀肌、筋膜的包块,是臀部软组织肿瘤最主要的鉴别点。

【治疗】

(一)非手术治疗

1. 辨证治疗

(1)气滞血瘀:局部挛缩僵硬,有明显外伤史,疼痛及功能障碍较重,压痛明显,舌暗,脉弦或涩。

治则:活血化瘀,舒筋通络。

方药:舒筋汤加减。

(2)气虚血瘀:局部挛缩僵硬,质地稍软,病程较长,疼痛及功能障碍可重可轻,压痛轻,舌淡,脉细弦。

治则:益气活血,补肾强筋。

方药:补肾壮筋汤加味。

2. 中药外用 中药熏蒸、热敷及药浴,促进局部组织瘢痕软化,对早期轻度挛缩患者具有较好疗效。可使用舒筋活血洗方。

3. 手法治疗 对于发现早、局部硬结僵化程度轻、功能障碍轻的患者,可由家长每天进行局部手法松解:患儿仰卧,患肢做屈髋屈膝动作,由家长身体按压患肢加大屈髋内收幅度,并以另一手适当用力揉按病变区域,可配合局部热敷及松解手法。一般对早期轻度挛缩的患儿有较好疗效。

4. 其他疗法 局部理疗、微波、超声等治疗,对缓解早期局部轻度、中度硬结僵化患者的疼痛不适具有一定作用,但不能有效防止挛缩的进一步发展。

(二)手术治疗

对严重的臀肌挛缩患者,手术松解和切除挛缩组织是纠正髋部功能、行走姿态和降低患侧股骨头压力的最有效治疗方案。手术指征:①严重难以控制的挛缩,明显影响患肢功能,不能保持正常坐姿者;②臀肌挛缩伴随明显下肢神经症状者,局部按压诱发明显放射性疼痛者;③臀肌挛缩伴随明显弹响髋者。

手术方式可分为臀肌挛缩带切除术、臀肌挛缩带切断术、臀肌挛缩带切断术加臀大肌止点松解术等。

【预防与调护】

挛缩松解术后可因臀肌再粘连而复发,故术后应采用主动运动及功能锻炼以克服弹响征及蛙腿征,延长残存的挛缩组织,改善肢体不等长障碍,防止浅层阔筋膜张肌、髂胫束断端再粘连,这些措施对于巩固松解效果极为重要。

第五节 畸形性骨炎

畸形性骨炎(osteitis deformans)又称变形性骨炎,1870 年由 Paget 首次描述,故又称佩吉特病(Paget disease)。该病是骨重建异常所致的临床综合征。畸形性骨炎的病变侵蚀广泛,全身骨均可受累,好发部位是股骨、胫骨、颅骨、脊柱的腰骶部及骨盆。本病初期多无症状。X 线片证实畸形性骨炎患者有明显症状的仅约 2%。初次就诊年龄多在 40 岁以上,本病具有家族遗传特点,有阳性家族史者占 14%。

【病因病机】

畸形性骨炎为一种原因未明的慢性代谢性骨病。在病变骨组织的多核破骨巨细胞和破骨细胞内发现包涵体,但目前尚未明确这种包涵体的确切性质与意义。

早期病变是溶骨性的,因破骨细胞激活所造成的骨吸收作用增强而出现骨小梁稀疏和骨皮质变薄,随即破骨细胞数目开始减少,成骨细胞相应增多,骨皮质及骨小梁均为松质骨所取代,最后硬化变为主要特征,溶骨性病变则成为次要特征,无论是皮质骨还是松质骨均呈杂乱无章的镶嵌结构。这一病理过程的各阶段并无截然分界,即使是同一患者同一部位也可同时存在溶骨与成骨的表现。溶骨期的骨组织轻而软,富含血管。硬化期的骨肥大变硬。镜下破骨细胞和成骨细胞均显著增多,骨髓为纤维结缔组织侵袭,骨皮质和髓质分界不清,结构杂乱,呈"镶嵌构象"。病灶边缘出现破骨性骨吸收,其后方为成骨性再生。破骨细胞显著增大,胞核极多,有时多达 100 个以上;成骨细胞亦明显增多,核大,有明显核仁及异染色质,核缘内陷。

【临床表现与诊断】

(一)临床表现

本病多见于中老年人,10%~20% 的患者并无临床症状,往往在因其他疾病行 X 线检查时偶然发现。多数患者起病时有腰背痛,以及股骨、颅骨或胫骨、腓骨疼痛;脊柱可强直或出现畸形,严重者有驼背、膝内翻、下肢外旋、胫骨前弯、髋关节强直等。病变处常发生病理性骨折。椎体畸形压迫脊髓可引起截瘫。髋部病变时步态异常,活动障碍。心血管钙化则引起心瓣膜功能不全、高血压和充血性心力衰竭。伴发骨肉瘤时,局部肿胀、疼痛和压痛明显。主要表现有:

1. 腰背痛　腰背痛是畸形性骨炎最常见的临床症状,椎体发生病理性骨折时疼痛加重,如伴发骨肉瘤则病程进展迅速,很快出现神经压迫症状,甚至下肢瘫痪。

2. 骨痛　主要发生在负重骨。除腰骶椎外,常见部位还有股骨和骨盆等,疼痛程度多较剧烈,位置深在,严重者卧床不起、翻身困难,病变区血流明显增加,故常有皮肤灼热感、触痛明显。若发生在下肢的长骨可发生畸形,严重者还可发生骨折,颅骨受累者可出现头痛、耳鸣等症状,颅骨增厚使头颅周径增大,以面骨为明显,形成"狮面"。

3. 关节炎　以髋关节和膝关节多见,表现为疼痛和功能障碍。

4. 颈痛　颈肩部可有不适和疼痛。

(二)实验室检查

1. 血清碱性磷酸酶水平升高有助于本病的诊断,部分患者血清钙水平升高,血清磷水平稍低。血中骨源性碱性磷酸酶水平升高和尿羟脯氨酸含量增加,而血清钙、磷、维生素 D_3 和甲状腺激素水平多保持正常。血清 I 型胶原 C 端肽和 I 型胶原氨基端前肽的检测也有助于本病的诊断。

2. 活体组织细胞学检查　有助于明确诊断及确定是否伴发肿瘤。临床及 X 线检查无法确诊时可考虑行活体组织细胞学检查。

(三)影像学检查

1. X 线检查　X 线片表现早期以吸收为主,典型表现为局限性骨质疏松。可归纳为:

(1)骨质破坏,骨小梁粗糙稀疏,伴局限性骨质疏松;晚期骨皮质与髓腔界限不清,结构模糊如网状。

(2)骨干增粗,膨大,弯曲变形,呈腰刀状。

（3）颅骨局限性骨质疏松，伴棉絮状增生，内外板界限消失，外板破坏而内板仍保持完整。颅缝模糊，头颅增大。

（4）脊柱椎体明显增大，后部结构亦增生硬化，增厚至正常的 2~3 倍，但椎间隙多保持正常，椎体呈栅栏状和方框状改变。

（5）长骨溶骨性病灶病变与正常皮质骨分界处可见到 V 形分界线，其边缘清晰锐利。

（6）骨盆边缘和弓状线增厚，出现边缘征，骨盆窄小。

（7）髋关节间隙变窄，骨质增生，短骨增粗，严重者股骨头可凸入骨盆腔内。

（8）病变区病理性骨折。

2. CT 及 MRI 检查　CT 检查对观察脊柱和骨盆病变有一定意义。MRI 检查能清楚显示脊柱和颅骨病变与周围组织的关系，必要时也可用正电子发射断层显像（PET）、^{18}F 及 ^{99m}Tc 标记的多磷酸盐扫描协助诊断。

（四）并发症

主要有骨折、腰腿痛、关节病变、心血管异常、耳聋、眼和皮肤病变及高尿酸血症等。

1. 骨折　由于骨的正常结构破坏，骨的承载力丧失，故容易产生骨折。骨折的类型主要有 3 种，即裂纹骨折、长骨断裂和椎体压缩性骨折。可在轻微外伤或无外伤情况下发生，骨折不愈合率达 40%。

2. 腰腿痛　可能是继发性小关节炎，或病理性骨折损害神经根，或小关节产生膨胀性生长导致相邻的神经根管狭窄，产生神经根性刺激，诱发腰腿疼痛。

3. 关节病变　与本病相伴的关节病变有关节畸形、退行性关节病变、软骨钙盐沉积和假性痛风、钙化性关节周围炎等。骨病变畸形可导致关节畸形，但畸形性骨炎本身很少侵犯关节软骨面；当骨畸形累及髋关节相邻部位时，因运动应力异常可导致关节异常磨损，软骨缺损，而下层出现假血管瘤样物，晚期出现髋臼内陷。膝关节也有类似情况，在远离病灶的部位可出现钙化，与病变的扩展无关。

4. 心血管异常　畸形性骨炎累及骨达 30% 以上时，或单独累及颅骨时，可出现心排出量增加，血管钙化阻塞导致血流量增加。重症畸形性骨炎常并发心瓣膜钙化及相关病变。主动脉狭窄达 30%，完全性房室传导阻滞、不完全性房室传导阻滞、束支传导阻滞和左室肥厚的发生率分别为 11%、11%、20% 和 13%，重度颅底陷入时可伴有动脉"窃血"综合征。

5. 耳聋　颅骨外板增生可引起颅底孔道变窄，压迫脑神经，其好发部位为颞骨岩部，故常合并听神经功能障碍，感觉性听力丧失、中耳骨化和慢性炎症等病变，或导致视盘水肿、眼肌病变、突眼、视神经萎缩及失明。

6. 高钙血症和高钙尿症　仅见于病变广泛和长期不活动者。此外，有些患者因尿酸过多可导致高尿酸血症，部分患者可出现肾石病、高钙血症和高钙尿症，可能与合并原发性甲状旁腺亢进症或与广泛性骨损害有关。

7. 恶性病变　畸形性骨炎并发肉瘤约占 1%，多数为骨肉瘤，亦可为纤维肉瘤或其他类型的肉瘤，继发性骨巨型细胞瘤少见。畸形性骨炎合并骨肉瘤（Paget 骨肉瘤）主要发生于畸形性骨炎的老年患者伴多骨损害时。

【鉴别诊断】

广泛的骨密度增加应与骨转移癌（尤其是前列腺癌骨转移）、骨髓纤维化、肾性骨病、氟骨病、纤维异样增殖症和结节性硬化症鉴别。

畸形性骨炎累及颅骨时，可出现颅骨肥大，应与额骨内板肥厚症、纤维异样增殖症、贫血和骨转移癌等鉴别。

肾性骨病除有肾本身的疾病外,特征为橄榄球衣状椎骨。

【治疗】

无症状或症状轻微者,常不需治疗;少数症状明显者,可行非手术治疗或手术治疗,而手术治疗的同时亦需应用药物治疗;活动性畸形性骨炎患者有进一步发生骨骼与骨骼外并发症的风险,建议使用二膦酸盐治疗。

（一）非手术治疗

畸形性骨炎的非手术治疗主要以保护病骨、预防病理性骨折为目的,以药物治疗为主。

1. 降钙素 可抑制破骨细胞的骨吸收功能,用药后血清碱性磷酸酶及尿羟脯氨酸水平可相应下降,但在病情较严重者可长期保持异常水平。大多数患者的疼痛可迅速得到缓解,肢体血流量减少,体温下降,神经症状也可减轻或消失。用量较一般大,开始每天皮下或肌内注射鲑降钙素 100IU（40mg）,数周后改为隔天 100IU。骨病基本消失后逐渐减至每周 100~200IU。疗程至少 1 年,有时需长期应用。

2. 二膦酸盐 对骨吸收与形成均有抑制作用,从而导致骨软化。口服 20mg/（kg·d）,用药时间依病情而定,一般为 0.5~1 年。二膦酸盐宜与降钙素合用。停药后易复发。

3. 普卡霉素 具有降低血清钙,抑制骨代谢作用。静脉滴注 15~25μg/（kg·d）,连用 7~10 天,无明显不良反应者可酌情再继续应用,亦可以较小剂量连用数周,或用较大剂量每 1~2 周静脉滴注 1 次。本药的主要不良反应是消化道反应,一过性肝肾损害及骨髓抑制等。

4. 氟化钠 作为辅助治疗,一般与维生素 D 等合用。

5. 其他药物 包括地诺单抗、钙剂、维生素 D、氢氧化铝和吲哚美辛等,但疗效均未肯定。

（二）手术治疗

手术治疗的主要适应证:①部分病理性骨折;②严重关节炎;③负重骨的严重畸形。对于有神经压迫症状者,药物治疗无效时,可行减压手术;而病理性骨折行内固定术者,骨不连的发生率较高。

对颅底陷入症,可考虑枕下开颅减压。有交通性脑积水时,可行脑室 - 颈静脉分流术,椎板减压和椎孔成形术可解除脊髓压迫或神经根压迫症状。若长骨骨折,应做相应处理,有畸形者可行截骨术等。

【预防与调护】

应以生活起居保护为主,避免外伤,改善饮食,调节情绪状态,对疾病的控制有所帮助。

● （梁倩倩）

复习思考题

1. 试述中医治未病理念应用于本章疾病中的具体思路及意义。

2. 本章中哪些疾病应用中医药治疗具有优势?

◇◇◇ 方剂汇编 ◇◇◇

二 画

十全大补汤(《医学发明》)

【组成】党参 白术 茯苓 当归 川芎 熟地黄 白芍 黄芪 炙甘草 肉桂(焗冲服)

【功效与适应证】补气补血。治气血衰弱,自汗,盗汗,萎黄消瘦,不思饮食,倦怠气短等症。

【用法】水煎服。

十味温胆汤(《世医得效方》)

【组成】半夏 枳实(麸炒) 陈皮(去白) 白茯苓(去皮) 酸枣仁(炒) 远志(去心,甘草汁煮) 五味子 熟地黄(酒洗,焙) 人参(去芦) 甘草(炙)

【功效与适应证】益气养血,化痰宁心。用于心虚胆怯,痰浊内扰证。触事易惊,惊悸不眠,夜多噩梦,短气自汗,耳鸣目眩,四肢浮肿,饮食无味,胸中烦闷,坐卧不安,舌淡苔腻,脉沉缓。

【用法】水煎服。

丁桂散(《中医伤科学讲义》)

【组成】丁香 肉桂

【功效与适应证】祛风散寒,温经通络。治阴证肿疡疼痛。

【用法】共研细末,撒在药膏上,烘热后贴患处。

七三丹(《中医外科学讲义》)

【组成】熟石膏 升丹

【功效与适应证】提脓拔毒祛腐。用于流痰、附骨疽、瘰疬、有头疽等证,溃后腐肉难脱、脓水不净者。

【用法】共研细末,掺于创面,或制成药条,插入瘘管中。

七宝美髯丹(《医方集解》)

【组成】赤白何首乌 赤白茯苓 牛膝 当归 枸杞子 菟丝子 补骨脂

【功效与适应证】补肾,固精,乌发,壮骨,续嗣延年。肝肾不足,须发早白,齿牙动摇,梦遗滑精,崩漏带下,肾虚不育,腰膝酸软。

【用法】上药捣为末,炼蜜和丸,如梧桐子大,盐汤或温酒送下。

八二丹(《中医外科临床手册》)

【组成】熟石膏 升丹

【功效与适应证】提脓祛腐。用于疮面脓流不畅,腐肉难脱。

【用法】各研极细末,和匀。掺于创面,或制成药条插入瘘管。

八仙逍遥汤(《医宗金鉴》)

【组成】防风　荆芥　川芎　甘草　当归(酒洗)　黄柏　苍术　丹皮　川椒　苦参

【功效与适应证】舒筋活络,活血止痛。用于跌打损伤、肿硬疼痛及一切风湿疼痛。

【用法】上药合装白布袋内,扎口,水熬滚,熏洗患处。

八宝丹(《疡医大全》)

【组成】珍珠　牛黄　象皮　琥珀　龙骨　轻粉　冰片　炉甘石

【功效与适应证】生肌收口。用于溃疡脓水将尽,阴证、阳证都可用。

【用法】研极细末,掺于患处。

八珍汤(《正体类要》)

【组成】人参　白术　茯苓　炙甘草　川芎　当归　熟地黄　白芍

【功效与适应证】补益气血。治气血俱虚者。面色苍白或萎黄,头晕眼花,四肢倦怠,气短懒言,心悸怔忡,食欲减退,舌质淡,苔薄白,脉细虚。

【用法】水煎,食前服。

人参养荣汤(《太平惠民和剂局方》)

【组成】党参　白术　炙黄芪　炙甘草　陈皮　肉桂心　当归　熟地黄　茯苓　远志　白芍　大枣　生姜

【功效与适应证】补益气血,养心宁神。治骨病后期气血虚弱或虚损劳热者。

【用法】作汤剂,则水煎服,其中肉桂心焗冲服。亦可以作丸剂服。

九一丹(《医宗金鉴》)

【组成】熟石膏　升丹

【功效与适应证】提脓祛腐。用于溃疡、瘘管流脓未尽者。

【用法】研极细末,掺于疮面,或制成药线插入疮或瘘管。

三　　画

三乌胶囊(成药)

【组成】生草乌　生川乌　何首乌　附子　生白附子　乳香　冰糖　鲜猪蹄

【功效与适应证】祛寒除湿,祛风通络,活血止痛,强筋健骨。用于风寒湿邪、风痰、瘀血引起的风湿麻木、骨节肿痛、腰腿疼痛、四肢瘫痪、陈伤劳损、中风偏瘫、口眼㖞斜、失语,以及风湿性关节炎、类风湿关节炎、风湿性肌炎、骨质增生、坐骨神经痛、肩周炎、创伤性关节炎等。

【用法】口服,一次 5g,一日 2 次,饭后服。老人、少年酌减。重症、顽症酌加。

三妙丸(《医学正传》)

【组成】苍术　黄柏　川牛膝

【功效与适应证】清热燥湿。治湿热下注,两脚麻木,或如火烙之热。

【用法】为细末,面糊为丸,空腹姜、盐汤下,忌鱼腥、荞麦、热面、煎炒等食物。

三品一条枪(《外科正宗》)

【组成】白砒　明矾　雄黄　乳香

【功效与适应证】腐蚀作用。治瘰疬、瘘管。

【用法】将砒、矾两物研成末,入小罐内,煅至青烟尽、白烟起,片时,约上下通红,助火,放置一宿,取出研末,再加雄黄、乳香两药,共研成细末,厚糊调稠,搓条如线,阴干备用,严禁内服。

大补阴丸(《丹溪心法》)

【组成】黄柏　知母　熟地黄　龟甲

【功效与适应证】养阴清热。适用于流痰所致肝肾阴虚者。

【用法】为末,猪脊髓蒸熟,炼蜜为丸。

万应膏(成药)

【组成】略

【功效与适应证】活血祛瘀,温经通络。治风、寒、湿侵袭所致筋骨疼痛,胸腹气痛等。

【用法】烘热外敷患处。

千金散(《中医外科学》)

【组成】煅白砒　制乳香　制没药　轻粉　飞朱砂　赤石脂　炒五倍子　煅雄黄　醋制蛇含石

【功效与适应证】蚀恶肉、化腐。用于一切恶疮顽肉死腐不脱者。

【用法】共研细末,将药粉掺入患处,或黏附在纸线上,插入疮或瘘管中。

千捶膏(《中医外科学》经验方)

【组成】蓖麻籽肉　嫩松香粉(在冬令制后研末)　轻粉(水飞)　东丹　银朱　茶油

【功效与适应证】消肿止痛,提脓祛腐。用于一切阳证。

【用法】夏日大伏天配制。先将蓖麻籽肉入石臼中捣烂,再缓入松香末,候打匀后,再缓入轻粉、东丹、银朱,最后加入茶油,捣数千捶成膏外用。

川芎茯苓汤(《医学入门》)

【组成】赤茯苓　桑白皮　川芎　麻黄　防风　赤芍　当归　桂枝　甘草　大枣

【功效与适应证】温经活血,祛风除湿,通络止痛。用于痹证。

【用法】按病情酌量,水煎服。

小金丹(《外科全生录》)

【组成】白胶香　草乌头　五灵脂　地龙　制番木鳖　乳香(去油)　没药(去油)　麝香　墨炭　归身

【功效与适应证】破瘀通络,消肿止痛。治流痰瘰疬、骨肿瘤等初起皮色不变,肿硬作痛。孕妇忌用。

【用法】共研细末,用糯米打千捶,待融和后为丸如芡实大,陈酒送下。

小活络丹(《太平惠民和剂局方》)

【组成】炮川乌　炮草乌　地龙　天南星　炮乳香　没药

【功效与适应证】祛风除湿,化痰通络,活血止痛。风寒湿痹,肢体筋脉疼痛,麻木拘挛,关节屈伸不利,疼痛游走不定。亦治中风,手足不仁,日久不愈,经络中湿痰死血,而腰腿沉重,或腿臂间作痛。

【用法】为细末,入研药和匀,酒面糊为丸,如梧桐子大,空心、日午冷酒送下,荆芥茶下亦得。

四　画

五五丹(《中医外科学》)

【组成】熟石膏　升丹

【功效与适应证】提脓祛腐。用于流痰、附骨疽、瘰疬等证,溃后脓水难脱、脓水不净者。

【用法】研极细末,掺于疮口中,或用药条蘸药插入,外盖膏药,每日换药1~2次。

五加皮汤(《医宗金鉴》)

【组成】当归(酒洗)　没药　五加皮　皮硝　青皮　川椒　香附　丁香　丹皮　老葱　地骨皮　麝香

【功效与适应证】和血定痛舒筋。用于伤患后期。

【用法】煎水外洗(可去麝香)。

五味消毒饮(《医宗金鉴》)

【组成】金银花　野菊花　蒲公英　紫花地丁　紫背天葵

【功效与适应证】清热解毒。治骨关节感染初期。

【用法】水煎服。

五神汤(《洞天奥旨》)

【组成】茯苓　金银花　牛膝　车前子　紫花地丁

【功效与适应证】清热利湿。用于附骨疽等湿热凝结而成者。

【用法】水煎服。

五积散(《太平惠民和剂局方》)

【组成】白芷　川芎　甘草(炙)　茯苓(去皮)　当归(去芦)　肉桂(去粗皮)　芍药　半夏　陈皮　枳壳　麻黄　苍术　干姜　桔梗　厚朴

【功效与适应证】调中顺气,除风冷,化痰饮。用于脾胃宿冷,腹胁胀痛,胸膈停痰,呕逆恶心;或外感风寒,内伤生冷,心腹痞闷,头目昏痛,肩背拘急,肢体怠惰,寒热往来,饮食不进;及妇人血气不调,心腹撮痛,经候不调,或闭不通。

【用法】上药除肉桂、枳壳二味别为粗末外,一十三味同为粗末,慢火炒令色转,摊冷,次入肉桂、枳壳末令匀。

五痿汤(《医学心悟》)

【组成】人参　白术　茯苓　甘草(炙)　当归　薏苡仁　麦冬　黄柏(炒褐色)　知母

【功效与适应证】补中祛湿,养阴清热。治五脏痿。

【用法】水煎服。若心气热,加黄连、丹参、生地黄;肝气热,加黄芩、丹皮、牛膝;肾气热,加生地黄、牛膝、石斛;肺气热,加天门冬、百合;夹痰,加川贝母、竹沥;夹湿,加半夏;瘀血,加桃仁、红花。

太乙膏(《外科正宗》)

【组成】玄参　白芷　归身　肉桂　赤芍　大黄　生地黄　土木鳖　阿魏　轻粉　柳槐枝　血余　东丹　乳香　没药　麻油

【功效与适应证】消肿清火,解毒生肌。用于一切疮疡已溃或未溃者。

【用法】除东丹外,将余药入油煎,熬至药枯,滤去渣滓,再加入东丹,充分搅匀。

化瘀通痹汤(《痹证治验》)

【组成】当归　丹参　鸡血藤　制乳香　制没药　延胡索　香附　透骨草

【功效与适应证】活血化瘀,通痹止痛。用于瘀血痹。

【用法】按病情酌量,水煎服。

风伤丸(《林如高正骨经验》)

【组成】川芎　归中　赤芍　生地　党参　茯苓　木香　砂仁　肉桂　沉香　三七　桃仁　红花　续断　双钩藤　乳香　泽泻　怀牛膝

【功效与适应证】活血定痛,舒筋壮骨。

【用法】每日1丸(糊丸),酒、水各半炖服。

风伤药水(《林如高正骨经验》)

【组成】五加皮 桑寄生 归尾 土牛膝 红花 防风 两面针 乌药 威灵仙 络石藤 白花风不动 泽兰 续断 三菱 莪术 生草乌 生川乌 樟脑 70%乙醇溶液或高粱酒浸泡备用

【功效与适应证】祛风止痛,活血祛瘀。治风湿性关节炎,跌打损伤后期,关节酸痛。

【用法】将药水涂擦患处,每日 2~3 次。

风湿膏(《伤科秘方》)

【组成】钻地风 海桐皮 千年健 甘狗脊 川羌活 大生地 山蜈蚣 川红花 千里光 木鳖子 大独活 川当归 山荆芥 生草乌 紫荆皮 透骨草 川断条 生川乌 水防风 山僵蚕 京赤芍 川白芷 山地狗 紫花地丁 茅苍术 生甘草 明天麻 鸡血藤 苏薄荷 山蝎子 地鳖虫 生半夏 土茯苓 西紫草 白附子 麝香 冰片 血竭 阿魏 没药 肉桂 乳香 黄丹

【功效与适应证】祛风除湿,温经通络。用于各种痹证。

【用法】制成膏药,烊化后温贴患处。

乌头汤(《金匮要略》)

【组成】麻黄 芍药 黄芪 制川乌 炙甘草

【功效与适应证】温经通络,祛寒逐湿。用于损伤后风寒湿邪乘虚入络者。

【用法】水煎服。

六一散(《伤寒直格》)

【组成】滑石 甘草

【功效与适应证】祛暑利湿。治身热烦渴,小便不利,或泄泻。

【用法】研为细末,包煎,或温开水调服,亦可加入其他方药中煎服。

六君子汤(《医学正传》)

【组成】人参 白术 茯苓 炙甘草 陈皮 半夏

【功效与适应证】养心益脾,补气祛痰。适用于阳虚气弱有湿痰的证候。

【用法】水煎服。

六味地黄丸(汤)(《小儿药证直诀》)

【组成】熟地黄 怀山药 茯苓 泽泻 山茱萸 牡丹皮

【功效与适应证】滋水降火。治肾水不足,腰膝酸痛,头晕目眩,咽干耳鸣,潮热盗汗,骨折后期迟缓愈合等。

【用法】水煎服。或作丸,将药研末,蜜丸。

双合汤(《杂病源流犀烛》)

【组成】桃仁 红花 地黄 芍药 当归 川芎 半夏 茯苓 陈皮 甘草 白芥子 鲜竹沥 生姜汁

【功效与适应证】化痰行瘀,宣痹通络。气虚受风湿,遍身麻痹不仁。

【用法】加生姜,水煎,入竹沥、姜汁同服。

双柏散(膏)(《中医伤科学讲义》)

【组成】侧柏叶 黄柏 大黄 薄荷 泽兰

【功效与适应证】活血解毒,消肿止痛。治跌打损伤早期,疮疡初起,局部红肿热痛,或局部包块形成而无溃疡者。

【用法】共研细末,作散剂备用,用时以水、蜜糖煮热调成厚糊状外敷患处。亦可加入少量米酒调敷,或用凡士林调煮成膏外敷。

五 画

玉女煎(《景岳全书》)

【组成】石膏 熟地 麦冬 知母 牛膝

【功效与适应证】清胃火,滋肾阴。适用于胃热阴虚证,症见烦热干渴、头痛、牙痛,或牙齿松动、牙龈出血,舌红苔黄而干,脉浮洪滑大、重按无力;亦治消渴、消谷善饥等。

【用法】水煎服。

玉露油膏(《药奁启秘》)

【组成】芙蓉叶 凡士林

【功效与适应证】凉血,清热,退肿。适用于局部红肿热痛的阳证。

【用法】将芙蓉叶研末,再用凡士林调匀,成膏,每500g油膏中,可加用医用石炭酸10滴。涂敷患处。

甘露消毒丹(《医效秘传》)

【组成】飞滑石 绵茵陈 淡黄芩 石菖蒲 川贝母 木通 藿香 射干 连翘 薄荷 白豆蔻

【功效与适应证】利湿化浊,清热解毒。适用于湿温时疫,邪在气分。症见发热困倦,胸闷腹胀,肢酸,咽肿,颐肿口渴,身黄,小便短赤,淋浊,吐泻,舌苔淡白或腻或干黄者。

【用法】生晒研末,开水调下。或神曲糊丸如弹子大,开水化服。

左归丸(《景岳全书》)

【组成】熟地黄 怀山药 山茱萸 枸杞子 菟丝子 鹿角胶 龟甲 川牛膝 蜜糖适量

【功效与适应证】补益肾阴。治损伤日久或骨疾病后期,肾水不足,精髓内亏,腰膝酸软,头晕目眩,虚热盗汗等。

【用法】药为细末,炼蜜为丸如豆大,饭前服。

右归丸(《景岳全书》)

【组成】熟地黄 怀山药 山茱萸 枸杞子 菟丝子 杜仲 鹿角胶 当归 附子 肉桂 蜜糖适量

【功效与适应证】补益肾阳。治骨及软组织伤患后期,肝肾不足、精血虚损而致神疲气怯,或心跳不宁,或肢冷痿软无力。

【用法】共为细末,炼蜜为小丸。

龙胆泻肝汤(《医方集解》引《太平惠民和剂局方》)

【组成】龙胆草(酒炒) 黄芩(炒) 栀子(酒炒) 泽泻 木通 当归(酒洗) 车前子 柴胡 甘草 生地(炒)

【功效与适应证】泄肝经湿热。治肝经所过之处伤患而有瘀热者。

【用法】水煎服。

平痿康复汤(《常见病的中医治疗研究》)

【组成】黄菊花 沙参 山药 玄参 当归 白芍 熟地黄 龟甲 桑枝 橘络 丝瓜络 阿胶 地龙

【功效与适应证】清热通络。适用于痿证初、中期,邪注经络者。

【用法】按病情决定药量,水煎服。

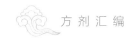

归脾丸(《正体类要》)

【组成】党参　白术(炒)　炙黄芪　炙甘草　茯苓　远志(制)　酸枣仁(炒)　龙眼肉　当归　木香　大枣(去核)

【功效与适应证】益气健脾,养血安神。心脾两虚,气短心悸,失眠多梦,头昏头晕,肢倦乏力,食欲不振,崩漏便血。

【用法】上药粉碎成细粉,过筛,混匀,炼蜜加适量的水泛丸,干燥,制成水蜜丸;或加炼蜜制成小蜜丸或大蜜丸,即得。用温开水或生姜汤送服。

归脾汤(《正体类要》)

【组成】白术　当归　党参　黄芪　酸枣仁　木香　远志　炙甘草　龙眼肉　茯苓

【功效与适应证】健脾养心,补益气血。治骨病后期气血不足,神经衰弱。

【用法】水煎服,亦可制成丸剂服用。

四君子汤(《太平惠民和剂局方》)

【组成】人参　白术　茯苓　炙甘草

【功效与适应证】补益中气,调养脾胃。治损伤后期中气不足,脾胃虚弱,肌肉消瘦者。

【用法】水煎服。

四妙丸(《成方便读》)

【组成】黄柏　薏苡仁　苍术　怀牛膝

【功效与适应证】清热利湿。主治湿热下注,两足麻痿肿痛等。

【用法】水泛小丸,温开水送下。

四妙散(《活人方》)

【组成】黄柏　苍术　桑皮　胆南星

【功效与适应证】湿痰,风痹,筋骨拘挛,气虚体肥,经络酸麻疼痛。

【用法】研细末,早、晚空心以药酒吞服。

四物汤(《仙授理伤续断秘方》)

【组成】川芎　当归　白芍　熟地黄

【功效与适应证】养血补血。治伤患后期血虚之证。

【用法】水煎服。

四黄消肿软膏(经验方)

【组成】黄连　黄芩　黄柏　大黄

【功效与适应证】清热解毒,消肿止痛。主治一切外伤科之瘀血红肿热痛症。

【用法】凡士林调膏外用。

生肌玉红膏(《医宗金鉴》)

【组成】当归　白芷　白蜡　轻粉　甘草　紫草　瓜儿血竭　麻油

【功效与适应证】生肌。治痈疽发背,诸般溃烂。

【用法】将当归、白芷、紫草、甘草四味,入油内浸3日,大杓内慢火熬微枯色,细绢滤清,将油复入杓内煎滚,入血竭化尽;次下白蜡,微火亦化。用茶盅4个,预放水中,将膏分作四处,倾入盅内,候片时方下研极细之轻粉,搅匀,候至一日夜,外敷,用之极效。

生肌散(经验方)

【组成】制炉甘石　滴乳石　滑石　血珀　朱砂　冰片

【功效与适应证】生肌收口。用于痈疽溃后,脓水将尽者。

【用法】研极细末,掺疮口中,外盖膏药或药膏。

生脉散(《医学启源》)

【组成】人参　麦冬　五味子

【功效与适应证】益气敛汗,养阴生津。治气血耗损或热伤气津。

【用法】水煎服,或为散冲服。

仙方活命饮(《校注妇人良方》)

【组成】金银花　陈皮　当归尾　赤芍　白芷　贝母　防风　甘草　皂角刺　穿山甲　天花粉　乳香　没药

【功效与适应证】控制感染,解毒生肌。治骨痈疽。

【用法】水煎服。

仙灵骨葆胶囊(成药)

【组成】淫羊藿　续断　补骨脂　地黄　丹参　知母

【功效与适应证】滋补肝肾,活血通络,强筋壮骨。用于肝肾不足、瘀血阻络所致骨质疏松症,症见腰脊疼痛,足膝酸软,乏力。

【用法】口服,一次3粒,一日2次;4~6周为1个疗程;或遵医嘱。

白虎加桂枝汤(《金匮要略》)

【组成】知母　炙甘草　石膏　粳米　桂枝

【功效与适应证】清热,通络,和营卫。主治风湿热痹,症见壮热、气促烦躁、关节肿痛、口渴、苔白、脉弦数。

【用法】水煎服。

白虎加苍术汤(《类证活人书》)

【组成】知母、甘草(炙)、石膏、苍术、粳米

【功效与适应证】清热祛湿。湿温病,见身热胸痞,汗多,舌红、苔白腻等。风湿热痹,见身热,关节肿痛等。

【用法】上锉,如麻豆大。每服五钱,水一盏半,煎至八九分,去滓,取六分清汁温服。

白降丹(《医宗金鉴》)

【组成】朱砂　雄黄　水银　硼砂　半火硝　食盐　白矾　皂矾

【功效与适应证】蚀腐平胬。治溃疡脓腐难去,或已成瘘管,肿疡而脓不能自溃,以及赘疣、瘰疬等症经外用其他消散药物而无效者。

【用法】研制成细末,以清水调敷病灶上,或做成药捻,插入疮口内、瘘管中,外盖药膏。

圣愈汤(《医宗金鉴》)

【组成】熟地黄　生地黄　人参　川芎　当归　黄芩　白芍　黄芪

【功效与适应证】清营养阴,益气除烦。治创伤出血过多,或化脓性感染性病灶溃后,脓血出多,以致热燥不安,或晡热作渴等症。

【用法】水煎服。

加味二陈汤(《易玉泉方》)

【组成】法半夏　当归　昆布　海藻　白僵蚕　木通　陈皮　白术　白茯苓　苦参　黄连　甘草

【功效与适应证】燥湿化痰,消肿散结。用于脾运失健,痰湿凝结。

【用法】水煎服。

加味二妙散(《丹溪心法》)

【组成】炒苍术　炒黄柏　肉桂(后下)　半夏　制南星　炙远志　石菖蒲　金樱子　芡实　煅牡蛎(先煎)　莲须　蛇床子　细辛

【功效与适应证】清热除湿。用于湿热型阳痿,身酸体困,腰膝酸软,头目胀痛,两目干涩,形体丰腴,舌红,舌苔薄黄而腻,脉细而滑。

【用法】水煎服。

加味术附汤(《世医得效方》)

【组成】白术　甘草　附子　赤茯苓

【功效与适应证】助阳温经,祛寒化湿。风湿相搏,脉沉而微缓,腹胀,倦怠,四肢关节疼痛而烦,或一身重着,久则浮肿喘满,昏不知人,夹风则头晕呕哕,兼寒则挛拳掣痛。

【用法】上锉散,加生姜、大枣,水煎服。

加味金刚丸(《赵锡武医疗经验》)

【组成】萆薢　杜仲　肉苁蓉　巴戟天　天麻　僵蚕　全蝎　木瓜　乌贼骨　菟丝子　制马钱子

【功效与适应证】滋肝肾,强筋骨,补气血,祛风湿,通经络。用于脊髓灰质炎恢复期。

【用法】炼蜜为丸,或单用,或与汤剂合用,白开水化服。若见早期马钱子中毒症状,如牙关紧闭,即可停药,并服凉开水。

六　　画

防风汤(《黄帝素问宣明论方》)

【组成】防风　甘草　当归　赤茯苓　杏仁　桂枝　黄芩　秦艽　葛根　麻黄

【功效与适应证】祛风通络,散寒除湿。主治行痹,肢体关节疼痛,游走不定,关节伸屈不利,或见恶寒发热,苔薄白或腻,脉浮。

【用法】上药研末。每用 15g,加大枣 3 枚、生姜 5 片,水煎服。

地黄饮子(《圣济总录》)

【组成】熟地黄　巴戟天　山茱萸　肉苁蓉　炮附子　石斛　五味子　桂皮　白茯苓　麦冬　远志　菖蒲

【功效与适应证】滋肾阴,补肾阳,化痰开窍。用于治疗瘖痱,症见舌强不能言,足废不能用,口干不欲饮,足冷面赤,脉沉细弱。

【用法】上锉,如麻豆大。加生姜、大枣(擘破),同煎七分,去滓,食前温服。

托里金银地丁散(《证治准绳》)

【组成】金银花　黄连　当归　紫花地丁　赤芍　黄芪　人参　甘草节　桔梗　大黄　乳香　白檀香　没药　连翘　子芩　栀子仁　玄参　麦门冬(去心)　前胡　甘草(微炙)

【功效与适应证】清热解毒,补气散瘀。用于痈疽脓成或溃后热毒盛而正气虚。

【用法】水煎服。

托里透脓散(《医宗金鉴》)

【组成】人参　土炒白术　穿山甲(炒研)　白芷　升麻　甘草节　当归　生黄芪　皂角刺　青皮

【功效与适应证】托里透脓。治痈疽已成未溃而气血衰弱者。

【用法】按病情决定药量,水煎服,服时加适量米酒和药酒。

托里消毒散(《医宗金鉴》)

【组成】人参　川芎　当归　白芍　白术　金银花　茯苓　白芷　皂角刺　甘草　桔梗　黄芪

【功效与适应证】补益气血,托毒消肿。用于疮疡体虚邪盛、脓毒不易外达者。

【用法】水煎服。

当归补血汤(《内外伤辨惑论》)

【组成】黄芪　当归

【功效与适应证】补气生血。用于血虚阳浮发热证,症见肌热面赤,烦渴欲饮,脉洪大而虚,重按无力。亦治妇人经期、产后血虚发热头痛;或疮疡溃后,久不愈合者。

【用法】以水二盏,煎至一盏,去滓,空腹时温服。

回阳玉龙膏(《外科正宗》)

【组成】草乌(炒)　军姜(煨)　赤芍　白芷　南星(煨)　肉桂

【功效与适应证】温经活血,散寒化痰。用于疮疡阴证。

【用法】研细末,热酒调敷,亦可掺于膏药内贴患处。

血府逐瘀汤(《医林改错》)

【组成】当归　生地黄　桃仁　红花　枳壳　赤芍　柴胡　甘草　桔梗　川芎　牛膝

【功效与适应证】活血逐瘀,行气止痛。治瘀血内阻,血行不畅,经脉闭塞疼痛。

【用法】水煎服。

壮骨关节丸[《中华人民共和国药典》(2020年版)]

【组成】狗脊　淫羊藿　独活　骨碎补　续断　补骨脂　桑寄生　木香　乳香等。

【功效与适应证】补益肝肾,养血活血,舒筋活络,理气止痛。用于肝肾不足,气滞血瘀,经络痹阻;各种退行性骨关节痛,腰肌劳损等。

【用法】口服,浓缩丸一次10丸;水丸一次6g,一日2次。早晚饭后服用。

壮骨伸筋胶囊(成药)

【组成】淫羊藿　熟地黄　鹿衔草　骨碎补　肉苁蓉　鸡血藤　红参　狗骨　茯苓　威灵仙　豨莶草　葛根　延胡索　山楂　洋金花

【功效与适应证】补益肝肾,强筋健骨,活络止痛。用于肝肾两虚,寒湿阻络所致的神经根型颈椎病。

【用法】口服,一次6粒,一日3次。4周为1个疗程,或遵医嘱。

冲和散(《外科正宗》)

【组成】紫荆皮(炒)　独活　赤芍　白芷　石菖蒲

【功效与适应证】疏风消肿,活血祛寒。治疮疡阴阳不和,冷热相凝者。

【用法】上药共研细末,葱汁、陈酒调敷。

冲和油膏(《外科正宗》)

【组成】凡士林　冲和散

【功效与适应证】同冲和散。

【用法】调匀成膏,摊于纱布上,敷患处。

安宫牛黄丸(《温病条辨》)

【组成】牛黄　郁金　犀角(现用水牛角代)　黄芩　黄连　栀子　雄黄　朱砂　梅片　麝香　珠粉

【功效与适应证】清心解毒,宣窍安神。用于疮疡神昏谵语,狂躁痉厥之热盛者。

275

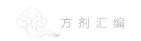

【用法】研极细末,炼蜜为丸,金箔为衣,以蜡护之。脉虚者,人参汤送下;脉实者,银花薄荷汤送下。病重体实者,每日3次。

阳和汤(《外科证治全生集》)

【组成】熟地黄 白芥子 炮姜炭 麻黄 甘草 肉桂 鹿角胶

【功效与适应证】温阳通脉,散寒化痰。治流痰、附骨疽和脱疽的虚寒型。

【用法】水煎服。

阳和解凝膏(《外科证治全生集》)

【组成】鲜大力子根、叶、梗 鲜白凤仙梗 川芎 川附 桂枝 大黄 当归 肉桂 草乌 地龙 僵蚕 赤芍 白芷 白蔹 白及 乳香 没药 续断 防风 荆芥 五灵脂 木香 香橼 陈皮 苏合油 大麻油

【功效与适应证】温经和阳,行气活血,祛风散寒,化痰通络。用于疮疡阴证。

【用法】白凤仙熬枯去渣,次日除乳香、没药、苏合油外,余药俱入锅煎枯,去渣滤净,秤准分量,加黄丹(烘透),熬至滴水成珠,不黏指为度,撒下锅来,将乳香、没药、苏合油加入搅和,半月后可用。每用时,置铜杓中,加热,烊化,摊布上,贴患处。

阳毒内消散(《药奁启秘》)

【组成】麝香 冰片 白及 南星 姜黄 炒甲片 樟冰 轻粉 胆矾 铜绿 青黛

【功效与适应证】活血,止痛,消肿,化痰,解毒。适用于一切阳证肿疡。

【用法】上方研极细末,掺膏药上贴敷。

如意金黄散(经验方)

【组成】天花粉 黄柏 白芷 大黄 姜黄 苍术 厚朴 陈皮 甘草 生南星

【功效与适应证】清热解毒。用于肿毒阳证。

【用法】清水调敷。

红升丹(《医宗金鉴》)

【组成】雄黄 朱砂 皂矾 水银 白矾 火硝

【功效与适应证】提脓祛腐。治疮疡已溃,腐肉难脱,瘘管等。

【用法】研制成药末(原是丹剂,其制法参阅《医宗金鉴》)。掺在创面上;亦可由凡士林调成软膏,再造成软膏纱条敷贴;或制成药条,插入瘘管深处。该药中有氧化汞,须注意防止汞中毒。

红灵丹(《中医外科学》)

【组成】雄黄 乳香 煅月石 青礞石 没药 冰片 火硝 朱砂 麝香

【功效与适应证】活血止痛,消坚化痰。用于痈疽未溃者。

【用法】外用。除冰片、麝香外,共研细末,最后加冰片及麝香,瓶装封固,备用。

七　　画

坎离砂(成药)

【组成】麻黄 归尾 附子 透骨草 红花 干姜 桂枝 牛膝 白芷 荆芥 防风 木瓜 生艾绒 羌活 独活 醋适量

【功效与适应证】祛风散寒止痛。治腰腿疼痛,风湿性关节疼痛。

【用法】用醋、水各半,将药熬成浓汁,再将铁砂炒红后搅拌制成。使用时加醋,装入布袋内,自然发热,敷在患处。如太热可来回移动。

还少丹(《洪氏集验方》)

【组成】干山药　牛膝(酒浸一宿,焙干)　山茱萸　白茯苓(去皮)　五味子　肉苁蓉(酒浸一宿,焙干)　石菖蒲　巴戟天(去心)　远志(去心)　杜仲(去粗皮,用生姜汁并酒合和,涂炙令热)　楮实　舶上茴香　枸杞子　熟干地黄

【功效与适应证】温补脾肾,养心安神。虚损劳伤,脾肾虚寒,心血不足,腰膝酸软,失眠健忘;眩晕倦怠,小便混浊,遗精阳痿,未老先衰,疲乏无力。

【用法】上药捣碎为末,炼蜜入枣肉为丸,如梧桐子大,用温酒、盐汤送下,空腹服。

扶元散(《医宗金鉴》)

【组成】人参　白术(土炒)　茯苓　熟地黄　茯神　黄芪(蜜炙)　山药(炒)　炙甘草　当归　白芍　川芎　石菖蒲

【功效与适应证】益气补血。主治小儿禀受不足,气血不充,骨脉不强,筋肉痿弱,致见头项软、手软、足软、口软、肌肉软等五软者。

【用法】引用生姜、大枣,水煎服。

抗骨质增生丸[《中华人民共和国药典》(2020 年版)]

【组成】熟地黄　鸡血藤　淫羊藿　骨碎补　狗脊(盐制)　女贞子(盐炒)　肉苁蓉(蒸)　牛膝　莱菔子(炒)

【功效与适应证】补腰肾,强筋骨,活血,利气,止痛。治增生性脊柱炎(肥大性胸椎、腰椎炎)、颈椎综合征、骨质增生症等。

【用法】大蜜丸,口服,每次 1 丸,日 3 次;小蜜丸,口服。

抗痨丸(经验方)

【组成】黄芪　骨碎补　制乳没　黄连　三七　泽漆　牡蛎　蜈蚣　全虫　炮山甲　子午虫　鳖甲　龟甲

【功效与适应证】祛邪抗痨。主治骨痨。

【用法】共研细末,炼蜜为丸,日服 2 次,长期服用,至骨痨痊愈为止。

身痛逐瘀汤(《医林改错》)

【组成】秦艽　川芎　桃仁　红花　甘草　羌活　没药　当归　五灵脂(炒)　香附　牛膝　地龙(去土)

【功效与适应证】活血祛瘀,祛风除湿,通痹止痛。用于瘀血夹风湿,经络痹阻,肩痛、臂痛、腰腿痛,或周身疼痛,经久不愈者。

【用法】水煎服。

羌活胜湿汤(《脾胃论》)

【组成】羌活　独活　藁本　防风　甘草　川芎　蔓荆子

【功效与适应证】祛风除湿。治风湿邪客关节者。

【用法】水煎服。药渣可煎水热洗患处。

补中益气汤(《内外伤辨惑论》)

【组成】黄芪　甘草(炙)　人参(去芦)　当归身(酒焙干或晒干)　橘皮(不去白)　升麻　柴胡　白术

【功效与适应证】补中益气,升阳举陷。主治烦劳内伤,身热心烦,头痛恶寒,懒言恶食,脉洪大而虚;或喘或渴,或阳虚自汗,或气虚不能摄血。

【用法】水煎服。

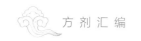

补阳还五汤(《医林改错》)

【组成】生黄芪　当归　赤芍　地龙　川芎　红花　桃仁

【功效与适应证】补气活血通络。适用于气虚血瘀之中风,半身不遂,口眼㖞斜,语言謇涩,口角流涎,小便频数或遗尿不禁,舌暗淡,苔白,脉缓。

【用法】水煎服。

补肝汤(《医学六要》)

【组成】当归　川芎　白芍　生地黄　酸枣仁　炙甘草　木瓜

【功效与适应证】养血补肝。用于血虚筋挛者。

【用法】按病情决定剂量,水煎服。

补肾丸(《林如高正骨经验》)

【组成】党参　白术　茯苓　酒当归　熟地黄　枸杞子　续断　杜仲　狗脊　补骨脂　菟丝子

【功效与适应证】补肾壮骨。治筋骨痿弱无力。

【用法】制成蜜丸,每服1丸,早晚各1次,温开水送服。

补肾壮阳汤(《中医伤科学》)

【组成】熟地　生麻黄　白芥子　炮姜　杜仲　狗脊　肉桂　菟丝子　牛膝　川断　丝瓜络

【功效与适应证】温通经络,补益肝肾。适用于腰部损伤的中后期。

【用法】水煎服。

补肾壮筋汤(《伤科补要》)

【组成】当归　熟地黄　牛膝　山茱萸　茯苓　续断　白芍　青皮　五加皮

【功效与适应证】强筋壮骨。用于肾虚体弱,筋骨痿软无力者。

【用法】每日1剂,共煎2次,早晚各服1次。

补肾祛寒治尪汤(《方剂心得十讲》)

【组成】补骨脂　熟地黄　川续断　淫羊藿　制附片(先煎)　骨碎补　桂枝　赤芍　白芍　知母　羌活　独活　防风　麻黄　苍术　威灵仙　伸筋草　牛膝　松节　炙山甲　地鳖虫　透骨草　寻骨风　自然铜(醋淬,先煎)

【功效与适应证】补肾祛寒,通经活络。治尪痹。

【用法】水煎服。

补益地黄汤(《圣济总录》)

【组成】熟干地黄(焙)　黄芪(锉)　地骨皮　枳壳(去瓤,麸炒)　蒺藜子(炒去角)　磁石(煅,醋淬七遍)　五味子　桂皮(去粗皮)

【功效与适应证】益气养阴。主治虚劳,水脏虚损,脚膝无力,口干舌燥。

【用法】上为粗末,先用水一盏半,加羊肾(细切),煎三五沸,次下药末、大枣(擘破),煎至一盏,去渣,空腹温服。

八　画

拔毒生肌散(《武汉市中药成方集》)

【组成】冰片　红升丹　轻粉　龙骨　甘石　黄丹　煅石膏　白蜡

【功效与适应证】拔毒生肌。用于各种分泌物较多的创面。

【用法】各药分别为末,用茧丝筛筛过,再混合。直接掺撒于创面上。

虎潜丸(《丹溪心法》)

【组成】黄柏(酒炒) 龟甲(酒炙) 知母(酒炒) 熟地黄 陈皮 白芍 锁阳 虎骨(用狗骨代,炙) 干姜(《医方集解》所载虎潜丸尚多当归、牛膝、羊肉三味)

【功效与适应证】滋阴降火,强壮筋骨。适用于肝肾不足、阴虚内热之痿证。主治腰膝酸软,筋骨痿弱,腿足消瘦,步履乏力,或眩晕,耳鸣,遗精,遗尿,舌红少苔,脉细弱。

【用法】上为末,酒糊丸,一方加金箔,一方用生地黄,懒言者加山药。(现代用法:上为细末,炼蜜为丸,每次 1 丸,日服 2 次,淡盐水或温开水送下。亦可水煎服,用量按原方比例酌减)

知柏地黄丸(《医方考》)

【组成】知母 黄柏 熟地黄 山茱萸(制) 牡丹皮 山药 茯苓 泽泻

【功效与适应证】滋阴降火。主治阴虚火旺,潮热盗汗,口干咽痛,耳鸣遗精,小便短赤。

【用法】炼蜜捣丸,梧桐子大。或空心,或午前,用滚白汤或淡盐汤送下。

金乌骨痛胶囊(成药)

【组成】狗脊 淫羊藿 威灵仙 乌梢蛇 牛膝 木瓜 葛根 姜黄 补骨脂 党参

【功效与适应证】滋补肝肾,祛风除湿,活血通络。用于肝肾不足、风寒湿痹、骨质疏松、骨质增生引起的腰腿酸痛、肢体麻木等症。

【用法】口服,一次 3 粒,一日 3 次。

金黄(散)膏(《医宗金鉴》)

【组成】大黄 黄柏 姜黄 白芷 制南星 陈皮 苍术 厚朴 甘草 天花粉

【功效与适应证】清热解毒,散瘀消肿。治感染阳证,跌打肿痛。

【用法】共研细末。用酒、油、蜜、菊花、金银花露、丝瓜叶或生葱等捣汁调散,或凡士林 8/10、金黄散 2/10 调制成膏外敷。

金匮肾气丸(附桂八味丸)(《金匮要略》)

【组成】干地黄 山药 山茱萸 泽泻 茯苓 牡丹皮 桂枝 附子

【功效与适应证】补肾助阳。适用于肾阳不足证。主治腰痛脚软,身半以下常有冷感,少腹拘急,小便不利,或小便反多,入夜尤甚,阳痿早泄,舌淡而胖,脉虚弱、尺部沉细,以及痰饮、水肿、消渴、脚气、转胞等。

【用法】上为细末,炼蜜为丸,如梧桐子大,酒下 15 丸,日再服。

狗皮膏(成药)

【组成】枳壳 防风 杏仁 泽泻 地榆 天麻 川乌 浙贝 猪苓 石脂 白蔹 甘草 赤芍 五加皮 栀子 薄荷 山药 何首乌 羌活 苦参 青皮 黄芩 补骨脂 熟地黄 香附 远志 半夏 独活 荆芥 麻黄 肉苁蓉 小茴香 草乌 白芷 陈皮 前胡 金银花 牛膝 藁本 附子 大茴香 木通 威灵仙 官桂 连翘 僵蚕 续断 白术 五味子 蛇床子 苍耳子 川楝子 赭石子 大风子 青风藤 菟丝子 蜈蚣 香油 黄丹 血竭 冰片 儿茶 丁香 木香 乳香 没药

【功效与适应证】散寒止痛,舒筋活络。治跌打损伤及风寒湿痛。

【用法】烘热外敷患处。

炙甘草汤(《伤寒论》)

【组成】甘草 生姜 人参 生地黄 桂枝 阿胶 麦冬 麻仁 大枣(擘)

【功效与适应证】益气养血,通阳复脉,滋阴补肺。主治脉结代,心动悸,虚羸少气,舌光少苔或质干而瘦小者。

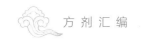

【用法】水煎服。阿胶烊化,冲服。

河车大造丸(《本草纲目》)

【组成】紫河车(米泔洗净,新瓦焙干研末,或以淡酒蒸熟。捣晒研末) 败龟甲(年久者,童便浸3日,酥炙黄,或以童便浸过,石上磨净,蒸熟晒研,尤妙) 黄柏(去皮,盐酒浸,炒) 杜仲(去皮,酥炙) 牛膝(去苗,酒浸,晒) 肥生地黄(入砂仁、白茯苓,绢袋盛,入瓦罐,酒煮7次,去茯苓、砂仁不用,杵地黄为膏,听用) 天门冬(去心) 麦冬(去心) 人参(去芦)

【功效与适应证】滋阴养血,补益肺肾。主治虚损劳伤,肺肾阴虚,精血不足,咳嗽少痰,潮热盗汗,夜梦遗精,形体消瘦;老年气血衰少,精血不足,腰膝酸软,步履不便,小儿发育不良,筋骨软弱;以及久病虚损,舌红少苔,脉细数。

【用法】上药为末,同地黄膏入酒,米糊丸,如小豆大。每服80~90丸,空腹时用盐汤送下,冬月酒下。

泻白散(《小儿药证直诀》)

【组成】地骨皮 桑白皮 炙甘草 粳米

【功效与适应证】泻肺清热。主治肺经郁热所致胸胁骨痹;或胸部内伤,郁瘀化热咳嗽者。

【用法】水煎服。

参苓白术散(《太平惠民和剂局方》)

【组成】莲子肉(去皮) 薏苡仁 缩砂仁 桔梗(炒令深黄色) 白扁豆(姜汁浸,去皮,微炒) 白茯苓 人参(去芦) 甘草(炒) 白术 山药

【功效与适应证】健脾益气,和胃渗湿。主治脾胃虚弱,食少便溏,或吐或泻,胸脘闷胀,四肢乏力,形体消瘦,面色萎黄,舌苔白、质淡红,脉细缓或虚缓。

【用法】上为细末,枣汤调下。

九 画

骨松宝(成药)

【组成】淫羊藿 续断 知母 地黄 三棱 莪术 赤芍 牡蛎(煅)

【功效与适应证】补肾活血,强筋壮骨。用于骨痿(骨质疏松症)引起的骨折、骨痛,及预防围绝经期骨质疏松。

【用法】口服,一次2粒;治疗骨折及骨关节炎,一日3次;预防骨质疏松,一日2次。

骨疏康颗粒(成药)

【组成】淫羊藿 熟地 黄芪 丹参等

【功效与适应证】补肾益气,活血壮骨。主治肾虚、气血不足所致的中老年性骨质疏松症,伴有腰脊酸痛、足膝酸软、神疲乏力等症状者。

【用法】颗粒、胶囊剂。口服,一次12g(或3粒),一日3次,饭后开水冲服。

独活寄生汤(《备急千金要方》)

【组成】独活 寄生 杜仲 牛膝 细辛 秦艽 茯苓 桂心 防风 川芎 人参 甘草 当归 芍药 干地黄

【功效与适应证】祛风湿,止痹痛,补肝肾,益气血。主治肝肾两亏,气血不足,风寒湿邪外侵,腰膝冷痛,酸重无力,屈伸不利,或麻木偏枯,冷痹日久不愈。

【用法】水煎服,可复煎外洗患处。

活血散（《中医正骨经验概述》）

【组成】乳香　没药　血竭　贝母　羌活　木香　厚朴　制川乌　制草乌　白芷　麝香　紫荆皮　生香附　炒小茴　甲珠　煅自然铜　独活　续断　虎骨(现用狗骨代替)　川芎　木瓜　肉桂　当归

【功效与适应证】活血舒筋,理气止痛。治跌打损伤,瘀肿疼痛或久伤不愈。

【用法】共研细末,开水调成糊状外敷患处。

活络水［福建中医学院(现福建中医药大学)附属医院经验方］

【组成】牛膝　红花　归尾　续断　生草乌　生川乌　木瓜　五加皮　三棱　骨碎补　伸筋草　樟脑　薄荷脑

【功效与适应证】活血祛瘀,舒筋活络,消肿止痛。治跌打损伤及风湿痹痛者。

【用法】70% 乙醇溶液密封浸泡 1 个月后分装。用时将药水涂擦患处,每日 2~3 次。

活络油膏（《伤科学》）

【组成】红花　没药　白芷　当归　白附子　钩藤　紫草　栀子　黄药子　甘草　刘寄奴　丹皮　梅片　生地　制乳膏　露蜂房　大黄　白药子

【功效与适应证】活血消肿,舒筋活络。治伤患肿痛,可用手指蘸药揉按患处,并配合理伤手法治疗。

【用法】上药置大铁锅内,放入麻油、梅片,用木棍调和装盒。手指蘸药擦患处。

活络效灵丹（《医学衷中参西录》）

【组成】当归　丹参　生明乳香　生明没药

【功效与适应证】活血祛瘀,通络止痛。主治各种瘀血阻滞之痛证,尤适合跌打损伤,症见伤处疼痛,伤筋动骨或麻木酸胀,或内伤血瘀,心腹疼痛,肢臂疼痛等症。剂型:上药全研细末,备用,亦可水泛为丸。

【用法】上 4 味,作汤服。若为散剂,一剂分作 4 次服,温酒送下。

宣痹汤（《温病条辨》）

【组成】防己　杏仁　滑石　连翘　栀子　薏苡仁　半夏(醋炒)　晚蚕沙　赤小豆皮(取五谷中之赤小豆,凉水浸,取皮用)

【功效与适应证】清化湿热,宣痹通络。主治湿热痹证,湿聚热蒸,阻于经络,寒战发热,骨节烦疼,面色萎黄,小便短赤,舌苔黄腻或灰滞。

【用法】水煎服。

祛风止痛胶囊（成药）

【组成】老鹳草　槲寄生　续断　威灵仙　独活　制草乌　红花

【功效与适应证】祛风止痛,舒筋活血,强壮筋骨。用于四肢麻木,腰膝疼痛,风寒湿痹等症。

【用法】口服,一次 6 粒,一日 2 次。

神功内托散（《外科正宗》）

【组成】白术　当归　黄芪　白芍　茯苓　陈皮　附子　木香　甘草　川芎　穿山甲　人参

【功效与适应证】温补托毒。用于骨髓炎正气虚弱,脓出不畅者。

【用法】水煎服。

除湿蠲痛汤（《证治准绳》）

【组成】羌活　茯苓　泽泻　白术　陈皮　甘草　苍术

【功效与适应证】祛风除湿,蠲痹止痛。主治风湿外客,周身骨节沉重酸痛,天阴即发。

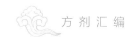

【用法】水煎,入姜汁、竹沥同服。上肢痛,加桂枝、威灵仙、桔梗;下肢痛,加防己、木通、黄柏、牛膝。

十 画

真武汤(《伤寒论》)

【组成】茯苓　芍药　白术　生姜　附子(炮,去皮)

【功效与适应证】温阳利水。主治脾肾阳虚,水气内停证。症见小便不利,四肢沉重疼痛,腹痛下利,或肢体浮肿,苔白不渴,脉沉;太阳病发汗过多,阳虚水泛;汗出不解,其人仍发热,心下悸,头眩,身瞤动,振振欲擗地。

【用法】水煎服。

柴胡加龙骨牡蛎汤(《伤寒论》)

【组成】柴胡　龙骨　黄芩　生姜　铅丹　人参　桂枝　茯苓　半夏　大黄　牡蛎　大枣

【功效与适应证】和解清热,镇惊安神。主治伤寒往来寒热,胸胁苦满,烦躁惊狂不安,时有谵语,身重难以转侧。

【用法】上药十二味,除大黄外,水煎煮,再纳大黄,更煮一二沸,去滓,温服。

桂枝汤(《伤寒论》)

【组成】桂枝　芍药　炙甘草　生姜　大枣(擘破)

【功效与适应证】解肌发表,调和营卫。适用于外感风寒表虚及营卫不和证。主治头痛发热,汗出恶风,或鼻鸣干呕,苔白不渴,脉浮缓或浮弱者。

【用法】水煎服,服后饮热粥以助药力。

桂枝芍药知母汤(《金匮要略》)

【组成】桂枝　芍药　甘草　麻黄　生姜　白术　知母　防风　附子(炮)

【功效与适应证】通阳行痹,祛风逐湿,和营止痛。清热,散寒,通络,活血,补虚。主治诸肢节疼痛,身体尪羸,脚肿如脱,头眩短气,温温欲吐者。

【用法】水煎服。

桂麝散(《药奁启秘》)

【组成】麻黄　细辛　肉桂　牙皂　半夏　丁香　生南星　麝香　冰片

【功效与适应证】温化痰湿,消肿止痛。治疮疡阴证未溃者。

【用法】共研细末。掺膏药上,贴患处。

桃红四物汤(《玉机微义》)

【组成】熟地黄　当归　白芍　川芎　桃仁　红花

【功效与适应证】活血化瘀,行气止痛。用于骨伤气滞血瘀而肿痛者。

【用法】水煎服。

透脓散(《外科正宗》)

【组成】生黄芪　穿山甲(炒)　川芎　当归　皂角刺

【功效与适应证】托毒排脓。治痈疽诸毒。

【用法】共为末,开水冲服。亦可水煎服。

健步虎潜丸(《伤科补要》)

【组成】龟胶　鹿角胶　虎胫骨(现用狗骨代替)　何首乌　川牛膝　杜仲　锁阳　当归　熟地黄　威灵仙　黄柏　人参　羌活　白芍　白术　川附子　蜜糖适量

【功效与适应证】补气血,壮筋骨。治血虚气弱,筋骨痿弱无力,步履艰难。

【用法】共为细末,炼蜜丸如绿豆大小。空腹淡盐水送下,每日 2~3 次。

健骨生丸(成药)

【组成】三七　当归　地龙　冬虫夏草　西红花　珍珠　冰片

【功效与适应证】活血化瘀,通经活络,养血生骨。用于瘀血阻络,筋骨失养所引起的骨坏死等证候。

【用法】口服,一次 4.5~9g,一日 3 次,饭前 1 小时温开水送服。

健脾养胃汤(《伤科补要》)

【组成】人参　白术　黄芪　归身　白芍　陈皮　小茴　山药　云苓　泽泻

【功效与适应证】调理脾胃。适用于骨病后纳差、营养障碍者。

【用法】水煎服。

益肾蠲痹丸(成药)

【组成】生地黄　熟地黄　当归　淫羊藿　全蝎　蜈蚣　蜂房　骨碎补　地龙　乌梢蛇　延胡索

【功效与适应证】温补肾阳,益肾壮督,搜风剔邪,蠲痹通络。适用于发热,关节疼痛、肿大、红肿热痛、屈伸不利,肌肉疼痛、瘦削或僵硬、畸形的顽痹。

【用法】口服,一次 8g,疼痛剧烈可加至 12g,一日 3 次,饭后温开水送服。

益胃汤(《温病条辨》)

【组成】沙参　麦冬　冰糖　细生地　玉竹

【功效与适应证】滋养胃阴。主治阳明温病,下后汗出,胃阴受伤者。

【用法】水煎服。

消肿散(《林如高正骨经验》)

【组成】黄柏　侧柏　透骨草　穿山甲　骨碎补　芙蓉叶　天花粉　煅石膏　楠香　黄连　紫荆皮　菊花叶

【功效与适应证】清热凉血,消肿定痛。治伤患初期局部肿痛者。

【用法】共研细末,用蜜、水各半,调成糊状,每日敷贴 1 次,每次 8 小时。

海桐皮汤(《医宗金鉴》)

【组成】海桐皮　透骨草　乳香　没药　当归　川椒　川芎　红花　威灵仙　甘草　防风　白芷

【功效与适应证】舒筋活络,行气止痛。治骨关节疼痛,活动受限者。

【用法】共为细末,布袋装,煎水熏洗患处。

通络生骨胶囊(袁浩经验方)

【组成】木豆叶

【功效与适应证】用于股骨头缺血性坏死,症见髋部活动受限、疼痛、跛行、肌肉萎缩、腰膝酸软、乏力倦怠,舌质偏红或有瘀斑,脉弦。

【用法】口服,一次 4 粒,一日 3 次。

通痹汤(《痹证治验》)

【组成】当归　丹参　鸡血藤　海风藤　透骨草　独活　钻地风　香附

【功效与适应证】活血祛风,通络止痛。用于各种痹证。

【用法】按病情酌量,水煎服。

十 一 画

黄连解毒汤(《外台秘要》引崔氏方)

【组成】黄连　黄芩　黄柏　栀子

【功效与适应证】泻火解毒。治创伤感染、附骨痈疽等。

【用法】按病情拟定药量,水煎,一日分2~3次服。

羚角钩藤汤(《通俗伤寒论》)

【组成】羚羊角(先煎)　钩藤(后下)　霜桑叶　川贝母　淡竹茹　生地黄　菊花　白芍　茯神木　生甘草

【功效与适应证】凉肝息风,增液舒筋。用于肝经热盛、热极动风所致的高热不退,烦闷躁扰,手足抽搐,甚至神昏,发为痉厥,舌绛而干,脉弦而数。

【用法】水煎服。

清骨散(《证治准绳》)

【组成】银柴胡　胡黄连　知母　青蒿　秦艽　甘草　鳖甲　地骨皮

【功效与适应证】养阴清热。治骨痨日久,骨蒸潮热者。

【用法】水煎服。

清热地黄汤(《医略六书》)

【组成】生地　黄连(炒黑)　白芍(醋炒)　荆芥(炒黑)　知母(炒黑)　黄柏(炒黑)　当归(醋炒)　丹皮(炒黑)　地榆(炒炭)

【功效与适应证】清热解毒,凉血散瘀。主治热入血分,身热,神昏谵语,斑色紫黑,或见吐血、便血,舌绛起刺,脉细数。

【用法】水煎,去滓,温服。

清热镇痿汤(《常见病的中医治疗研究》)

【组成】葛根　生石膏　忍冬藤　金银花　赤芍　秦艽　菊花　蝉蜕　钩藤　山药　防风　橘络　丝瓜络　白僵蚕　全蝎　蜈蚣

【功效与适应证】清热解毒,通络镇痿。适用于脊髓灰质炎急性期。

【用法】水煎服。

清痹汤(《痹证治验》)

【组成】忍冬藤　败酱草　络石藤　青风藤　土茯苓　老鹳草　丹参　香附

【功效与适应证】清热解毒,通络治痹。用于各种痹证。

【用法】按病情酌量,水煎服。

清燥救肺汤(《医门法律》)

【组成】桑叶　石膏　甘草　人参　胡麻仁　阿胶　麦冬　杏仁　枇杷叶

【功效与适应证】清燥润肺。适用于秋燥外感、温燥伤肺证,症见头痛身热、干咳无痰、气逆而喘、咽喉干燥、口渴鼻燥、胸膈满闷、舌干少苔、脉虚大而数。

【用法】水煎服。

渗湿汤(《济生方》)

【组成】白术　人参　干姜　白芍　炮附子　白茯苓　桂枝　炙甘草

【功效与适应证】益气健胃,温经渗湿。适用于瘫痪湿困脾土者。

【用法】上作一服,加生姜、红枣,水煎服。

十 二 画

葛根黄芩黄连汤(《伤寒论》)

【组成】葛根　炙甘草　黄芩　黄连

【功效与适应证】清泄里热,解肌散邪。用于表证未解、邪热入里证,症见身热、下利臭秽、胸脘烦热、口干作渴、喘而汗出、舌红苔黄、脉数或促。

【用法】上药四味,先煮葛根,后纳入诸药,去滓,分2次温服。

紫雪丹(《太平惠民和剂局方》)

【组成】黄金　寒水石　石膏　滑石　磁石　升麻　玄参　甘草　犀角(现用水牛角代)　羚羊角　沉香　丁香　朴硝　硝石　辰砂　青木香　麝香

【功效与适应证】清热解毒,宣窍镇痉。治高热烦躁,神昏谵语,发斑发黄,疮疡内陷,疔毒走黄及药物性皮炎等症;或颅脑损伤后高热昏迷。

【用法】每服1~2g,重症可每次服3g,每日1~3次。

黑退消(《中医外科临床手册》)

【组成】生川乌　生草乌　生南星　生半夏　生磁石　公丁香　肉桂　制乳没　制松香　硇砂　冰片　麝香

【功效与适应证】行气活血,祛风逐寒,消肿破坚,舒筋活络。治一切阴证未溃者。

【用法】上药除冰片、麝香外,各药研细末后和匀,再将冰片、麝香研细后加入和匀,用瓶装置,不使出气。用时将药粉撒于膏药或油膏上敷贴患处。

舒筋汤(《外伤科学》)

【组成】当归　白芍　姜黄　宽筋藤　松节　海桐皮　羌活　防风　续断　甘草

【功效与适应证】祛风舒筋活络。治软组织病变所致的筋络挛痛。

【用法】水煎,去滓温服。

舒筋活血洗方(《伤科学》)

【组成】伸筋草　海桐皮　大秦艽　独活　当归　钩藤　川红花　乳香　没药　怀牛膝

【功效与适应证】活血消肿,舒筋止痛。治风湿痹痛诸证。

【用法】煎汤温洗患处。

温胆汤(《三因极一病证方论》)

【组成】半夏　竹茹　枳实　橘皮　生姜　茯苓　甘草

【功效与适应证】燥湿豁痰,行气开郁。主治一切痰厥。

【用法】按病情酌量,水煎服。

犀角地黄汤(《外台秘要》)

【组成】生地黄　赤芍　丹皮　犀角(现用水牛角代)(锉细末,冲)

【功效与适应证】清热凉血解毒。治热入血分,疮疡热毒内攻,表现吐血、衄血、便血、皮肤瘀斑、高热神昏谵语、烦躁等症。

【用法】水煎服。生地黄先煎,犀角(现用水牛角代)锉末冲,或磨汁和服。

强脊宁一号汤(《娄多峰论治风湿病》)

【组成】威灵仙　独活　千年健　钻地风　木瓜　丹参　白芍　生地　薏苡仁　川牛膝　香附　甘草

【功效与适应证】祛风除湿,疏督通络,活血止痛。适用于强直性脊柱炎早期,风寒湿邪痹阻督脉,症见腰脊强硬疼痛,遇寒受风加重,肢体困痛,或游走痛,局部寒热不明显,舌质淡,苔白,脉弦。

【用法】水煎服。

强脊宁二号汤(《娄多峰论治风湿病》)

【组成】淫羊藿　何首乌　桑寄生　川牛膝　当归　丹参　鸡血藤　白芍　独活　木瓜　威灵仙　甘草　黑豆　黄酒

【功效与适应证】益肾壮督,养血柔筋,活血养血,通脉蠲邪。主治强直性脊柱炎中后期,肾督亏虚、邪痹血瘀,症见腰脊强痛,背驼,转颈、扭腰及下蹲困难,形寒体弱,舌淡嫩、苔白,脉沉细无力。

【用法】水煎服。用量可根据患者的体质强弱和病情酌情增减。

十二画以上

醒消丸(《太平惠民和剂局方》)

【组成】乳香(去油)　没药(去油)　麝香　雄精

【功效与适应证】和营通络,消肿止痛。主治流注等。

【用法】先将乳、没、雄三味,各研秤准,再合麝香共研,煮烂黄米饭,入药末,捣为丸,如莱菔子大,晒干,忌烘。每服3~6g,热陈酒送下或温开水送下;儿童减半,婴儿服1/3。一般连服7天后,停药3天。孕妇忌服。

薏苡仁汤(《类证治裁》)

【组成】薏苡仁　川芎　当归　麻黄　桂枝　羌活　独活　防风　川乌(制)　苍术　甘草生姜

【功效与适应证】祛湿通络,祛风散寒。治风寒湿邪留滞经络,以湿邪偏胜者。

【用法】水煎服。

蟾酥丸(《肿瘤的诊断与治疗》)

【组成】蟾酥　轻粉　寒水石　铜绿　乳香　没药　胆矾　蜗牛　朱砂　雄黄

【功效与适应证】活血解毒,消肿止痛。用于各类恶性骨肿瘤。

【用法】除蟾酥及蜗牛外,其他各药共为细末;将蜗牛捣烂,再用蟾酥合研调黏,放入其他各药末,共捣均匀为丸,如绿豆大,每服3丸,日服2次,开水送服。

麝香壮骨膏(成药)

【组成】麝香　八角茴香　山奈　生川乌　生草乌　麻黄　白芷　苍术　当归　干姜　薄荷脑

【功效与适应证】镇痛,消炎。用于风湿痛、关节痛、腰痛、神经痛、肌肉酸痛、扭挫伤等。

【用法】外敷患处。

蠲痹汤(《杨氏家藏方》)

【组成】羌活　姜黄　当归　赤芍　黄芪　防风　炙甘草　生姜

【功效与适应证】活血通络,祛风除湿。治骨关节病后风寒乘虚入络者。

【用法】水煎服。

(李华南)

主要参考文献

1. 秦岭.骨内科学[M].北京:人民卫生出版社,2013.

2. 施杞.中医骨内科学[M].北京:人民卫生出版社,2018.

3. 陈孝平,汪建平.外科学[M].8版.北京:人民卫生出版社,2013.

4. 吴肇汉,秦新裕,丁强.实用外科学[M].4版.北京:人民卫生出版社,2017.

5. Frederick M. Azar,James H. Beaty,S. Terry Canale.坎贝尔骨科手术学[M].唐佩福,王岩,卢世璧主译.13版.北京:北京大学医学出版社,2018.

6. 王亦璁,姜保国.骨与关节损伤[M].5版.北京:人民卫生出版社,2012.

7. 裴福兴,陈安民.骨科学[M].北京:人民卫生出版社,2016.

8. 田伟.实用骨科学[M].2版.北京:人民卫生出版社,2016.

9. 胥少汀,葛宝丰,卢世璧.实用骨科学[M].4版.郑州:河南科学技术出版社,2019.

10. 中国中西医结合学会骨伤科专业委员会.膝骨关节炎中西医结合诊疗指南[J].中华医学杂志,2018,98(45):3653-3658.

11. 王帅,卞华.中医学对类风湿性关节炎的认识及诊治思路[J].辽宁中医杂志,2017,44(8):1618-1619.

12. 中华医学会风湿病学分会.强直性脊柱炎诊断及治疗指南[J].中华风湿病学杂志,2010(8):557-559.

13. 李子荣.骨坏死[M].北京:人民卫生出版社,2012.

14. 陈卫衡,何伟,童培建,等.股骨头坏死中医辨证标准(2019年版)[J].中医正骨,2019,31(6):1-2.

15. 孟迅吾,周学瀛.协和代谢性骨病学[M].北京:中国协和医科大学出版社,2021.

16. 中华医学会骨质疏松和骨矿盐疾病分会.中国骨质疏松症流行病学调查及"健康骨骼"专项行动结果发布[J].中华骨质疏松和骨矿盐疾病杂志,2019,12(4):317-318.

17. 张惠箴,丁宜,杨婷婷,等.骨肿瘤分子病理诊断进展及2020版WHO分类变化[J].中华病理学杂志,2020,49(12):1221-1226.

18. 沈彬,周一新,陈晓东.发育性髋关节发育不良[M].北京:人民卫生出版社,2020.

19. 李新楠,陈群.大骨节病病因及发病机制研究进展与展望[J].国外医学(医学地理分册),2018,39(4):361-364.

20. 张俐.中医骨病学[M].北京:人民卫生出版社,2012.

复习思考题
答案要点

模拟试卷